DEUTSCHE DEMOKRATISCHE REPUBLIK
DEUTSCHE AKADEMIE DER LANDWIRTSCHAFTSWISSENSCHAFTEN ZU BERLIN
INSTITUT FÜR LANDWIRTSCHAFTLICHE INFORMATION UND DOKUMENTATION

Landwirtschaftliches Zentralblatt

ABTEILUNG IV

VETERINÄRMEDIZIN

9. JAHRGANG
1964

AKADEMIE-VERLAG · BERLIN

LZ. IV VETERINARMEDIZIN · JG. 1964 · NR. 9 · SEITE 1761 - 1992 · BERLIN · SEPTEMBER 1964

INHALTSVERZEICHNIS

LZ. IV/9/64

NAMENVERZEICHNIS
4—64/09—0005 bis 0669

Ab Jahrgang 1964 beziehen sich die hinter dem Autorennamen angegebenen Zahlen auf die Signatur des Dokumentationsmaterials

Signatur in [Klammern] bedeutet Bibliographie, mit Stern * bedeutet Buchbesprechung

LANDWIRTSCHAFTLICHES ZENTRALBLATT
ABTEILUNG VETERINÄRMEDIZIN

1964 **NR. 9** **SEPTEMBER**

Völlig unerwartet verstarb am 2. September 1964 unser langjähriger Mitarbeiter, Herr Oberveterinärrat

Dr. Kurt Christian Reinhardt

Herr Dr. Reinhardt wurde am 7. März 1894 in Berlin geboren, legte 1920 das Tierärztliche Staatsexamen ab und wurde anschließend wissenschaftlicher Assistent und 1921 Oberassistent an der Poliklinik für Große Haustiere der damaligen Tierärztlichen Hochschule zu Berlin. In späteren Jahren übernahm er die Aufgaben eines Kreistierarztes in Bernburg/Saale. Nach dem Zusammenbruch im Jahre 1945 stellte er sich sofort für den Wiederaufbau zur Verfügung und war lange Jahre in maßgeblichen Funktionen der Deutschen Wirtschaftskommission und des späteren Ministeriums für Land- und Forstwirtschaft tätig. Bis 1964 oblag ihm die Leitung der Tuberkulose- und Brucellosebekämpfung im Bezirk Potsdam.

Die besonderen veterinärmedizinischen und verwaltungstechnischen Leistungen von Dr. Reinhardt wurden durch die Regierung der Deutschen Demokratischen Republik anerkannt mit der Würdigung als „Verdienter Tierarzt" und durch Verleihung des Titels „Oberveterinärrat".

Im Landwirtschaftlichen Zentralblatt arbeitete Herr Dr. Reinhardt seit Juni 1957 mit und trug dazu bei, der Abt. IV, Veterinärmedizin, ein besonderes Gesicht zu prägen. Herr Dr. Reinhardt verband mit Geschick seine vielseitigen Erfahrungen zur Lösung von praktischen und verwaltungstechnischen Aufgaben.

Wir hatten gehofft, noch lange Zeit mit ihm zusammenarbeiten zu können.

Redaktion
Landwirtschaftliches Zentralblatt

I. ALLGEMEINES

4-64/09-0005 White, E. G.; Liverpool, England, Univ. **Tierärztl. Ausbildung.** Berliner Münchener tierärztl. Wschr. **76** (1963) Nr. 16. S. 309-310.
Auf der Grundlage einer übersichtlichen Darstellung des Studiengangs der Veterinärmediziner in Großbritannien versucht Vf. eine Perspektive des tierärztlichen Berufs zu entwickeln. Auch er ist der Meinung, daß die jungen Studenten mit einer zu oberflächlichen Allgemeinbildung das Studium beginnen und daß auf diesem Gebiete mehr für die jungen Menschen getan werden müßte. Sehr wichtig ist für den Vf., daß die englischen Studenten der Veterinärmedizin auch für das Ausland ausgebildet werden — wenigstens solange, bis die Entwicklungsländer ihre eigenen Kader hervorgebracht haben. Kurz streift der Vf. bereits vorgenommene Änderungen des Studienplans zugunsten modernerer Fächer (physiologische Chemie, Virologie, Prophylaxis etc.). T. Koch. 100.

4-64/09-0006 Bonadonna, Telesforo; Milan, Italie, Univ. Le développement zootechnique et la tâche du vétérinaire. **(Die Entwicklung der Tierzucht und die Aufgaben des Tierarztes.)** Recueil Méd. vétérin. **139** (1963) Nr. 1. S. 25-37. — 1 Tab.
In verschiedenen Ländern kommen gelegentlich Rivalitätserscheinungen zwischen Tierärzten und Landwirten vor. Im Vordergrunde stehen die Rechte und Pflichten beider Disziplinen auf dem Gebiete der Tierzucht. Deren grundlegende Aufgaben sind es, die Leistungen der Haustierarten unter Beachtung der während des Domestikationsprozesses eingetretenen Veränderungen weiter zu entwickeln. Darüber hinaus ermöglicht die Anwendung der modernen Genetik und geeigneter biometrischer Berechnungsverfahren die exakte Analyse des Erbganges wirtschaftlich vorteilhafter oder schädlicher Merkmale. Ein weiteres Grundlagengebiet der Tierzucht stellt die Ernährungslehre mit der Ernährungsphysiologie und der Futtermittelkunde dar. Weitere Aufgaben resultieren aus der sog. Züchtungstechnik. Hierzu gehören die Unterkünfte, die Weidewirtschaft, die Nutzung der Tiere zur Arbeit, Milch- und Wollerzeugung, der Gesundheitsschutz für die Tierbestände und die zur Kontrolle der wirtschaftlichen und züchterischen Leistungen notwendige Buchführung und sonstige Berichterstattung. Die tierärztlichen Verpflichtungen erstrecken sich nicht nur auf die Gesundheit der Tierbestände, sondern die Veterinärmedizin hat auch einen klar umrissenen Beitrag zum Schutz der menschlichen Gesundheit zu leisten. Dies ist aus der Analyse der Aufgaben ersichtlich: 1. Direkte und indirekte Prophylaxe der Infektionskrankheiten; 2. Behandlung kranker Tiere; 3. Hygienische Überwachung des Verkehres mit Lebensmitteln tierischer Herkunft, einschl. der Konservierungsverfahren; 4. Die Überwachung des Handels mit Wolle und Häuten; 5. Die Überwachung der Geflügelwirtschaft und deren Erzeugnisse; 6. Die Kontrolle und Bekämpfung der Zoonosen. Die Gemeinsamkeit der Disziplinen und der Aufgaben im Dienste der Tierzucht kommt bereits in der Ausbildung zum Ausdruck, wenn Professoren dieses Fachgebietes Studenten beider Fachrichtungen (Landwirtschaft, Veterinärmedizin) an einer Fakultät ausbilden oder als Lehrstuhlinhaber an den Instituten beider Fakultäten ihr Fachgebiet vertreten. H. Busse. 100.

4-64/09-0007 Reid, N. R.; Rom, Italien, Trop. Veterin. Med. Animal Healt Branch. **Einige internationale Veterinärmedizinische Probleme hinsichtlich der Arbeit der United Nations Food and Agriculture Organization.** Berliner Münchener tierärztl. Wschr. **76** (1963) Nr. 16. S. 306-309.
Aus dieser Arbeit geht mit erschreckender Deutlichkeit hervor, wie bedrohlich die Seuchenlage, im weltweiten Maßstab gesehen, für Europa ist bzw. jederzeit werden kann und welch ungeheuere Arbeit die UN-Organi-

sationen FAO, OIE und WHO geleistet habt und laufend leisten. Der Tierarzt spielt eine beherrschende Rolle im Kampf um die Gesunderhaltung der Menschen, um die Unschädlichkeit der von Tieren stammenden Lebensmittel um die Gesunderhaltung der Tiere und damit um die Steigerung der tierischen Produktion, damit der Sicherung der Ernährungsgrundlage des Menschen überhaupt. Nur ein paar kurze Sätze aus dem wirklich belehrenden Artikel: Die Afrikanische Schweinepest bedroht von Spanien und Portugal aus Europa. Die Afrikanische Pferdesterbe ist dank der umfassenden Maßnahmen (Tagungen und Schulung der Tierärzte, Einrichtung von Laboratorien zur Vaccineproduktion in 9 Ländern, Errichtung eines Ausbildungszentrums im Iran u. dgl.) der FAO auf die Türkei, Iran und Indien beschränkt geblieben und befindet sich derzeit in einem latenten Zustand. Der südafrikanische Typ I der MKS hat Afrika verlassen, ist über Bahrein, Irak, Israel, Syrien 1962 nach Europa eingedrungen und konnte durch strikte Bekämpfungsmaßnahmen entlang der türkisch-griechischen und der türkisch-bulgarischen Grenze gestoppt werden. Die Lage ist aber noch bedrohlich. — Andererseits sind Brucellose, Tuberkulose, Paratuberkulose und Parasiten durch den Handel mit Zuchttieren in die Entwicklungsländer verschleppt worden. Der Handel mit gefrorenem Samen würde solche Tiertransporte vermindern und verbilligen. Kurz wird die Bedeutung der Wildseuchen und der Handel mit Tierprodukten gestreift. Stark betont wird die Notwendigkeit, das Veterinärwesen in allen Ländern zu stärken und hinsichtlich weltweiter internationaler Zusammenarbeit zu schulen. Eine größere Zahl von Tierärzten — im Weltmaßstab — ist unbedingt erforderlich, so daß in den einzelnen Ländern auf den internationalen Bedarf geachtet werden sollte. Die steigende Bedeutung auch der Veterinärhelfer verlangt ebenfalls die Einrichtung von guten Veterinärhelferschulen, wobei die FAO in Zusammenarbeit mit Schweden, Dänemark usw. Lehrkräfte zu beschaffen und solche Schulen zu errichten sucht. Eine Koordination der technischen Hilfe auf verschiedenen Gebieten ist brennend. Dies ist ein internationales Problem, das sich am besten durch internationale Organisation (FAO) lösen läßt. Man sollte Überschneidungen und Wettbewerbe zwischen den Hilfsprogrammen ausschalten und Schwerpunkte zur Verbesserung der Tiergesundheit finden. Mit einem Hinweis auf die 1961 ins Leben gerufene Bewegung „Freedom from hunger" durch die FAO, wobei es sich nicht nur um zu wenig Nahrung, sondern auch um falsche Ernährung handelt, sowie auf die Tatsache, daß die Welttierärztegesellschaft das Jahr 1963 zum Welt-Tiergesundheitsjahr erklärt hatte, schließt der zur Lektüre sehr zu empfehlende Artikel.

T. Koch. 120.

4-64/09-0008 Beynon, V. H. The rôle of the veterinary surgeon in British agriculture. **(Die Rolle der Veterinärmedizin in der britischen Landwirtschaft.)** Veterin. Rec. 75 (1963) Nr. 52. S. 1436-1447. — 11 Tab.

Vf. erläutert die Entwicklung der britischen Landwirtschaft in den letzten 10 Jahren und gibt in Tabellen u. a. detaillierte Angaben über die Bedeutung der landw. Tierhaltung, den Verbrauch an Lebensmitteln pro Kopf der Bevölkerung, über Kosten für die veterinärmedizinische Betreuung und Tierverluste. 70% der landw. Produkte werden vom tierischen Sektor erzeugt. Im Jahre 1962 wurden 990 Mill. £ in die Tierwirtschaft investiert, davon allein 70% für Rinder. 50% des in die Landwirtschaft investierten Gesamtkapitals steckt in der Tierhaltung. Der Tierarzt ist also Hüter eines nicht unbedeutenden Teiles des Volksvermögens. Trotzdem hat England einen hohen Lebensmittelimport. Die Gründe liegen z. T. in mangelnden Arbeitskräften auf dem Land, geringer Bezahlung und einer gewissen Unwirtschaftlichkeit der Betriebe. Um recht viel Gewinn herauszuarbeiten und den steigenden Bedarf an tierischen Lebensmitteln einigermaßen decken zu helfen, steigt die Tierhaltung, damit auch erhöhte Kosten für Haltung und

Futter. Im Vergleich dazu spielen heute leider die Kosten für die tierärztliche Betreuung eine nur sehr geringe Rolle (ca. 1,4% vom Gewinn). Der brit. Landw. entstehen sehr große Tierverluste durch den Tod der Tiere, sowohl gleich nach der Geburt als auch später. Allein gehen ihr etwa 35 Mill £ pro Jahr durch Totgeburten verloren. Im Südwesten Englands liegen die Kälberverluste um 7,2%. Auch sind die Ferkelverluste im allgemeinen sehr hoch. Bei Krankheiten wird eher das Tier geschlachtet, als ein Tierarzt hinzugezogen. 21,5% der Milchkühe wurden z. B. 1960-62 wegen Krankheiten oder anderer Gründe der Schlachtung zugeführt. Es besteht also die dringende Notwendigkeit, diese Tierverluste zu bekämpfen. Hier ist für die Veterinärmedizin ein großes Arbeitsfeld. Bei guter Zusammenarbeit zwischen Farmern und Veterinärmedizinern könnten z. B. weniger Kühe gehalten werden, dadurch Senkung der Futterkosten, Landflächen würden für andere landw. Produkte frei werden. Im Augenblick spielt der Tierarzt in der brit. Landw. noch nicht die entscheidende Rolle. Durch Ratschläge bei der Unterbringung, Fütterung und Aufzucht der Tiere könnte die Wettbewerbsfähigkeit verbessert werden. Zur Zeit wird meist nur kurative Praxis ausgeführt. Die Farmer müssen von der Bedeutung der Prophylaxe überzeugt werden. Dadurch steht dem Tierarzt ein sehr großes Betätigungsfeld offen. — In der anschließend veröffentlichten Diskussion werden zu diesem Thema weitere Ausführungen gemacht.
H. Heimbürge. 120.

4-64/09-0009 Théret, Marcel. La semaine de l'agriculture de Paris en 1963. **(Die Woche der Landwirtschaft in Paris im Jahre 1963.)** Recueil Méd. vétérin. **138** (1963) Nr. 6. S. 475-489. — 8 Tab.
Der lange harte Winter hatte der Landwirtschaft genügend Probleme zu überwinden auferlegt, die nicht nur zeitweise Bedeutung haben, sondern in Zukunft die Wirtschaftler beschäftigen werden. Mehr als in den Jahren zuvor hatte die Ausstellung internationalen Charakter. Besonders bei Rindern repräsentierten die ausgestellten Tiere die Länder des gemeinsamen Marktes. Bei der Besichtigung der Schau tauchten unwillkürlich die Erinnerungen an die großen Ausstellungen der Vergangenheit auf, so an die des Jahres 1900, die zur Entwicklung der Schwarzbunten Friesenrasse und des Nordfranzösischen Zugpferdes den Auftakt gab. In diesem Jahre handelte es sich um die 72. Landwirtschaftsschau, die 34. Landmaschinenausstellung, die 100. Geflügelschau und die 84. Hundeausstellung. Unter den Rinderrassen zogen die Charolais und die Französischen und Holländischen Friesen die Aufmerksamkeit der Besucher auf sich. Vom rassenkundlichen Standpunkt sind bestimmte Zusammenschlüsse und Umorganisationen, die vor allem die Blondviehschläge und das Rotvieh betreffen, von Interesse. Über die tägliche und die Jahresmilch- und Milchfettleistungen der französischen Rinderrassen sowie die Körpergewichtszunahmen, den Nährstoffbedarf, die Futterverwertung und die Futterrationen in der Mast von Rindern verschiedener Altersgruppen, die Gewichte von Mastlämmern, die Mastleistungen verschiedener Schweinerassen enthält die Arbeit wesentliche Informationen. 135 Pferde und Esel waren ausgestellt, davon ca. 103 kaltblütigen Schlages. Dazu kamen 25 ungarische Pferde und 4jährige und ältere Stuten als Reitpferde, 2 Maultiere und 8 Shetlandponys. H. Busse. 140.

4-64/09-0010 Morrow, David M.; Ithaca, N. Y., Cornell Univ., New York State Veterin. Coll. Procedures and recommendations for programmed dairy herd health. **(Maßnahmen und Vorschläge für einen planmäßigen Rindergesundheitsdienst.)** Veterin. Med. 58 (1963) Nr. 8. S. 655-663. — 6 Lit.
In einer früheren Arbeit wurden die Methoden und die Organisation einer solchen Einrichtung besprochen. Die vorliegende Arbeit befaßt sich mit den tierärztlichen Maßnahmen und der Beratung des Milchviehhalters, wird, in solchen Fragen, dessen Bestand vom Rindergesundheitdienst mit betreut. Be-

sonderer Wert wird auf die postpartale Zuchthygiene und die Verbesserung der Konzeptionsbereitschaft nach dem Abkalben gelegt. Die Vorschläge sind in einem 6-Punkte-Programm zusammengefaßt, wobei die Trächtigkeitsuntersuchung 45-60 Tage nach der Begattung gefordert wird. Bullengesundheitsdienst, Milchkontrolle, die Führung eines genauen Brunstkalenders, die exakte Registrierung der Fortpflanzungsdaten und Aufzeichnungen über gesundheitliche Störungen aller Art sollten für jedes Milchrind von der Geburt an geführt werden. H. Busse. 140.

4-64/09-0011 Keck, Gertrud; Wien, Tierärztl. Hochschule. **Zur Verwendung des „Internationalen Einheitensystems“.** Wiener tierärztl. Mschr. **51** (1964) Nr. 1. S. 23-36. 140.

4-64/09-0012 Veterinarski fakultet Univerziteta u Beogradu 1936–1961. (Die veterinärmedizinische Fakultät der Universität Belgrad 1936–1961.) Beograd: Izd. Vet. fak. 1962. (240 S.) 4°. (1964 B 65)

II. ANATOMIE, HISTOLOGIE, EMBRYOLOGIE

4-64/09-0013 Bressou, C.; Alfort/Seine, École Nat. Vétérin. **Die pädagogische Bedeutung der Anatomie.** Berliner Münchener tierärztl. Wschr. **76** (1963) Nr. 16. S. 310-312.

Der Altmeister der Veterinäranatomie, gleichzeitig der Präsident und damit offizieller Vertreter der Veterinäranatomen der ganzen Welt, wendet sich mit seiner ganzen Autorität gegen die mehr und mehr um sich greifende Unterschätzung und Herabsetzung der Anatomie als Wissenschaft und als Unterrichtsfach und gegen die spezialistische Überheblichkeit „modernerer“ Fächer. In glänzendem Plädoyer zeigt Vf., daß die Anatomie genau so lebendig, entwicklungsfähig und sich entwickelnd vor uns steht, wie jede andere Wissenschaft heutzutage auch. In großen Zügen umreißt er jene weiten, noch unerforschten, aber unerhört wichtigen Gebiete, in denen die Anatomie, wie eh und je Pionier des Fortschritts der Medizin, noch Großes zu leisten vor sich sieht: die Röntgenanatomie, die Anatomie des Zentralnervensystems, die Anatomie des vegetativen Nervensystems, Alters- und Individualanatomie usw. Aber damit allein ist die Bedeutung der Anatomie bei weitem noch nicht erschöpft. Sie ist auch Unterrichtsfach, und mehr, sie ist Erziehungsfach. Was der Student nämlich — ohne es selbst zu wissen — dennoch an wesentlichen Dingen — auf die er später stolz ist — aus der Anatomie nebenher mitgenommen hat, will er nicht wahrhaben, weil es nicht in Prozenten, Zahlen oder Diagrammen ausdrückbar ist: Beobachtungsfähigkeit, Schauen, Abwägen, analytisches und zugleich synthetisches und methodisches Denken, Genauigkeit der Beschreibung und geübte Ausdrucksfähigkeit, Vergleichsfähigkeit, Fleiß, Konzentrationsfähigkeit, Geduld, Achtung vor der eigenen Arbeit, manuelle Geschicklichkeit — und nicht zuletzt Erweiterung und Ergänzung der Allgemeinbildung. Alle diese Fähigkeiten, ohne welche die Ausübung eines akademischen Berufs wenn nicht unmöglich, so doch äußerst erschwert wird, werden während des Anatomieunterrichts — neben dem eigentlichen Zweck der Kenntnis des Körpers — entwickelt, geübt und gestärkt. An der Anatomie erweist sich die Richtigkeit des Ausspruchs des Anaxagoras: „Der Mensch ist das vernünftigste Lebewesen, weil er Hände hat“. Wir beschließen das Referat über den gedankenreichen und jedem Anatomen aus dem Herzen geschriebenen Aufsatz mit den eigenen Worten des Vf.: „Die Bedeutung der Anatomie vermindern wollen, heißt nicht nur in gefährlicher Weise das wisenschaftliche Rüstzeug des Arztes aufs Spiel setzen, sondern auch seine technischen Qualitäten und seine geistigen Werte“.
T. Koch. 200.

4-64/09-0014 Vos, N. de; Gent, Rijksuniv., Veeartsenijschool. Topografische beschrijving van de arteries van het voorbeen van de hond. **(Topographische Beschreibung der Arterien des Vorderbeins vom Hund.)** Vlaams diergeneeskund. Tijdschr. **32** (1963) Nr. 7/8. S. 185-207.; Nr. 11. S. 318-330. 300.

4-64/09-0015 Silverman, Edwin Howard; München, Univ., Tieranatom. Inst. **Zur Topographie des Nervus vertebralis bei Wiederkäuer und Fleischfresser.** Diss. München **1963** 35 S. — 21 Abb., 12 Lit.

Die Untersuchungen wurden an 8 Rindern, 9 erwachsenen Schafen, 12 Hunden verschiedener Rassen und 11 Katzen durchgeführt. Es wurde ein deutlicher Unterschied hinsichtlich der postganglionär sympathischen Versorgung der Halsnerven bei Wdk. und Flfr. festgestellt. Während für die Wdk. eine solche Versorgung von Ggl. stellatum ausgehend für alle Halsnerven, mit Ausnahme des ersten, eindeutig nachgewiesen werden konnte, war dieses bei den Flfr. nur für den 6., 7. und 8. Halsnerven möglich. Als N. vertebralis ist in jedem Fall nur der Sammelstamm postganglionärer Fasern zu betrachten, der zur Abgabe von Fasern an die Halsnerven im Canalis transversarius der Halswirbelsäule verläuft. C 8 wird mithin in keinem Fall vom N. vertebralis aus versorgt, sondern gemeinsam mit dem ersten Brustnerven über einen eigenen R. communicans griseus bipartitus. R. Berg. 300.

4-64/09-0016 Tulloh, N. M. und Romberg, Barbara; Melbourne, Univ., School of Agric. An effect of gravity on bone development in lambs. **(Die Auswirkung der Schwerkraft auf die Knochenentwicklung bei Lämmern.)** Nature [London] **200** (1963) Nr. 4905. S. 438-439.

Es ist bei Schweinen und Schafen festgestellt worden, daß junge Tiere mit langsamem Wachstum längere Beine haben als genetisch gleiche Tiere desselben Gewichts mit raschem Wachstum. Vermutlich ist die Länge der Beinknochen abhängig von der Körperlast. Um dies zu untersuchen, wurden 14 Lämmer (geboren zwischen dem 24. Aug. und 1. Sept. 1962) im Alter von drei Tagen entwöhnt. Im Alter von 6 Tagen wurden sie in Gruppen eingeteilt, und zwar: 1. Gruppe mit rasch zunehmendem Gewicht (4 Lämmer), 2. Gruppe mit halb so rasch zunehmendem Gewicht (5 Lämmer), 3. Gruppe mit gleich rasch zunehmendem Gewicht, wie Gruppe 2, wobei aber jedes der 5 Lämmer eine Segeltuchdecke mit Taschen trug, in welchen Bleigewichte steckten. Die Gewichte wurden ständig vergrößert, bis sie 40% des Kgw. betrugen. Von da an wurde die Bleichgewichtszunahme auf dieser Höhe gehalten (immer 40% des Kgw.), bis das Tier (allein) 18 kg wog. Nun wurde das Bleigewicht auf 34% des Kgw. gesenkt. Alle Gruppen erhielten die gleiche Futterart, jedoch abgewandelt, um die entsprechenden Wachstumsraten zu gewährleisten. Eine Tabelle gibt die Wachstumsraten an. In gewissen Abständen wurden die Tiere getötet, die Metakarpen entnommen, gesäubert, gemessen und gewogen. Der Vergleich der Meßzahlen mit den Kubikwurzeln des Kgw. (in Tabellen angegeben) zeigte, daß die Knochen der ersten Gruppe eine stärkere Gewichtszunahme und Längenzunahme als die der zweiten Gruppe aufwiesen. Die Knochen der dritten Gruppe zeigten eine stärkere Dickenzunahme ihres Distalendes als die der zweiten Gruppe. In allen Vergleichen zeigte sich kein signifikanter Unterschied zwischen der ersten und dritten Gruppe. Aus diesen Ergebnissen wird geschlossen, daß die Schwerkraft ein Umweltfaktor ist, der die Gestalt gewisser Knochen verändert und damit die Gestalt des Tieres. Wie sich solche Umstände bei älteren Tieren auswirken ist noch nicht untersucht worden. T. Koch. 385.

4-64/09-0017 Olborth, Hermann; München, Univ., Tieranatom. Inst. **Zur Anatomie des Bewegungsapparates der Chinchilla (postkranialer Bereich).** Diss. München **1963** 75 S. — 11 Lit.

Für die Untersuchungen wurden 10 Skelette sowie 8 Tiere verschiedener postnataler Alterstufen von *Chinchilla velligera* (Prell 1934) herangezogen. Es können nur wenige Besonderheiten von Chinchilla gegenüber Kaninchen und Nutria erwähnt werden. Das bei Kaninchen im 7. Halswirbel vorhandene For. transversarium fehlt beim Chinchilla. Die Brustwirbelsäule besteht aus 13 Wirbeln (Kaninchen 12). Weiterhin sind 6-7 Lendenwirbel, 3 Kreuzwirbel und 20-23 Schwanzwirbel vorhanden. Von den 13 Rippen stellen 7 oder 8 sternale, 6 oder 5 osternale Rippen dar. Die 13. Rippe ist eine Costa fluctuans. Das Zonoskelett der Brustgldm. wird durch die Scapula und die Clavicula repräsentiert. Das Coracoid ist nur als Proc. coracoides scapulae ausgebildet. Radius und Ulna sind gelenkig miteinander verbunden. Weitere Einzelheiten hinsichtlich der Osteologie, Arthrologie, Syndesmologie, Myologie sowie der vergleichenden Anatomie müssen im Original nachgelesen werden.

R. Berg. 385.

4-64/09-0018 Cordiez, E., Bienfait, J. M. und Mignon, J. Alimentation et développement volumétrique des estomacs du jeune bovin. **(Ernährung und volumimetrische Entwicklung der Magenabteilungen des Jungrindes.)** Ann. Méd. vétérin. [Bruxelles] **107** (1963) Nr. 5. S. 293-316. —, 1 Abb., 14 Tab., 14 Lit.

Bei Tieren gleichen Alters und Körperformates ist das Fassungsvermögen des Pansens und der Haube größeren Schwankungen unterworfen als das des Labmagens. Die festgestellten Unterschiede beruhen im Prinzip auf den physikalischen Eigenschaften der den Jungtieren verabreichten Futterration. Die Milch hat auf die volumetrische Pansenhaubenentwicklung keinen Einfluß, da sie unmittelbar in den Labmagen gelangt. Ausschlaggebend ist der Trockenmassegehalt und das Volumen der gefütterten Ration. Mit Heu gefütterte Kälber weisen größere Vormagenabteilungen als überwiegend konzentriert ernährte Jungtiere auf. Sander und Mitarb. (1959) haben zwar einen stimulativen Effekt des Natriumbutyrates auf die Kapazität der Haubenpansenabteilung beobachten können. Nach der vorliegenden Untersuchung kommt den fermentativen Eigenschaften der Nahrung und dem Charakter der Fermentationsprodukte anscheinend jedoch keiner ausschlaggebende Bedeutung zu.

H. Busse. 425.

4-64/09-0019 Kühne, Gert; Berlin, Humboldt-Univ., Veterinärmed. Fak., Inst. für Veterin.-Anatomie. **Über die Anatomie der Leber des Sumpfbibers (Myopotamus s. Myocastor coypus, Nutria) nebst einem Beitrag zur mikroskopischen Anatomie.** Diss. Berlin **1963** 68 S. — 25 Abb., 22 Lit.

Es wird die Leber des Sumpfbibers makroskopisch und mikroskopisch untersucht und mit Lebern anderer Nagetiere verglichen. Die Leber weist eine deutliche Läppchenzeichnung auf. Das durchschnittliche Gewicht beträgt 146 g. Es lassen sich sechs, durch tiefe Incisuren voneinander getrennte, Lappen unterscheiden. Mit Ausnahme kleiner Anteile liegt die Leber im intrathorakalen Teil der Bauchhöhle zu etwa $^2/_3$ rechts und zu $^1/_3$ links der Medianen und ist mit den auch bei den Haustieren bekannten Bändern befestigt. Die Facies visceralis wird von Magen, Dünndarmschlingen, dem Pankreas und dem Corpus caeci berührt. Die rechte Niere und Nebenniere hinterlassen auf dem Processus caudatus ihren Abdruck (Impressio renalis et suprarenalis). Die relativ große und lange Gallenblase liegt zwischen Lobus dexter medialis und Lobus quadratus, überragt aber nicht den ventralen Leberrand. Die Vereinigung des Ductus cysticus mit den Ductus hepatici zum Ductus choledochus ist bei den untersuchten Lebern sehr unterschiedlich. Der Ductus choledochus mündet 6,3 cm vom Pylorus entfernt ins Duodenum. Neben dem Ductus choledochus treten die A. hepatica propria, die V. portae, den Aufzweigungen der Gallengänge folgend, und 2-3 vegetative Fasern in die Leberpforte ein. Das histologische Bild läßt Bindegewebe fast völlig vermissen. Die runden bis polyedrischen Leberzellen enthalten häufig zwei Kerne. Im Endoplasma befinden sich reichlich Glykogenschollen, selten Fetttröpfchen. Die Gallengänge sind mit einem iso- bis hochprismatischen Zylinderepithel ausgekleidet, die Gallenblase mit einem einschichtigen Zylinderepithel. Es wird eine raumspiralige Anordnung der Muskelfasern in der Gallenblasenwand vermutet. E. Wiesner. 427.

4-64/09-0020 Eisenman, J., Landgren, S. und Novin, D.; Stockholm, Kungl. Veterinärhögskolan; Göteborg, Univ. Functional organization in the main sensory trigeminal nucleus and in the rostral subdivision of the nucleus of the spinal trigeminal tract in the cat. **(Funktionelle Organisation in dem sensiblen Hauptkern des N. trigeminus und in dem rostralen Teil des spinalen Stranges des N. trigeminus der Katze.)** Acta physiol. scand., Suppl. **59** (1963) Nr. 214. S. 5-42. – 9 Abb., 3 Tab., 47 Lit.

Zunächst wird nochmals kurz die Anatomie dieser sensiblen Kerngebiete des N. trigeminus beschrieben. Danach wird mittels verschiedener Reize (mechanisch, thermisch, Geschmack, Schall, Licht) die funktionelle Organisation der Zellen dieser Kerne untersucht, eine Klassifikation der Zellen gegeben, die Größe und Lage ihrer Rezeptionsfelder ermittelt und die Lokalisation der Zellen in den Kernen dargestellt. Die Mehrzahl der Zellen ist spezifisch auf einen der angewendeten Reize. Dabei zeigen diese Zellen ähnlicher Funktion eine typische Anordnung in longitudinalen Säulen, die sich vom rostralen Pol des sensiblen Hauptkernes bis in den rostralen Teil des Kernes des spinalen Stranges des N. trigeminus erstrecken. G. Michel. 545.

4-64/09-0021 Huber, Paul; Zürich, Univ., Pharmakol. Inst. **Ein gewöhnliches binokuläres Mikroskop wird Stereomikroskop.** Mikroskopie [Wien] **18** (1963) Nr. 7/8. S. 231-234. – 1 Abb., 7 Lit. Zus. in Engl.

Es wird über den Umbau eines gewöhnlichen binoculären Mikroskops durch ein Zusatzgerät für stereoskopische Diaprojektion in ein Stereomikroskop berichtet. Hauptbestandteil ist dabei ein zur Hälfte aufgeteiltes Polarisationsfilter, bei dem die Schwingungsebenen in jeder Hälfte senkrecht zueinander stehen. Dieses Filter wird an den Ort der Eintrittspupille des Mikroskop-Kondensors gebracht. Jeder Tubus erhält Licht aus beiden Hälften des Polarisationsfilters, das in der Austrittspupille des Mikroskop-Objektivs abgebildet wird. Für jeden der beiden Tuben kann durch einen auf das Okular aufgesetzten Analysator die Hälfte der beleuchtenden Apertur ausgeblendet werden. Jeder Tubus erhält dann im Endeffekt von der Austrittsstelle des Objektivs her nur Licht aus seiner Hälfte. Das ergibt bei binoculärer Betrachtung die erstrebte Stereowirkung. R. Berg. 710.

4-64/09-0022 Tchacarof, E. L., Dokov, V. K., Vankova, S. A. und Natchef, T. K.; Sofia, Akad. Bulg. des Sci., Inst. de Physiol. Sur une possibilité nouvelle d'obtention d'une image microscopique plastique. **(Über eine neue Methode zur Gewinnung eines plastisch-mikroskopischen Bildes.)** Mikroskopie [Wien] **18** (1963) Nr. 7/8. S. 210-215. – 10 Abb., 7 Lit.

Es wird eine neue Methode zur Gewinnung eines plastisch-mikroskopischen Bildes beschrieben. Sie beruht auf der Verwendung einer sichelförmigen Lichtquelle und eines entsprechenden Phasenkontrast-Objektives. Die sichelförmige Lichtquelle wird durch Abdunkeln eines Teiles des kreisförmigen Diaphragmas des Phasenkontrast-Kondensors mit Hilfe seiner Irisblende erreicht. Schon vorher wird das kreisförmige Diaphragma exzentrisch in der Weise eingestellt, daß seine Projektion in der fokalen Ebene des Objektivs den Innenrand des Phasenkontrast-Plättchens berührt. Der plastische Effekt kann auf diese Art nur mittels eines Phasenkontrast-Objektivs gewonnen werden. Das Bild zeigt im Relief die Besonderheiten der oberen Schichten des untersuchten Objektes nur dann, wenn es in seiner ganzen Dicke homogen ist. Zur Erklärung des beschriebenen Phänomens werden Versuche durchgeführt. G. Godglück. 710.

4-64/09-0023 Zane, Martin; New York City, New York Med. Coll. A perfusion method for histological preparation. **(Eine Perfusionsmethode für histologische Präparierungen.)** Mikroskopie [Wien] **18** (1963) Nr. 7/8. S. 226 bis 231. — 5 Abb., 6 Lit. Zus. in Dtsch.
Perfusionsmethoden zur Erreichung einer sehr schnellen Fixierung sind in der Routine-Lichtmikroskopie für die meisten Gewebe bisher nicht angewandt worden. Jedoch ist seit Einführung der Elektronenmikroskopie eine schnelle Fixierung Voraussetzung für die Verhinderung der Autolyse und die Herstellung von Zellbildern hoher Qualität. Vf. demonstriert die Anwendbarkeit der Perfusionstechnik für die Fixation und Dehydration in der Lichtmikroskopie. Es wird ein Apparat beschrieben, der es ermöglicht, Tiere unter minimaler post mortem-Autolyse zu präparieren. Als Perfusionsflüssigkeit wird eine Zusammensetzung aus Anticoagulantien, Vasodilatatoren und Fixierungsmittel verwendet (Ringerlösung/NaCl, 8,5 g; KCl 0,025 g; $CaCl_2$ 0,03 g; aqua dest. ad 100,0/Heparin, $NaNO_2$). R. Berg. 710.

4-64/09-0024 Dropmann, K.; Münster/Westf., Med. Univ.-Klin. **Die Anwendung der Silberimprägnation von Nervenfasern in der Elektronenmikroskopie.** Acta neurovegetativa [Wien] **25** (1963) Nr. 3. S. 418. 710.

4-64/09-0025 Lindner, D.; Berlin, Humboldt-Univ., Inst. für Veterin.-Anatomie. **Das Zellbild der Subkutis bei Schaf und Schwein im ungereizten und gereizten Zustand.** Arch. exp. Veterinärmed. **17** (1963) Nr. 6. S. 1315 bis 1324. — 28 Abb., 2 Tab., 3 Lit.
Die Untersuchungen wurden an nach der Methode von Jasswoin mit Eisenhämatoxylin gefärbten Häutchenpräparaten der Regio inguinalis von 23 Schafen und 11 Schweinen durchgeführt. Zur Differenzierung der Mastzellen wurde die Toluidinblaufärbung nach Hellyfixierung angewandt. Bei der häufigsten Zellart, den Fibroblasten, überwiegt beim Schaf die diplasmatische, beim Schwein die monoplasmatische grobwandige Form. Bei den Histiocyten ist der Polymorphismus beim Schwein stärker ausgeprägt als beim Schaf. Im gereizten Gewebe geht die ruhende Form in die aktive Form (Polyblasten) über. Leukocyten sind in der ungereizten Subcutis sehr selten, während sie in dem gereizten Gewebe vermehrt vorkommen. Die Adventitiazellen unterscheiden sich nach den Beobachtungen der Vfn. von den ruhenden Histiocyten nur dadurch, daß sie sich besonderen Raumverhältnissen (enges Anschmiegen an die Gefäßwand) angepaßt haben. Bei den Mastzellen treten die stark metachromatischen Zellen besonders häufig in der Nähe von Gefäßen auf und lassen oft Sekretionsvorgänge erkennen. Die nachweisbaren orthochromatischen Granula und Schollen stellen sehr wahrscheinlich Eiweißsubstanzen dar, an die das Heparin gebunden war. 14 Schafe und 11 Schweine wurden quantitativ ausgewertet, wobei jeweils etwa 1000 Zellen pro Tier ausgezählt wurden. G. Michel. 730.

4-64/09-0026 Erbengi, Türkan und Ferner, Helmut; Heidelberg, Univ., Anatom. Inst. **Histochemische Untersuchungen der Geschmacksknospen des Kaninchens.** Z. Zellforsch. mikroskop. Anatom. **61** (1964) Nr. 5. S. 673-687.
Die Geschmacksknospen der Papillae vallatae und foliatae von 8 Kaninchen werden histochemisch untersucht. Die klassische Auffassung, wonach die Geschmacksknospen der Säugetiere neben den eigentlichen Sinneszellen und den Basalzellen noch Stützzellen enthalten, kann nicht bestätigt werden; eine Unterscheidung zwischen Geschmackszellen und „Stützzellen" ist nicht möglich. Die Geschmackszellen enthalten in wechselnder Menge sudanophile Substanzen, besonders häufig im Bereich des Golgi-Feldes, aber auch in

den apicalen Zellabschnitten, an der Basis der Zellen und in perinuclearer Lage. PAS-positive Substanzen werden im Golgi-Feld und in den apicalen Bereichen nachgewiesen. l-Ascorbinsäure findet sich an den Knospenspitzen und massiv im Bereich der Geschmacksgrübchen. Alkalische Phosphatase tritt in einem schmalen, unmittelbar an die Geschmacksgrübchen grenzenden Saum auf. Das Vorliegen einer früher beschriebenen schleimähnlichen Substanz in den Geschmacksgrübchen kann nicht bestätigt werden.

J. Müller. 830.

4-64/09-0027 Königsmann, Gerd; Berlin-Dahlem, Univ., Veterinärmed. Fak., Inst. für Veterin.-Anatomie. **Untersuchungen über die Altersveränderungen der Aorta des Hundes.** Diss. Berlin-Dahlem **1963** 69 S. — 30 Abb., 2 Tab., 41 Lit.

Die Abtrennung physiologischer Prozesse von pathologischen Veränderungen ist bei der Untersuchung von Altersveränderungen der Organe mitunter schwierig, weil genaue Kenntnisse über die physiologische Altersveränderung fehlen. Vf. hat die normalen Altersveränderungen der Aorta an 18 Hunden in 5 Altersstadien histologisch und dehnungsmechanisch untersucht und als Vergleichsobjekt für das Verhalten des elastischen Gewebes das Nackenband verwendet. Die Ergebnisse zeigen, daß von Geburt an eine fortschreitende Änderung im Bau der Arterien stattfindet, die als normale Altersentwicklung angesehen werden darf. Histologisch kann nach dem Bild der Aorta eine Altersbestimmung soweit vorgenommen werden, daß eine Zuordnung zu 5 verschiedenen Altersgruppen (Neugeborene, Welpen bis zu einem Vierteljahr, jugendliche Hunde bis zu einem Jahr, erwachsene Hunde bis zu 5 Jahren, alte Hunde $>$6 Jahre) erfolgen kann. Im wesentlichen erfolgt mit wachsender physiologischer Beanspruchung eine Aufspaltung der elastischen Lamellen der Media, während im Nackenband mit zunehmendem Alter eine Verstärkung der elastischen Fasern eintritt. E. Wiesner. 970.

4-64/09-0028 Karpf, Angela; München, Univ., Inst. für Tieranatomie. **Das innere Lymphgefäßsystem des Hodens.** Diss. München **1963** 27 S. — 74 Lit.

Für die Untersuchungen standen 160 Hoden von 40 Katern, 19 Hunden, 4 Meerschweinchen, 5 Ebern, 2 Bullen und 10 Ratten zur Verfügung. Es wurde nach 3 Methoden gearbeitet. Einstichinjektionsmethode, Stauung und pathologisches Organ. Die Versuche mit der ersten Methode haben ergeben, daß ein oberflächlich und tiefer liegendes System deutlich unterschieden werden kann. Weiterhin wurden parallel mit dem Ductus deferens verlaufende abführende Lymphgefäße des Hodens uud Nebenhodens beobachtet. Die Hodenkanälchen werden netzartig von Lymphgefäßen umgeben. Lymphgefäße wurden des weiteren in der Tunica albuginea, in ihrer subserösen und vasculösen Schicht sowie in den Anfängen der Septula festgestellt. Die Ergebnisse der Stauung decken sich weitgehend mit denen der Injektionsmethode. Im Hodenparenchym konnten keine Lymphgefäße nachgewiesen werden. R. Berg. 980.

4-64/09-0029 Schmidt, G. H., Chatterton jun., R. T. und Hansel, William; Ithaca, N. Y., Cornell Univ. Histological changes during involution of the mammary glands of ovariectomized and intact lactating goats. **(Die histologischen Veränderungen während der Involution des Euters von ovariektomierten und normal laktierenden Ziegen.)** J. Dairy Sci. **45** (1962) Nr. 11. S. 1380-1382. — 1 Abb., 1 Tab., 8 Lit.

An normalen und ovariektomierten laktierenden Ziegen in verschiedenen Laktationsstadien wurden die histologischen Veränderungen während der Involution des Euters untersucht. Weiterhin wurde geprüft, welche Auswirkung die Ovariektomie auf die Involution hat. Es wurde beobachtet, daß bei den ovariektomierten und bei nur operierten Tieren ein Milchabfall zu verzeichnen war, aber daß die Ovariektomie die Involution nicht verzögert. Die gesamte Alveolarfläche fällt ab im Verhältnis zur Milchproduktion. Der Korrelationskoeffizient zwischen der 4-Wochen-Milch-Produktion und dem gesamten Alveolargebiet war hoch. Es wurden zwischen der Kontroll- und der Versuchsgruppe keinerlei histologische Veränderungen in der Milchdrüse beobachtet. W. Richter/Kleinmachnow. 1090.

4-64/09-0030 Götz, Friedrich; München, Univ., Tieranatom. Inst. **Die embryonale Entwicklung der glatten Muskulatur des Uterovaginalkanals beim Schwein.** Diss. München **1963** 45 S. — 15 Abb., 49 Lit.
An 340 Feten mit einer SSL von 3,5-30,5 cm wird die embryonale Entwicklung der glatten Muskulatur des Uterovaginalkanals beim Schwein untersucht. Es wurde festgestellt, daß bei Feten mit einer SSL von 12 cm eine sich unmittelbar unter dem Epithel befindende Innenschicht und eine daran anschließende Zone lichter stehender Kerne, die Außenschicht, unterschieden werden kann. Die erstere differenziert sich bei einer SSL von 17,5 unsd 18,5 cm wiederum in 2 Zonen, eine innere, die zur Propria wird, und eine äußere, die sich zur primären Zirkulärmuskulatur entwickelt. Die Unterscheidung der einzelnen Abschnitte des Uterovaginalkanals (Vagina, Cervix, Corpus uteri) ist von einer SSL von 15 cm ab möglich. Die Lamina longitudinalis ist in der Vagina erst bei einer SSL von 21 cm feststellbar (später als beim Rectum und den harnableitenden Organen). Bei einer SSL von 6,3 cm wird der gesamte Urogenitalkanal von einem einfachen prismatischen Epithel ausgekleidet, während kurz vor der Geburt im Uterus hochzylindrische, in der Cervix und Vagina etwas flachere Formen, aber stets zweistufig-zylindrische Auskleidungen vorhanden sind. R. Berg. 1150.

4-64/09-0031 *Moskov, M.* **Chistologija i embriologija na domašnite životni.** **Uč. stud. Visš. veter. med. inst.** (Histologie und Embryologie der Haustiere. Lehrbuch für Veterinärmedizinische Hochschulen.) Sofija: Zemizdat. 1963. (450 S. m. 425 Abb. u. 2 Tab.) ⟨NRB/ZSNTI⟩

4-64/09-0032 *Šubnikova, Elena Alekseevna* und *Levinson, Leon Bencianovič.* **Obščaja gistologija. (Citologija i gistologija.)** (Allgemeine Histologie. Cytologie und Histologie.) 5., verb. u. erg. Aufl. Moskva: Izd. Moskovskogo univ. 1963. (29 S.) 8°. (1963 A 1385)

III. PHYSIOLOGIE, PHYSIOLOGISCHE CHEMIE

4-64/09-0033 Höfer, M.; Prague, Czechoslov. Acad. of Sci., Inst. of Microbiol. Microdetermination of magnesium and calcium in animal tissue. **(Mikrobestimmungen von Magnesium und Calcium in tierischen Geweben.)** Experientia [Basel] **19** (1963) Nr. 7. S. 367-368. — 1 Tab., 5 Lit. Zus. in Dtsch.
Im Rahmen von Stoffwechseluntersuchungen am Nierenrindengewebe war der Vf. gezwungen, die in diesem Gewebe vorhandenen Mikromengen an Magnesium und Calcium zu bestimmen. Die Methode beruht auf der Grundlage der Trennung von Metallen und mit Hilfe des Ionenaustausches. Es werden eingehend die Trennungs- und anschließend die Bestimmungsmethoden beschrieben. Die Bestimmungsmengen lagen in den Größenverhältnissen von 10-40 μg Mg und 5-15 μg Ca in etwa 150 mg Gewebe. Die Methoden und tabellarisch dargestellten Analysenwerte sind dem Original zu entnehmen. W. Richter/Kleinmachnow. 1220.

4-64/09-0034 Huisman, G. H.; Utrecht, Rijksuniv., Fac. der Diergeneeskunde. De bepaling van het hartvolume bij de hond met behulp van para-amino hippuurzuur. **(Bestimmung des Herzzeitvolumens bei Hunden mittels Para-aminohippursäure.)** Tijdschr. Diergeneeskunde 88 (1963) Nr. 23. S. 1499-1512. — 5 Abb., 1 Tab., 5 Lit. Zus. in Engl., Franz., Dtsch.
An gesunden Hunden beziehungsweise Tieren mit gestörter Herzfunktion wird die von Grossmann und Weston modifizierte Methode Fick angewandt. Mit Hilfe von Para-aminohippursäure wird das simultane Herzminutenvolumen bestimmt. Außerdem wird mittels Elektromanometer der

Blutdruck in der A. pulmonalis, dem rechten Ventrikel und in der A. femoralis gemessen. Die Schwierigkeiten dieser Methode werden anhand der vorläufigen Ergebnisse besprochen. E. Wiesner. 1310.

4-64/09-0035 Dawes, G. S., Mott, Joan C., Shelley, Heather J. und Stafford, Anne; Oxford, Univ., Nuffield Inst. for Med. Res. The prolongation of survival time in asphyxiated immature foetal lambs. **(Über die Verlängerung der Überlebenszeit bei erstickten, unreifen fetalen Lämmern.)** J. Physiol. [London] **168** (1963) Nr. 1. S. 43-64. — 11 Abb., 2 Tab., 24 Lit.
Fetale Lämmer (74-92 Tage alt) wurden durch Abklemmung des Nabelstranges erstickt. Bei Glukosezuführungen mit ausreichender Möglichkeit der Kontrolle des Abfalles des arteriellen pH-Wertes sowie des Blutdruckes und der Herzrate konnte festgestellt werden, daß bei diesen Tieren der Blutdruck und die Herzrate langsamer fiel, als das bei den glukoseunbehandelten Tieren der Fall war. Der Kaliumanstieg im Plasma konnte um 60% reduziert werden. Diese Feststellungen der Glukosewirkung konnten bei den Veränderungen in den Hämatokritwerten und der Hämoglobinkonzentration sowie im Natriumspiegel des Plasmas nicht getroffen werden. Es wurden weiterhin die Veränderungen in der Kohlenhydrat- und der Lactatkonzentration beschrieben. W. Richter/Kleinmachnow. 1320.

4-64/09-0036 Leibetseder, J.; Wien, Tierärztl. Hochschule, Inst. für Physiol. **Tierexperimentelle Untersuchungen zum Problem Capillarpermeabilität unter Verwendung von Flavonoiden und Radioisotopen.** Zbl. Veterinärmed., R. A **10** (1963) Nr. 7. S. 599-649. — 11 Abb., 16 Tab., 347 Lit.
An Kaninchen und Ratten wurden Untersuchungen über die Kapillarpermeabilität mit Hilfe von Flavonoiden und Radioisotopen durchgeführt. Dazu wurde zuerst der Wirkungsgrad der verschiedenen Derivate geprüft. Verbunden damit sollte die Wirksamkeit nach peroraler Verabreichung im Vergleich zur parenteralen untersucht werden. Die wirksamsten Substanzen wurden dann bei Ratten zur Prüfung der Kapillarwirksamkeit in verschiedenen Organen eingesetzt. Rutin setzte, sowohl peroral als auch parenteral verabreicht, die Permeabilität von normalen und geschädigten Capillaren herab. Die Rutinderivate waren unterschiedlich wirksam. In der Lunge konnte durch Rutinsulfat die Kapillarpermeabilität signifikant herabgesetzt werden. Rutin-Glykolsäure hat keine Wirksamkeit. Am Herzen wurde bei beiden Stoffen eine Reaktion beobachtet, aber nicht so ausgeprägt wie bei der Lunge. Es werden noch die Ergebnisse aus dem Magen-Darmkanal und dem Gehirn beschrieben und denen der anderen Organe gegenübergestellt.
W. Richter/Kleinmachnow. 1352.

4-64/09-0037 Cook, C. D., Drinker, P. A., Jacobson, H. N., Levison, H. und Strang, L. B.; Boston, Children's Hospital Med. Center; Inst. of Technol. Control of pulmonary blood flow in the foetal and newly born lamb. **(Steuerung der pulmonalen Blutströmung beim fetalen und neugeborenen Lamm.)** J. Physiol. [London] **169** (1963) Nr. 1. S. 10-29.

Eine der wichtigsten cardiopulmonalen Regulationen, die sich zur Zeit der Geburt ereignen, ist die Verminderung des pulmonalen Gefäßwiderstandes und der begleitende Anstieg der Lungendurchströmung. Kurz vor dem Geburtstermin wurden Schaflämmer durch Kaiserschnitt entbunden und in einer Weise präpariert, die die getrennte Ventilation beider Lungen gestattete, ferner die direkte Messung der Durchblutung der linken Lunge bei einem konstanten Druck in der A. pulmonalis. Beim Einsetzen der Atmung kam der Anstieg der Lungendurchblutung über einen Wechsel des pulmonalen Vasomotorentonus zustande und kann nicht durch mechanische Kräfte allein erklärt werden. Lokale O_2- und CO_2-Spannungsänderungen veranlaßten offensichtlich die Änderungen des Vasomotorentonus. Nach Beginn der Atmung konnten starke Anstiege des pulmonalen Gefäßwiderstandes hervorgerufen werden durch Senkung der alveolaren Ventilation durch Hypoxie, Hyperkapnie oder Lungenkollaps. S. Jahne-Liersch. 1352.

4-64/09-0038 Cirstea, Marin und Suhaciu, Gheorghe; Bucharest, Rumania, Inst. of Normal and Pathol. Physiol. „D. Danielopolu". Studies on experimental therapy of anaphylactic shock in dogs. **(Arbeiten über die experimentelle Therapie des anaphylaktischen Schocks bei Hunden.)** Arch. int. Physiol. Biochim. [Liège, Belgique] **71** (1963) Nr. **4.** S. 553-565. – 1 Tab., 43 Lit.

An Hunden wurden Therapieversuche beim experimentell ausgelösten anaphylaktischen Schock durchgeführt. Es wurden Behandlungen mit Bluttransfusion bzw. Arterenolperfusion 3-6 Min. nach dem Auftreten des anaphylaktischen Schocks vorgenommen. Diese Behandlungsform schützte die Hunde vor dem Tode in der akuten Phase, aber verhinderte nicht den Tod in den darauffolgenden Stunden. Eine Behandlung mit Adrenalin, Phenergan, Hypertensin konnte die Überlebensrate nicht vergrößern. Die sofortige Infusion von Arterenol und Gaben von Antihistaminica erwiesen sich als beste Behandlungsmethode bei anaphylaktischen Reaktionen mit einem Kreislaufkollaps. W. Richter/Kleinmachnow. 1352.

4-64/09-0039 Gebert, Heinrich; Hannover, Tierärztl. Hochschule, Inst. für Tierzucht und Vererbungsforsch. **Über den Kupfergehalt der Leber bei Milchkühen in Nordwestdeutschland.** Diss. Hannover **1963** **44** S. – 2 Abb., 8 Tab., 69 Lit.

Um Angaben über die Kupferversorgung von Milchkühen machen zu können, wurden im Sommer und Herbst Leberproben von 223 Schlachttieren auf ihren Cu-Gehalt untersucht. Die Werte lagen zwischen 2,8 und 120,1 ppm. Bei Kühen mit Sommerstallfütterung lag der Cu-Gehalt mit 41,4 ppm durchschnittlich höher als bei Tieren mit Weidegang (26,6 ppm). Während bei Weidetieren 50,3% der Proben < als 20 ppm aufwiesen und 6,3% < als 10 ppm, betrugen die entsprechenden Prozentzahlen bei den im Stall gefütterten Kühen nur 22,6 bzw. 3,8%. Bei Weidetieren mit Beifütterung lag der Cu-Gehalt in der Leber im Mittel höher (32,7 ppm) als bei Tieren, die ausschließlich auf die Grasaufnahme angewiesen waren (19,7 ppm). Kühe, die aus den Marschen und von Moorweiden stammten, wiesen erwartungsgemäß im Durchschnitt die niedrigsten Leberkupferwerte auf. E. Wiesner. 1366.

4-64/09-0040 Čepynoga, O. P., Nad'ožyna, S. P. und Serba, R. M.; Kiew, Biochem. Inst. der Akad. der Wiss. der Ukrain. SSR. Osoblyvosti skladu i obminu dejakych frakcij rybonukleïnovych kyslot pečinky. **(Besonderheiten der Zusammensetzung und des Stoffwechsels einiger Ribonucleinsäurefraktionen der Leber.)** Ukraïnśkyj biochimičnyj žurnal, Kyïv **35** (1963) Nr. 5. S. 643-655. – 5 Abb., 7 Tab., 38 Lit. Orig.: ukrain., Ausz.: russ., engl.

Aus Leberhomogenaten von Kaninchen, die 36 Stunden gehungert haben, wird nach der Methode von Kerbi in der Modifikation von Georgiew hoch- und niedrigpolymere Ribonucleinsäure (RNS) gewonnen. Beide Fraktionen ähneln sich u. a. in der Nucleotidzusammensetzung, in der Geschwindigkeit des Einbaues von markiertem Phosphor und Adenin und in der Charakteristik der Zähigkeitsänderung mit der Temperatur. Beide Fraktionen, besonders die niedrigpolymere, enthalten bestimmte Mengen dauerhaft gebundener Desoxyribonucleinsäure. Unter dem Einfluß von Lebergewebe oder kristallisierter Pankreasribonuclease wird der Anteil der hochpolymeren Fraktion herabgesetzt bei gleichzeitiger Zunahme der niedrigpolymeren Fraktion und unter Bildung von Produkten weitergehenden Abbaues. Es wird die Vermutung ausgesprochen, daß RNS von dem einen in den anderen Zustand übergehen kann und in Abhängigkeit vom jeweiligen Zustand verschiedene Funktionen in den Lebensprozessen erfüllt, und daß die verschiedenen Fraktionierungsmethoden nur bestimmte Stadien der strukturellen Umwandlung erfassen. J. Müller. 1366.

4-64/09-0041 Grötzner, Edwin; München, Univ., Tierärztl. Fak., Inst. für Pharmakol., Toxikol. und Pharmaz. **Die Bestimmung des physiologischen Arsengehaltes aus verschiedenen Organen des Hundes.** Diss. München **1963** 35 S. — 2 Abb., 8 Tab., 59 Lit.

Obwohl Arsenvergiftungen bei unseren Haustieren heute bedeutend hinter denjenigen durch Schädlingsbekämpfungsmittel rangieren, werden sie dennoch immer wieder einmal beobachtet. In solchen Fällen erhebt sich dann oft die Frage, ob das Fleisch arsenvergifteter Tiere noch als für den Menschen genußtauglich bezeichnet werden darf. Vf. hat aus diesem Grunde zunächst einmal an Untersuchungen am Hund ermittelt, wie hoch bereits physiologischerweise der Gehalt an Arsen in Fleisch und Organen ist. Benutzt wurde die colorimetrische Methode von Kingsley und Schaffert, obwohl sie sich nach den eigenen Angaben des Vf. nicht für die quantitative Bestimmung physiologischer Arsenmengen eignet. Das Absorptionsmaximum des Arsenmolybdänblaukomplexes liegt mit dem Zeiss-Photometer PMQ II bei Wellenlänge 840 mμ. Die unter Vorbehalt zu nennenden Ergebnisse zeigten in der Leber zwischen 1,75 und 18,7 Gamma%, in der Niere zwischen 1,17 und 22,6 Gamma% und in der Muskulatur zwischen 0 und 3,51 Gamma%. Durch die Zubereitungsmethoden können die Verluste an Arsen bis zu 52% betragen. E. Wiesner. 1366.

4-64/09-0042 Magdon, E. und Mämpel, R.; Berlin-Buch, Robert-Rössle-Klin.; Med.-Biol. Forschungszentrum der Forschungsgemeinsch. der Dtsch. Akad. der Wiss. zu Berlin. **Untersuchungen der Katalaseaktivität der Leber verschiedener Mäusestämme.** Z. Versuchstierkunde **3** (1963) Nr. 3/4. S. 81-85. — 2 Tab., 6 Lit. Zus. in Engl.

Es konnte gezeigt werden, daß die Katalaseaktivität biologischer Systeme für deren Strahlenempfindlichkeit von Bedeutung ist. Untersuchungen der Katalaseaktivität des Blutes verschiedener Mäusestämme ergaben, daß die Strahlenempfindlichkeit der Katalaseaktivität des Blutes proportional ist. In vorliegenden Untersuchungen wurden 2-4 Mon. alte Ratten von 9 verschiedenen Stämmen hinsichtlich ihrer Katalaseaktivität in der Leber untersucht. Es ergaben sich eindeutige Unterschiede. Bei 7 Stämmen wiesen die männlichen Tiere, bei 2 Stämmen die weiblichen Tiere eine höhere Leberkatalaseaktivität auf. In E/mg Protein schwankte die mittlere spezifische Aktivität zwischen Extremwerten von 15,2 und 75,8. E. Kolb. 1366.

4-64/09-0043 Bygdeman, S.; Stockholm, Sweden, Karolinska Inst. Reactivity of cat skeletal muscle vessels to noradrenaline during induced respiratory alkalosis. **(Über die Reaktionsfähigkeit der Skelettmuskelgefäße auf Noradrenalin während einer experimentell hervorgerufenen respiratorischen Alkalose bei der Katze.)** Experientia [Basel] **19** (1963) Nr. 7. S. 354-355. — 1 Abb., 7 Lit. Zus. in Dtsch.

An Katzen wurden Untersuchungen angestellt, um die Wirkung einer respiratorischen Alkalose auf den Noradrenalineffekt in den Skelettmuskelgefäßen zu analysieren. Es konnte festgestellt werden, daß eine Alkalose den Noradrenalineffekt steigert, und zwar wurde eine signifikante Veränderung bei einer pH-Vermehrung von 2 Einheiten bemerkt. Aus den Ergebnissen wurde die Schlußfolgerung gezogen, daß die Steigerung des Noradrenalineffektes auf diese pH-Veränderung zurückgeführt werden muß und nicht auf die gleichzeitig eingetretene Senkung der CO_2-Spannung.
W. Richter/Kleinmachnow. 1372.

4-64/09-0044 Marcus, G. J. und Manery, J. F.; Toronto, Ontario, Univ. Pigeon muscle mitochondria: ion concentrations, oxidative phosphorylation, swelling, and extraparticulate space. **(Mitochondrien aus Taubenmuskel. Ionenkonzentrationen, oxydative Phosphorylierung, Anschwellung und extrapartikulärer Raum.)** Canad. J. Biochem. Physiol. **41** (1963) Nr. 12. S. 2529-2542. — 4 Abb., 5 Tab., 43 Lit.
Aus Brustmuskeln von der Taube wurden stoffwechselaktive Mitochondrien in kalter, 0,45 m Saccharoselösung mit ATP, Aethylendiamintetraacetat und Tris-Puffer (pH 7,4) gewonnen. Die frischen Mitochondrien wurden auf ihren Gehalt an Natrium, Kalium, Stickstoff und Eisen untersucht. Der Kaliumgehalt betrug 64,5 ± 4,4 Milliäquiv./kg TS, der Natriumgehalt 19,8 ± 1,8 Mäqu./kg TS. Der Wassergehalt belief sich auf 70,5 ± 0,1%, der an N auf 1,94 ± 0,4 g je 100 g Frischsubstanz und der an Eisen auf 5,87 ± 0,41 mg/100 g Frischsubstanz. Die Mitochondrien erwiesen sich als morphologisch intakt und zeigten eine Regulierung der Atmung, wobei die Atmung durch einen Mangel an Phosphatacceptoren limitiert und durch Dinitrophenol stimuliert wurde. Die Atmungsgeschwindigkeit betrug über kurze Zeiträume pro mg N und pro Std. bei Zusatz von α-Ketoglutarat und Glutamat 30-40 μAtome O_2, bei Malat 16 und bei β-Oxybutyrat 1,3; mit Ausnahme der letztgenannten Verbindung wurden befriedigende P/O-Verhältnisse erreicht. Aus Muskel konnte ein löslicher, hitzestabiler Faktor gewonnen werden, der die Atmung stimulierte, ohne die Phosphorylierung zu beeinflussen. Der osmotische Totraum betrug 60% des Volumens der Mitochondrien. Unter Anwendung von Polyvinylpyrrolidon ergab sich ein extrapartikulärer Raum von 27,8 ± 1,8%.
E. Kolb. 1372.

4-64/09-0045 Baranov, M. N. und Pevzner, L. Z.; Leningrad, Pawlow-Inst. für Physiol. der Akad. der Wiss. der UdSSR. Soderžanie nukleinovych kislot v verchnem šejnom simpatičeskom ganglii v norme i pri ego vozbuždenii. **(Der Nucleinsäuregehalt des oberen cervicalen sympathischen Ganglion im normalen und erregten Zustand.)** Biochimija, Moskva **28** (1963) Nr. 6. S. 958 bis 963. — 1 Abb., 2 Tab., 26 Lit. Zus. in Engl.
Der Nucleinsäuregehalt des oberen cervicalen sympathischen Ganglion der Katze wird mikrochemisch und mikrospektrophotometrisch bestimmt. Das Gesamtgewebe enthält 422 mg% Ribonucleinsäure (RNS), 320 mg% Desoxyribonucleinsäure (DNS) und 197 mg% freie Nucleotide; im Cytoplasma beträgt der RNS-Gehalt 4,5%. Für parasympathische Ganglien (Ganglion nodosum) werden Werte gefunden, die sich von den genannten nicht signifikant unterscheiden. Nach 3-4 stündiger elektrischer Reizung sympathischer Ganglien mit Frequenzen von 2,7 oder 300 Hz steigt der cytoplasmatische RNS-Gehalt von 4,5 auf 6,4%, während sich im Gesamtgangliengewebe keine signifikanten Änderungen der Gehalte an RNS, DNS und freien Nucleotiden nachweisen lassen. J. Müller. 1376.

4-64/09-0046 Fedorov, O. M. und Palladin, A. V.; Kiew, Inst. für Biochem. der Akad. der Wiss. der Ukrain. SSR. Rozpodil pirofosfatazy miž subklitynnymy frakcijamy riznych viddiliv nervovoï sistemy krolja. **(Die Verteilung von Pyrophosphatase zwischen den subcellulären Fraktionen verschiedener Teile des Nervensystems vom Kaninchen.)** Ukraïnškyj biochimičnyj žurnal, Kyïv **35** (1963) Nr. 5. S. 690-699. — 1 Abb., 3 Tab., 5 Lit. Orig.: ukrain., Ausz.: russ., engl.
Aus verschiedenen Teilen des Nervensystems von Kaninchen werden durch Differentialzentrifugierung Zellkerne, Mitochondrien, Mikrosomen und Cytoplasma isoliert. In den Zellfraktionen wird die Pyrophosphataseaktivität bestimmt. Zur Untersuchung gelangen graue und weiße Substanz der Hirnhemisphären, Kleinhirn, Mittelhirn, verlängertes Mark, Rückenmark und Ischiasnerv. 88-95% der Pyrophosphataseaktivität sind im Cytoplasma

lokalisiert, 4-8% in den Mirochondrien, 0,6-1,5% in den Mikrosomen und 0,2-0,5 % in den Zellkernen. Die Pyrophosphataseaktivität des Cytoplasmas beträgt in μg Phosphor/mg Eiweiß für das Kleinhirn 818, für die graue Substanz der Hirnhemisphären 727, für Mittelhirn 670, weiße Substanz der Hirnhemisphären 546, verlängertes Mark 540, Rückenmark 390 und für den Ischiasnerv 89. J. Müller. 1376.

4-64/09-0047 Peeters, Georges und Debackere, Michel; Gand, Belgique, Univ., École de Méd. Vétérin. Influence de la distension du vagin et de la traite ou de la succion sur la diurèse chez la brebis et la chèvre. **(Einfluß der Dehnung der Vagina, des Melkens oder des Saugens auf die Diurese bei Mutterschafen und Ziegen.)** J. Physiol. [Paris] **55** (1963) Nr. 4. S. 481-493. — 5 Abb., 13 Lit. Zus. in Engl.

An maximal mit Wasser versorgten Mutterschafen und Ziegen wurde die Beeinflussung der Diurese durch Dehnung der Vagina, intravenöse Injektionen von Vasopressin und Oxytocin und durch Melken und Saugen miteinander verglichen. Alle diese Maßnahmen riefen in zahlreichen Fällen eine Hemmung der Diurese und eine damit verbundene Vermehrung des Gehaltes an Cl, K und Na hervor. Diese Wirkungen stellten sich im Laufe von 5 bis 10 Min. nach Stimulierung oder Injektion ein. Die normalen Werte wurden nach 45-60 Min. wieder erreicht. Die Erhöhung des Na war am wenigsten ausgeprägt. Es wurde versucht, diese Hemmung der Diurese quantitativ in bezug auf die Prozentsätze der Verminderung der Diurese und der Vermehrung des Gehaltes an K, Na, Cl auszudrücken. Auf den graphischen Darstellungen ist deutlich zu sehen, wie nach Stimulierung oder Injektion die Kurven der Cl, Na, K-Werte zu einem Gipfel ansteigen, aber gleichzeitig, dazu entgegengesetzt, die Kurve der Harnmenge stark abfällt. Dabei entspricht der antidiuretische Effekt von 3 Einheiten Vasopressin dem Effekt der Dehnung der Vagina. Die antidiuretische Wirkung von 200 Einheiten Oxytocin ist schwächer als die von 2 Einheiten Vasopressin. Bei der Stimulierung des Euters zeigte sich, daß nur in 3 Fällen das erste Mal eine antidiuretische Wirkung zu erzielen war, dagegen in 11 Fällen eine starke Wirkung beim zweiten Melkversuch nach 30 Min. K. Preißler. 1400.

4-64/09-0048 Kraan, W. J.; Utrecht, Rijksuniv., Fac. der Diergeneeskunde. De bepaling van den „renal blood flow" en de „glomerular filtration rate" bij de hond met behulp van paraamino hippuurzuur en kreatinine. **(Nierenfunktionsprüfung bei Hunden mittels Para-aminohippursäure und Creatinin.)** Tijdschr. Diergeneeskunde 88 (1963) Nr. 23. S. 1513-1520. — 6 Lit. Zus. in Engl., Franz., Dtsch.

Durch die Anwendung von Para-aminohippursäure wird es möglich, gleichzeitig die Nierenfuktion und das Herzzeitvolumen zu bestimmen. Es werden die Ergebnisse von 14 gesunden Hunden und einem an Lebercirrhose leidenden Tier besprochen. E. Wiesner. 1400.

4-64/09-0049 Mückenberger, K. **Hat der pH-Wert des Grünlands Einfluß auf die Fruchtbarkeit des Rindviehs und den Milchfettgehalt?** Wirtschaftseigene Futter **9** (1963) Nr. 4. S. 297-304. — 4 Abb., 3 Tab., 30 Lit. Zus. in Engl., Franz.

Aufgrund der Befunde der Untersuchungen in 266 Betrieben des Weseremslandes über den Einfluß der pH-Werte des Grünlandes auf die Fruchtbarkeit der Rinder wurde sowohl auf Sandböden als auch auf Marschböden eine statistisch gesicherte positive Beziehung zwischen dem pH-Wert des Grünlandes, der Erstbefruchtungsziffer und den Besamungsindices ermittelt. In den der Milchkontrolle angeschlossenen Betrieben wurde der Einfluß des pH-Wertes auf den Fettgehalt der Milch untersucht. Wie bereits früher festgestellt, nimmt mit steigendem pH-Wert auch der Milchfettgehalt zu. Die vorliegenden Werte sind statistisch gesichert. Die Ergebnisse der Untersuchungen sprechen dafür, daß zumindestens unter den Boden- und Klimaverhältnissen Nordwestdeutschlands eine für möglichst gute Milch- und Fettleistungen geeignete Bodenreaktion auch für die Fruchtbarkeit der dort gehaltenen Rinder wünschenswert ist (Sandboden pH [KCl $<$ 5,5], Marschboden $<$ 6,01). Die Korrelationskoeffizienten zwischen den Phosphatwerten des Bodens (Sandböden + 0,09, Marschböden + 0,07) lagen niedriger als beim pH-Wert. Daraus ist ersichtlich, daß mit steigendem pH-Wert außer der Phosphorsäure (Beziehung ist mit p = 1% signifikant) noch andere Umstände begünstigt werden, die sich auf Fruchtbarkeit und Milchfettgehalt auswirken. H. Busse. 1450.

4-64/09-0050 Anderson, L. L., Butcher, R. L. und Melampy, R. M.; Ames, Iowa State Univ. Uterus and occurrence of oestrus in pigs. **(Uterus und Einsetzen des Oestrus bei Schweinen.)** Nature [London] **198** (1963) Nr. 4877. S. 311-312.

Die Persistenz des funktionellen Corpus luteum nach durchgeführter Hysterektomie während der Lutealphase besagt, daß eine fuktionelle Abhängigkeit zwischen Ovar und Uterus besteht. — 28 Jungsauen wurden in den verschiedensten Stadien des Zyklus — am 1., 5., 10., 14., 16. und 18. Tag — hysterektomiert. Die vorhandenen Corpora lutea wurden mit steriler Tierkohle gekennzeichnet. Bei den am 1. Tag des Zyklus hysterektomierten Tieren trat noch eine Ovulation ein, es bildeten sich persistierende Gelbkörper, die bis zum 120. Tag bestehen blieben. Die am 5., 10. und 14. Tag hysterektomierten Jungsauen wurden 120 Tage — gerechnet vom letzten Oestrus vor dem Eingriff — nicht wieder brünstig. Die am 16. und 18. Tag operierten Tiere wurden z. T. nach dem Eingriff nochmals brünstig, zeigten in den folgenden 4 Mon. jedoch keine Brunstsymptome mehr. Das Lutealgewebe ist vorherrschend über einen Zeitraum, der einer Trächtigkeit gleich kommt. — Ferner wurden bei 9 noch nicht geschlechtsreifen Jungschweinen im Alter von 9-12 Wochen Autotransplantationen des Uterus vorgenommen. Der Uterus wurde im Verlaufe von 2 Operationen im Abstand von 4 Wochen nach Durchtrennung der breiten Mutterbänder mit den Bauchmuskeln vereinigt. Nur der hintere Teil der Cervix blieb in normaler Verbindung mit dem Körper. Das Brunstverhalten wurde täglich mit einem vasektomierten Eber geprüft. Die Geschlechtsreife trat im Alter von 5-7 Mon. ein. Bei vier der operierten Tiere war zweimal ein deutlicher, 2 Tage dauernder Oestrus zu beobachten. Bei den anderen 5 Schweinen waren nach anfänglichen schwachen Brunsterscheinungen während der nächsten 60 Tage keine Brunsterscheinungen mehr zu beobachten. — Bei der Schlachtung zeigte sich, daß die Transplantate bei den 4 wieder brünstig gewordenen Schweinen gut, dagegen bei den anderen 5 Tieren wenig entwickelt waren. Es scheint eine genügende Menge Endometrium nötig zu sein, um eine luteolytische Wirkung zu erzielen, wodurch die Rückbildung der Corpora lutea des Pubertätsoestrus eingeleitet wird. Diese Tatsache beweist, daß direkte Nervenbahnen vom Uterus aus nicht notwendig sind, um die Rückbildung der Gelbkörper einzuleiten. H.-J. Kuller. 1455.

4-64/09-0051 Smidt, D.; Göttingen, Univ., Inst. für Tierzucht und Haustiergenetik. **Möglichkeiten der Brunstdiagnose beim Schwein.** Dtsch. tierärztl. Wschr. **70** (1963) Nr. 18. S. 517-522. — 20 Abb., 8 Lit.

Bei der Durchführung der künstlichen Besamung beim Schwein bereitet die exakte Brunstdiagnose und somit die Ermittlung des optimalen Besamungszeitpunktes noch erhebliche Schwierigkeiten. Nach einer kurzen Schilderung des Brunstablaufes und der Brunstsymptome werden die Möglichkeiten der Brunstdiagnose unter Berücksichtigung eigener Erfahrungen aufgezeigt. Das sicherste Hilfsmittel zur Erkennung der Rausche ist das Probieren mit

einem Eber. Für die Feststellung des Duldungsreflexes ohne Vatertier sind möglichst die den Duldungsreflex auslösenden Schlüsselreize nachzuahmen. Als solche werden angesehen: 1) der Anblick des Ebers, 2) das Paarungsgrunzen des Ebers, 3) der Ebergeruch, 4) die Berührungsreize (Stoßen mit dem Rüssel in die Vulvagegend, in die Flanke mit Hochheben der Kniefalte, Aufspringen auf das Muttertier). Für die Nachahmung der einzelnen Schlüsselreize ergeben sich folgende Möglichkeiten. Der Anblick des Ebers kann durch eine große Abbildung oder ein an die Wand projiziertes Lichtbild vermittelt werden (nicht sehr wirkungsvoll). Das Paarungsgrunzen läßt sich mit Hilfe eines Tonbandgerätes wiedergeben. Behelfsmäßig ist dieser Reiz nachzuahmen, in dem man mit einem Stäbchen auf einem Brett mit Riefen — nach Art eines Waschbrettes — Geräusche erzeugt, die in Rhythmus und Tonhöhe etwa dem Grunzen eines sexuell erregten Ebers entsprechen. Der Ebergeruch kann relativ gut imitiert werden durch die sterile Aufbereitung eines Filtrats aus Harn von Altebern, Samenplasma und Präputialbeutelinhalt von Kastraten. Schon geringste Mengen der so zubereiteten Substanz (am besten nach Versprayen) genügen, um den Duldungsreflex bei rauschenden Sauen sicher auszulösen. Besondere Bedeutung für die Auslösung des Duldungsreflexes in der Praxis besitzt die Nachahmung der Berührungsreize, da sie ohne besondere Hilfsmittel zu vermitteln sind. Sie sollten zweckmäßig in gleicher Reihenfolge wie vom Vatertier angewandt werden: 1. Stoßen in die Flanke mit Anheben der Kniefalte, 2. Stoßen mit der Faust unter die Vulva, 3. Streichen des Gesäuges mit der flachen Hand und Massage der Clitoris und 4. Nachahmung der Belastung durch den aufgesprungenen Eber (Aufsetzen auf das Muttertier rittlings mit seitlichem Schenkeldruck). Die gleiche Wirkung konnte vom Vf. durch den sogenannten Klammergriff erzielt werden, bei dem man hinter der Sau steht und mit beiden Daumen und Handballen auf das Kreuz drückt, während die übrigen Finger kräftig unter die Querfortsätze der Lendenwirbel fassen, wobei der Druck möglichst in kurzen Abständen unterbrochen werden soll. Wichtig ist, daß die Brunstfeststellung niemals am Trog erfolgen darf, da die Muttertiere durch das Fressen derartig abgelenkt sind, daß sie auch stehen, ohne brünstig zu sein.
J. Wollrab. 1455.

4-64/09-0052 Demarquilly, C. (unter techn. Mitarb. von Engrand, Marie-Claire, Cristofini, J.-J., Manis, Y., Marquis, B. und Turc, J.-C.); Jouy-en-Josas, Seine-et-Oise, Centre Nat. de Rech. Zootechn. Influence de la nature du pâturage sur la production laitière et la composition du lait. **(Der Einfluß der Art der Weide auf die Milchleistung und die Zusammensetzung der Milch.)** Ann. Zootechn. **12** (1963) Nr. 2. S. 69-104. — 7 Abb., 14 Tab., 37 Lit. Zus. in Engl.

Die Species und Varietäten der im Feldfutterbau verwendeten Futterpflanzen sind hinsichtlich ihres Einflusses auf die tierische Produktion bisher nicht systematisch untersucht worden. Die vorliegende Arbeit berichtet über 4jährige Beobachtungen auf 2 Stationen über den Einfluß der Weide auf die Zusammensetzung der Milch. Die Milchmenge und der Fettgehalt einer bestimmten, auf Weide befindlichen oder im Stall mit Grünfutter ernährten Anzahl von Kühen wurden täglich bestimmt. Folgende Veränderungen wurden festgestellt. Der Verzehr von Knaulgras (*Dactylis*) oder Luzerne führte zu einem Rückgang in der Milchmenge und einem Anstieg der Fettprozente. Die Aufnahme von Weidelgras, Wiesenschwingel, Wiesenlieschgras oder Weißklee steigerte die Milchmenge und senkte den Fettgehalt. Diese durch die aufgenommene Gräserart verursachten Schwankungen wurden unseres Wissens nach bisher noch nicht beobachtet. Aufgrund der vorhandenen Kenntnisse muß angenommen werden, daß die Variationen in der Energieversorgung und die Veränderungen in den im Pansen ablaufenden fermentativen Prozessen von der Zusammensetzung der Weidepflanze beeinflußt werden. Hieraufn könnten dann auch die Variationen in der Milchmenge, in der Fettmenge und dem Butterfettgehalt beruhen. Die Mitwirkung stimulierender und hemmender Faktoren ist ebenfalls nicht auszuschließen. H. Busse. 1470.

4-64/09-0053 Desai, R. N. und Dutt, Mahesh; Mathura, Uttar Pradesh, Livestock Res. Stat., Animal Genetics Sect. Relationship between physical characters and milk yield in Hariana cattle. Part II. **(Beziehungen zwischen physikalischen Maßen und dem Milchertrag bei Hariana-Rindern. 2. Mitt.)** Indian veterin. J. **40** (1963) Nr. 5. S. 266-272. — 3 Abb., 3 Tab., 7 Lit.

Es wurden die Maße für den Brustumfang und den Bauch, die Sitzbeinweiten, die Hüftbreite und die Wirbelbreite gemessen. Die Milchleistung jedes einzelnen Tieres wurde nach Lush (1945) geschätzt, indem die durch die Laktation und das Laktationsstadium bedingten Schwankungen eliminiert wurden. Die Wiederholbarkeit des für die Milchleistung geschätzten Wertes r lag in der betreffenden Herde bei 0,4. Die durch Seiten- und Höhenmaße belegbare Großrahmigkeit der Tiere ist ein nicht zu unterschätzendes Hilfsmittel bei der Selektion auf höhere Milchleistung. Es ist dabei zu beachten, daß die Milchleistungsfähigkeit in ihren graduellen Abstufungen ein selbständiges Merkmal ist. Die Körpermaße und das Format des Tierkörpers deuten lediglich die Fähigkeit des Tieres zur Aufnahme und Verwertung der für eine höhere Milchproduktion notwendigen größeren Nahrungsmengen an. Die geringeren Werte für den Quotienten aus Brustumfang und Bauchmaß sprechen für eine geringere Produktionsleistung und die bessere Eignung zum Zugtier. Die Besprechung der Arbeit leidet etwas darunter, daß für einzelne Maße die osteologischen Meßpunkte nicht genau angegeben wurden und beim Bauchmaß nicht angegeben ist, ob es sich um ein Umfangsmaß handele und wo es zu nehmen sei. H. Busse. 1470.

4-64/09-0054 Meyer, Jochen; München, Univ., Inst. für Tierzucht, Vererbungs- und Konstitutionsforsch. **Untersuchungen über Beziehungen zwischen Milchmenge, Fett, fettfreier Trockensubstanz, Protein und Laktose in Ziegenmilch.** Diss. München **1963** 33 S. — 5 Abb., 8 Tab., 31 Lit.

In den Jahren 1960/61 wurden bei 76 erstlaktierenden Ziegen (Institutsherde) Untersuchungen über die Beziehungen der Milchmenge zu den Milchbestandteilen und zwischen den Milchbestandteilen selbst vorgenommen. Dabei wurden in 771 Tagesgemelken die Milchmenge, der Fettgehalt (buthyrometrische Methode n. Gerber), die fettfreie Trockensubstanz (Bestimmung der Trockensubstanz in Anlehnung an die Methode von Grimmer), das Protein (Formoltitration v. Sörensen i. d. Modifikation des Eiweißtiters n. Schulz) und in 384 Tagesgemelken (38 Laktationen) die Lactose (nach Bruhns, modifiziert v. Weiss und Bleyer) ermittelt. — Anhand von graphischen Darstellungen wird deutlich, daß die Beziehung zwischen der Milchmenge und der Menge der Bestandteile sowie der Bestandteile untereinander linear verlaufen (Werte für Bestimmtheitsmaße = r^2 zwischen 0,66 und 0,97). Die Beziehungen zwischen der Milchmenge und den Konzentrationen der Bestandteile sind ebenfalls linear; ihr Bestimmtheitsmaß r^2 liegt zwischen 0 und 0,16; für die Milchmenge und den Lactoseprozent ist $r^2 = 0$. Die Regression der Konzentration in % auf die Milchmenge in kg liegt zwischen 0,0011 und 0,0029; d. h. bei einer Milchleistungssteigerung um 100 kg ist mit einer Abnahme von 0,11% Fett sowie 0,13% Eiweiß und 0,29% fettfreier Trockensubstanz zu rechnen. Eine Zunahme der Milchmenge bewirkt eine geringe Abnahme der Konzentration. Chr. Dietz. 1470.

4-64/09-0055 Munford, R. E.; Shinfield, Reading, Nat. Inst. for Res. in Dairying. Changes in the mammary glands of rats and mice during pregnancy, lactation and involution. 1. Histological structure. **(Veränderungen in den Milchdrüsen von Ratten und Mäusen im Verlaufe von Trächtigkeit, Lactation**

und Involution. 1. Mitt. Histologische Struktur.) J. Endocrinol. [London] 28 (1963) Nr. 1. S. 1-15. – 2 Abb., 20 Lit.
Bei Ratten und Mäusen wurden die Veränderungen von 5 histologischen Kriterien sowie 4 davon abgeleiteten Größen der Milchdrüse im Verlaufe der Trächtigkeit und Laktation bzw. Trächtigkeit, Laktation und Involution überprüft, indem die Tiere im Abstand von 3 Tagen getötet und untersucht wurden. Im einzelnen wurde u. a. der Anteil an sekretorischem Gewebe im Schnitt, die Anzahl der Alveolen pro Flächeneinheit, die Anzahl der Zellkerne pro Alveolarschnitt und der Durchmesser der Alveolarschnitte gemessen und daraus die Menge des gesamten Drüsengewebes, die Anzahl der Alveolen im histologischen Schnitt, die Anzahl der Kerne pro Flächeneinheit und pro histologischen Schnitt berechnet. Bei der Ratte, und in geringerem Maße auch bei der Maus, trat ein plötzlicher Abfall der Alveolenzahl pro Flächeneinheit zum Zeitpunkt der Geburt ein, der mit einer Zunahme des Alveolardurchmessers verbunden war. Die Anzahl der Kerne bei mittlerem alveolärem Querschnitt war während des letzten Teiles der Trächtigkeit und der Lactation ziemlich konstant, erhöht sich jedoch zum Zeitpunkt der Geburt etwa zweifach. Das Volumen an Drüsengewebe erhöhte sich vom Beginn der Trächtigkeit zunehmend bis zu einem Maximum während des mittleren oder späten Abschnittes der Laktation. Die Gesamtzahl der Alveolen zeigte dabei nach der Geburt kaum Schwankungen. H. Gürtler. 1470.

4-64/09-0056 Munford, R. E.; Shinfield, Reading, Nat. Inst. for Res. in Dairying. Changes in the mammary glands of rats and mice during pregnancy, lactation and involution. 2. Levels of deoxyribonucleic acid, and alkaline and acid phosphatases. **(Veränderungen in den Milchdrüsen von Ratten und Mäusen im Verlaufe von Trächtigkeit, Lactation und Involution. 2.Mitt. Der Gehalt an Desoxyribonucleinsäure und alkalischer und saurer Phosphatase.)** J. Endocrinol. [London] 28 (1963) Nr. 1. S. 17-34. – 2 Abb., 4 Tab., 67 Lit. 1. Mitt. vgl. vorst. Ref.
Der Gehalt an Desoxyribonucleinsäure (DNS) wurde nach der Methode von Burton sowie die Aktivität alkalischer und saurer Phosphatase nach der Methode von Ebner bei Ratten und Mäusen während der Trächtigkeit und Lactation bzw. der Trächtigkeit, Lactation und Involution im Abstand von 3 Tagen in der Milchdrüse untersucht. Danach ergibt sich nach einer logarithmischen Transformation der Daten für DNS und die alkalische und saure Phosphatase ein ähnlicher Kurvenverlauf. Eine Ausnahme bildete die Kurve, in welcher die Aktivität der sauren Phosphatase pro mg DNS ausgedrückt ist. Während des größten Abschnittes der Trächtigkeit und zu Beginn der Lactation zeigen die Kurven einen ziemlich linearen Anstieg. Gegen Ende der Lactation werden die Zunahmen geringer bzw. konnte ein Abfall beobachtet werden. Bei den Mäusen, bei welchen die Untersuchungen auch während der Involution fortgeführt wurden, war während dieser Zeit ein weiterer Abfall zu bemerken. Unter Berücksichtigung der Annahme, daß der mittlere DNS-Gehalt der Zellen sich während der Lactation nicht verändert, kann angenommen werden, daß bei der Ratte die beobachtete Zellvermehrung und die sich anschließende Verringerung durch ein entgegengesetztes Verhalten der Zellmasse widergespiegelt wird. Weiterhin geht aus den Untersuchungen hervor, daß die Mitoserate während der Trächtigkeit und im ersten Abschnitt der Lactation ziemlich konstant bleibt. Die Erhöhung der alkalischen Phosphatase ist teilweise auf eine Zunahme der Enzymaktivität pro Zelle zurückzuführen, wogegen die Veränderungen im Spiegel an saurer Phosphatase auf Veränderungen der Zellzahl zurückzuführen sind. H. Gürtler. 1470.

4-64/09-0057 Munford, R. E.; Shinfield, Reading, Nat. Inst. for Res. in Dairying. Changes in the mammary glands of rats and mice during pregnancy,

lactation and involution. 3. Relation of structural and biochemical changes. **(Veränderungen in den Milchdrüsen von Ratten und Mäusen im Verlaufe von Trächtigkeit, Lactation und Involution. 3.Mitt. Beziehungen zwischen strukturellen und biochemischen Veränderungen.)** J. Endocrinol. [London] **28** (1963) Nr. 1. S. 35-44. — 2 Tab., 21 Lit. 2. Mitt. vgl. vorst. Ref.
Aus den Ergebnissen der 2 vorangegangenen Arbeiten wurden die Korrelationskoeffizienten zwischen den strukturellen Kriterien und dem Gehalt an Desoxyribonucleinsäure nach den Untersuchungen an Milchdrüsen von Ratten und Mäusen ermittelt. Die Berechnungen erfolgten sowohl für die einzelnen Gruppen (entsprechend den verschiedenen Stadien des Lactationszyklus) als auch im Hinblick auf Korrelationen innerhalb dieser Gruppen. Die errechneten Korrelationskoeffizienten werden diskutiert.
H. Gürtler. 1470.

4-64/09-0058 Cumming, J. D., Haigh, A. L., Harries, E. H. L. und Nutt, Marjorie E.; Birmingham, Univ. A study of gastric secretion and blood flow in the anaesthetized dog. **(Eine Untersuchung über die Magensekretion und Blutströmung beim anästhesierten Hund.)** J. Physiol. [London] **168** (1963) Nr. 1. S. 219-233. — 3 Abb., 1 Tab., 29 Lit.
In vorliegender Arbeit wurden Untersuchungen über das Verhältnis von Magensekretion und Durchblutung beim anästhesierten Hund nach der Methode von Burton-Opitz angestellt. Die Durchschnittsrate der Magendurchblutung betrug 14,0 ml/100 g Magen/Min. Intravenöse Histamininfusionen (2,5-10 μg/kg/Min.) zur Stimulation der Magensäuresekretion riefen keine signifikante Veränderung in der Durchblutungsrate hervor. Eine intravenöse Adrenalininfusion (1,0-8,0 μg/kg/Min.) bewirkte einen signifikanten Abfall der Magendurchblutung von 20,3 ml/100 g/Min. auf ein Durchschnittsrate von 17,4 ml/100 g/Min. Eine durch Histamin beeinflußte Magensekretion fiel während solcher Infusionen signifikant ab.
W. Richter/Kleinmachnow. 1505.

4-64/09-0059 Emås, Sverre; Stockholm, Sweden, Karolinska Inst. Gastric acid secretion in gastric fistula cats during reserpine treatment. **(Über die Magensäuresekretion bei Katzen mit einer Magenfistel während der Reserpin-Behandlung.)** Acta physiol. scand. **59** (1963) Nr. 1/2. S. 169-183. — 4 Abb., 4 Tab., 37 Lit.
An mit einer Magenfistel versehenen Katzen wurde die Wirkung von täglichen intramuskulären Reserpininjektionen auf die Magensäuresekretion untersucht. Weiterhin wurden die Sekretionsverhältnisse nach intravenösen Histamin-, Gastrin-, Metacholin- und Insulingaben analysiert. Während einer 3tägigen Reserpinbehandlung konnte ein Anstieg in der Sekretion beobachtet werden. Die gleichen Feststellungen wurden bei Histamin und Gastrin gemacht, während Metacholin keine Veränderungen hervorrief und die durch Insulin hervorgerufene Hypoglykämie eine Sekretionsverminderung mit sich brachte. Sämtliche Veränderungen waren hoch signifikant.
W. Richter/Kleinmachnow. 1505.

4-64/09-0060 Halliwell, G. und Bryant, M. P.; Aberdeen, Rowett Res. Inst.; Beltsville, Md., U. S. Dep. of Agric., A. R. C. The cellulolytic activity of pure strains of bacteria from the rumen of cattle. **(Die cellulosespaltende Aktivität reiner Stämme von Pansenbakterien des Rindes.)** J. gen. Microbiol. **32** (1963) Nr. 3. S. 441-448. — 2 Abb., 2 Tab., 13 Lit.
Die Fähigkeit reiner Stämme von Pansenbakterien (1 Stamm *Bacteroides succinogenes*, je 2 Stämme *Ruminococcus albus* bzw. *R. flavefaciens*) abgebaute (Cellulosepulver, zerkleinertes Filterpapier) und unzerstörte Cellulose (Baumwollfasern) in vitro abzubauen, wurde durch Ermittlung der nach einer bestimmten Incubationsdauer (1-13 Tage) unzerstörten Substratmenge geprüft. Von allen Stämmen wurde zerkleinertes Filterpapier gleich gut ab-

gebaut (72-90%). *Bact. succinogenes* war beim Abbau von Cellulosepulver und Baumwollfasern gleich wirksam. Ein Stamm *R. flavefaciens* bewirkte nur einen 40-60%igen Abbau des Cellulosepulvers bzw. der Baumwollfasern, 1 Stamm *R. albus* nur einen 40%igen Abbau des letzteren. Je 1 Stamm *R. albus* und *R. flavefaciens* erwiesen sich gegenüber letzterem als unwirksam (0 bzw. 10%iger Abbau). Zellfreie Präparationen von *Bact. succinogenes* ergaben einen 4%igen Abbau des zerkleinerten Filterpapiers und eine 9%ige Spaltung des Cellulosepulvers innerhalb von 17 Tagen, während zellfreie Präparationen von *R. flavefaciens* mehr als 46 bzw. 36% des Cellulosepulvers, aber keine Baumwollfasern spalteten. Die Ergebnisse stützen die Ansicht der Autoren, daß man auf Grund der Kenntnis der Fähigkeit eines Pansenbacteriums oder eines zellfreien Enzyms, eine bestimmte Form der Cellulose zu spalten, keine Aussage über die Fähigkeit zum Abbau anderer Cellulosearten (abgebaute oder unzerstörte) machen kann. E. Grün. 1510.

4-64/09-0061 Brüggemann, J. und Giesecke, D.; München, Univ., Inst. für Physiol. und Ernähr. der Tiere. **Vergleichende Untersuchungen über die mikrobielle Aktivität im Pansen und Caecum von Rindern.** Z. Tierphysiol., Tierernähr. Futtermittelkunde **18** (1963) Nr. 4. S. 215-226. — 9 Tab., 6 Lit. Zus. in Engl.

Von 12 Bullen bei Heu-Kraftfutterration und von 6 Bullen bei Stroh-Melasse-Harnstoffration mit und ohne Kraftfutterzulage wurden nach der Schlachtung aus dem Pansen und Caecum Proben entnommen und für die Bestimmung der pH-Werte, der Gesamtkonzentration flüchtiger Fettsäuren und ihrer molaren Proportionen, der cellulolytischen Aktivität in vitro, der Gesamtkeimzahl und ihrer Verteilung nach Form und färberischem Verhalten verwendet. Bei der Kraftfuttergruppe betrug der pH-Wert im Pansen 7,11 $\pm$ 0,09, der im Caecum 6,87 $\pm$ 0,08, der Gesamtgehalt an flüchtigen Fettsäuren im Pansen 5,91 mÄquiv./100 ml und im Caecum 7,24 $\pm$ 1,17. Vergleichsweise zum Pansen waren im Caecum Acetat und Propionat auf Kosten von Butyrat und Valerianat prozentual vermehrt; das molare Verhältnis im Caecum wurde ähnlich wie im Pansen von der Art der jeweiligen Ration beeinflußt. Der Anteil des Acetats (in Mol%) betrug bei der Kraftfuttergruppe im Pansen 61,4 $\pm$ 0,77, im Caecum 67,3 $\pm$ 0,79 — der an Propionat im Pansen 18,3 $\pm$ 0,21, im Caecum 22,8 $\pm$ 1,26 — der an Butyrat im Pansen 13,5 $\pm$ 1,04, im Caecum 6,4 $\pm$ 1,04. Die cellulolytische Aktivität der Caecumproben lag bei der Heu-Kraftfuttergruppe etwas höher, bei der Stroh-Melasse-Harnstoffgruppe wesentlich tiefer als die des Pansenmaterials. Die Gesamtkeimzahlen im Caecum waren durchschnittlich zwei- bis dreimal so hoch wie im Pansen, wobei morphologische Unterschiede in der Zusammensetzung der Mikroflora bestanden. Bei der Harnstoffgruppe mit Kraftfutterzulage betrug die Gesamtkeimzahl im Pansen im Durchschnitt $7{,}6 \cdot 10^9$/ml, im Caecum $23{,}9 \cdot 10^9$/ml; ohne Kraftfutterzulage wurde im Pansen ein Durchschnittswert von $6{,}7 \cdot 10^9$/ml, im Caecum ein solcher von $23 \cdot 10^9$/ml ermittelt. Dem Blinddarm ist eine nicht unwesentliche Bedeutung für die Verdauung beim Rind beizumessen. E. Kolb. 1510.

4-64/09-0062 Lomba, F. Étude de la digestibilité des fourrages. **(Untersuchung über die Verdaulichkeit von Futterpflanzen.)** Ann. Méd. vétérin. [Bruxelles] **107** (1963) Nr. 5. S. 337-345. — 6 Abb., 2 Tab.

In Untersuchungen über pathologische Abweichungen des N-Stoffwechsels bei Wiederkäuern und die Toxizität des Harnstoffes, die Ammoniakbildung im Blute und im Pansensaft, über den Fettsäurestoffwechsel und andere Nahrungsbestandteile beim Hammel treten bei den Tieren Unterschiede im Futterverzehr auf, die zur weiteren Erforschung der Verdaulichkeit der Futterstoffe und der den Appetit der Wiederkäuer beeinflussenden Faktoren Anlaß geben. Hiernach nimmt die verdauliche Energie eines Futtermittels mit

zunehmendem Alter der Futterpflanzen ab. Vom Anfang Mai bis Ende Juni verringert sich der Gehalt an verdaulicher Energie um insgesamt etwa 20%, d. h. täglich im Durchschnitt um 0,3%. Das nach dem Schnitt nachwachsende Futter hat ebenfalls einen erhöhten Gehalt an Eiweiß. Der genannte Wert bleibt aber immerhin 10% unter dem Gehaltswert der Futterpflanzen im gleichen Wachstumsstadium im Frühjahr. Eine N-Düngung in Form einer einzigen Gabe im April erhöht die Verdaulichkeit des Proteins der Gräser in den Monaten Mai/Juni/Juli um 8-15%. Die Nachwirkungen dieser Düngemaßnahme im Frühjahr klingen bei der Heuernte im Aug./Sept. ab.
H. Busse. 1510.

4-64/09-0063 Ash, R. W. und Dobson, A.; Bucksburn, Aberdeen, Rowett Res. Inst. The effect of absorption on the acidity of rumen contents. **(Der Effekt der Resorption auf den Säuregrad des Panseninhaltes.)** J. Physiol. [London] **169** (1963) Nr. 1. S. 39-61. — 7 Abb., 9 Tab., 28 Lit.
Bei der Neutralisation der in den Vormägen in großem Umfange gebildeten niederen Fettsäuren spielt die Alkaleszenz des Speichels eine maßgebliche Rolle; neueren Untersuchungen zufolge sind dabei aber auch die Resorptionseigenschaften des Pansenepithels beteiligt. Es wurde gezeigt, daß das Epithel des Pansens sowohl für Kohlendioxyd als auch für Bicarbonat durchlässig ist. Die stationäre Konzentration des CO_2 im Pansen in Abwesenheit von Fettsäuren liegt dabei über der Konzentration im Plasma. Die Konzentration wird nach Zusatz von Acetat vermindert und kann dabei unterhalb der Konzentration des Plasmas absinken. Die stationäre Bicarbonatkonzentration im Pansen in Abwesenheit der niederen Fettsäuren ist schwer zu definieren, sie liegt aber offensichtlich unter der des Plasmas; durch Acetat wird die stationäre Konzentration des Bicarbonats um ein Mehrfaches erhöht. Die Aufnahme von Fettsäuren aus dem Pansen ist mit einer Abnahme der CO_2- und mit einer Zunahme der Bicarbonatkonzentration verknüpft. Dabei erfolgen nachgenannte Reaktionen: $CO_2 + H_2O$ liefern $HCO_3^- + H^+$; das Proton reagiert mit ionisiertem Acetat unter Bildung der nichtionisierten Fettsäure, die resorbiert wird. Im Bereich des Neutralpunktes wird etwa die Hälfte der Fettsäuren in nichtionisierter Form resorbiert. Die Neutralisation der Fettsäuren wird etwa zur Hälfte durch Speichel und zur Hälfte durch den vorstehend beschriebenen Mechanismus vorgenommen. Bei den Untersuchungen wurde auch die Passage kleiner Mengen von Ammoniak, Lactat, Phosphat und Acetat in den Panseninhalt festgestellt, während Pyruvat und Ketonkörper nur in sehr geringen Mengen passierten. E. Kolb. 1510.

4-64/09-0064 Höller, H., Harmeyer, J. und Engelhart, W. v.; Hannover, Tierärztl. Hochschule, Physiol. Inst. **Zum Einbau von ^{14}C in die Aminosäuren des Pansenbakterien- und Pansenprotozoen-Eiweißes bei der Ziege nach intraruminaler Gabe von Natrium-^{14}C-Carbonat.** Zbl. Veterinärmed., R. A 8 (1963) Nr. 8. S. 713-722. — 3 Abb., 2 Tab., 46 Lit. Zus. in Engl., Franz., Span.
Aus einer großen Zahl von Untersuchungen geht die Bedeutung von CO_2 für das Wachstum verschiedener Bakterien, die in den Vormägen vorkommen, hervor. Bei einer Ziege wurde nach intraruminaler Verabreichung von 3 mC bzw. 5 mC $Na_2{}^{14}CO_3$ die Radioaktivität des Pansensaftes sowie der isolierten Aminosäuren der Pansenbakterien und -protozoen bis zu einem Zeitraum von über 8 Std. bestimmt. Ein Maximum der gebundenen ^{14}C-Radioaktivität wurde bereits nach etwa 30 Min. erreicht; anschließend erfolgte ein kontinuierlicher Abfall bis zur 8. Stunde. Etwa 85-90% des von den Mikroorganismen des Pansens in Eiweiß eingebauten ^{14}C-Isotops entfielen auf Bakterieneiweiß, der Rest auf Protozoeneiweiß. Alle untersuchten Aminosäuren beider Eiweißfraktionen waren radioaktiv markiert. Die spezifische Aktivität stieg bis etwa zur 3. Stunde an, um bis zur 8. Stunde weitgehend gleich zu bleiben

Der Einbau in die Aminosäuren ergab zwischen Bakterien und Protozoen Unterschiede. Die höchste ^{14}C-Inkorporation wiesen bei Bakterien die Asparaginsäure und das Isoleucin auf, bei Protozoen hingegen die Asparaginsäure und das Alanin. Der Einbau von ^{14}C in die Aminosäuren der Protozoen kann durch direkte CO_2-Fixierung (mit Hilfe bakterieller Endosymbionten), über markierte Fettsäurevorstufen sowie durch Aufnahme markierter Bakterien erfolgen. E. Kolb. 1510.

4-64/09-0065 Koshland jun., D. E.; Upton, N. Y., Brookhaven Nat. Lab.; New York, Rockefeller Inst. Correlation of structure and function in enzyme action. **(Die Beziehung zwischen Struktur und Funktion bei der Enzymwirkung.)** Science [Washington] **142** (1963) Nr. 3599. S. 1533-1541. — 5 Ab., 1 Tab., 57 Lit.

Das vorliegende Übersichtsreferat beschäftigt sich mit neueren Erkenntnissen des Aufbaus der Fermente, unter besonderer Berücksichtigung der aktiven Gruppen, und mit der Reaktion derselben mit den Substraten. Im allgemeinen sind die Enzyme viel kleiner als die umzusetzenden Substrate. In wenigen Fällen, wie bei der Ribonuclease, können auch die Substrate größer als das Enzym sein. Die Struktur der Ribonuclease wurde in den letzten Jahren aufgeklärt und wird anhand einer Abbildung erläutert. Zahlreiche Arbeiten beschäftigen sich mit der Modifikation des Ribonucleasemoleküls und mit der Feststellung, welche Aminosäuren und welche Bindungen bei der Wirksamkeit des Moleküls eine Rolle spielen. Zum Wirksamwerden muß das Histidin der Position 12 und 119 und das Lysin der Position 41 räumlich eng benachbart vorliegen. Auch beim Chymotrypsin ist die aktive Gruppe bekannt, die die Gruppierung Asparaginsäure-Serin-Glykokoll enthält. Die gleiche Gruppierung ist auch beim Trypsin, beim Thrombin sowie bei der Elastase wirksam. Auch bei anderen Hydrolasen ist das Serin Bestandteil der aktiven Gruppe; so enthält die Pseudocholinesterase die Gruppierung Glutaminsäure-Serin-Alanin, die auch in der alkalischen Phosphatase vorkommt. Beim Papain können 2 Drittel der Aminosäuren des Moleküls abgebaut werden, ohne daß die Reaktionsgeschwindigkeit oder Spezifität beeinflußt wird. Weitere Ausführungen sind neueren Erkenntnissen über die Natur der Fermentsubstratverbindung gewidmet. Zum Abschluß wird auf methodische Fortschritte bei der Aufklärung des Mechanismus der Enzymreaktionen eingegangen. E. Kolb. 1680.

4-64/09-0066 Mateva, Vera und Wassilewa, Lilia; Sofia, Bulg. Akad. der Landwirtsch.-Wiss., Veterin.-Virus-Forsch.-Inst. **Amylase-Aktivität von Pankreasextrakten gesunder und pestinfizierter Schweine.** Zbl. Veterinärmed., R. A **10** (1963) Nr. 7 S. 595-598. — 2 Tab.

Qualitative und quantitative Untersuchungen des Amylasegehaltes im Pankreas gesunder Schweine zeigten erhebliche Unterschiede. Eine Verringerung der Amylasewirkung wurde bei pestkranken Schweinen, aber auch bei einigen gesunden Schweinen festgestellt. Eine Übereinstimmung der durch die Farbprobe nach Taylor erhaltenen Ergebnisse mit denen der quantitativen Untersuchung konnte nicht in jedem Falle gefunden werden.
H. Bergmann. 1680.

4-64/09-0067 Levčuk, T. P. und Orechovič, V. N. Polučenie i nekotorye svojstva kurinogo pepsina. **(Darstellung und einige Eigenschaften von Hühnerpepsin.)** Biochimija, Moskva **28** (1963) Nr. 6. S. 1004-1010. — 6 Abb., 3 Tab., 8 Lit. Zus. in Engl.

Durch Aussalzen isoliertes Hühnerpepsinogen läßt sich durch Chromatographie an Diaethylaminoaethylcellulose in drei Fraktionen trennen, die nach der Aktivierung drei chromatographisch einheitliche Pepsinfraktionen liefern. Die erste Fraktion enthält 10-20% der enzymatischen Aktivität, die zweite 50%, die dritte 35%. Die proteolytische Aktivität der drei Pepsine gegenüber

Hämoglobin entspricht derjenigen von Schweinepepsin; die pH-Optima liegen bei pH 2,0 und ähneln damit dem pH-Optimum von Schweinepepsin. Die Aktivität der drei Fraktionen in der Milchgerinnung beträgt im Vergleich zu Schweinepepsin nur etwa 25%. Im Unterschied zu Schweinepepsin greifen die Hühnerpepsine Acetyl-L-phenylalanyl-L-tyrosin und Acetyl-L-phenylalanyl-L-dijodtyrosin nicht an. Die dritte Fraktion ist im Gegensatz zu den beiden anderen gegenüber Gelatine aktiv. Die erste Fraktion wird durch Boratpuffer bei pH 10, die zweite bei pH 12 und die dritte bei pH 9 inaktiviert. J. Müller. 1680.

4-64/09-0068 Bélanger, Leonard F. und Migicovsky, B. B.; Ottawa, Canada, Univ., Fac. of Med.; Canada Dep. of Agric., Animal Res. Inst. The effects of parathyroid extract on the stomach of the chick. **(Die Wirkungen von Parathyreoid-Extrakt auf den Magen bei Hühnchen.)** Canad. J. Biochem. Physiol. **41** (1963) Nr. 12. S. 2547-2549. — 4 Abb., 11 Lit.
Bei Hühnchen und Ratten stimulieren Parathyreoid-Extrakte die Bildung von Protease in den Osteocyten des weitgehend reifen Knochens. In vorliegenden Untersuchungen wurde der Einfluß von Parathormon (100 U. S. P. Parathyreoid-Einheiten, über einen Zeitraum von 6 Tagen täglich injiziert) auf die Schleimhaut des Proventriculus von Hühnchen unter unterschiedlichen Ernährungsverhältnissen (Normalkost, Calcium- und Vitamin-D-arme Ernährung, Grundkost + tägl. 1000 Einheiten Vit. D) geprüft; die Tötung erfolgte 2 Std. nach der letzten Behandlung. Die Schleimhaut zeigte bemerkenswerterweise keine deutlich lokalisierte Proteaseaktivität. In histologischen Schnitten wurden degenerative Veränderungen in den Zellen der tieferen Drüsenregion festgestellt. Viele Zellen zeigten pyknotische Kerne. Viele desquamierte Zellen färbten sich stark mit Hämatoxylin, was auf eine Einlagerung von Mineralstoffen hindeutet. Auch das fibröse Bindegewebe wies eine deutliche Calcium-positive Reaktion auf. Die Verteilung der Veränderungen auf die einzelnen Gruppen war verschieden. Bei Normalernährung zeigten 4 von 9 Tieren nach Parathormonbehandlung die Symptome der Degeneration und Calcifizierung der tiefen Magendrüsen. Auch alle rachitischen Hühnchen, die Vit. D und Parathormon erhielten, wiesen die genannten Veränderungen auf. In Abwesenheit von Vit. D zeigte nur eines der rachitischen Tiere nach Parathormongaben die in Rede stehenden Veränderungen. Im distalen Bereich der Drüsen wurden neben der Verkalkung auch Nekrosen beobachtet. E. Kolb. 1735.

4-64/09-0069 Muscholl, E. und Vogt, Marthe; Babraham, Cambridge, A. R. C. Inst. of Animal Physiol. Perfusion of extramedullary chromaffine tissue. **(Perfusion des extramedullären chromaffinen Gewebes.)** J. Physiol. [London] **169** (1963) Nr. 3. S. 93P-94P. 1745.

4-64/09-0070 Comline, R. S., Silver, I. A. und Silver, Marian; Cambridge, Univ. Factors responsible for the stimulation of the adrenal medulla during asphyxia in the foetal lamb. **(Faktoren, die für die Stimulierung des Nebennierenmarks während einer Asphyxie beim Schaffetus verantwortlich sind.)** J. Physiol. [London] **169** (1963) Nr. 3. S. 97P-98P. 1746.

4-64/09-0071 Oláh, P. und Palatka, Z. Normál és sertéspestisvirussal fertözött sertések pankreas-kivonatainak hemolizáló tulajdonsága. **(Hämolytische Wirksamkeit der Pankreasextrakte von normalen und Schweinepestverseuchten Schweinen.)** Magyar Állatorvosok Lapja [Ung. veterinärmed. Bl.] **18** (1963) Nr. 5. S. 210-211. — Aus: Ung. Agrar-Rdsch. **1964** Nr. 1.
Bei der Untersuchung der hämolytischen Aktivität der Pankreasextrakte von mit Schweinepestvirus infizierten Schweinen wurde folgendes festgestellt. 1. Die hämolytische Aktivität der Pankreasextrakte von mit virulentem Schweinepestvirus infizierten oder mit lapinisierter Virusvaccine geimpften

Schweinen zeigte geringere Werte als die von normalen Schweinen. 2. Die Pankreasextrakte von 87% der infizierten Schweine entfalteten eine hämolytische Aktivität nur in Verdünnungen von weniger als 1:512, bei 78% der gesunden Schweine aber konnte diese Aktivität auch in höheren Verdünnungen beobachtet werden. 3. Der Nachweis dieser Verminderung der hämolytischen Aktivität ist für diagnostische Zwecke nicht geeignet, da ihr Grad vom Alter des Tieres abhängig ist und eine derartige Verminderung der hämolytischen Aktivität auch bei Tieren, die an Aujeszkyscher Krankheit oder Schweinerotlauf eingegangen sind oder notgeschlachtet wurden, beobachtet werden konnte. 1750.

4-64/09-0072 Cowie, A. T., Daniel, P. M., Prichard, Marjorie M. L. und Tindal, J. S.; Shinfield, Reading, Nat. Inst. for Res. in Dairying; Denmark Hill, London, Maudsley Hospital, Inst. of Psychiatry; Oxford, Univ., Nuffield Inst. for Med. Res. Hypophysectomy in pregnant goats, and section of the pituitary stalk in pregnant goats and sheep. **(Hypophysektomie bei trächtigen Ziegen und die Durchtrennung des Hypophysenstiels bei trächtigen Ziegen und Schafen.)** J. Endocrinol. [London] 28 (1963) Nr. 1. S. 93-102. – 6 Abb., 3 Tab., 22 Lit.
Von 9 Ziegen, denen zwischen dem 38. und 135. Tage der Trächtigkeit die Hypophyse operativ entfernt worden war, abortierten 7 zwischen dem 3. und 9. Tag nach der Operation. Bei den Tieren, die nicht abortierten, wurden durch die histologische Untersuchung Reste des Hinterlappens vorgefunden. Von 8 Ziegen, denen der Hypophysenstiel zwischen dem 44. und 129. Tag der Trächtigkeit durchgeschnitten wurde, abortierten sieben 6-17 Tage post op. Zwischen die beiden Enden des Hypophysenstiels wurde ein Blättchen eingelegt, um ein Aneinanderlegen der Enden zu verhindern. Bei dem einen Tier, bei welchem kein Abort eintrat, war das Blättchen verrutscht. Die Durchtrennung des Hypophysenstiels wurde auch bei 8 Schafen vorgenommen, von welchen jedoch keines abortierte. Vier Tiere erreichten das Ende der Trächtigkeit, die anderen erkrankten an Pneumonie (1) oder zeigten Symptome der Trächtigkeitstoxikose. Von den 3 Ziegen, die nicht abortiert hatten, brachten 2 einen normalen Milchertrag. Verschiedene Tiere, die abortiert hatten, zeigten Milchleistungen von mehr als einem Liter pro Tag. Bei keiner der hypophysektomierten Ziegen trat eine Lactation ein. Sowohl bei Ziegen als auch bei Schafen waren nach der Hypophysektomie und Hypophysenstieldurchtrennung ein vermehrtes Durstgefühl und eine vermehrte Wasseraufnahme und -ausscheidung zu beobachten. Aus den Untersuchungen kann der Schluß gezogen werden, daß eine unversehrte Hypophyse bei der Ziege für die Aufrechterhaltung der Trächtigkeit Voraussetzung ist, nicht jedoch beim Schaf. Die Ergebnisse werden ausführlich diskutiert. H. Gürtler. 1755.

4-64/09-0073 Lunaas, T.; Oslo, Veterin. Coll. of Norway. The oestrogens of the sow in early pregnancy: Accumulation of oestrone in the allantoic fluid. **(Die Oestrogene bei der Sau während der frühen Trächtigkeit. Die Speicherung von Oestron in der Allantoisflüssigkeit.)** J. Endocrinol. [London] 26 (1963) Nr. 3. S. 401-406. – 1 Tab., 18 Lit.
Bei Sauen vom 25.-30. Tage nach der Bedeckung wurde der Oestrogengehalt in den Eierstöcken, den Placenten, dem fetalen Gewebe und der Allantoisflüssigkeit mit Hilfe chemischer Methoden bestimmt. In dieser Zeit kommt es zu einer vermehrten Oestronausscheidung im Harne. In der Allantoisflüssigkeit wurde chemisch ein verhältnismäßig hoher Oestrongehalt nachgewiesen. Meist lag das Oestron in aetherunlöslicher Form vor. Der 17-β-Oestradiolgehalt in den Geweben konnte vernachlässigt werden. Die spezifischen Verhältnisse bei der Sau, d. h. die Oestronausscheidung im Harn in zwei von einander getrennt ablaufenden Zeitabschnitten wirft die Frage auf, ob die Oestrogenquellen in der frühen und der späten Trächtigkeitsphase die

gleichen sind. Die Bedeutung der Oestrogenproduktion im Frühstadium der Trächtigkeit bei der Sau ist noch unklar. Anscheinend ist die Placenta an der Oestrogenbildung für eine beschränkte Zeitspanne während der Implantation beteiligt. Entsprechend der verstärkten Oestronausscheidung im Harn fällt die Oestrogenproduktion zeitlich mit dem Beginn des verstärkten Allantoiswachstumes und der Entwicklung der Beziehungen zwischen Nabel- und mütterlichem Kreislauf zusammen. H. Busse. 1765.

4-64/09-0074 Stormshak, F., Inskeep, E. K., Lynn, J. E., Pope, A. L. und Casida, L. E.; Madison, Univ. of Wisconsin. Progesterone levels in Corpora lutea and ovarian effluent blood of the ewe. **(Progesteronspiegel in den Corpora lutea und dem aus dem Ovar ausfließenden Blut beim Mutterschaf.)** J. Animal Sci. 22 (1963) Nr. 4. S. 1021-1026.
An 38 normalen Schafen wird 4, 6, 8, 10, 12 und 14 Tage nach dem Oestrus der Progesterongehalt der Corpora lutea bestimmt. Gewicht und Progesterongehalt der Corpora lutea ändern sich im Verlaufe des Oestrualcyclus signifikant. Zwischen der Anzahl der Corpora lutea und ihrem Durchschnittsgewicht und mittlerem Progesterongehalt besteht eine negative Korrelation, zwischen ihrer Anzahl, ihrem Gesamtgewicht und ihrem Gesamtprogesterongehalt eine positive Korrelation. In einem zweiten Versuch werden an 12 normalen und 12 superovulierten Schafen 6, 10 und 14 Tage nach dem Oestrus der Progesterongehalt in den Corpora lutea und dem aus dem Ovar ausfließenden Blut ermittelt. Die statistisch gefundenen Beziehungen zwischen den Progesterongehalten von Lutealgewebe und Blut unterstützen die Hypothese, daß der Hormongehalt der Corpora lutea die ins Blut abgegebene Hormonmenge widerspiegelt. J. Müller. 1765.

4-64/09-0075 Anonym. **Schlüsselsubstanz der biologischen Eiweißsynthese: die Desoxyribonucleinsäure.** Umschau Wiss. Tech. 64 (1964) Nr. 1. S. 20-22. — 4 Lit.
Der Begriff Information hat in den letzten Jahren auch in der Biologie Eingang gefunden. Informationsträger sind hier die Riesenmoleküle der Desoxyribonucleinsäuren, die die genetischen Anweisungen, den Bauplan für die Eiweißstoffe der jeweiligen Organismen, enthalten. In den Nucleinsäureketten kommen nur 4 verschiedene Arten von Gliedern vor, die schraubenförmig in Form von Strängen angeordnet und umeinandergewunden sind. Bei der Vervielfältigung gliedert sich der Doppelstrang auf, und jeder Strang dient als Matrize des spiegelbildlichen Strangs. Das Verfahren der Vervielfältigung ist jedoch nicht völlig starr, es können Änderungen vorkommen, die zu Mutationen Anlaß geben, Bei der Proteinsynthese wird nach einem Abdruckverfahren, bei dem die DNS des Gens als Matrize wirkt, die Information zunächst einer aus RNS bestehenden sogenannten Bodensubstanz übertragen, die vom Zellkern in das Plasma wandert und sich an die Mikrosomen anlagert. Von dort aus steuert sie die spezifische Vereinigung der Aminosäuren zu den Proteinen. Die Aminosäuren werden dabei zunächst gleichfalls an Nucleinsäuren, die Transfer-RNS, angelagert. Beim Tabakmosaikvirus besteht die RNS, die in Form einer Spirale angeordnet ist, aus 6000 Nucleotiden. Die RNS trägt die Information für die Spezifität der Aminosäuren-Anordnung im Proteinmantel, die in den Wirtszellen eingebaut werden. Nucleinsäuren können in vitro aus Nucleotiden synthetisiert werden. Die künstlichen Nucleinsäuren enthalten jedoch die Nucleotide in einer zufälligen Anordnung. Das Hauptproblem besteht darin, wie sich auf diesen Nucleinsäuren biologisch sinnvolle Informationen ansammeln können. Vf. vermutet, daß die Entstehung des Lebens mit der Entstehung und Ansammlung von Informationen etwas zu tun hat; wie bei jeder schöpferischen Leistung ist wahrscheinlich auch in der Natur das Auftauchen und das Festhalten eines Plans das Entscheidende. E. Kolb. 1790.

4-64/09-0076 Seidler, S., Frens, A. M. und Adrichem, P. W. M. von; Hoorn, Inst. für Tierernährungsforsch. **Einfluß einiger Faktoren auf NH_2-, Roheiweiß-, Trockensubstanz-, Asche-, Zucker-, Fettsäure-Werte im Pansensaft und Mg- und Harnstoff-Werte im Blutserum.** Z. Tierphysiol., Tierernähr. Futtermittelkunde **18** (1963) Nr. 4. S. 193-209. — 6 Abb., 3 Tab., 24 Lit. Zus. in Engl.
Der Einfluß eines Zusatzes von Maisstärke, Glukose, Strohcellulose, Heu, Weizenstroh und Harnstoff wie auch der Winterstall-, Weide-, Grüngras- und „Struktur"-Fütterung auf die im Titel genannten Komponenten wurde überprüft. Die Kohlenhydrate wirken sich auf die Zusammensetzung der Fettsäuren in unterschiedlichem Maße aus. Ein Zusatz von Glukose (1500 g) senkte den Anteil des Acetats und erhöhte den des Propionats und des Butyrats; der Mg-Gehalt im Serum nahm ab (auf 1,95 mg% vergleichsweise zu 2,6 mg% bei der Normalgruppe). Unter diesen Verhältnissen nimmt der Milchfettanteil ab, während die Pansentätigkeit stimuliert wird; das Gewicht der Tiere ging zurück. Nach Zusatz von Stärke wurde eine geringe Erhöhung des Fettsäuren im Pansen festgestellt, während der Milchfettgehalt geringfügig abnahm. Ein Zusatz von Cellulose sowie von Heu und Stroh führte zu einer Steigerung des Anteils der Essigsäure und des Milchfettanteils. Nach Gaben von Cellulose, Stärke und vor allem Glukose sinken die pH-Werte ab. Beim Übergang von Winter- zur Sommerfütterung wurde eine Erhöhung der pH-Werte festgestellt; dabei wurde zunächst ein Ansteigen des Fettsäuregehaltes und des Milchfetts ermittelt. Der niedrigste Gehalt an N-freien Extraktstoffen liegt bei Weide-, Winter- und Grüngrasfütterung vor. Nach Gaben von 200 g Harnstoff zum Grundfutter lag die NH_3-Konzentration im Pansensaft am höchsten (2 Std. nach der Futteraufnahme bei 30 Milliäquiv./l), um im Verlaufe von 6 Std. rasch abzusinken; die Fettsäurewerte blieben dabei unverändert, während der Milchfettgehalt in geringem Maße anstieg; die pH-Werte waren dabei ziemlich niedrig. Zwei Std. nach der Harnstoffaufnahme wurde im Blutserum die höchste Harnstoffkonzentration (und die niedrigste Mg-Konzentration) erreicht. E. Kolb. 1790.

4-64/09-0077 Habermann, V.; Plzeň, ČSSR, Karls-Univ. Izučenie polipurinovych učastkov polinukleotidnoj cepi DNK. **(Untersuchung der Polypurinbereiche in der Polynucleotidkette von DNS.)** Biochimija, Moskva **28** (1963) Nr. 6. S. 999-1003. — 2 Tab., 26 Lit. Zus. in Engl.
Desoxyribonucleinsäure aus Kalbsthymus wird der Hydrazinolyse unterworfen. Das nach anschließender Alkalibehandlung erhaltene Gemisch aus Purin-Oligonucleotiden wird an Diaethylaminoaethylcellulose chromatographiert. Aus den Analysendaten geht hervor, daß 17,3% der Purinreste der Polynucleotidkette isoliert zwischen Pyrimidinresten stehen, 15,8% treten als Dinucleotide auf, 15,4% als Trinucleotide, 12,8% als Tetranucleotide, 10,9% als Pentanucleotide und 27,8% bilden Ketten aus 6 und mehr Purinresten. Diese Verteilung der Purinreste innerhalb der Polynucleotidkette ähnelt der Verteilung der Pyrimidinreste. Die erhaltenen Daten weichen von denjenigen ab, die zu erwarten wären, wenn die Verteilung der Purinreste eine zufällige wäre. Ein mathematisches Modellsystem, das den experimentellen Daten mehr entspricht, wird aufgestellt und im Zusammenhang mit dem Molekulargewicht von Desoxyribonucleinsäure erörtert.
J. Müller. 1790.

4-64/09-0078 Lenkeit, W., Strunz, K., Kemme, J. und Spaarmann, W.; Göttingen, Univ., Inst. für Tierphysiol. und Tierernähr. **Die Stickstoff- und Nucleinsäure-Verteilung im Ferkelkörper unter dem Einfluß der Proteinzufuhr (vorläufige Ergebnisse). 1. Mitt. Die relative Gewichtsentwicklung und die N-Verteilung.** Z. Tierphysiol., Tierernähr. Futtermittelkunde **18** (1963) Nr. 4. S. 227-239. — 11 Abb., 2 Tab., 15 Lit. Zus. in Engl.

Orientierende Untersuchungen an 4 Schlachtschweinen (Kgw. 106,5-107,0 kg) hatten gezeigt, daß 43% des insgesamt vorhandenen N des Tierkörpers im Skelettmuskel, 20% in Fett und Schwarte und 18% im Knochen vorliegen. In vorliegenden Untersuchungen wurde die N-Verteilung in Abhängigkeit von der Intensität der N-Zufuhr geprüft. Dabei erhielt die Fütterungsgruppe A ein enges Nährstoffverhältnis, die Gruppe B ein etwa 3mal so weites Nährstoffverhältnis. Die Skelettmuskulatur erreichte bei der Gruppe A bereits im Alter von 14 Tagen einen N-Anteil von 38-40%, in dem sich dann die Werte bis zum Alter von 8 Wochen (bis zu 480 g Gesamt-N des Tierkörpers) bewegten. Die Werte der eiweißarm gefütterten Gruppe B liegen um etwa 2% unter denen der Gruppe A. Der N-Anteil der Fraktion Haut zeigt mit steigendem Alter eine abfallende Tendenz, ebenfalls die Fraktion Knochen. Im Gegensatz zu Skelettmuskulatur und Haut kommt beim Knochen jedoch deutlich das Primat in der N-Versorgung zum Ausdruck, denn alle Werte der Gruppe B liegen über denen der Gruppe A mit dem eiweißreichen Futter. Das Fettgewebe zeigt einen ausgeprägten Anstieg des N-Anteils von 0,43 bzw. 0,61% am Ende der ersten Lebenswoche auf 14,38 bzw. 13,78% am Ende der 8. Lebenswoche. Der N-Anteil des Gehirns ist unabhängig von der Intensität der Proteinzufuhr der Gesamt-N-Menge zugeordnet. Da die Tiere der Gruppe B wesentlich langsamer zunahmen, ergab sich bei ihnen ein relativ höherer Anteil des Gehirn-N am Gesamt-N. Ein ausgesprochenes Primat für die N-Versorgung zeigte auch das Herz. Eine Abhängigkeit von der Intensität der N-Zufuhr besteht für die relativen N-Anteile der Nieren und insbesondere der Leber. E. Kolb. 1790.

4-64/09-0079 Krebs, Hans; Oxford, Univ. Gluconeogenesis. **(Die Glukoneogenese.)** Proc. Roy. Soc. [London], Ser. B **159** (1964) Nr. 977. S. 545 bis 564. — 16 Tab., 60 Lit.

Mittels der Glukoneogenese, worunter man die Synthese von Kohlenhydraten aus Aminosäuren oder aus anderen Vorläufern (Citrat, Succinat, Propionat, Lactat etc.) versteht, werden dem Körper auch bei kohlenhydratarmer Ernährung oder während des Hungerzustandes ausreichende Glukosemengen zur Verfügung gestellt, was vor allem für die Erhaltung des Blutzuckerspiegels im Normalbereich und für die Tätigkeit des Gehirns von Bedeutung ist. Das Gehirn des Menschen verbraucht pro Tag etwa 110 g Glukose. Die Glukoneogenese erfolgt vor allem in der Leber und in der Nierenrinde. Die Leistungsfähigkeit der Nieren nimmt dabei nach kohlenhydratarmer Fütterung innerhalb weniger Tage erheblich zu, gleichfalls nach stärkerer, einige Zeit anhaltender körperlicher Beanspruchung (Umwandlung von Lactat in Glukose). Die Glukoneogenese erfolgt im Prinzip in Umkehr der Glykolyse: Die Bildung von Phosphoenolpyruvat verläuft über Oxalacetat, das mit GTP unter Abspaltung von CO_2 die genannte Verbindung ergibt. Durch eine spezifische Fructose-1,6-diphosphatase wird der Phosphatester in Stellung 1 von Fructose-1,6-diphosphat hydrolysiert. Eine spezifische Glukose-6-phosphatase führt Glukose-6-phosphat in Glukose über. Glukose-1-phosphat, aus Glukose-6-phosphat gebildet, kann durch Reaktion mit UTP Uridindiphosphatglukose bilden, von wo aus das Glukosemolekül in das Glykogen eingebaut wird. Die Fructosediphosphatase wird durch einen Überschuß an Substrat und an AMP gehemmt. Durch Vorläufer der Glukoneogenese wird diese Hemmung vermindert. Durch Acetacetat und Crotonat wird die Glukosesynthese aus Lactat in der Niere beschleunigt. Die Pyruvatcarboxylasereaktion reguliert die Glukoneogenese aus Lactat, Pyruvat und pyruvatbildenden Aminosäuren; sie wird durch eine Acyl-Coenzym-A-Verbindung kontrolliert. Die Fructosediphosphatase reguliert die Glukoneogenese aus Verbindungen, die unmittelbar Triosephosphat bilden.
E. Kolb. 1810.

4-64/09-0080 Luick, J. R. und Smith, L. M.; Davis, Univ. of California. Fatty acid synthesis during fasting and bovine ketosis. **(Fettsäuresynthese während der Hungerketose und während der Acetonämie beim Rind.)** J. Dairy Sci. **46** (1963) Nr. 11. S. 1251-1255. — 2 Abb., 2 Tab., 21 Lit.
Das Milchfett der Wiederkäuer ist durch seinen hohen Anteil an niedermolekularen Fettsäuren (C_4-C_{14}) charakterisiert, die aus Acetat und β-Hydroxybutyrat in der Milchdrüse synthetisiert werden. Während der Acetonämie der Wiederkäuer ist der Einbau von Acetat zur Milchfettsynthese in der Milchdrüse herabgesetzt. Eine ähnliche Einschränkung des Acetateinbaues wurde während der Hungerketose beobachtet. In vorliegenden Untersuchungen wurde die Fettsäurezusammensetzung des Milchfettes bei gesunden Kühen sowie von solchen mit Hungerketose bzw. Acetonämie natürlicher Genese untersucht. Während der Acetonämie nahm der Anteil der niedermolekularen Fettsäuren an den Gesamtfettsäuren um 36 Mol% und während der Hungerketose (nach 5tägigem Hungern) um 64 Mol% ab; der Anteil der langkettigen Fettsäuren nahm dementsprechend zu. Die prozentuale Abnahme bei den niedermolekularen Fettsäuren war anscheinend umgekehrt proportional ihrer Konzentration im normalen Milchfett. Letztere Beobachtung steht mit der Hypothese im Widerspruch, daß ein spezifischer Enzymeffekt der Fettsäurebildung aus Acetat während der Ketose vorliegt. E. Kolb. 1830.

4-64/09-0081 Munday, B. L.; Launceston, Tasmania, Mt. Pleasant Lab., Dep. of Agric. Observations on the cobalt and copper status of sheep and cattle grazing pastures on King Island, Tasmania. **(Beobachtungen über den Co- und Cu-Status bei Weideschafen und -rindern in King Island, Tasmania.)** Austral. veterin. J. **39** (1963) Nr. 3. S. 65-72. — 7 Abb., 3 Tab., 19 Lit.
Es wird ein Überblick über die Bedeutung des Co- und Cu-Mangels bei Schafen und Rindern in King Island, Tasmania, gegeben. Die Spurenelementgehaltwerte in der Leber, dem Blut und der Weide liegen vor, desgleichen Angaben über die Wirkungsdauer einer Cobaltsulfatdüngung auf den Weideflächen. Auf Grund der Ergebnisse enthalten die Moorböden in King Islang für den Normalbedarf bei Rindern genügend Co. Zur Gesunderhaltung der auf der Hochebene auf feinem sandigen Lehm weidenden Wiederkäuer ist eine zweijährige Cobaltsulfatdüngung in einer Menge von 226 bis 340 g je 0,5 ha erforderlich. Beide Bodenarten leiden zwar unter Kupfermangel, eine Kopfdüngung mit Kupfersulfat ist jedoch nur auf dem feinen, sandigen Lehm zu vertreten. Auf den Moorböden würde eine solche wegen des relativ hohen Molybdängehaltes zu bedenklichen Kupferstoffwechselerkrankungen Anlaß geben. H. Busse. 1870.

4-64/09-0082 Walsh, R. J., Cantrill, Shirley und Sanford, Rona; Sydney, New South Wales, Red Cross Blood Transfusion Serv. The distribution of iron following parenteral injection or oral ingestion. **(Die Verteilung des Eisens im Organismus nach parenteraler Injektion oder oraler Verabreichung.)** Austral. J. exp. Biol. med. Sci., Suppl. **41** (1963) Nr. 4. S. 385-394. — 2 Abb., 5 Tab., 21 Lit.
Nach oraler bzw. parenteraler Verabreichung von mit ^{59}Fe markierten Fe-Salzen bzw. Hämoglobin an Ratten wurde in unterschiedlichen Intervallen nach der Gabe der Eisengehalt des Blutes und einiger Organe ermittelt. Die Verteilung war sowohl nach parenteraler als auch nach oraler Gabe — unabhängig von der Art der verabreichten Fe-Salze — völlig gleich (80-90% der verabreichten Menge im Blut, 6-10% in der Leber und 1-2% in der Milz). Bei Verabreichung des markierten Eisens an Ratten, bei denen durch wiederholte Fe-Dextran-Injektionen eine Fe-Sättigung des Organismus erzielt worden war, kam es zu einer gesteigerten Fe-Ablagerung in den Speicherorganen (47% in der Leber, 4% in der Milz, 49% im Blut). Bei Tieren, die infolge einer Anämie nach Phenylhydrazin-Injektion eine gesteigerte Häma-

topoiese aufwiesen, trat eine erhöhte Markierung des Blutes auf (94% der verabreichten Menge), während eine verminderte Hämatopoiese infolge einer Transfusions-Polycythämie zu einer stärkeren Fe-Ablagerung in den Organen führte. Die Verteilung des resorbierten Eisens im Organismus wird daher beeinflußt von der Größe der Fe-Depots und dem Ausmaß der Hämatopoiese, welche auch die Menge des aus dem Magendarmkanal resorbierten Eisens regulieren. E. Grün. 1870.

4-64/09-0083 Behrens, H.; Hannover, Landwirtschaftskammer, Tiergesundheitsamt. **Untersuchungen über die parenterale Applikation von Eisenpräparaten bei Saugferkeln.** Dtsch. tierärztl. Wschr. **70** (1963) Nr. 15/16. S. 444-446. — 2 Tab., 8 Lit.

Zur Verbesserung des Eisenstoffwechsels bei neugeborenen Ferkeln (Hämoglobinbildung) hat sich die Zuführung von entsprechenden Präparaten gut bewährt. Dabei wurde bisher als Applikationsart fast ausschließlich die i. m. Injektion bevorzugt. In der Muskulatur bildeten sich an dieser Stelle braune Verfärbungen; deswegen überprüfte Vf. die Möglichkeit der s. c. bzw. i. p. Injektion von Eisenpräparaten (Myofer und Eisendextrin-Cyanamid) in einer entsprechenden Menge (2,0 ml = 200 mg Fe). Als Kontrolle dienten der Anstieg des Hb-Gehaltes und unbehandelte Ferkel. Vf. konnte feststellen, daß von den im Alter von 3-4 Lebenstagen behandelten Ferkeln sowohl die s. c. als auch die i. p. Injektionen komplikationslos vertragen wurden. Gleichzeitig konnte eine Erhöhung des Hb-Gehaltes und eine bessere Entwicklung als bei den unbehandelten Kontrolltieren beobachtet werden. E. Werner. 1870.

4-64/09-0084 Blaxter, K. L., Joyce, J. P. und Wainman, F. W.; Ayr, Hannah Dairy Res. Inst. Effect of air velocity on the heat losses of sheep and cattle. **(Der Einfluß der Luftgeschwindigkeit auf die Wärmeverluste von Schafen und Rindern.)** Nature [London] **198** (1963) Nr. 4885. S. 1115-1116. — 1 Tab., 12 Lit.

In speziellen Respirations- und Klimakammern mit der Möglichkeit der Einstellung variabler Lufttemperaturen und -geschwindigkeiten wurde an geschorenen und ungeschorenen Schafen und Rindern der Einfluß der Luftgeschwindigkeit auf die Wärmeverluste bestimmt. Bei Rindern hatte eine Luftbewegung von 1,6 m/h. bei 20 °C keinen Einfluß auf die Wärmeproduktion, gleichgültig ob die Tiere geschoren waren oder nicht. Die durchschnittliche Wärmeproduktion betrug 8,673 kcal/d. Bei ungeschorenen Tieren stieg die Wärmeproduktion bei 0 °C und einer Luftgeschwindigkeit von 0,4 m/h. auf 8,987 und auf 9,490 kcal/d bei einer Luftbewegung von 1,6 m/h. Geschorene Tiere zeigten bei einer Umgebungstemperatur von 0 °C eine Wärmeproduktion von 13,183 kcal/d bei einer Windgeschwindigkeit von 0.4 m/h. und von 13.595 kcal/d bei einer solchen von 1.6 m/h. Die Wärmeproduktion von Schafen in thermoneutraler Umgebung schwankte um 1,850 kcal/d. Luftgeschwindigkeiten von 9,6 m/h. bei einer Temperatur von 5 °C erhöhten die Wärmeproduktion bei einem Schaf mit 6 mm starkem Wollvlies auf 6,469, bei dem gleichen mit 20 mm Vlies auf 3,937 und bei einem anderen mit 50 mm Vlies auf 2,317 kcal/d. Umgebungstemperaturen von —3 °C führten bei einer Luftgeschwindigkeit von 4,2 m/h. zur Steigerung der Wärmeproduktion auf 6,271 bei einem Schaf mit 10 mm Vlies, auf 4,699 bei einem Schaf mit 20 mm Vlies und auf 2,388 kcal/d bei einem solchen mit 50 mm starkem Vlies. Die Untersuchungen sprechen dafür, daß kalte windige Umgebungsverhältnisse den Futterbedarf von Schafen und Rindern beträchtlich erhöhen. J. Wollrab. 1890.

4-64/09-0085 Timet, D.; Zagreb, Veterin. Fak. Sveučilišta, Inst. za Morfol. i Fiziol. O značajkama i značenju posthipotermičnih pojava. **(Über Cha-**

rakter und Bedeutung posthypothermischer Erscheinungen.) Veterin. Arh. [Zagreb] **33** (1963) Nr. 3/4. S. 108-111. – 11 Lit. Zus. in Engl., Dtsch.
Die posthypothermischen Erscheinungen können nach den Ergebnissen der Untersuchungen an Ziegen in 3 Gruppen unterteilt werden: 1) posthypothermische Reaktionen (Tachykardie, Neutrophilie, Sinken des Hämatokrits, der Erythrocytenzahl und der Hb-Konzentration), 2) in der Hypothermie beginnende und ihr Maximum in der Posthypothermie erreichende Veränderungen (Wassergehalt des Blutes, Aktivität der Serumaldolase), 3) in der Hypothermie entstehende und in der Posthypothermie abklingende Veränderungen (Lymphopenie, Hypoproteinämie). Die Reaktionen sind teils durch stimulierende, teils durch inhibitorische Prozesse zu erklären.
P. Schmidt. 1890.

4-64/09-0086 Gorodeckaja, T. K. Izmenenija funkcional'nogo sostojanija skeletnoj muskulatury laktirujuščich korov v svjazi s faktorami režima dnja. **(Veränderungen im funktionellen Zustand der Skelettmuskulatur laktierender Kühe im Zusammenhang mit den Faktoren des Tagesablaufs.)** Trudy Vsesojuznogo naučno-issledovatel'skogo instituta životnovodstva, Moskva **24** (1962) S. 424-428. – 4 Tab., 7 Lit. 1900.

4-64/09-0087 Bartsch, Wolfgang; Berlin-Dahlem, Univ., Inst. für Veterin.-Physiol. **Beobachtungen bei langfristiger Fernregistrierung der Lidschläge des Rindes.** Diss. Berlin-Dahlem **1964** 54 S. – 20 Abb., 2 Tab., 45 Lit.
Es ist nicht einfach, einen leicht faßbaren Ausdruck zentralnervöser Vorgänge und „Stimmungen" eines Tieres im verhaltensphysiologischen Sinne zu finden. Das gilt besonders für das äußerlich oft torpide erscheinende Rind. Da die Augenlider relativ trägheitsarme, durch zentrale Mitinnervation leicht anstoßbare Systeme darstellen, liegt es nahe, ihre Bewegungsfrequenz als Indikator verborgener Erregungen heranzuziehen. Die fortlaufend registrierten Lidschläge erfolgten synchron mit einer Frequenz zwischen 0 und 35 Lidschlägen pro Min. und einem kürzesten Abstand von 300 msec. Die Lidschlußzeit betrug 25-35 msec. Die Lidschlagfrequenz korrelierte mit der Pulsfrequenz und auch mit hoher Außentemperatur. Kautätigkeit, Trinken, die Vorgänge bei der Geburt und akustische Reize beeinflussen ebenfalls die Lidschlagfrequenz. Die im Versuch benutzte Apparatur wird in Einzelheiten beschrieben. E. Wiesner. 2020.

4-64/09-0088 Keynes, R. D. und Ritchie, J. M.; Babraham, Cambridge, A.R.C. Inst. of Animal Physiol. The leakage of labelled potassium on stimulation of mammalian non-myelinated nerve fibres. **(Die Abnahme von markiertem Kalium nach Stimulierung nicht-myelinisierter Nervenfasern von Säugetieren.)** J. Physiol. [London] **169** (1963) Nr. 3. S. 103P-104P. 2020.

4-64/09-0089 Krüger, L. und Stephan, E.; Gießen, Justus-Liebig-Univ., Inst. für Tierzucht und Haustiergenetik. **Über Aufbau, Einrichtung und Betrieb der Gießener Klimakammer für Großtiere.** Z. Tierzücht. Züchtungsbiol. **78** (1963) Nr. 3. S. 253-262. – 11 Abb.
Mit zunehmender Intensivierung der tierischen Erzeugung wurde bei der Errichtung von Tierunterkünften eine Bauweise angewandt, die sich von dem Ziel, den Tieren eine optimale Umgebung zu verschaffen, immer mehr entfernte. Es ist daher Aufgabe der Bioklimatologie oder Biometeorologie in der natürlichen Umgebung der Tiere die Wirkung der verschiedenen Umweltkomponenten zu untersuchen. Da die Akkordwirkung dieser Komponenten schwerlich die Feststellung einer einzelnen Faktorenwirkung zuläßt, sind solche Untersuchungen unter exakt reproduzierbaren Bedingungen, bei bioklimatischen Fragen z. B., in einer Klimakammer vorzunehmen. Die Arbeit berichtet über die Planung und Durchführung einer solchen Anlage in dem Lehr- und Versuchsgute „Oberer Hardthof" des Instituts für Tierzucht und

Haustiergenetik der Universität Gießen. In der Planung waren bestimmte Forderungen an die Örtlichkeit, die Größe der Räume, ihre Klimatisation, Frischluftzufuhr, Beleuchtung, die Eignung zu strahlenbiologischen Untersuchungen, die Gestaltung der Inneneinrichtung, Meß- und Steuergeräte zu erfüllen. Die Wärmeabgabe der einzelnen Tiere war zu berücksichtigen und eine ununterbrochene Betriebsdauer bei extremen Temperaturverhältnissen von 8 Wochen, bei Normalverhältnissen von 6 Mon. (zwischen plus 10° und 25 °C) zu gewährleisten. Im Kapitel C 1-4 der Arbeit sind exakte Angaben hierüber zu entnehmen. H. Busse. 2090.

4-64/09-0090 Koch-Weser, D., Macintyre, W. J. und Schapiro, R. L.; Cleveland, O., Western Reserve Univ. Measurements of the removal of ^{51}Cr-labeled endotoxin from the circulation in experimental animals. **(Messungen über die Eliminierung von ^{51}Cr-markiertem Endotoxin aus dem Kreislauf von Versuchstieren.)** Int. J. appl. Radiat. Isotopes **14** (1963) Nr. 2. S. 75-80. — 10 Abb., 14 Lit. Aus: Dok.-Dienst Kernforsch. u. Kerntechn.
Vff. berichten über umfangreiche Untersuchungen an Kaninchen. Es wurde ^{51}Cr-markiertes Lipopolysaccharid von *Escherichia coli* intravasal appliziert. Als Vergleich diente ^{131}J-Rose bengale, ^{131}J-Phenolphthalein und Radiogoldkolloid. Es wurden bei normalen und prämunisierten Tieren die Eliminierung aus dem peripheren Blut und die Aufnahme in die Leber gemessen. Als wesentliches Ergebnis erfolgte bei vorbehandelten Tieren die Abnahme der Aktivitätskonzentration im Blut wesentlich schneller als bei Normaltieren; dementsprechend wurde mehr Aktivität in der Leber und in den Lungen gespeichert. E. Spode. 2090.

4-64/09-0091 *Bergner, Hans.* **Untersuchungen mit ^{32}P über den Nucleinsäurestoffwechsel und Phosphatumsatz der Leber sowie Leberfunktionsprüfungen mit ^{131}J-Rose bengale unter verschiedenen Ernährungsbedingungen.** Habil.-Schr. Landwirtsch.-Gärtner. Fak. Berlin. 1963. (146 S.) 4°. (Diss. 9569)

IV. RADIOBIOLOGIE

4-64/09-0092 Furman, R. H., Robinson jun., C. W., Bradford, R. H., Alaupovic, P. und Norcia, L. N.; Oklahoma City, Univ. of Oklahoma, School of Med., Oklahoma Med. Res. Inst. Methyltestosterone effect on serum cholesterol radioactivity in dogs given C^{14}-acetate. **(Methyltestosteronwirkung auf die Serumcholesterin-Radioaktivität bei Hunden nach Verabreichung von ^{14}C-Acetat.)** Proc. Soc. exp. Biol. Med. **113** (1963) Nr. 4. S. 789-794. — 2 Abb., 2 Tab., 31 Lit.
Vff. untersuchten bei vier Hunden die Aufnahme von Aktivität in freies Cholesterin und verestertes Cholesterin des Serums vor, nach und während der Verabreichung von Methyltestosteron (200 mg/Tag, 6 Tage/Woche). Die Methyltestosteronapplik. rief eine Verminderung des Gesamt-, des freien Cholesterins, der Phospholipoide, der Triglyceride des Serums und des C/P-Faktors hervor. Der Grad der Veresterung des Cholesterins blieb im wesentlichen unverändert. Sowohl die Lipoproteine mit hoher Dichte als auch niedriger Dichte sanken ab. Die spezifische Aktivität des freien Cholesterins war durch das Methyltestosteron bei allen Tieren herabgesetzt, während das veresterte Cholesterin eine unveränderte spezifische Aktivität in 2, eine ansteigende in 1 und eine verminderte Aktivität bei dem letzten Tier aufwies. Im Durchschnitt stieg die vorhandene Gesamtaktivität im veresterten Cholesterin während der Methyltestosteronverabreichung im Verhältnis zum freien Cholesterin an. G. Mehlhorn. 2150.

4-64/09-0093 Valenta, Miroslav, Koloušek, Jaroslav und Fulka, Josef; Liběchow, Lab. for Biol. Reproduct.; Prague, Charles Univ., Fac. of Gen. Med., Biophysical Inst. The influence of ionizing radiation on nucleic acids, vitality and fecundating ability of male sexual cells. **(Der Einfluß ionisierender**

Strahlung auf die Nucleinsäuren, die Lebens- und Befruchtungsfähigkeit männlicher Geschlechtszellen.) Int. J. Radiat. Biol. **6** (1963) Nr. 1. S. 81-91. – 4 Abb., 3 Tab., 40 Lit. Aus: Dok.-Dienst Kernforsch. u. Kerntechn.

Es wurden in vitro-Bestrahlungen von Spermien verschiedener Herkunft (Rind, Schaf, Kaninchen, Hund und Mensch) mit Röntgen-, Beta- und Gammastrahlung durchgeführt. Strahlenquellen: Röntgentherapieeinheit 200 kV, 10 mA, 4 mm Al, FA. 40 cm, 100-125 r/min; ^{90}Sr/^{90}Y-Quelle, in H_2O 2 mm tief 409 r/min; ^{60}Co-Einheit, 6666 r/min. Die applizierten Dosen lagen zwischen 10000 und 150000 r. Während sich eine Beeinträchtigung der Befruchtungsfähigkeit und des Nucleinsäuregehaltes bereits bei Dosen in der Größenordnung von 10^2 bis 10^3 r zeigte, traten Störungen der Vitalität und der Mobilität erst nach 10^3-10^4 r auf. Sehr eingehende Diskussion. E. Spode. 2150.

4-64/09-0094 Partington, Margaret, Craig, A. W. und Jackson, H.; Withington, Manchester, Christie Hospital. The effect of radiation on spermatogenic cells in the rat and mouse. **(Die Wirkung der Bestrahlung auf die spermatogenen Zellen der Ratte und der Maus.)** Brit. J. Radiol. **35** (1962) Nr. 418. S. 713-718. – 5 Abb., 2 Tab., 12 Lit. Aus: Dok.-Dienst Kernforsch. u. Kerntechn.

Wistar-Ratten (200-300 g, 20 Wochen alt) und Albinomäuse (30-40 g, 12 Wochen alt) wurden mit 100 bzw. 300 r bestrahlt. In verschiedenen Zeiträumen nach der Bestrahlung wurden die Testes von jeweils 2 Ratten und Mäusen histologisch untersucht. Die Versuche zeigten, daß bei Ratten, selbst bei 300 r, keine deutliche Wirkung auf die Spermatogonien vom Typ B beobachtet werden konnte, obgleich die DL_{50} für dieses Zellstadium in der Maus 20-25 r betrug. Im Gegensatz dazu ist sowohl bei Mäusen als auch bei Ratten im Falle der Spermatogonien vom Typ A eine deutliche Strahlenwirkung festzustellen. E. Magdon. 2150.

4-64/09-0095 Lamson, B. G., Billings, M. S., Gambino, J. J. und Bennett, L. R.; Los Angeles, Univ. of California. Effect of single and divided doses of X-irradiation on longevity in rats. **(Wirkung einmaliger und verteilter Röntgenstrahlendosen auf die Lebensdauer von Ratten.)** Radiat. Res. 18 (1963) Nr. 3. S. 255-264. – 5 Tab., 5 Lit. Aus: Dok.-Dienst Kernforsch. u. Kerntechn.

Weibliche F_1-Hybriden von Long Evans-Wistar-Ratten wurden im Alter von 3 bis 5 Mon. mit Röntgenstrahlen (250 kVp, 14 mA, 55 r/min) mit Dosen von 120 r, 240 r und 480 r totalbestrahlt, wobei die Dosen entweder in einer einmaligen Bestrahlung oder fraktioniert (3 oder 6 Fraktionen mit 3-, 5-, 7- oder 14tägigen Zwischenräumen) verabreicht wurden. Die Lebensdauer wurde durch die Bestrahlung signifikant verringert, bei Bestrahlung mit 120 r um 13% gegenüber den Kontrollen. Der Effekt nahm mit steigender Dosis zu. Wurde die Zahl der Exponierungen von 3 auf 6 erhöht, so ergab sich eine signifikante Zunahme der Lebensdauer. Die Schutzwirkung der Dosisfraktionierung erwies sich als dosisabhängig. Die Länge der Intervalle zwischen den einzelnen Bestrahlungen (3, 5, 7 oder 14 Tage) hatte keinen Einfluß auf die Lebensdauer. R. Müller. 2150.

4-64/09-0096 Hamilton, K. F., Sacher, G. A. und Grahn, D.; Argonne, Ill., Argonne Nat. Lab., Div. of. Biol. and Med. Res. A sex difference in mouse survival under daily gamma irradiation and its modification by gonadectomy. **(Geschlechtsunterschied in der Lebenserwartung von Mäusen bei einer täglichen Gamma-Bestrahlung und dessen Abwandlung durch Entfernung der Keimdrüsen.)** Radiat. Res. **18** (1963) Nr. 1. S. 12-16. – 1 Abb., 1 Tab., 8 Lit. Aus: Dok.-Dienst Kernforsch. u. Kerntechn.

Um die Bedeutung der Keimdrüsen für die Lebensfähigkeit nach täglich wiederholten γ-Bestrahlungen zu ermitteln, wurden je zwei gleiche Gruppen

von Mäusen beiderlei Geschlechts gebildet. Davon wurden bei jeweils einer Gruppe die Keimdrüsen entfernt. Danach erhielten alle Gruppen bis zum Tode aller Tiere tägliche Bestrahlungsdosen von 145 r. Außer der Kontrolle der Sterblichkeit wurden das Gewicht der Milz und das Körpergewicht überprüft. Bei normalen Mäusen lebten die Männchen im Mittel 33 Tage, d. h. durchschnittlich 7 Tage länger als die Weibchen. Die Entfernung der Keimdrüsen hatte bei den Männchen keinen nennenswerten Einfluß auf die Überlebenszeit; bei den Weibchen konnte dadurch die Lebensdauer um ca. 5 Tage verlängert werden. Das Gewicht der Milz blieb in jedem Falle unverändert. Das Körpergewicht verhielt sich entsprechend den Überlebenszeiten.
M. Löwe. 2150.

4-64/09-0097 Sato, Nakoto, Stahl, Walter und Austin, George; Portland, Univ. of Oregon, Med. School. Acute radiation effects on synaptic activity in the mammalian spinal cord. **(Akute Strahlenwirkungen auf die synaptische Aktivität in Säugetierrückenmark.)** Radiat. Res. 18 (1963) Nr. 3. S. 307-320. — 7 Abb., 37 Lit. Aus: Dok.-Dienst Kernforsch. u. Kerntechn.
Das freigelegte Lumbosakralgebiet des Rückenmarks decerebrierter Katzen wurde mit Röntgenstrahlen (140 kV, 5 mA, 1 mm Al-Filterung, DL 250 bis 300 r/min) mit Dosen von 0,6-12 kr bestrahlt. Mit intra- oder extracellulären Elektroden wurde ein monosynaptischer Testreflex an S_1-Vorderwurzeln untersucht. Die anregende und hemmende Wirkung von Reizen, die an die L_6- und L_7-Hinterwurzeln gegeben worden waren, auf den Testreflex im S_1-Segment wurde durch Verändern der Zeitabstände zwischen diesen „conditioning shocks" und dem Testreiz analysiert. Unmittelbar nach Bestrahlung mit 3 kr war die Erregung bei Zeitabständen $<$1,0 ms stark vergrößert, für größere Zeitabstände war sie herabgesetzt. Bei größeren Bestrahlungsdosen (10-12 kr) war die Erregung für kurze Zeitabstände (bis 0,5 ms) geringfügig gegenüber den Kontrollen vergrößert. Im normalen unbestrahlten Fall war für Zeitabstände $<$0,8 ms kein Hemmungseffekt durch den 1. Reiz festzustellen. Nach Bestrahlung mit 3 kr zeigte sich jedoch paradoxerweise für Zeitabstände $<$1,0 ms nach einem ersten hemmenden Reiz eine merkliche Erregung. Für Zeitabstände $>$1,5 ms blieben die Hemmungseffekte andererseits nach Bestrahlung völlig unverändert gegenüber den Kontrollen. Es wird angenommen, daß durch Bestrahlung die synaptische Erregungsaktivität vergrößert wird, die synaptische Hemmungsaktivität jedoch durch Dosen zwischen 0,6 bis 12 kr nicht direkt beeinflußt wird. Mittels der Mikroelektrodentechnik wurden auch die Strahlenwirkungen auf die postsynaptische Erregungs- und Hemmungspotentiale innerhalb eines einzelnen Motoneurons untersucht. Unmittelbar nach Bestrahlung mit 600 r war das postsynaptische Erregungspotential beträchtlich erhöht. Die Ergebnisse werden an Hand der Literatur diskutiert. R. Müller. 2150.

4-64/09-0098 Binhammer, R. T. und Herman, I.; Cincinnati, O., Univ., Coll. of Med. Pituitary follicle-stimulating hormone and luteinizing hormone after totalbody X-irradiation in the rat. **(Follikelanregendes Hypophysenhormon und Luteinisierungshormon nach Röntgentotalbestrahlung der Ratte.)** Radiat. Res. 18 (1963) Nr. 3. S. 277-285. — 6 Tab., 13 Lit. Aus: Dok.-Dienst Kernforsch. u. Kerntechn.
Männliche und weibliche Sprague-Dawley-Ratten (Alter 40-50 Tage) wurden mit Röntgenstrahlen (250 kV, 15 mA, Filterung 0,5 mm Cu + 1,0 mm Al, HWS 1,7 mm Cu, DL etwa 60 r/min) mit einer Dosis von 1000 r ganzkörperbestrahlt. Die Tiere wurden 1, 6 oder 24 Std. nach Bestrahlung dekapitiert. Im Gegensatz zu den Ergebnissen anderer Autoren war dann der Hypophysenhormonspiegel für beide genannte Hormone nicht verändert. Vff. untersuchten weiterhin die Bestrahlungseffekte auf beide Hormone 30, 60 und 90 Tage nach der Exponierung bei Tieren, die mit 829 r (LD 50/30) bestrahlt worden

waren und darauf eine i. v. Infusion von Knochenmark (25 mg in 1 ml von Tyrode's Lösung) erhalten hatten. Das Gewicht der Testikel und Vorsteherdrüsen dieser Tiere war signifikant niedriger als bei den Kontrollen. Das Gewicht der Hypophysen war nach 30 und 60 Tagen vergrößert, der Gehalt an Follikel-anregendem Hormon war nach 30, 60 und 90 Tagen vergrößert, während der Gehalt an Luteinisierungshormon unverändert geblieben war.

R. Müller. 2150.

4-64/09-0099 Frahm, Klaus; Berlin-Dahlem, Univ., Veterinärmed. Fak., Klin. für Tiergeburtshilfe und Klauentierkrankh. **Histologische Untersuchungen der Frühschäden des samenbildenden Epithels von Mäusen nach unterschiedlichen Ganzkörper-Röntgenbestrahlungen.** Diss. Berlin-Dahlem **1963** 50 S. — 7 Abb., 7 Tab., 45 Lit.

Auch in der Veterinärmedizin bringt man in den letzten Jahren dem Gebiet des Strahlenschutzes und damit der Erforschung der Strahlenschäden großes Interesse entgegen. Zu den strahlensensibelsten Organen im Organismus gehören die Gonaden. Vf. hat aus diesem Grunde versucht, die histologisch erfaßbaren Frühschäden, die nach einer Ganzkörperbestrahlung am Keimepithel männlicher Mäuse auftreten, zu ermitteln. 87 Versuchsmäuse erhielten eine Ganzkörperbestrahlung mit einer Dosis zwischen 600 r und 1250 r. Die Tötung der in 5 Gruppen eingeteilten Versuchstiere erfolgte 3-14 Tage nach der Strahleneinwirkung. Alle bestrahlten Gruppen wiesen eine Zunahme der mitotischen Aktivität auf, besonders deutlich die Gruppe I (600-750 r; Versuchsdauer 7-8 Tage) und die Gruppe II (650 r; 14 Tage). Veränderungen in der Zusammensetzung der Zellenelemente des Keimepithels waren bei keiner der bestrahlten Gruppen festzustellen, weil wahrscheinlich der nach der Bestrahlung vergangene Zeitraum zu kurz war, um eine Reduktion der Zellzahlen des samenbildenden Epithels in Erscheinung treten zu lassen. Es wurde eine deutliche individuelle Strahlenempfindlichkeit einiger Versuchstiere aufgezeigt und photographisch belegt. E. Wiesner. 2150.

4-64/09-0100 Guild, W. R.; Durham, N. C., Duke Univ. The radiation sensitivity of deoxyribonucleic acid. **(Die Strahlenempfindlichkeit der Desoxyribonucleinsäure.)** Radiat. Res., Suppl. **3** (1963) S. 257-269. — 4 Tab., 42 Lit. Aus: Dok.-Dienst Kernforsch. u. Kerntechn.

Vf. gibt zunächst in einer Zusammenstellung für eine Reihe von Zellen und Viren die Anzahl der direkten Treffer an, die sich bei der D_{37}-Dosis in DNS ereignen. Diese Zahl variiert von 1 in den einfachsten Viren und Zellen bis zu vielen Hunderten in höheren Zellen. Bei der Betrachtung der Wahrscheinlichkeit der Schädigung durch direkte Treffer kommt Vf. zu dem Schluß daß fast jede direkte Ionisation eine bleibende chemische Veränderung der DNS erzeugt. Mindestens 20% der direkten Treffer verursachen biologischen Schaden, durch indirekte Wirkung wird der Schaden weiter beträchtlich erhöht. Für das Überleben von Zellen mit einer großen Zahl von geschädigten DNS-Molekülen sind 3 Erklärungen möglich: 1) ein großer Teil der DNS ist nichtfunktionell; 2) viele molekuläre Mutationen führen nicht zu pyhsiologischen Mutationen; 3) die Zelle besitzt ein sehr wirksames System zur Ausbesserung der geschädigten DNS. Auf der Grundlage eines extensiven cellulären „repair" des reparablen Teils der Strahlenschädigung kommt Vf. zu einem vorläufigen Modell der Strahlenwirkung auf die Zelle, mit Hilfe dessen viele charakteristische Tatsachen der Strahlenbiologie erklärt werden können. Abschließend Wiedergabe der ausführlichen Diskussion. R. Müller. 2150.

4-64/09-0101 Kuzin, A. M.; Moscow, Acad. of Sci. of the USSR, Inst. of Biophysics. On the role of DNS in the radiation damage of the cell. **(Über die Rolle der DNS bei Strahlenschädigung der Zelle.)** Int. J. Radiat. Biol. **6** (1963) Nr. 3. S. 201-209. — 2 Abb., 10 Tab., 21 Lit. Aus: Dok.-Dienst Kernforsch. u. Kerntechn.

Auf Grund einer Reihe von Untersuchungen, die zum Teil bis in das Jahr 1954 zurückreichen, gelangt Vf. zu der Auffassung, daß der direkte Einfluß der Strahlung auf die DNS nicht die einzige Ursache für die darauffolgenden Veränderungen der bestrahlten Zelle ist. Änderungen des DNS-Stoffwechsels und -Zustandes unter dem Einfluß der Strahlung können nur unter Berücksichtigung aller Störungen des Stoffwechsels sowohl im Kern als auch im Cytoplasma der bestrahlten Zelle verstanden werden. P. Venker. 2150.

4-64/09-0102 Howard-Flanders, P., Levin, Jack und Theriot, Lee; New Haven, Conn., Yale Univ., School of Med. Reactions of deoxyribonucleic acid radicals with sulfhydryl compounds in X-irradiated bacteriophage systems. **(Reaktionen von DNS-Radikalen mit Sulfhydrylverbindungen in röntgenbestrahlten Bakteriophagensystemen.)** Radiat. Res. **18** (1963) Nr. 4. S. 593-606. — 8 Abb., 2 Tab., 24 Lit. Aus: Dok.-Dienst Kernforsch. u. Kerntechn.

Wildtyp-T2-Bakteriophagen wurden sowohl in freier Form als auch adsorbiert an *E. coli B* bestrahlt (250 kV und 15 mA). In Gegenwart von H_2S und Mercaptoaethanol wird der Strahleneffekt auf die Phagen um das 1,8-fache vermindert. Dieser Strahlenschutz wird durch O_2 und Stickoxyd aufgehoben. Bei den infizierten Zellen wird in Abwesenheit von O_2 der Strahleneffekt ebenfalls um das 1,8fache vermindert. Durch sulfhydrylbindende Agentien erfolgt auch in Anwesenheit von O_2 eine Erhöhung der Strahlenwirkung. Zwischen O_2 und Sulfhydrylgruppen kann eine Konkurrenzreaktion hinsichtlich der Strahlenwirkung angenommen werden. Die Schutzwirkung der Sulfhydrylgruppen beruht vermutlich auf ihrer Reaktion mit den strahleninduzierten DNS-Radikalen der Phagen. Es wird angenommen, daß die Sulfhydrylverbindungen etwa 1/30 mal so schnell mit den DNS-Radikalen reagieren wie der O_2. P. Venker. 2150.

4-64/09-0103 Palkovits, Miklós, Varga, Lászlo und Horn, Zoltán; Budapest, Univ., Inst. für Anatomie und Med.-Physikal.-Inst.; Hauptstädt. Károlyi Krankenhaus. **Wirkung des radioaktiven Jod (^{131}J) auf das histologische Bild der Schilddrüse.** Strahlentherapie **120** (1963) Nr. 4. S. 559-565. — 3 Abb., 4 Tab., 4 Lit. Aus: Dok.-Dienst Kernforsch. u. Kerntechn.

Untersuchungen an 70 Wistar-Ratten, denen 0,1; 5 oder 10 μc trägerfreies ^{131}J in 0,5 ml physiol. NaCl-Lösung intraperitoneal injiziert wurde. Als Kontrolle diente die Injektion einer 10 μc ^{131}J entsprechenden Menge inaktiven Jodids. Es konnte gezeigt werden, daß sich bei histologischen Untersuchungen 2-24 Std. nach der Incorporation Veränderungen fanden (Größe der Acinusdurchmesser, Dicke des Acinusepithels), die der Strahlenwirkung des Radiojods zuzuschreiben sind. Sie waren am stärksten bei Applikationen von 10 μc ^{131}J ausgeprägt. Inaktives Jod löste keine Alterationen aus.
E. Spode. 2150.

4-64/09-0104 Lippincott, Stuart W., Moore jun., William H., Jesseph, John E., Calvo, Wenceslao G. und Farr, Lee E.; Upton, N. Y., Brookhaven Nat. Lab.; Winston-Salem, N. C., Bowman Gray School of Med.; Houston, M. D. Anderson Hospital, Tumor Inst. Effects of heavy high energy charged particles. I. Literature review of effects of protons, deuterons and α-particles in mammals with a theoretical consideration of the negative π-meson. **(Die Wirkungen von schweren energiereichen geladenen Teilchen. 1. Mitt. Ein Literaturüberblick über die Wirkungen der Protonen, Deuteronen und Alpha-Teilchen auf die Säugetiere mit einer theoretischen Betrachtung zum negativen π-Meson.)** Arch. Pathol. **76** (1963) Nr. 5. S. 497-526. — 4 Abb., 54 Lit.

Die Strahlenwirkungen von schweren energiereichen geladenen Teilchen auf Säugetiere werden erst seit 1947 in wenigen Zentren, die über Beschleuniger mit einer ausreichenden Kapazität verfügen, untersucht und für die medizinische und biologische Forschung nutzbar gemacht. Die angewendeten Teilchen und Energiebereiche bewegen sich bei Protonen zwischen 10 bis 660 MEV, bei Deuteronen zwischen 20 bis 400 MEV, bei Alpha-Partikeln zwischen 40 bis 910 MEV. Eine Reihe Untersuchungen waren den histopathologischen Effekten der Bestrahlung auf das normale Gehirn, die Hypophyse, das Rückenmark und eine begrenzte Anzahl auf das periphere Nervensystem, die Linsen und das Labyrinth gewidmet. Untersuchungen wurden auch über die Ganzkörperbestrahlung durchgeführt. Diese Grundlagenforschungen führten zu einigen Beziehungen der Raumfahrtmedizin. Energiereiche Protonen zeigten sich geeignet, mit höherer Präzision als mit neurochirurgischen Instrumenten, zur Resektion von Abschnitten des Gehirns. Vielleicht das größte Interesse erregten die Berichte über die Vorteile der Behandlung von Neubildungen bei Mensch und Tier gegenüber der elektromagnetischen Strahlung (Bragg peak effect). G. Mehlhorn. 2150.

4-64/09-0105 Lippincott, Stuart W., Jesseph, John E., Baker, Charles P., Calvo, Wenceslao G., Jansen, Cornelius R., Rai, Kanti R. und Alcober, Vicente; Upton, N. Y., Brookhaven Nat. Lab.; Winston-Salem, Bowman Gray School of Med. Effects of heavy high energy charged particles. II. Primary atypical epithelial hyperplasia in mouse skin after exposure to 10 mev protons, 20 mev deuterons, or 40 mev α-particles. **(Die Wirkungen von schweren energiereichen geladenen Teilchen. 2. Mitt. Die primäre atypische Ephithelhyperplasie der Haut der Mäuse nach Exposition mit 10 MEV Protonen, 20 MEV Deuteronen oder 40 MEV Alpha-Teilchen.)** Arch. Pathol. **76** (1963) Nr. 5. S. 527-536. — 7 Abb., 6 Lit. 1. Mitt. vgl. vorst. Ref.
Vff. untersuchten die direkten Wirkungen des Beschusses mit ionisierenden Teilchen auf die Mäuseepidermis unter Benutzung von im Beschleuniger erzeugten monoenergischen schweren ionisierenden Teilchen: 10 MEV Protonen, 20 MEV Deuteronen und 40 MEV Alpha-Teilchen. Es wurden 700 geschlechtsreife, 7-8 Wochen alte Mäuse beiderlei Geschlechts mit 400-5000 rad bestrahlt, um ein Gesamtspektrum der Hautläsionen zwischen feinen, nichtsichtbaren und völlig veränderten Ulcerationen zu erhalten. Durch die Anbringung eines sich drehenden Scheibenfilters an der Vorderseite des Strahlentubus war es möglich, vielfache Maxima von Braggschen Kurven zu erhalten und in der Tiefe Bahnen der geladenen schweren Teilchen im Gewebe auszulösen. Auf diese Weise wurde ein Zylinder der Haut mit einer gleichmäßig begrenzten Strahlung in einer totalen Tiefe von 1-2 mm beschossen. Innerhalb von 20 Tagen nach dem Beschuß mit einer der drei Partikelarten entwickelten sich atypische Epithelhyperplasien ohne darunter liegende Gefäß- oder Bindegewebeveränderungen als prädisponierender Faktor. In allen Fällen glichen die Epidermisveränderungen nach der Exposition mit 2000 bis 5000 rad den Veränderungen der Haut vom Menschen beim Carcinom.
G. Mehlhorn. 2150.

4-64/09-0106 Lippincott, Stuart W., Jesseph, John E., Moore jun., William H. und Straub, Rita F.; Upton, N. Y., Brookhaven Nat. Lab.; Winston-Salem, Bowman Gray School of Med. Effects of heavy high energy charged particles. III. In vivo activation in mice of C^{12}, N^{14}, and O^{16} by bombardment with 2 bev protons. **(Die Wirkungen von schweren energiereichen geladenen Teilchen. 3. Mitt. In vivo Aktivierung des ^{12}C, ^{14}N und ^{16}O in Mäusen durch Beschuß mit 2 BEV Protonen.)** Arch. Pathol. **76** (1963) Nr. 5. S. 537-542. — 5 Abb., 1 Tab., 5 Lit. 2. Mitt. vgl. vorst. Ref.
Mäuse wurden mit 2 BEV Protonen beschossen, um zu entscheiden, welche der induzierten Aktivität zur Dosimetrie benutzt werden kann. Die induzierte Aktivität wurde nach einer im Original nachzulesenden Zähltechnik bestimmt. Die entstehende Aktivität geht auf die Kernreaktionen ^{12}C (p,pn)

^{11}C, ^{14}N (p,pn) ^{13}N, ^{16}O (p,pn) ^{15}O zurück. Die beobachteten ^{11}C-Impulse waren proportional zu dem Protonenfluß der 7 verschiedenen Beschußarten durch den Faktor 4,09 ± 0,45 × 10^{-5} C-Sek./Proton-Min. bei einer gegebenen Zählgeometrie. Weitere Angaben zur Versuchsanordnung sind dem Org. zu entnehmen. G. Mehlhorn. 2150.

4-64/09-0107 Lippincott, Stuart W., Calvo, Wenceslao G., Baker, Charles P., Jesseph, John E., Jansen, Cornelius R. und Farr, Lee E.; Upton, N. Y., Brookhaven Nat. Lab.; Winston-Salem, N. C., Bowman Gray School of Med.; Houston, Univ. of Texas, M. D. Anderson Hospital, Tumor Inst. Effects of heavy high energy charged particles. IV. The fate of giant cells produced in a neoplasm by 20 mev deuteron bombardment. **(Die Wirkungen von schweren energiereichen geladenen Teilchen. 4. Mitt. Das Verhalten von Riesenzellen, die in Neubildungen nach Beschuß mit 20 MEV Deuteronen auftreten.)** Arch. Pathol. **76** (1963) Nr. 5. S. 543-552. — 5 Abb., 15 Lit. 3. Mitt. vgl. vorst. Ref.

Es ist bekannt, daß Riesenzellbildung sowohl im normalen als auch im Neubildungsgewebe vorkommt. Untersuchungen bewiesen in vivo und in vitro, daß eine Reihe von chemischen und physikalischen Agentien zur Bildung solcher Zellen führen. Vff. bestrahlten bei Mäusen implantiertes Sarkom 37. Nach der in vitro-Bestrahlung des Tumorgewebes wurde es bei 6-8 Wochen alten Mäusen beiderlei Geschlechts subcutan in die Hinterextremitäten implantiert. Die Tiere wurden nach 24, 48, 72, 96 Std. und nach 7 und 10 Tagen getötet. Die verabreichte Dosis betrug 400, 1000, 1500, 2000, 2500, 3000, 10000 und 50000 rad. Die den Mäusen in situ nach der Implantation ververreichte Dosis betrug 1000, 2000, 3000, 4000 und 5000 rad. Die Kontrolltiere mit unbestrahltem Transplantat wurden in den gleichen Intervallen getötet. Sowohl in der in vitro- als auch in der in situ-Bestrahlung der Neubildungen nach der Implantation kam es zur Entstehung der gleichen Riesenzelltypen. G. Mehlhorn. 2150.

4-64/09-0108 Szulc, M. Radioaktywność naturalna potasu w niektórych materiałach spożywczych pochodzenia zwierzęcego. **(Die natürliche Radioaktivität des Kaliums in einigen Lebensmitteln tierischer Herkunft.)** Med. weteryn. **19** (1963) Nr. 4. S. 196-199. — 2 Tab., 8 Lit.

Zur Bestimmung der Intensität der radioaktiven Verseuchung ist die Messung der globalen Beta-Aktivität das am häufigsten angewandte Verfahren. In dieser Arbeit wurde eine quantitative Bestimmung des Kaliums durchgeführt und auf dieser Grundlage der Kaliumgehalt für eine Reihe von Grundlebensmitteln (Milch flüssig, Milch pulverisiert, Rindfleisch und Leber sowie Rinderknochen, Süßwasserfische) berechnet. Das Kalium in den Ascheproben der einzelnen Gewebe wurde mit Hilfe des Flammenphotometers bestimmt. Aus den erhaltenen Ergebnissen berechnete man die Mittelwerte des Kaliumgehalts: flüssige Milch 1,15%/ml, pulverisierte Milch 10,22, Rindfleisch 2,71, Leber 2,26, Knochen 1,00, Fischfleisch 2,41. Aus den Untersuchungen geht hervor, daß das Material zur Bestimmung der globalen Beta-Aktivität gleichartig sein sollte. Die Messungen der Proben, die sich aus verschiedenartigem Material zusammensetzen (Fett, Fleisch usw.) führten zur Abweichung der Ergebnisse. PRL/CBR. 2160

4-64/09-0109 Fritz, Ursula; München, Univ., Tierärztl. Fak., Inst. für Pharmokol., Toxikol. und Pharmaz. **Über die Ablagerung von Strontium in der Schale des Hühnereies.** Diss. München **1963** 24 S. — 3 Tab., 39 Lit.

4 weißen Leghornhennen im Alter von 1½ Jahren wurde während des 607 Tage dauernden Versuches zunächst 180 Tage lang strontiumhaltiges Futter (2 mg Äquivalent $SrCO_3$ pro 100 g), später normales Futter verabreicht und der Sr- und Ca-Gehalt in der Schale von 192 in diesem Zeitraum angefallenen

Eiern flammenspektrophotometrisch nach Veraschung bei 700° bestimmt. Außerdem erfolgte eine Untersuchung des Skeletts der Versuchstiere auf Sr, Ca und Aschegehalt. Aus den Ergebnissen geht hervor, daß vom ersten Tag der Sr-Zufütterung in der Eischale Sr nachzuweisen war. Die Konzentration stieg zunächst an und erreichte am 57. Tag mit rund 5% der Schalenasche ihren Höchstwert. Der mittlere Sr-Gehalt der später anfallenden Eier betrug 2,5-3%. Der Sr-Anstieg war mit einem Abfall der Ca-Werte verbunden. Nach Beendigung der oralen Sr-Zufuhr fiel der Sr-Gehalt in den Eischalen rasch ab, während der Ca-Gehalt zu den Normalwerten anstieg. Sr war noch mehr als 200 Tage nachzuweisen. Dies wird mit der Sr-Umsetzung aus dem Skelett in die Schale erklärt und durch die Analysen der Hühnerknochen gestützt. H. Heimbürge. 2160.

4-64/09-0110 Montour, J. L. und Shellabarger, C. J.; Ann Arbor, Univ. of Michigan, Med. School. Chemical protection against early radiation mortality of the young chicken. **(Chemischer Schutz gegen den frühen Strahlentod junger Küken.)** Proc. Soc. exp. Biol. Med. **113** (1963) Nr. 4. S. 937-940. — 1 Abb., 2 Tab., 9 Lit.
Drei Tage alte weiße Leghornhähnchen wurden mit 0 r, 750 r, 850 r und 950 r (X-Strahlen) bestrahlt. 15 Min. vor der Exposition erhielt die Hälfte der Tiere eine subcutane Applik. von AET (2-Aminoaethylisothioronium-bromid) in einer Dosis von 10,5 mg (entspricht 300 mg/kg Kgw.). Die Tiere wurden in Gruppen zu 20 in einem zylindrischen, rotierenden Polyaethylenbehälter bestrahlt (250 kV, 15 mA. 0,5 mm Cu und 1,0 mm Al Filter). Die Dosisrate betrug 103 r/Min. bei einem Abstand von 55 cm. Es konnte festgestellt werden, daß AET die an akuter Strahlenkrankheit leidenden Küken vor dem frühen Strahlentod (0-48 Std.) schützt und die eingestrahlte Dosis um 200 r herabsetzt. Es waren zwei deutliche Phasen der Mortalität innerhalb von 48 Std. nachzuweisen. Die erste Periode, 3-9 Std.) nach der Expos. ist charakterisiert durch eine annähernd lineare Dosismortalitätsreaktion über 750 r. Die 2. Phase (17-30 Std.) ist durch den Exitus von ca. 40% der mit 750 r bestrahlten Tiere gekennzeichnet. Ein Ansteigen der Wirkung des AET konnte mit höheren Bestrahlungsdosen nicht beobachtet werden.
G. Mehlhorn. 2180.

4-64/09-0111 Rust, John H.; Chicago, Ill., Univ. Report of the National Academy of Sciences subcommittee for the assessment of damage to livestock from radioactive fallout. **(Bericht der National-Akademie der Wissenschaften, Untersuchungskommission für die Abschätzung der Schädigung des Viehbestandes durch radioaktiven Niederschlag.)** J. Amer. veterin. med. Assoc. **140** (1962) Nr. 3. S. 231-235. — 2 Tab.
Der Bericht enthält folgende zusammenfassende Darstellung: 1) Tiere, die hohen Dosen einer äußeren Gamma- und Beta-Strahlung (auf der Haut) ausgesetzt waren, können vom Menschen nach einer Katastrophe gegessen werden. Das Fleisch von moribunden Tieren, die einer hohen Strahlenexposition ausgesetzt waren, wurden ohne Schaden an Hunde und Lab.-Tiere über 6 Mon. verfüttert. Die Gefahr von Radiojod und Radiostrontium in einer derartigen Situation wird gering sein, da die Tiere nur eine geringe Gelegenheit zur Aufnahme von gefährlichen Mengen dieser Elemente haben. 2) Es ist möglich, daß die äußere Gammastrahlenexposition, den Tod der Tiere herbeiführt, noch ehe es zur Schwächung des Gastrointestinaltraktes durch Aufnahme von Spaltprodukten kommt. Trotzdem bleibt diese Tatsache ein kritischer Faktor, da es möglich, aber nicht sicher ist, daß der Magen-Darm-Trakt durch stark kontaminiertes Futter exponiert wird und über längere Zeit die Milch- und Eierproduktion aufhört, ohne daß der Tod der Tiere eintritt. 3) Es besteht eine geringe Wahrscheinlichkeit, daß allein die Aufnahme von Radiostrontium, -caesium und -jod den Tod einer Reihe von

Tieren hervorruft. Die Kombination von äußerer Gammastrahlenexposition und der Aufnahme der gefährlichen Isotope wird keine wahrnehmbare Veränderung der Letalität hervorrufen. 4) Die Fortpflanzungsfähigkeit und Fertilität wird nicht bedeutend reduziert. Bei Kühen, Schweinen und Eseln rief die äußere Gammastrahlenexposition keine wesentliche permanente Herabsetzung der Fertilität hervor, obgleich temporäre Verminderungen der Spermienzahl oder Eiproduktion beobachtet werden. Solche Ergebnisse stehen im Gegensatz zu dem Bericht über das Verhalten der Mäuse, doch sie nähern sich den Feststellungen bei Menschen. G. Mehlhorn. 2190.

VI. PATHOLOGIE, PATHOLOGIE DER VIRUSKRANKHEITEN, FUNKTIONELLE PATHOLOGIE

4-64/09-0112 Kasbohm, Christa; Berlin-Dahlem, Univ., Klin. und Poliklin. für Kleine Haustiere. **Cytodiagnostik aus Ergüssen seröser Höhlen beim Hund.** Kleintier-Prax. 8 (1963) Nr. 6. S. 167-170. – 10 Abb., 17 Lit.
Die Cytodiagnostik aus Ergüssen der großen Körperhöhlen versucht, aus der Struktur der vorliegenden Zellarten, aus deren Anordnung und deren Menge Anhaltspunkte für die Ursache der Flüssigkeitsansammlung und damit der Grundkrankheit zu gewinnen. Diese klinische Methode hat sich in der Humanmedizin jahrzehntelang bewährt und soll sich nach Ansicht der Vf. auch für den Hund als durchaus brauchbar erweisen. Schwierigkeiten, die sich bei der Beurteilung von Punktatausstrichen ergeben, sind einmal darauf zurückzuführen, daß die ortsüblichen Zellen (Mesothelien) eine große morphologische Variabilität aufweisen; zum anderen sind diese Zellen, die mitunter über längere Zeit im Erguß suspendiert sind, regressiven Veränderungen unterworfen, die von Fall zu Fall unterschiedliche Ausmaße annehmen können. K. Potel. 2480.

4-64/09-0113 Gruber, Georg B. **Studien zur Historik der Teratologie. 1. Mitt.** Zbl. allg. Pathol. pathol. Anatom. **105** (1964) Nr. 3/4. S. 219-237. 2610.

4-64/09-0114 Short, R. V., Shorter, D. R. und Linzell, J. L.; Suffolk, Univ. of Cambridge, A. R. C. Unit of Reproduct. Physiol. and Biochem.; Babraham, A. R. C. Inst. of Animal Physiol. Granulosa cell tumour of the ovary in a virgin heifer. **(Granulosazelltumor des Ovars bei einer virginen Färse.)** J. Endocrinol. [London] **27** (1963) Nr. 3. S. 327-332. – 2 Abb., 1 Tab., 23 Lit.
Bei einer 33 Mon. alten Färse, die seit 7 Mon. Erscheinungen der Nymphomanie bei leicht bullenhaftem Körperbau gezeigt hatte, wurde ein 15 cm großes Ovar angetroffen, das ausschließlich aus Cysten zusammengesetzt war. Diese bestanden aus kleinen, nicht differenzierten Garnulosazellen und enthielten Blut oder strohfarbene Flüssigkeit. Eine Luteinisierung der Zellen oder Gelbkörperbildung war nicht zu sehen. Das rechte Ovar war kleiner als normal und enthielt nur kleine Follikel. Weiterhin werden die histologischen Befunde von Uterus, Scheidenschleim und eines laktierend gefundenen Euterviertels mitgeteilt. An dem Cysteninhalt wurde eine Steroidanalyse durchgeführt. Die Tumorzellen produzierten hauptsächlich Progesteron und 20-Hydroxypregnon, wobei lediglich das letztere in größerer Menge als im gesunden Ovar produziert wurde. W. Seffner. 2715.

4-64/09-0115 Stöhr, P., Rudolph, W. und Harm, M.; Dessau, Forsch.-Inst. für Impfstoffe. **Zur Pathogenese der Endocarditis valvularis bei Rotlaufserumschweinen.** Arch. exp. Veterinärmed. **17** (1963) Nr. 5. S. 1019-1030. – 10 Tab., 23 Lit.
Durch statistische Untersuchungen an 702 Rotlaufserumschweinen, die gruppenweise mit mäusevirulenten und mäuseavirulenten Rotlaufstämmen immunisiert wurden, konnte festgestellt werden, daß virulente Rotlauf-

bakterien im Verlauf der Immunisierung eine signifikant höhere Endocarditishäufigkeit verursachen als avirulente Rotlaufstämme. Die für die Untersuchungen herangezogenen Tiergruppen unterlagen der gleichen Vorbehandlung und wurden in der gleichen Weise, nur mit unterschiedlich virulenten Stämmen, hyperimmunisiert. Die Immunisierungsstämme unterschieden sich durch ihre Haptenstruktur nach Dedié, ihre Mäusevirulenz und ihr Hyaluronidasebildungsvermögen. Durch die Untersuchungen konnte nachgewiesen werden, daß der Endocarditis valvularis ein chronischer örtlicher Infektionsvorgang zugrunde liegt. Die Hypothese vom ursächlichen Zusammenhang zwischen Allergie und Endocarditis valvularis kann demnach nicht mehr aufrecht erhalten werden. K. Potel. 2760.

4-64/09-0116 Dahme, E.; München, Univ., Inst. für Tierpathol. **Die pathologische Anatomie der wichtigsten kardiovaskulären Krankheiten des Hundes und der Katze.** Kleintier-Prax. 8 (1963) Nr. 6. S. 147-153. — 9 Lit.
Es wird über kongenitale und erworbene Herz- und Blutgefäßerkrankungen berichtet. Unter den besonders beim Hund beobachteten Mißbildungen werden die Defektbildungen des Septums, das Persistieren embryonaler Verhältnisse (Ductus arteriosus Botalli persistens, Foramen ovale persistens), die Aorten- und Pulmonalstenosen, komplexe Fehlbildungen wie die Fallot'sche Tetralogie und verschiedene Anomalien im System der Kiemenbogenarterien genannt. Unter den während des Lebens erworbenen Herzkrankheiten stehen beim Hund die Klappenveränderungen an der Spitze. Die bei weitem häufigste Form ist die Fibrose der Mitralis. Sie entsteht in den meisten Fällen auf nichtentzündlicher Basis und führt in späteren Stadien zu einem mangelhaften Klappenschluß. Gegenüber den Fibrosen stehen die Endocarditiden weit im Hintergrund. Von den wichtigsten Myocardveränderungen werden Herzdilatation, akute Herzmuskeldegeneration und Myocardinfarkte genannt. Letztere entstehen beim Hund häufiger auf embolischer als auf arteriosklerotischer Grundlage. Unter den seltenen Veränderungen des Herzbeutels sind die Spontanrupturen die interessantesten. Pericarditiden verschiedener Ätiologie fallen zahlenmäßig bei den Fleischfressern kaum ins Gewicht. Als eine Eigentümlichkeit aller Caniden wird das gehäufte Auftreten sog. Herzbasistumoren angesehen, die in der Regel von embryonal dislozierten Schilddrüsenkeimen ausgehen. Bei den nichtentzündlichen Arterienerkrankungen interessieren degenerative und sklerosierende Arteriopathien. Sie werden bei Hund und Katze sowohl als reine Alterungsphänomene (Physiosklerose) als auch altersunabhängig als Folgen von Kreislaufstörungen (posthypertonische Arteriosklerosen) oder von Stoffwechselstörungen (allgemeine Lipoidstoffwechselstörungen) beobachtet. Unter den entzündlichen Arterienerkrankungen kommt nur der Panarteriitis nodosa des Hundes eine besondere Bedeutung zu. Erkrankungen, die sich beim Menschen unter den „varicösen Symptomenkomplex" subsummieren lassen, sind weder bei den großen noch bei den kleinen Haustieren bekannt. Wohl kommen ganz gelegentlich einmal örtliche oder regionäre Varicenbildungen angeboren oder erworben vor. Abschließend wird noch auf die Blutgefäßgeschwülste hingewiesen und kurz zu ihrer histomorphologischen Differenzierung Stellung genommen. K. Potel. 2760.

4-64/09-0117 Teichert, G.; Berlin-Dahlem, Univ., Klin. und Poliklin. für Kleine Haustiere. **Freie Vorderkammerzysten bei einem Hund.** Kleintier-Prax. 8 (1963) Nr. 5. S. 106-107. — 4 Abb., 8 Lit.
Bei einem 11jährigen Cocker-Spaniel-Rüden konnten in beiden Vorderkammern freie Iriscysten nachgewiesen werden. In der linken Vorderkammer fand sich außerdem eine der Cornea anliegende „seßhafte" Cyste, von der nach 2 Jahren nur noch ein ringförmiger Rest vorhanden war. Das Sehvermögen des Hundes schien durch diese Cyste nicht beeinträchtigt. Die freien Vorderkammer-

cysten wurden von Thiel den idiopathischen Iriscysten zugeordnet. Man nimmt an, daß diese Iriscysten aus dem v. Szilyschen Ringsinus entstehen, der sich als Rest des ursprünglich in ganzer Ausdehnung zwischen den beiden Blättern des Augenbechers vorhandenen Ventrikels sehr oft in den ersten Entwickslungsstadien der Iris als Spalt zwischen beiden Blättern des Irisepithels am Becherrand findet. K. Potel. 2760.

4-64/09-0118 Fathy el Etreby, M.; München, Univ., Inst. für Tierpathol. **Zur Orthologie und Pathologie der Glomera digitalia, der sog. arterio-venösen Anastomosen in den Extremitätenenden des Hundes.** Diss. München **1963** 80 S. — 27 Abb., 72 Lit.

An 33 gesunden Hunden wurde festgestellt, daß die Endphalangen normalerweise Glomusorgane enthalten. Es handelt sich um Gefäßstrecken mit epitheloidzellig modifizierter Wand, die sowohl Gefäßanastomosen wie auch präkapillare Spezialgefäße darstellen und den Glomusorganen der Endglieder des Menschen vergleichbar sind. Sie finden sich im Knochenmark des Krallenbeins, im Sohlenbett, in den oberflächlichen Lagen des Str. reticulare des Zehenballens und in der Zehenfalte. Sie unterliegen einem altersgebundenen Strukturwandel mit Atrophie, Fibrose und Hyalinose. Außer gesunden Hunden wurden 28 kreislaufkranke Hunde untersucht. Dabei fanden sich altersunabhängige Hyperplasien, Degenerations- und Sklerosierungserscheinungen bei mit Hypertonie einhergehenden Krankheiten; sie laufen parallel mit peripheren Arteriosklerosen. Weiter wurden 12 Hunde mit Staupe untersucht und dabei festgestellt, daß die Glomusorgane an allgemeinen vasculären Reaktionen teilnehmen. W. Seffner. 2760.

4-64/09-0119 Kasbohm, Christa und Riedel, Waltraut; Berlin-Dahlem, Univ., Klin. und Poliklin. für Kleine Haustiere, Inst. für Veterin.-Pathol. **Thrombose der Aorta abdominalis bei einer Katze.** Kleintier-Prax. 8 (1963) Nr. 5. S. 108-110. — 2 Abb., 7 Lit.

Es wird über eine Thrombose der Aorta abdominalis bei einem 4 Jahre alten, kastrierten Kater berichtet. Die klinischen Symptome bestanden in plötzlich einsetzender Lähmung der Hinterextremitäten, vollständiger Aufhebung der Reflexe, Kühle der hinteren Körperpartien, Fehlen des Femoralispulses beiderseits und auffallend empfindlichem Verhalten. Pathologisch-anatomisch wurde ein geschichteter Thrombus gefunden, der sowohl das Lumen der Aorta abdominalis 1,2 cm vor der Abzweigung der beiden Aa. iliacea externae als auch die Lumina der genannten Gefäße, in die er sich hineinzog, verlegte. Pathologisch-histologisch wurden degenerative Prozesse in der Aortenwand gefunden. K. Potel. 2760.

4-64/09-0120 Cox, George E., Trueheart, Richard E., Kaplan, Joel und Taylor, C. Bruce. Atherosclerosis in rhesus monkeys. IV. Repair of arterial injury — an important secondary atherogenic factor. **(Atherosklerose bei Rhesusaffen. 4. Mitt. Heilung von Arterienverletzungen — ein wichtiger pathogenetischer Faktor.)** Arch. Pathol. **76** (1963) Nr. 2. S. 166-176. — 8 Abb., 15 Lit. 3. Mitt. vgl. 4-64/03-0185.

Mittels Unterkühlung wurden an fett- und cholesterinreich ernährten und an fettarm ernährten Kontrolltieren Schäden der Aorta und A. iliaca herbeigeführt. Bei den hypercholesterinämischen (H.) Tieren entwickelt sich schon nach 3 Wochen in der Narbe eine starke Lipid-Ablagerung in der Intimawand, während bei unverletzten Gefäßen hierzu eine 3monatige H. nötig ist. Der Heilungsvorgang hat also an den betroffenen Stellen eine potenzierende Wirkung auf die Lipid-Ablagerung. Es wurde hier zweimal so viel Lipoidmaterial gefunden wie in den angrenzenden unverletzten Gefäßabschnitten. W. Seffner. 2760.

4-64/09-0121 Taylor, C. Bruce, Manalo-Estrella, Pacita und Cox, G. E. Atherosclerosis in rhesus monkeys. V. Marked diet-induced hypercholesteremia with xanthomatosis and severe atherosclerosis. **(Atherosklerose bei Rhesusaffen. 5. Mitt. Ernährungsbedingte Hypocholesterinämie mit Xanthomatose und starker Atherosklerose.)** Arch. Pathol. **76** (1963) Nr. 3. S. 239-249. — 18 Abb., 12 Lit. 4. Mitt. vgl. vorst. Ref.

Bei 2 weibl. Tieren, an denen eine Hypercholesterinämie (H.) diätetisch herbeigeführt wurde, wurden außergewöhnliche Komplikationen festgestellt, die bei der menschlichen Atherosklerose bereits bekannt sind. Nachdem eine H. von etwa 500 mg% über 2 Jahre bestanden hatte, entwickelte sich bei beiden Tieren eine Xanthomatose der Haut an Händen, Füßen, Knien und Ellenbogen sowie verschiedenen Sehnen. Ein Tier starb nach 40monatiger H. infolge Verschlusses zahlreicher Hermuskelgefäße mit Herzmuskelinfarzierung. Bei dem anderen Tier entwickelte sich nach 55monatiger H. eine Femoralthrombose mit Gangrän. W. Seffner. 2760.

4-64/09-0122 Saar, Chr., Hilliger, H. G. und Loppnow, H.; Berlin-Dahlem, Univ., Klin. und Poliklin. für Kleine Haustiere; Inst. für Veterin.-Hyg.; Inst. für Veterin.-Pathol. **Plasmazelluläre Retikulose mit kristallinen Paraproteinablagerungen bei einem Hund.** Zbl. Veterinärmed., R. A **10** (1963) Nr. 8. S. 723-741. — 18 Abb., 3 Tab., 7 Lit.

Bei einem 13jährigen Rauhaarteckelrüden mit rezidivierenden Blutungen aus den Zahnalveolen und der Darmschleimhaut wurde klinisch eine Anämie, beschleunigte Blutsenkung, beschleunigte Gerinnungszeit und Proteinurie festgestellt. Im Knochenmark und in der Leber wurden mittels Biopsie Plasmazellen mit vacuolisiertem Plasma und teilsweise mehreren Kernen gefunden und dadurch bereits klinisch die Diagnose gesichert. Die Untersuchung des Serumeiweißes ergab Dysproteinaemie und Paraproteinaemie mit Auftreten von 3 zusätzlichen Serumeiweißfraktionen. Bei der Sektion und histologischen Untersuchung wurde eine systematisierte, diffuse Plasmazellwucherung in Knochenmark, Leber , Milz, Lymphknoten, Nieren und Mandeln gefunden, die in Leber und Milz zu makroskopisch sichtbaren, unregelmäßigen, kleinen, graugelben Herden geführt hatte. In einer Reihe von hochgradig vergrößerten Plasmazellen und in anderen Zellen des RS wurde mittels der Weigertschen Fibrinfärbung eine hochgradige Ablagerung von Paraproteinkristallen festgestellt. In Lebersinusoiden und in Nierenkanälchen sind auch einige extracelluläre Kristalle zu finden. W. Seffner. 2765.

4-64/09-0123 Beaver, David L., Ashburn, L. L., McDaniel, E. G. und Brown, Nesbitt D.; Bethesda, Md., Dep. of Health, Education, and Welfare, U. S. Public Health Serv., Nat. Inst. of Arthritis and Metabolic Diseases; Nat. Inst. of Health; Washington, Walter Reed Army Med. Center, Walter Reed Army Inst. of Res. Lipid deposits in the lungs of germ-free animals. **(Fettablagerungen in den Lungen keimfreier Tiere.)** Arch. Pathol. **76** (1963) Nr. 5. S. 565-570. — 5 Abb., 3 Tab., 14 Lit.

Bei der Zerlegung keimfrei aufgezogener Ratten, die eine bestimmte Mangeldiät erhalten hatten, fanden sich in den Lungen vorwiegend subpleural liegende weißliche Stippchen, die aus einer Ansammlung von Xanthomzellen bestanden, ohne daß dabei eine vorangegangene Entzündung oder ein anderer Schaden nachzuweisen waren. Diese Herde, die isotrope und anisotrope Fette enthielten, traten bei nicht keimfrei aufgezogenen Kontrollratten nicht auf und waren besonders häufig bei solchen Ratten zu sehen, die eine cirrhoseerzeugende Eiweiß- oder eine Pantothensäure-Mangeldiät erhalten hatten. Zwischen der Schwere der Veränderungen und der Versuchsdauer konnten direkte Beziehungen nicht festgestellt werden. Die Ätiologie dieser Zellreaktion in der Lunge konnte durch die Untersuchungen nicht geklärt werden. D. Matthias. 2770.

4-64/09-0124 Guarda, Felice; Torino, Univ. degli Studi, Ist. di Patol. Gen. ed Anatomia Patol. Veterin. Sulla ipertrofia idiopatica dell'esofago degli equini. Contributo casistico ed anatomo-patologico. **(Über die idiopathische Hypertrophie des Ösophagus des Pferdes Kasuistischer nud pathologisch-anatomischer Beitrag.)** Ann. Fac. Med. Veterin. Torino **12** (1962) S. 29-36. – 3 Abb., 14 Lit.
An drei Pferden und einem Esel wird die für das Pferdegeschlecht typische idiopathische Muskelhypertrophie des Ösophagus beschrieben. Ohne anatomisch nachweisbaren Anlaß findet sich vor allem eine Hypertrophie der Ringmuskulatur, während die Längsmuskulatur kaum und dann nur unregelmäßig hypertrophisch ist. Die Hypertrophie der inneren Ringmuskulatur kann bis zu 3 cm betragen (Abb.). Bei der Randmuskulatur kann man Homogenisierung und Hyalinose der Muskelfasern beobachten. Vf. nimmt als mögliche Ursachen u. a. Cardiospasmen und Verengungen des Hiatus oesophageus im Zwerchfell an und diskutiert die Pathogenese. E. Wiesner. 2775.

4-64/09-0125 Rampichini, L., Nardi, E. und Antonio, E. di; Perugia, Univ., Fac. di Med. Veterin.; Foggia, Ist. Zooprofilattico Sperimentale. Contributo allo studio della cirrosi epatica del cane da Opisthorchis felineus (Rivolta 1884). **(Ein Untersuchungsbeitrag zur Lebercirrhose beim Hunde, verursacht durch Opisthorchis felineus, Rivolta 1884.)** Veterin. ital. **14** (1963) Nr. 12. S. 980-988. – 4 Abb., 11 Lit. Zus. in Engl., Franz., Span.
Durch Autopsie und histologische Untersuchung wurde bei einem drei Jahre alten Deutschen Schäferhunde eine akute Bauchwassersucht, verursacht durch eine Lebercirrhose, festgestellt. In den Gallengängen der Leber fanden sich zahlreiche, parasitologisch einwandfrei identifizierte Exemplare von Opisthorchis felineus, Rivolta 1884. K. Reinhardt. 2775.

4-64/09-0126 Langheinrich, Karl; München, Univ., Tierärztl. Fak., Med. Tierklin. **Beitrag zur Diagnose der Pankreasinsuffizienz beim Hund.** Diss. München **1963** 32 S. – 9 Tab., 15 Lit.
Zur Diagnose der beim Hund nicht seltenen Pankreas-Erkrankung bzw. -Insuffizienz wurden Kotuntersuchungen zum Nachweis des Trypsins und der Pankreasdiastase durchgeführt, die im Gegensatz zu anderen Pankreasfermenten nicht durch die Verdauung zerstört werden. Dazu wurde der Röntgenfilm-Test (I), der Gelatine-Reagenzglas-Test (II), der Hühnerblut-Test (III) zum Nachweis des Trypsins und der Kartoffelstärke-Test (IV) zum Nachweis der Diastase angewandt. Bei 15 an einer Pankreas-Insuffizienz erkrankten Hunden wurde 11mal die Diagnose mittels dieser Methoden gestellt. In den 4 übrigen Fällen wurde Trypsin nachgewiesen, obwohl die Sektion 2mal Pankreas-Atrophie, 1mal Nekrosen und 1mal Hyperämie ergeben hatte. Bei gesundem Pankreas wurde nur 1mal bei einer Koprostase und 1mal bei einer Dünndarmstenose Trypsin nicht nachgewiesen. Eine Sonderstellung unter gesunden Hunden nehmen allerdings läufige Hündinnen ein, bei denen der Trypsinnachweis häufig negativ oder fraglich verläuft. I und II eignen sich für die Praxis gut; III und IV sind technisch schwierig auszuführen; mit ihnen können fragliche Ergebnisse unter Umständen geklärt werden. W. Seffner. 2780.

4-64/09-0127 Miller, W. J. und Miller, J. K.; Athens, Univ. of Georgia. Photomicrographs of skin from zinc-deficient calves. **(Über Aufnahmen von histologischen Hautpräparaten von Kälbern mit Zinkmangel.)** J. Dairy Sci. **46** (1963) Nr. 11. S. 1285-1287. – 4 Abb., 4 Lit.
Über die experimentelle Durchführung und die Auswirkungen einer Zinkmangelernährung bei Kälbern liegen bereits Veröffentlichungen vor. Es wurde dabei in jedem Falle eine Parakeratose oder eine Hyperkeratose mit diagnostiziert, eine genaue Unterscheidung durch histologische Untersuchungen der Haut wurde nicht vorgenommen. Deswegen legten Vff. bei ihren Beobachtungen besonderen Wert auf die pathohistologischen Ver-

änderungen der Haut. Sie konnten dabei feststellen, daß eine starke Keratinansammlung vorlag, im Stratum corneum zeigten sich viele Zellkerne, während im Stratum granulosum die Zellzahl vermindert war. Es lag also eine Acanthosis vor, die bei normal ernährten Kälbern nicht auftritt.
E. Werner. 2785.

4-64/09-0128 Mylrea, P. J.; Berry, New South Wales, Dep. of Agric. Macroscopic lesions in the genital organs of cows. **(Makroskopisch erkennbare Veränderungen an den Geschlechtsorganen von Kühen.)** Austral. veterin. J. **38** (1962) Nr. 9. S. 457-461.
Im Rahmen der Untersuchungen wurden die Geschlechtsorgane von 333 geschlachteten Rindern makroskopisch untersucht. Insgesamt wurden bei 48 Tieren = 14,8% irgendwelche Veränderungen festgestellt. Hochgradige Veränderungen lagen bei 1,8% der Tiere vor, bei den restlichen waren die Schäden nur in einem Teil des Genitaltraktes vorhanden. Bursitiden und Salpingitiden wurden mit 9,3% am häufigsten, purulente Metritiden bei 1,5% entwicklungsbedingte Abnormitäten bei 0,6%, cystische Entartungen der Eierstöcke bei 0,3% und bei 0,9% verschiedene Erkrankungen diagnostiziert. Corpusluteum-Cysten lagen bei 36% der nichtträchtigen und 0,9% der trächtigen Kühe vor. Wenn man aus den Befunden Rückschlüsse auf die Fertilität zu ziehen sucht, so kann man sagen, daß 7,5% der Tiere Veränderungen aufwiesen, die hinreichend waren, die Fruchtbarkeit aufzuheben bzw. herabzusetzen, während die restlichen 6,9% nur geringfügige Abnormitäten erkennen ließen, welche die Fertilität nur wenig beeinflußten. Der Vf. kommt zu der Schlußfolgerung, daß klinisch nur die stärkeren Veränderungen zu diagnostizieren, wohingegen die leichteren Fälle nicht immer palpatorisch zu ermitteln sind. Er führt an, daß das Verhältnis der klinisch und pathologisch-anatomisch festgestellten Veränderungen nach Moberg 1:3 beträgt.
H.-J. Kuller. 2800.

4-64/09-0129 Hooff, A. van den; Amsterdam, Univ., Histol. Lab. On the ossification defect in lathyrism. **(Ossifikationsstörungen bei Lathyrismus.)** Pathol. Microbiol. [Basel] **26** (1963) Nr. 6. S. 753-767. — 16 Abb., 37 Lit. Zus. in Franz., Dtsch.
Im Verlauf der Lathyrusvergiftung kommt es zu unvollständiger Kreuzbindung der Kollagenmoleküle, zu Änderungen im Kohlenhydratstoffwechsel und zu einer Störung der Knochenverkalkung. Um die Beziehungen dieser 3 Vorgänge zueinander aufklären zu helfen, wurden in der vorliegenden Arbeit Ratten mit β-Aminopropionnitril, der wirksamen Substanz des Lathyrus, über 1 oder 2 Wochen gefüttert und sodann Tibia und Mandibula histologisch untersucht. Dabei kommt es zu einer Störung der enchondralen Verkalkung und zur Exostosenbildung. In den Exostosen und den Epiphysenscheiben werden extracellulär PAS-positive Körnchen und -Kugeln abgelagert, die dann verkalken, während sie am gesunden Knochen nur in sehr schmalen Zonen angetroffen werden. Da enge Beziehungen zwischen der kollagenen Matrix des Knochens und dem Verkalkungsprozeß bestehen, wird angenommen, daß das abweichende Verhalten der PAS-positiven Komponente eine ungenügende Stabilisierung des Kollagens durch neutrale Kohlenhydrate zum Ausdruck bringt. Die normale Beziehung zwischen Kollagen und Apatit ist also gestört. W. Seffner. 2810.

4-64/09-0130 Schumacher, G. H. und Rehmer, H.; Rostock, Univ., Anatom. Inst. **Sekundäre Veränderungen am Kieferapparat des Kaninchens (Oryctolagus cuniculus L.) nach Zahnextraktionen.** Anatom. Anz. **114** (1964) Nr. 2. S. 141-158. 2810.

4-64/09-0131 Manktelow, B. W.; Mosgiel, Taieri Agric. Centre, Veterin. Diagnostic Stat. Myopathy of dogs resembling white muscle disease of sheep.

(Eine der Weißmuskelkrankheit der Schafe ähnliche Myopathie der Hunde.) New Zealand veterin. J. **11** (1963) Nr. 3. S. 52-55. — 6 Abb., 2 Lit.

Bei einem erwachsenen Collie und zwei Würfen wurde eine schwere akute bzw. angeborene Polymyopathie beobachtet, die der Weißmuskelkrankheit der Lämmer und anderer Haustiere entsprach. Bei dem zweijährigen Collie wurde nach kurzer Krankheit eine Blässe aller Skelettmuskeln außer der der Kopfmuskulatur festgestellt. Die Muskeln zeigten makroskopisch eine symmetrisch fleckige Verteilung dieser Blässe ohne Hypertrophie oder Atrophie, histologisch ließ sich eine schwere Muskelnekrose mit Verlust der Querstreifung, Schwellung, Fragmentierung des Sarkoplasmas nachweisen. Bei den Welpen, die 5 Std. nach der Geburt starben, fiel der Herzmuskel im ventralen Teil als sehr blaß, streifig und kalkig auf, während die Skelettmuskeln normal waren. Mikroskopisch waren diese Myocardnekrosen stark mit amorphen Kalkeinlagerungen durchsetzt. Zunge und Skelettmuskulatur zeigten ebenfalls im mikroskopischen Bild Muskelveränderungen. Auf Grund der pathologischen Befunde und der Epidemiologie wird diese Muskelerkrankung des Hundes der durch Selenmangel bedingten Weißmuskelkrankheit der Schafe gleichgestellt. H. Trolldenier. 2815.

4-64/09-0132 Manktelow, B. W. und Reid, W. T.; Mosgiel, Taieri Agric. Centre, Veterin. Diagnostic Stat.; Temuka, South Canterbury Veterin. Club. Cerebrocortical necrosis (polioencephalomalacia) in a goat. **(Cerebrocorticale Nekrose [Polioencephalomalacie] bei der Ziege.)** New Zealand veterin. J. **11** (1963) Nr. 4. S. 100. 2826.

4-64/09-0133 Davydov, V. Ja. Gistologičeskie izmenenija pri afrikanskoj čume svinej. **(Histologische Untersuchungen bei der afrikanischen Schweinepest.)** Trudy Vsesojuznogo instituta ėksperimental'noj veterinarii, Moskva **29** (1962) S. 209-216. — 4 Abb.

In der UdSSR ist die afrikanische Schweinepest noch wenig verbreitet, und nur wenige Institute beschäftigen sich mit ihrer Erforschung. Vf. beschreibt die pathologisch-histologischen Veränderungen bei Läufern, die an der Seuche erkrankt oder verendet sind. Die afrikanische Schweinepest ist eine haemorrhagische Septikämie, die sich in Form von Diathesen und degenerativ-entzündlichen Prozessen der parenchymatösen Organe und Lymphknoten äußert. Charakteristisch ist eine plötzliche Rückbildung der Blutgefäße, besonders der feinsten Gefäße. Differentialdiagnostisch gegenüber der klassischen Schweinepest kann der intensive Charakter der Gefäßwandveränderung im Zusammenhang mit der haemorrhagischen Affektion der Gewebe und Organe gewertet werden. E. Wittmann. 2895.

4-64/09-0134 Rius, R., Castillo, J. del und Nelson jun., T. E.; San Juan, Puerto Rico, School of Med. Patterns of spontaneous hemostasis in the blood vessels of the rabbit's ear. **(Über das Phänomen der spontanen Hämostase in den Blutgefäßen des Ohres bei Kaninchen.)** Arch. int. Physiol. Biochim. [Liège, Belgique] **71** (1963) Nr. 4. S. 471-498. — 12 Abb., 9 Lit.

In vorliegender Arbeit wird über eine einfache Technik berichtet, mit deren Hilfe es möglich ist, den Blutverlust eines einzigen Gefäßes aufzuzeichnen. Die Versuche mittels dieser Technik zum Studium der Hämostase an Blutgefäßen des Kaninchenohres haben 2 Grundsymptome der Hämostase aufgedeckt. Das arterielle Symptom ist gekennzeichnet durch einen starken Blutstrahl, nach Verletzung des Gefäßes, dem nach ein paar Sekunden ein signifikanter Abfall in der Ausflußrate des Blutes folgte. — Die Kurve der Aufzeichnungen beginnt mit einer starken Initialzacke. Beim venösen Symptom fehlt die Initialzacke. Es wurde eine trapezähnliche Kurve mit einer leichten Erhöhung bzw. Plateau beobachtet. Im weiteren Verlauf der Versuche wurde der Einfluß des mechanischen Druckes, der Infiltration des perivasculären Gewebes und die Injektion von Heparin auf das Hämostasesymptom untersucht. W. Richter/Kleinmachnow. 3015.

4-64/09-0135 Elema, J.; Utrecht, Rijksuniv., Fac. der Diergeneeskunde. Het vet metabolisme bij acetonemie. **(Fettstoffwechsel bei Ketose des Rindes.)** Tijdschr. Diergeneeskunde 88 (1963) Nr. 23. S. 1580-1584. — 4 Abb. Zus. in Engl., Franz., Dtsch.

Bei einer unmittelbar nach dem Abkalben bei Kühen erzeugten Ketose wird eine starke Leberverfettung beobachtet. Infolge dieser Leberverfettung und der dabei auftretenden Leberzelldegeneration ist eine erhöhte Tätigkeit der intracellulären Enzyme im Blut wahrnehmbar. Signifikante Unterschiede sind für LDH, MDH und Aldolase festzustellen, während GPT kaum oder nur unwesentlich erhöht ist. E. Wiesner. 3120.

VII. BAKTERIOLOGIE, HYGIENE

4-64/09-0136 Entwicklung hochwirksamer Impfstoffe und diagnostischer Verfahren zur Feststellung von Tierseuchen. Teilthema: Herstellung eiweißarmer Nährmedien. Dessau, Forsch.-Inst. Impfstoffe Dessau Plan-Nr.: 2690 15/3-17/2. Abschlußber. (11/3. 1964).

Zur Herstellung eiweißarmer Nährmedien werden optimal auswertbare N-Quellen (Peptone, Tryptone) verwendet, deren Dissimilierung durch wirksame Energiequellen erweitert werden. Als hervorragende Energiequelle hat sich ein Glukose-Lactatgemisch bewährt. Im eiweißarmen Nährmedium sind der Bakterienertrag bzw. die Bildung von Antigenen im Verhältnis zum eingesetzten Eiweiß wesentlich erhöht. Besonders deutlich wird dies bei der Herstellung von Tetanus-Antigen. Neben einer Erhöhung des Antigengehaltes im Nährmedium wird auch die Bildung desselben wesentlich beschleunigt. 3280.

4-64/09-0137 Reusser, Fritz; Kalamazoo, Mich., Upjohn Co. Stability and degeneration of microbial cultures on repeated transfer. **(Stabilität und Degeneration von Bakterienkulturen bei wiederholter Überimpfung.)** Advances appl. Microbiol. **5** (1963) S. 189-215. — 70 Lit.

In einem etwa 70 Literaturstellen umfassenden Übersichtsreferat werden die bei der Weiterführung von Mikrobenstämmen auftretenden Variations- und Degenerationserscheinungen sowie ihre Ursachen und Verhütung besprochen. Vf. berücksichtigt besonders die mit der geschlechtlichen und ungeschlechtlichen Vermehrung zusammenhängenden Faktoren und sieht in dem kurzen Generationswechsel der Mikroorganismen eine der Hauptursachen für die Labilität der auf Nährböden fortgezüchteten Kulturen. Zur Vermeidung unerwünschter Änderung der Eigenschaften durch genetische Prozesse schlägt Vf. die Lagerung der Sammlungsstämme in tiefgefrorenem oder lyophilisiertem Zustand vor. G. Train. 3280.

4-64/09-0138 Glantz, Paul J.; University Park, Pennsylvania State Univ. Holder for reading results of tube tests. **(Ein Halter für das Ablesen von Reaktionen in Agglutinationsröhrchen.)** J. Bacteriol. **86** (1963) Nr. 3. S. 601 bis 602. — 1 Abb.

Der beschriebene Röhrchenhalter aus Metall ermöglicht es, 8 bis 12 in einer Reihe im Gestell stehende Agglutinationsröhrchen mit einem Griff zu erfassen, emporzuheben und abzulesen. Der Halter besteht aus zwei Metalleisten, die durch ein Federgelenk miteinander verbunden sind, und ist mit einem Handgriff versehen. An der Innenseite der Metallschiene befinden sich Gummistreifen, die ein Abrutschen der erfaßten Röhrchen verhindern. Eine Abb. erläutert die einfache Konstruktion. E. Kunter. 3290.

4-64/09-0139 Hatala, M. und Prát, V.; Prag, Inst. für Klin. und Exp. Chirurg.; Inst. für Kreislaufforsch. **Quantitative bakteriologische Befunde im Harn und den Nieren gesunder Kaninchen sowie bei experimenteller Pyelonephritis.** Zbl. Bakteriol., Parasitenkunde, Infektionskrankh. Hyg., I. Abt., Orig. **190** (1963) Nr. 4. S. 496-507. — 9 Tab., 9 Lit. Zus. in Engl., Franz., Span.

Die Ergebnisse der bakteriol. Untersuchung des Harnes gesunder Kaninchen lassen erkennen, daß die direkte Punktion der Harnblasenwand die zuverlässigste Methode der Harnentnahme aus der Blase darstellt. Es konnten dabei nie Bakterien im Harn nachgewiesen werden. Durch Katheterisierung gewonnener Harn war bei 35% der untersuchten Kaninchen keimhaltig, spontan gelassener Harn zeigte bei 83% der untersuchten Kaninchen Keimgehalt. Die Anzahl der gefundenen Bakterien überschritt bei der Katheterisierung niemals 10^3 je ml Harn. Die bei gesunden Kaninchen im Harn gefundenen Keime werden auf Verunreinigung des Harns zurückgeführt. Bei Kaninchen mit akuter Colipyelonephritis wurden dagegen im Katheterharn stets Keimzahlen von 10^4-10^8 je ml Harn gefunden. Bei der Harnuntersuchung eignet sich die Harngewinnung mit dem Katheter gut, wenn eine quantitative bakteriol. Untersuchung durchgeführt wird und erst Keimzahlen von über 10^4 je ml Harn als Ausdruck von Infektionen des Harnapparates gewertet werden. G. Scheibner. 3300.

4-64/09-0140 Levin, Gilbert V. Rapid microbiological determinations with radioisotopes. **(Schnelle mikrobiologische Bestimmung mit Radioisotopen.)** Advances appl. Microbiol. **5** (1963) S. 95-133. — 10 Abb., 7 Tab., 26 Lit.

Übersichtsreferat über die Anwendung von Radioisotopen zur Keimzählung und anderen mikrobiologischen Bestimmungen. Es werden zahlreiche Beispiele angeführt und die notwendigen Apparate und technischen Geräte erläutert. Die Radioisotopentechnik zeichnet sich durch besondere Empfindlichkeit, Schnelligkeit und Genauigkeit aus. Chr. Lehnert. 3320.

4-64/09-0141 Lange, Werner; Berlin-Dahlem, Univ., Veterinärmed. Fak., Inst. für Veterin.-Hyg. **Bakteriologische Untersuchung an Harnorganen des Hundes unter Berücksichtigung der pathologischen Befunde an den Hundenieren.** Diss. Berlin-Dahlem **1963** 62 S. — 8 Tab., 67 Lit.

Die Beurteilung von Bakterienfunden im Hundeharn ist sehr schwierig und für die klinische Diagnostik von Erkrankungen der Harnorgane, insbesondere der Nieren, nicht leicht befriedigend zu lösen. Vf. versucht deshalb zu prüfen, inwieweit Übereinstimmungen zwischen den in den Nieren und in den Harnblasen gefundenen Bakterienarten bestehen und ob bestimmte Bakterien im Zusammenhang mit Infektionen an anderen Körperstellen im Harnapparat auftreten. Im gesunden Harnapparat sind nur selten Bakterien festzustellen, und auch chron. interstitielle Nephritiden stehen in keinem Zusammenhang mit den manchmal ermittelten Bakterienarten, wenn man von dem sehr wahrscheinlichen Zusammenhang zur Besiedlung der Nieren mit Leptospiren absieht. Als Erreger von Nierenveränderungen wurden zweimal *Staphylococcus aureus* und je einmal *Corynebacterium renale*, *E. intermedia* und *Cl. chauvoei* ermittelt. *E. coli* ist häufiger in der Harnblase als in den Nieren nachzuweisen. Staphylokokken im Harn deuten nicht immer auf einen gleichzeitigen Nierenbefund und umgekehrt. Das gleiche trifft für Corynebakterien und Clostridien zu. *Pseudomonas aeruginosa* und *Proteus* wurden im Harn, nicht jedoch in den Nieren nachgewiesen. Bei bakteriellen Erkrankungen an anderen Körperstellen kann es im Gefolge eines Bakterieneinbruches in den Blutkreislauf zu metastatischen Erkrankungen der Nieren kommen. Das gilt besonders für die Staphylokokkensepsis. E. Wiesner. 3380.

4-64/09-0142 Alterauge, Werner; Dortmund, Veterinäramt. **Von den Körperzellen ausstrahlende resorptive Wirkungen in ihren Beziehungen zur Pathogenese und Epidemiologie der Infektionskrankheiten.** Mh. Tierheilkunde **15** (1963) Nr. 11. S. 314-317.
Vf. erklärt das Manifestwerden einer Infektion mit gewissen, von Zellen des Wirtsorganismus auf den Erreger ausgeübten überkompensatorischen Resorptionswirkungen. Erscheinungen dieser Art sind besonders bei jugendlichen oder trainierten Organismen zu erwarten, während ältere Individuen mit dem Rückgang der allgemeinen Stoffwechseltätigkeit die Empfänglichkeit und Reaktivität in zunehmendem Maße verlieren können. Es resultiert in solchen Fällen eine Vermehrung ohne klinische Erscheinungen, was sich in Keimträgertum und Bildung von Seuchenreservoiren bemerkbar macht.
G. Train. **3430.**

4-64/09-0143 Henschel, Jürgen; Berlin, Humboldt-Univ., Veterinärmed. Fak., Inst. für Epizootol. und Hyg.; Staatl. Veterinärmed. Prüfungsinst. **Untersuchungen über das Verhältnis der Agglutinationstiter zum Immunitätszustand beim Rotlauf der Schweine.** Diss. Berlin **1964** 60 S. – 8 Abb., 73 Lit.
Um mit der Agglutination unter ständig gleichbleibenden Bedingungen arbeiten zu können, wurde ein Rotlauftrockenantigen entwickelt, durch das diese Methode die Eignung für Reihenuntersuchungen erhalten hat. Es wurden die serologischen Titer von insgesamt 254 negativen, vaccinierten und infizierten Tieren ermittelt. Die Agglutination hat für die Beurteilung der Reaktionslage eines einzelnen Tieres wenig Bedeutung, wohl aber für die eines Bestandes. Ein Durchschnittstiter von 1:10 und darunter ist als negativ zu bewerten. Bestände von einem Durchschnittstiter von 1:80 und mehr haben ein verändertes Reaktionsvermögen gegenüber Rotlauf. Durch mehrmalige Blutentnahmen wurde der Titerverlauf vor und nach der Vaccination sowie nach der Infektion verfolgt. Die höchsten Titer werden 14 Tage nach der Vaccination erreicht. Aus dem unterschiedlichen Titerverlauf von Kontrollen, vaccinierten und infizierten Tieren schlußfolgert Vf., daß ein konstanter Infektionsreiz entsprechend dem Immunitätsgrad der infizierten Tiere abgeschwächt wird, bevor er an die empfänglichen Körperzellen gelangt. Die Abschwächung ist aus den klinischen und serologischen Infektionsreaktionen ersichtlich. Daher treten bei guter Immunität niedrige, bei schlechter Immunität hohe postinfektionelle Titer auf. Die Agglutininbildung als Ausdruck des Antigenreizes an den empfänglichen Körperzellen ist umso geringer, je intensiver die Bildung immunisierender Antikörper war. Daher können die Agglutinine weder mit den immunisierenden Antikörpern identisch, noch an sie gekoppelt sein. Die Höhe der Agglutinationstiter gibt nur über das Vorhandensein und mit Vorbehalt über die Intensität der Infektion Auskunft, da die Agglutinationstiter schon in der dritten Woche nach der Infektion stark absinken. Auf die Immunität können nur aus dem Infektionsversuch und dem postinfektionellen Titerverlauf Rückschlüsse gezogen werden.
E. Wiesner. **3430.**

4-64/09-0144 Brendel, Gisela; Berlin-Dahlem, Univ., Veterinärmed. Fak., Inst. für Veterin.-Hyg. **Papierelektrophoretische Serumuntersuchungen von Hühnern vor und nach der Immunisierung mit Taubenpockenvirus-Impfstoff.** Diss. Berlin-Dahlem **1963** 40 S. — 7 Tab., 38 Lit.
Gegen die Geflügelpocken wird heute durch Impfung mit lebendem Taubenpockenvirus (Follikelmethode) bzw. abgeschwächtem Hühnerpockenvirus (Flügelhautstichmethode) eine Immunität erreicht. Etwa 2-4 Wochen nach der Impfung soll die Immunität voll ausgebildet sein. Da anzunehmen ist, daß sich die gebildeten Antikörper in der Gammaglobulinfraktion des Serums nachweisen lassen, versuchte Vfn. mit Hilfe elektrophoretischer Serumuntersuchungen die durch Impfung erreichte Immunität gegen Hühnerpocken

festzustellen. Bei 48 Junghennen kam es 4 Wochen nach der Impfung zu einem statistisch gesicherten Anstieg der Gammaglobuline, 12 legereife Hennen hatten bereits vor der Impfung einen signifikant höheren Gammaglobulin- und niedrigeren Albumingehalt, und 12 legereife Hennen zeigten nach der Imfpung keine sichere Änderung des Eiweißspektrums. Die Ergebnisse elektrophoretischer Untersuchungen lassen also nur begrenzt Schlüsse auf die erlangte Immunität zu. E. Wiesner. 3430.

4-64/09-0145 Alboiu, M., Rusu, V., Rădulescu, A. und Luntz, Fr. Aspecte asupra fiolării produselor biologice. **(Betrachtungen über die Abfüllung von Impfstoffen.)** Lucrările ştiinţ. Inst. Seruri Vaccinuri Pasteur-Bucureşti **7** (1962) S. 355-369. — 10 Lit.
Es wird über einige Beobachtungen berichtet, die im Laufe von 6 Jahren bei der Abfüllung von mindestens 1 Mill. Liter Impfstoff gesammelt wurden. Die wichtigsten Punkte, auf die Gewicht gelegt wurde, sind folgende: Verwendete Materialien und deren Vorbereitung, Flaschen, Ampullen, Korken, Kapseln, Bedrucken der Ampullen, Abfüllen und Schließen der Ampullen und Flaschen, Abfüll- und Verkapselungsmethoden, Arbeitssystem, makroskopische Kontrolle der abgefüllten Produkte, Methoden der Kontrolle, Verlustkoeffizienten und Arbeitsgang. F. Luntz. 3470.

4-64/09-0146 Mayr, A. **Neue Impfstoffe zur Verhütung von Tierseuchen.** Züchtungskunde **35** (1963) Nr. 9/10. S. 474-484.
Die zunehmende Konzentration der Tierhaltung, die Ausweitung des Handelsverkehrs und in gewissem Sinne auch die Isolierung der in Großbetrieben aufgezogenen Bestände führen zu einer immer stärker werdenden Seuchengefahr bzw. Infektionsbereitschaft. Vf. unterstreicht die Notwendigkeit, dieser Entwicklung durch die Einführung neuer Impfverfahren und durch Rationalisierung der bestehenden Methoden zu begegnen. Am Beispiel einiger Virus-Lebendimpfstoffe erläutert er die technischen und ökonomischen Vorteile einer Applikation mit dem Trinkwasser oder mittels Spray bzw. Aërosol. Eine weitere Verbilligung der spezifischen Prophylaxe sieht Vf. in der Anwendung geeigneter Kombinationsimpfstoffe, deren Problematik und Aspekte er umreißt. G. Train. 3480.

4-64/09-0147 Parvanta, Mohammed Faried; München, Univ., Inst. für Tierhyg. **Zur Frage der aktiven Immunisierung mit Vaccinen von Corynebacterium pyogenes.** Diss. München **1962** 53 S. — 9 Tab., 15 Lit.
10 *C. pyogenes*-Stämme wurden auf ihr Wachstum in verschiedenen Nährböden sowie auf Pathogenität, Toxin- und Hämolysinbildungsvermögen untersucht. Anhand von Testvaccinen wurde die Immunogenität eines der Stämme und die Möglichkeiten einer akt. Schutzimpfung weißer Mäuse ventiliert. Vf. fand Unterschiede im biochemischen Verhalten und in der Pathogenität seiner Stämme. Das Wachstum und die Toxin- sowie Hämolysinproduktion waren in Leber-Rindfleischwasser und in Rinderherz-Fleischbouillon optimal. Hinsichtlich der Hämolysinbildung bestanden zwischen den geprüften Stämmen sowie gegenüber den verschiedenen Erythrocytenarten graduelle Unterschiede. Durch Formalinzusatz wurde das Toxin neutralisiert und der Hämolysintiter verringert. Vf. glaubt an eine Kopplung bzw. Identität des Toxins und Hämolysins. Er schlägt vor, den Titer des letzteren als Maßstab für den Toxingehalt und Immunisierungseffekt zu benutzen. Von 6 aus einem pathogenen, toxinreichen Stamm hergestellten Testimpfstoffen bewährte sich eine an $Al(OH)_3$ adsorbierte Formolvaccine, ohne jedoch einen absoluten Schutz gegen die experimentelle Infektion mit 100-1000 Mill. Keimen i. p. zu gewähren. G. Train. 3480.

4-64/09-0148 Popescu, Ar., Constantinescu, C., Tican, V. und Sinchievici, B. Influenţa filtrării prin plăci sterilizante asupra concentraţiei anticorpilor specifici din serurile imune. **(Der Einfluß der sterilisierenden Filtration auf die Konzentration der spezifischen Antikörper aus Immunseren.)** Lucrările științ. Inst. Seruri Vaccinuri Pasteur-București 7 (1962) S. 331 bis 341. – 17 Lit.

Die dreimal wiederholte industrielle Filtration einiger antimikrobieller und antitoxischer Seren (Schweinerotlaufserum, Pasteurelloseserum, Tetanusserum), die Untersuchung der Konzentration der spezifischen Antikörper mittels Elektrophorese und deren Titration haben folgendes ergeben. Die gravimetrischen Werte der Gesamtproteine haben leichte Rückgänge erbracht. Die relativen (prozentualen) Werte der Serumproteinfraktionen haben im Laufe der drei Filtrationen geringe Veränderungen erfahren. Die 0,5% Phenolisierung der Seren hat die elektrophoretische Migration nicht beeinflußt. Der Schutzwert der Seren, geprüft mittels Titration an Mäusen, ist sowohl im ersten Teil der ersten Filtration als auch in der Gesamtmenge einer jeden der 3 Filtrationen unverändert geblieben. Die industrielle Filtration der Immunseren durch E. K. S.2-Seitzplatten gewährleistet die Sterilität der betreffenden Impfstoffe und erhält das Niveau der spezifischen Antikörper im Serum, selbst wenn drei aufeinanderfolgende Filtrationen durchgeführt werden. Gleichzeitig wird die Trübung der Seren verringert, so daß man reinere Biopräparate mit einer größeren Unschädlichkeit erzielt. F. Luntz. 3490.

4-64/09-0149 Entwicklung hochwirksamer Impfstoffe und diagnostischer Verfahren zur Feststellung von Tierseuchen. Teilthema: Hyperimmunisierung der Serumtiere mittels Dauertropfinfusion. Dessau, Forsch.-Inst. Impfstoffe Dessau Plan-Nr.: 26 90 15/3-16/2. Abschlußber. (11/3. 1964).

In 10 Versuchsansätzen bei Tetanus-Hyperimmunisierungsgruppen wurden 20 Pferde teilweise oder vollständig per Dauertropf (DT) hyperimmunisiert. Diesen Pferden standen jeweils zahlreiche Kontrollen gegenüber. Die technische Durchführung einer DT bis zu 10 Tagen ist möglich, erfordert aber große Aufmerksamkeit, so daß ein Einsatz bei einer Gruppe nicht zu empfehlen ist. Bei den durchgeführten Versuchsansätzen war die Antikörperleistung bei den Versuchspferden in allen Fällen geringer als bei den Kontrollen. Es war nicht möglich, mit DT die humorale Antikörperschranke zu überwinden; sehr starke Temperaturreaktionen verhinderten eine konzentriertere Impfstoffinfusion. 3490.

4-64/09-0150 Entwicklung hochwirksamer Impfstoffe und diagnostischer Verfahren zur Feststellung von Tierseuchen. Teilthema: Brucellose-Impfungen mit dem Stamm Buck 19 und dem Totimpfstoff. Rostock, Veterinäruntersuchungs- u. Tiergesundheitsamt Rostock Plan-Nr.: 2554-29h8-067/60-58. Abschlußber. (18/3. 1964). – 2 Abb., 28 Lit.

Es sollte festgestellt werden, wie weit die Anwendung von Lebendimpfstoff Buck 19 bei Kühen die wirtschaftlichen Verluste infolge akuter Brucellose mindert. Die Versuche wurden in einem Groß- und einem Mittelbestand durchgeführt. In beiden Betrieben waren die Fütterungs- und Haltungsbedingungen gut, die hygienischen Verhältnisse zufriedenstellend. Im Großbestand wurden 193 Kühe, die zum Teil tragend waren, geimpft. Weitere 56 wurden revacciniert, d. h. sie waren bereits der Jungtierimpfung unterzogen worden. Von den 193 kalbten bisher 94 = 70% normal ab. 41 Tiere = 30% verkalbten. Von den revaccinierten Kühen kalbten bisher 37 = 92,5% normal, 3 = 7,5% verkalbten. Im mittleren Bestand wurden 26 Kühe, ebenfalls zum Teil tragend, geimpft. Davon kalbten 19 Tiere normal = 83%. 4 Kühe = 17% verkalbten. 3490.

4-64/09-0151 Plakunov, V. K.; Moskau, Lomonossow-Univ. O biochimičeskich izmenenijach v obmene Staphylococcus aureus 209 P, svjazannych s ustojčivost'ju k tetraciklinam. **(Über die biochemischen Veränderungen des**

Stoffwechsels von Staphylococcus aureus 209 P im Zusammenhang mit der Resistenz gegenüber Tetracyclinen.) Doklady Akademii nauk SSSR; Moskva **151(31)** (1963) Nr. 4. S. 952-954. – 2 Abb., 2 Tab., 6 Lit.
Durch biochemische Untersuchungen konnte bestätigt werden, daß beim Tetracyclin-resistenten Staphylococcus aureus-Stamm wesentliche Veränderungen im Energieaustausch auftraten, die in der Fähigkeit zur Nutzung verschiedener Substrate ihren Ausdruck fanden. Beim Tetracyclin-resistenten Stamm fiel wahrscheinlich der Tetracyclin-sensible Bereich des Redox-Systems, der mit der Vitamin K- und Flavinsynthese im Zusammenhang steht, teilweise oder vollständig aus. Der Ausfall von Wasserstoffüberträgern ist möglicherweise die Ursache für das Nichtausnutzen verschiedener Substrate. Für die Spezifität der Resistenz des Stammes gegenüber Tetracyclinen spricht außerdem die Tatsache, daß die Zellen sensibler und resistenter Stämme praktisch gleiche Mengen Chlortetracyclin aufnehmen. Deshalb können die Resistenzvorgänge keineswegs durch unspezifische Veränderungen an den Zellmembranen erklärt werden. G. Hille. 3565.

4-64/09-0152 Chadwick, P.; Halifax, Nova Scotia, Dalhousie Univ. Rapid screening test for Bacillus anthracis. **(Ein mikroskopischer Schnelltest zur Diagnose von B. anthracis.)** Canad. J. Microbiol. **9** (1963) Nr. 5. S. 734 bis 737. – 6 Abb., 8 Lit.
Der beschriebene Schnelltest beruht auf der weitgehend charakteristischen Struktur der Mikrokolonie von *B. anthracis*. Casein-Hefe-Lactat-Glukose-Agarplatten wurden mit versporten Suspensionen von insgesamt 37 *B. anthracis*-Stämmen in Verdünnungen beimpft und nach 3, 4, 5 und 6 Std. Bebrütung bei 37 °C unter dem Mikroskop abgelesen. Nach 3 Std. waren kurze, gerade Flächen sichtbar, die an Länge schnell zunahmen, aber bis zu einer Länge von etwa 100 μ einadrig blieben. Danach bildeten die Bazillenfäden Kurven und breite Schlingen, zuerst im Zentrum der Fäden, später auch an anderen Stellen. Nach 5-6 Std. hatte sich aus den Bazillenfäden eine lose geformte Mikrokolonie entwickelt, die aus einzelnen, in weichen Kurven, oft parallel verlaufenden Fäden bestand. Die beschriebene Mikrokolonieform wurde bei 36 der 37 untersuchten *B. anthracis*-Stämme beobachtet. Im Vergleich zur Struktur der Mikrokolonie von *B. anthracis* wurde die Morphologie der Mikrokolonien von 162 Stämmen der Gruppe I des Genus *Bacillus* unter den gleichen Versuchsbedingungen untersucht. Zu den geprüften Bacillen-Stämmen gehörten 28 *B. megaterium*-, 15 *B. cereus*-, 10 *B. cereus var. mycoides*-, 24 *B. licheniformis*-, 29 *B. subtilis*- und 24 *B. pumilus*-Stämme. Es konnten Zusammenhänge zwischen den verschiedenen Mikrokolonieformen und den einzelnen Bacillenarten festgestellt werden. Jedoch wurden von keinem der Bacillenstämme Mikrokolonien in genau der gleichen Form gebildet, wie die des *B. anthracis*. Es wird empfohlen, die Struktur der Mikrokolonie von *B. anthracis* zur Differentialdiagnose mit heranzuziehen.
E. Kunter. 3570.

4-64/09-0153 Klein, Frederick, Haines, Bertram W., Mahlandt, Bill G. und Lincoln, Ralph E.; Fort Detrick, Frederick, Md., U. S. Army Biol. Lab. Immunologic studies of anthrax. III. Comparison of antibody titer and immunity index after anthrax immunization. **(Immunologische Untersuchungen beim Anthrax. 3. Mitt. Vergleich von Antikörpertiter und Immunitätsindex nach Milzbrand-Immunisierung.)** J. Immunol. [Baltimore] **91** (1963) Nr. 4. S. 431-437. – 4 Tab., 14 Lit. 2. Mitt. vgl. LZ. Abt. IV 8 (1963) Nr. 8. S. 1621.
Beim Vergleich der Wirksamkeitsbestimmung verschiedener Anthrax-Immunisierungen durch Ermittlung des Antikörpertiters und des Immunitätsindexes ergeben sich beim Meerschweinchen und bei Ratten keine oder nur schwache Beziehungen zwischen beiden Verfahren. Die Ergebnisse des Agar-

Diffusionstestes sind variabler als der Immunitätsindex. Vor allem bei niedrigen Schutzwerten ergibt der Diffusionstest eine größere Zahl falscher negativer Resultate. Aus den Ergebnissen wird geschlossen, daß Menschen mit einem Serumtiter von weniger als 1:32 einen unsicheren Schutz gegen Milzbrand haben. Chr. Lehnert. 3570.

4-64/09-0154 Eastin, Jerry D. und Thorne, Curtis B.; Fort Detrick, Frederick, Md., Biol. Lab., U.S. Army Chem. Corps. Carbon dioxide fixation in Bacillus anthracis. **(Kohlendioxyd-Bindung bei Bacillus anthracis.)** J. Bacteriol. **85** (1963) Nr. 2. S. 410-417. — 2 Abb., 4 Tab., 20 Lit.
Virulente *B. anthracis*-Stämme benötigen für die Produktion von Kapselmaterial (Glutamynpolypeptid) eine CO_2-Konzentration, die größer ist als die der normalen Atmosphäre. Von avirulenten Stämmen werden Polypeptide entweder nicht oder in Gegenwart von Luft gebildet. Durch Anwendung von $^{14}CO_2$ zeigte sich, daß der Einbau von CO_2 über Asparaginsäure zu Glutaminsäure und Glutaminpolypeptid erfolgt. Chr. Lehnert. 3570.

4-64/09-0155 Eckert, Nancy J. und Bonventre, Peter F.; Cincinnati, O., Univ., Coll. of Med. In vivo effects of Bacillus anthracis culture filtrates. **(In vivo-Wirkungen von Bacillus anthracis-Kultur-Filtraten.)** J. infect. Diseases **112** (1963) Nr. 3. S. 226-232. — 2 Abb., 3 Tab., 16 Lit.
Albino-Ratten verenden nach i. v. Injektion von *B. anthracis*-Kulturfiltraten innerhalb einiger Stunden. Die einzigen pathologischen Veränderungen bestehen in Lungenödem und Flüssigkeitsansammlung in den interalveolären und peribronchialen Räumen. Es wurden ferner beobachtet: ein Ansteigen der Gefäßpermeabilität in den Lungengefäßen, ein Anstieg der Hämatokrit- und Hämoglobinwerte, eine Verringerung der osmotischen Resistenz der Erythrocyten sowie eine extrem geringe Sauerstoffkonzentration und eine Hypoglykämie des Blutes. Die Veränderungen entsprechen weitgehend der natürlichen Anthrax-Infektion. Chr. Lehnert. 3570.

4-64/09-0156 Flir, Inge; Münster/Westf., Staatl. Veterinäruntersuchungsamt. **Überlebensraten von Mycoplasma gallinarum bei Gefriertrocknung.** Diss. Berlin-Dahlem **1962** 62 S. — 2 Abb., 5 Tab., 74 Lit.
Im Rahmen von Untersuchungen über die Ätiologie der infektiösen Erkrankungen der oberen Luftwege wurde der Einfluß der Gefriertrocknung auf Mycoplasmen bei Verwendung verschiedener Schutzlösungen, Einfriertemperaturen und Lagerungstemperaturen geprüft. Magermilch und Mixtura desiccans nach Fry (75% Rinderserum, 25% Nährbouillon + zusätzlich 7,5% Glukose) erwiesen sich als Schutzlösung gut geeignet. In Magermilch war eine erheblich höhere Überlebensrate bei schnellem Einfrieren bei —70 °C festzustellen, bei Mixtura desiccans hingegen bei —20 °C. Mit der Methode des langsamen Einfrierens bei —20 °C ließen sich in beiden Schutzlösungen die höheren Überlebensraten erzielen. Die Lagerung der Kulturen bei Zimmertemperatur über einen Zeitraum von 4 Mon. zeigte Überlebensraten von 6,20% bei Magermilch und 35,34% bei M. d. Die in M. d. suspendierten Mycoplasmen bildeten auf dem PPLO-Nährboden um die Hälfte kleinere Kolonien als die in Magermilch suspendierten. Stichprobenuntersuchungen auf Restfeuchtigkeit ergaben eine durchschnittliche RF von 5,5%. E. Wiesner. 3625.

4-64/09-0157 Rovozzo, G. C., Luginbuhl, R. E. und Helmboldt, C. F.; Storrs, Univ. of Connecticut. A mycoplasma from a bovine causing cytopathogenic effects in calf kidney tissue culture. **(Cytopathogene Effekte in der Kälbernierenzellkultur durch einen Mycoplasma-Stamm vom Rind.)** Cornell Veterinarian **53** (1963) Nr. 4. S. 560-566. — 1 Abb., 10 Lit.
Aus dem Eutersekret einer Kuh mit schwerer Mastitis wurde ein *Mycoplasma*-Stamm isoliert, der in Kälbernierenzellkulturen einen cytopathogenen Effek-

hervorrief. Infizierte Gewebekulturflüssigkeit, die mit Terramycin, Neomycin oder Aether behandelt worden war, zeigte, auf Blutagar- und PPLO-Agar verimpft, kein Mycoplasmen-Wachstum und verursachte auch in der Kälbernierenzellkultur keinen cytopathogenen Effekt. Die Organismen waren demzufolge für diese Antibiotica und den Aether empfindlich, während gegen Penicillin, Streptomycin und Mycostatin, die in normalen Dosen dem Erhaltungsmedium zugesetzt waren, eine Resistenz vorlag. Die Organismen wuchsen in embryonierten Hühnereiern und verursachten das Absterben des Embryos. Reisolierungen von beimpften Hühnereiern zeigten auf PPLO-Agar die typischen *Mycoplasma*-Kolonien und in der Kälbernierenzellkultur den cytopathogenen Effekt. Eine mit Gewebekulturmaterial in den Zitzenkanal infizierte Kuh erkrankte klinisch an Mastitis und bildete neutralisierende Antikörper. E. Kunter. 3625.

4-64/09-0158 Smith, P. F.; Vermillion, Univ. of South Dakota, School of Med. The carotenoid pigments of mycoplasma. **(Carotinoide Farbstoffe der Mycoplasmen.)** J. gen. Microbiol. **32** (1963) Nr. 3. S. 307-319. — 1 Abb., 9 Tab., 17 Lit.

Alle geprüften *Mycoplasma*-Stämme, die als Wachstumsfaktor bestimmte Sterine benötigen, bilden einen carotinoiden Farbstoff, der identisch ist mit „hydrocarbon", „neurosporene" und einem „carotenol". Das „carotenol" erscheint als ein mit Fettsäuren veresterter freier Alkohol in glykosidischer Bindung mit Glukose. In 2 Stämmen war das carotinoide Glykosid hydrolysierbar mit β-Glukosidase, was auf eine glykosidische Bindung in β-Konfiguration hinweist. Die carotinoiden Verbindungen wurden in den gleichen Stämmen nachgewiesen, die auch von Sterinverbindungen abhängig waren. Cholesterinzugabe zum Kulturmedium verringert die Synthese der Carotinoide. Es wird die Meinung vertreten, daß „carotenol" bei Zellreaktionen eine Rolle spielt, wie beim Substrat- und Endprodukttransport durch die Zellmembran.
P. Kielstein. 3625.

4-64/09-0159 Kalf, George F. und White, Thomas G.; Jersey City, N. J., Seton Hall Coll. of Med. and Dentistry; Ames, Iowa, Nat. Animal Disease Lab. The antigenic components of Erysipelothrix rhusiopathiae. II. Purification and chemical characterization of a type-specific antigen. **(Die antigenen Bestandteile von Erysipelothrix rhusiopathiae. 2. Mitt. Reinigung und chemische Charakterisierung eines typenspezifischen Antigens.)** Arch. Biochem. Biophysics **102** (1963) Nr. 1. S. 39-47. — 4 Abb., 23 Lit.

Extrakte von Acetonpulver aus *Erysipelothrix rhusiopathiae* wurden mittels Säulenchromatographie an Diaethylaminoaethyl-Cellulose adsorbiert und aufgetrennt. Die nachfolgende Reinigung durch Acetonfällung und Dialyse ergab ein typenspezifisches Antigen. Chemisch scheint es sich bei diesem Antigen um ein Polymer von Glukosamin und Muraminsäure zu handeln, dem Peptidkomponenten angelagert sind. Das Antigen stammt höchstwahrscheinlich aus der Zellwand der Bakterien. In der chemischen Zusammensetzung und im serologischen Verhalten erwies es sich als identisch mit dem in Säureextrakten der Zellen vorhandenen, typenspezifischen AE-Antigen, das von Heuner (vgl. Arch. exp. Veterinärmed. **12** [1958] S. 40.) zur Typisierung der verschiedenen *Erysipelothrix*-Stämme verwendet wurde.
G. Scheibner. 3640.

4-64/09-0160 Tacu, D., Grigoriu, N. und Tacu, A. Cercetări morfologice, biochimice, de patogenitate şi imunologice a unor tulpini de Pasteurella, formate din colonii mari. **(Morphologische, biochemische, pathogenetische und immunologische Untersuchungen einiger Pasteurella-Stämme in großen Kolonien.)** Lucrările ştiinţ. Inst. Seruri Vaccinuri Pasteur-Bucureşti **7** (1962) S. 301-307. — 6 Lit.

Auf Schrägagar, der mit einem Material beimpft wurde, das von experimentell mit *Pasteurella* der Säugetiere oder Geflügel infizierten Mäusen stammte, wurden größere Kolonien (Durchmesser ungefähr 2 mm) als gewöhnlich isoliert, die lichtgrau gefärbt sind, vom Typ S sowie in geringerer Zahl vom Typ R waren, isoliert. Das mikroskopische Bild der Erreger ist das bekannte: kleine bipoläre, und als Filamente wachsende Bakterien. Dieselben Eigenschaften weisen manchmal auch Kulturen auf, die man von natürlich erkrankten Tieren isoliert. Durch Übertragung auf gewöhnliche Nährböden erhalten die Kolonien allmählich oder plötzlich die normalen Eigenschaften. In Tierpassagen bleiben diese Eigenschaften nicht immer erhalten. Der immunisierende Wert der Anakulturen auf Mäuse, erzielt aus der ersten Passage auf Martin Bouillon ist derselbe, der erzielt wird mit Anakulturen aus Stämmen, die aus den üblichen Kolonien gebildet sind. F. Luntz. 3710.

4-64/09-0161 Hofmann, S.; Berlin, Robert-Koch-Inst., Abt. für Bakteriol. und Seuchenforsch. **Zur Bakteriologie der Salmonella-Gruppe.** Internist **4** (1963) Nr. 10. S. 449. 3720.

4-64/09-0162 LeMinor, L. (unter techn. Mitarb. von Coynault, C.); Paris, Inst. Pasteur. Conversions antigéniques chez les salmonella. IV. Acquisition du facteur O I par des salmonella des groupes R et T sous l'effet de la lysogénisation. **(Antigen-Umwandlungen bei den Salmonellen. 4. Mitt. Erwerb des O I—Faktors durch die Salmonellen der Gruppen R und T unter der Einwirkung der Lysogenisierung.)** Ann. Inst. Pasteur **105** (1963) Nr. 5. S. 879 bis 896. — 6 Tab., 15 Lit. Zus. in Engl.

Nach dem Kauffmann-White-Schema besitzt die R-Gruppe den charakteristischen O-Faktor 40. Dieser ist unterteilt in 40_1 40_2 (*S. riogrande*) und 40_1 40_3 (*S. bulawayo*). Bei den beiden Serotypen *S. bulawayo* und *S. bukavu* (1,40_1 40_2) ist außerdem der Faktor 1 vorhanden, der bei anderen fehlt. Aus Kulturen von *S. johannesburg* 1 + wird ein temperierter Phage isoliert. Dieser Phage ist fähig, den Faktor 1 auf Stämme folgender Serotypen innerhalb von 8-10 Minuten zu übertragen: *S. riogrande*, *S. santhiaba*, *S. springs*, *S. johannesburg* 1-(5 Stämme), *S. benguella*, *S. greiz*, *S. nowawes*, *S. shikmonah*. Die Faktoren 1 der verwandelten *S. bukavu*, *S. bulawayo* und *S. johannesburg* sind serologisch identisch, unterscheiden sich aber vom Faktor 1 von *S. paratyphi A* und *S. senftenberg*, mit denen sie nur eine Fraktion gemeinsam haben. — Der charakteristische O-Faktor der T-Gruppe ist 42. Einige Serotypen weisen den Faktor 1 auf, andere nicht. Aus einer Kultur von *S. maricopa* 1+ wird ein temperierter Phage isoliert, der *S. uphill*, *S. rand*, *S. nairobi* und *S. weslaco* verwandeln kann, d. h. er veranlaßt innerhalb von 10-12 Min. den Erwerb von Faktor 1, indem er sie lysogen macht. Der Faktor 1 der T-Gruppe ist nicht identisch mit dem Faktor 1 der Gruppen A, E_4, G_1, G_2 und R. Die Agglutinine, die dem Faktor 1 der B-Gruppe entsprechen, können von den Stämmen 1+ der Gruppen G, R, T, E_4 und A nicht ganz abgesättigt werden. Die umwandelnden Phagen der Gruppen ABD, G, R, T unterscheiden sich voneinander, einerseits durch ihre Wirkungsspezifität, andererseits durch ihre immunologische Spezifität, d. h. jeder von ihnen wird nur durch das homologe Serum gehemmt. Bei bestimmten Stämmen (*S. boksburg*, *S. omifisan*, *S. degania* in der Gruppe R, *S. detroit* und *S. chinovum* in der Gruppe T) wird der umwandelnde Phage der homologen Gruppe absorbiert, aber er vermehrt sich nicht, und die Kulturen bleiben 1 — und nicht lysogen. E. Tempel. 3720.

4-64/09-0163 Heidrich, D.; Hannover, Staatl. Veterinäruntersuchungsamt. **Vergleichende Untersuchungen mit Tetrathionatbouillon nach Bierbrauer und Selenitbrühe zum Nachweis von Salmonellen aus Kotproben vom Rind sowie bei der bakteriologischen Fleischuntersuchung.** Dtsch. tierärztl. Wschr. **70** (1963) Nr. 21. S. 595-601. — 7 Tab., 33 Lit. Zus. in Engl.

Vergleichend werden die Bierbrauersche Anreicherung und die Selenitbrühe geprüft, nachdem die Literatur über die verschiedenen Anreicherungsmedien besprochen worden ist. Aus 500 Kotproben vom Rind werden 20mal Salmonellen isoliert. Dabei werden 17 Fälle durch beide Methoden erfaßt, 2 nur durch die Bierbrauersche Anreicherung, 1 Fall allein durch die Selenitbrühe. In der Tetrathionatbrühe wird *Proteus* weniger gehemmt. Danach werden die beiden Medien bei 1307 bakteriol. Fleischuntersuchungen nach amtlicher Vorschrift sowie bei Einzelanreicherung wie auch bei fortgesetzter und wiederholter Untersuchung verwendet. Bei 19 Schlachttieren werden Salmonellen nachgewiesen. Auch hier lassen sich keine auffälligen Unterschiede zwischen beiden Methoden erkennen. Durch beide Anreicherungsmethoden werden 7 Fälle von Salmonellen festgestellt, durch die Tetrathionatboullion und die Selenitbrühe allein je 6. Für den Nachweis von *S. dublin* scheint sich die Tetrathionatbouillon besser zu eignen, für *S. manchester* die Selenitbrühe. Nur 6 von 19 Fällen sind durch die unmittelbare Aussaat auf Platten erfaßt worden. Bei der Einzelanreicherung der Proben werden in 4 Fällen positive Ergebnisse mit Hilfe der Bierbrauerschen Anreicherung erzielt. 3 Tiere hätte man danach nicht bedingt tauglich, sondern untauglich beurteilen müssen. Danach wird die anreichernde Wirksamkeit für die bakteriol. Fleischuntersuchung als ausreichend gewertet. Weiterhin wird versucht, 13 *Salmonella*-Species aus künstlich infiziertem Organmaterial mit Hilfe beider Anreicherungsflüssigkeiten wieder zu isolieren. 8mal werden sie mit beiden Medien erfaßt *S. newport, montevideo, manchester, infantis, typhimurium, cholerae suis, Typ amerika* und *kunzendorf*. *S. dublin* und *S. paratyphi B* lassen sich besser durch die Tetrathionatbrühe isolieren, *S. abortus equi* nur durch Selenitbrühe. *S. gallinarum* läßt sich nur 1mal mit Hilfe der Bierbrauerschen Anreicherung feststellen, durch die Selenitbrühe überhaupt nicht. E. Tempel. 3720.

4-64/09-0164 Olinici, N. und Lescinschi, Sofia; Bukarest, Inst. Dr. I. Cantacuzino. **Über die Anwendung der „in vivo"-Antigenblockierung bei der Herstellung einiger H-Salmonella-Seren.** Zbl. Bakteriol., Parasitenkunde, Infektionskrankh. Hyg., I. Abt., Orig. **190** (1963) Nr. 3. S. 377-385. — 3 Tab., 11 Lit. Zus. in Engl., Franz., Span.
Zur Gewinnung von *Salmonella*- und *Flexner*-Faktoren-Seren war die „in vitro"-Blockierungsmethode angewandt worden. Bei einigen *Salmonella*-Stämmen wurden sehr spezifische H-Seren erzielt, während bei anderen Stämmen diese Seren O-Agglutinine mit hohem Titer enthielten. Auch bei den Flexner-Faktorenseren befriedigte diese Methode nicht. Deshalb werden Versuche mit der „in vivo"-Blockierungsmethode unternommen, d. h. die Antigene werden in Verbindung mit den entsprechenden Immunseren eingespritzt. Vergleichend werden die Injektionen i. v. und i. p. durchgeführt. Es zeigt sich dabei, daß nach i. p. Einspritzungen im Rahmen der „in vivo"-Blockierungsmethode bessere H-*Salmonella*-Seren gewonnen werden als mit der i. v. Injektion. Die durch i. v. Verabreichung erzielten Seren weisen wohl einen hohen Titer auf, aber die Spezifität der Seren hat sich durch die Anwendung der „in vivo"-Antigenblockierungsmethode nicht verbessert. Für die Versuche sind keine Rauhformen der versch. Stämme verwendet worden, um keine anderen Faktoren bei der Beurteilung berücksichtigen zu müsen. E. Tempel. 3720.

4-64/09-0165 Peter, A.; Bad Elster, Forsch.-Inst. für Mikrobiol. und Hyg. **Versuche zur Beeinflussung des Infektionsgeschehens bei mit Salmonella typhi murium infizierten Mäusen durch Verabfolgung verschiedener Kolitypen.** Arch. exp. Veterinärmed. **17** (1963) Nr. 6. S. 1273-1280. — 6 Tab., 26 Lit.
Nach oraler Verabreichung hoher Dosen von Streptomycin wird die Resistenz verschiedener Laboratoriumstiere gegenüber enteralen Infektionen ver-

mindert. Zur Klärung der Frage, ob die Coligaben zu kurz vor der Infektion mit Salmonellen, d. h. fast simultan erfolgten, werden jetzt Colistämme einige Tage vor der Infektion und zum anderen gleichzeitig mit den Salmonellen verfüttert. Außerdem werden nicht nur für Therapiezwecke empfohlene Colitypen, sondern auch Lactose nicht fermentierende Colikeime verwendet. Die technischen Einzelheiten der Versuche werden eingehend geschildert. Zwischen der Coliflora und pathogenen enteralen Keimen liegt offenbar kein Implantationsantagonismus vor, wie zwischen Coliflora und apathogenen Keimen. Die Vermehrung der Salmonellen im Darm mit Streptomycin vorbehandelter Tiere wird weder durch prophylaktisch angesiedelte Colikeime noch durch gleichzeitig mit den Salmonellen verabreichte Colikeime verhindert. Bei nicht mit Streptomycin vorbehandelten Mäusen mit normaler Darmflora tritt in den ersten Tagen nach der Infektion im Darm keine Vermehrung der Salmonellen auf. Die Resistenz gegenüber einem enteral pathogenen Erreger kann bei Vorliegen einer künstlich zur Ansiedlung gebrachten Paracoliflora ebenso groß sein wie nach Ansiedlung von Colistämmen, die als biologisch wertvoll angesehen werden. E. Tempel. 3720.

4-64/09-0166 Rauss, K., Kétyi, I. und Hegyi, P.; Pécs, Ungarn, Med. Univ., Mikrobiol. Inst. **Die Rolle der Darmflora bei der experimentellen Salmonella-Infektion der Maus.** Zbl. Bakteriol., Parasitenkunde, Infektionskrankh. Hyg., I. Abt., Orig. **190** (1963) Nr. 3. S. 360-376. — 11 Tab., 19 Lit. Zus. in Engl., Franz., Span.
In früheren Arbeiten wurde ein Antagonismus innerhalb des Genus der Coliflora beobachtet. In neuen Versuchen wird geprüft, ob sich dieser Antagonismus auch enteralen pathogenen Erregern gegenüber geltend macht. Zur Eliminierung der Darmflora wird den Versuchsmäusen einmal 50 mg Streptomycin verabreicht oder 3 Tage hintereinander je 5 mg. Folgende Salmonellenstämme werden verwendet: apathogener Stamm von *S. paratyphi B* (6441), avirulenter Stamm 269 von *S. enteritidis* sowie ein früher isolierter *S. typhi murium*-Stamm und Stamm 95 von *S. hvittingfoss.* Ein aus einer Mäuseepidemie frisch isolierter Stamm von *S. enteritidis* dient vergleichsweise als für Mäuse virulenter Stamm. Die *E. coli*-Substitution erfolgt mit 0 111:B4:H2. Außerdem werden von sämtlichen Stämmen auch treptomycin-resistente Varianten hergestellt. Die verschiedenen Versuchsbedingungen werden eingehend klargelegt. Durch die orale Verabreichung von Streptomycin wird die Empfindlichkeit der Mäuse für *Salmonella*-Infektionen erheblich gesteigert. Die gleiche Beobachtung wird bei Chloromycetin gemacht. Ein kleiner Teil der Salmonellen tritt vom Dünndarm aus in den Organismus ein, aber der größere Teil passiert die Dickdarmwand und gelangt so in die großen Parenchyme und Lymphknoten. Bei weniger virulenten S. oder niedrigen Keimzahlen reichen die in den Kreislauf gelangenden Erreger zur Hervorrufung einer Krankheit nicht aus, wenn gleichzeitig optimale mikroökologische Verhältnisse vorhanden sind. In diesem Falle entsteht nur ein spurlos verlaufendes oder schwach abortives Krankheitsbild. Die wieder hergestellte Coli-Flora der mit Streptomycin behandelten Mäuse normalisiert die Empfänglichkeit nicht. Es fragt sich nun, ob die bei Mäusen ermittelten Verhältnisse auf den Menschen übertragen werden können. Es steht jedenfalls fest, daß das durch die *S. enteritidis*-Infektion verursachte Krankheitsbild, die Infektion, die Bakteriämie, hinsichtlich der focalen Infektion oder der chronischen Ausscheidung der humanen Typhus abdominalis- bzw. Paratyphusinfektion sehr nahe steht. E. Tempel. 3720.

4-64/09-0167 Rohde, R., Fey, H. und Steck, F.; Hamburg, Medizinaluntersuchungsanst., Hyg. Inst.; Bern, Univ., Veterin.-Bakteriol. Inst. **Zwei neue Salmonella-species (sub-genus II): S. basel (mit einem neuen O-Antigen) = 58:1, z_{13}, z_{28}:1,5 und S. hueningen = 9,12:z:z_{39}.** Zbl. Bakteriol., Parasitenkunde, Infektionskrankh. Hyg., I. Abt., Orig. **190** (1963) Nr. 3. S. 415 bis 417. — 2 Lit.

1961 werden im Vet. Bakteriol. Institut der Universität Bern aus den Faeces von 3 gesunden Kaltblütern *Salmonella*-Kulturen isoliert. Sie stammen von einem Stachelschwanz-Leguan und 2 Kielschwänzen. Es handelt sich dabei um eine neue *Salmonella*-Species mit einem noch unbekannten O-Antigen (O 58). Auf Grund des positiven Gelatine-Tests, der verzögerten und unregelmäßigen d-Tartrat-Spaltung und der positiven Malonat-Reaktion gehört sie zum Subgenus II. Die weiteren biochemischen und serologischen Eigenschaften werden eingehend besprochen. Das O-Antigen 58 ist mit dem Arizona-Antigen 1,33 identisch. — Im gleichen Institut wird aus einem aus Brasilien importierten Stachelschwanz-Leguan, der an Abscessen am rechten Vorarm und in der Wirbelsäule erkrankt und deshalb getötet worden war, eine andere neue *Salmonella*-Species gezüchtet. Sie erhält die Bezeichnung *S. hueningen* und gehört ebenfalls zum Subgenus II. Sie weist eine positive Indol-Reaktion und prompte Salicinspaltung auf. Die Ergebnisse der biochemischen und serologischen Untersuchungen werden ausführlich dargelegt.

E. Tempel. 3720.

4-64/09-0168 Clifton, C. E.; Stanford, Calif., Univ., Dep. of Med. Microbiol. Influence of growth medium on assimilatory activities of Escherichia coli. **(Der Einfluß des Wachstumsmediums auf die assimilatorischen Aktivitäten von Escherichia coli.)** J. Bacteriol. **85** (1963) Nr. 6. S. 1371-1377. — 2 Abb., 3 Tab., 17 Lit.

Mit Hilfe der Messung des Sauerstoffverbrauchs und der Aufnahme von ^{14}C aus gleichmäßig markierter Glukose wurde festgestellt, daß Zellen von *Escherichia coli* K-12, die auf Nähragar ohne Glukose gewachsen sind, etwa 50% der zu gewaschenen Suspensionen zugefügten Glukose assimilieren. Der größte Teil der nicht assimilierten Glukose wird oxydiert; ein kleiner Teil bleibt in anderer Form im Suspensionsmedium. Zellen, die auf Glukose-agar gewachsen sind, assimilieren dagegen nur etwa 20-30% der gleichmäßig markierten Glukose und vergären einen beträchtlichen Teil des Restes. Das Ausmaß der Assimilation und Vergärung wird zumindest teilweise durch die Wachstumsbedingungen bestimmt. ^{14}C von gleichmäßig markierter Glukose fand sich in allen Fraktionen der Zellen. Über die Verteilung von ^{14}C aus 1-, 2- und 6-Glukose und aus Acetat und Pyruvat werden Angaben gemacht.

W. Wittig. 3730.

4-64/09-0169 Woody-Karrer, Pearl und Greenberg, Joseph; Palo Alto, Calif., Palo Alto Med. Res. Foundation. Resistance and cross resistance of Escherichia coli S mutants to the radiomimetic agent nitrofurazone. **(Resistenz und Kreuzresistenz von Escherichia coli S-Mutanten gegenüber dem radiomimetischen Agens Nitrofurazon.)** J. Bacteriol. **85** (1963) Nr. 6. S. 1208 bis 1216. — 2 Abb., 3 Tab., 32 Lit.

73 Mutanten von *Escherichia coli* S, die hinsichtlich Resistenz gegen Nitrofurazon selektiert wurden, zeigten zum überwiegenden Teil gleichzeitig Resistenz gegen einige radiomimetische Agentien und gegen Bestrahlung. Früher isolierte bestrahlungsresistente Mutanten von *E. coli* S waren alle in gleichem Maße resistent gegenüber Nitrofurazon; dagegen waren sie gegenüber 23 anderen antibakteriellen Agentien nicht resistent. Von den durch Nitrofurazon selektierten bestrahlungsresistenten Mutanten gehörten 80% zu den zwei schon vorher beschriebenen Typen R_3 und R_4 und 2% zu R_6; 7 neue Typen wurden festgestellt. Außerdem fanden sich 2 Typen bestrahlungsempfindlicher, nitrofurazon-resistenter Mutanten. Nach diesen Untersuchungsergebnissen ist Kreuzresistenz gegenüber radiomimetischen Verbindungen nicht auf alkylierende Agentien beschränkt; Nitrofurazon wird auf Grund der Kreuzresistenz ebenfalls als radiomimetisches Agens

angesehen. Der gemeinsame Mechanismus, der der Kreuzresistenz zugrunde liegt, ist ungeklärt. W. Wittig. 3730.

4-64/09-0170 Hoffman, Heiner und Frank, Michael E.; New York, New York Univ., Coll. of Dentistry. Temperature limits, genealogical origin, developmental course, and ultimate fate of heat-induced filaments in Escherichia coli microcultures. **(Temperaturgrenzen, genealogische Entstehung, Entwicklungsgang und endgültiges Schicksal wärmeinduzierter Fäden in Escherichia coli-Mikrokulturen.)** J. Bacteriol. **85** (1963) Nr. 6. S. 1221 bis 1234. — 8 Abb., 2 Tab., 16 Lit.

Induktion von Fäden in Mikrokulturen von *Escherichia coli* wurde in einem weiten Temperaturbereich beobachtet, wobei 43,5 °C die obere Grenze war, bis zu der die Zellen noch wuchsen. Die genealogische Entstehung, die Wachstumsrate sowie die Länge der Zellen und Fäden läßt stark vermuten, daß die Fäden Ansammlungen morphologisch undifferenzierter, aber in gewissem Grade unabhängiger Zelleinheiten sind, die weiter wachsen, sich vermehren und dabei die Fähigkeit behalten, als normale, nichtfädige Zellen abzubrechen. Fäden, die am Ende der zweiten Generation keine Tochterzelle abgegeben haben, lösen sich plötzlich auf. Die festgestellten Befunde sprechen gegen die Hypothese, daß die Mutterzelle einer Mikrokolonie fädig wird.
W. Wittig. 3730.

4-64/09-0171 Maier, Ingrid; München, Univ., Tierhyg. Inst. **Über die Entstehung der toxischen Colikeime und die Reaktion des weißen Blutbildes bei Colienteritis beim Meerschweinchen.** Diss. München **1963** 48 S. — 2 Tab., 76 Lit.

Nach ausführlicher Besprechung der Literatur über das *Bact. coli* und das weiße Blutbild wird auf die angewandte Technik in den eigenen Versuchen eingehend eingegangen. Als Ausgangspunkt dienen die hämolytischen Colistämme 0 26:B6 und 0 139:K(B) 82. Bei den gesunden 50 Meerschweinchen werden nur geringe Mengen von Colibakterien aus dem Darm isoliert. Nach einer subcutanen Injektion von 20000 IE Penicillin pro Tier steigt der Coligehalt ganz erheblich an und verursacht eine Enteritis, verbunden mit einer mehr oder minder deutlichen Reaktion im weißen Blutbild. Es werden 6 verschiedene Colikolonienarten gezüchtet, die sich morphologisch wesentlich voneinander unterscheiden. Sie zeigen vor und nach der Verabreichung des Penicillins keine Hämolyse und werden teils von Hundesperma agglutiniert, teils nicht. Bullensperma eignet sich nicht für die Agglutination mit Colibakterien. Toxische Colikeime, die Hundesperma agglutinieren, sind vor der Penicillininjektion nur in geringer, danach in sehr großer Menge vorhanden. Die positive Sperma-Agglutination läuft meist mit dem positiven Ausfall der Saccharoseprobe parallel. Bei Verfütterung der Coli-Stämme 0 139:K(B)82 und 026:B6 kann nur der erstere vorübergehend im Meerschweinchen angesiedelt werden. Im Verlaufe der Colienteritis wird bei den meisten Tieren eine Leukocytose festgestellt, der manchmal eine Leukopenie vorausgeht. Im letzteren Stadium wird eine Zunahme der Granulocyten (Neutrophile und Eosinophile) und Lymphocytenabfall beobachtet.
E. Tempel. 3730.

4-64/09-0172 Lightbody, Lorna G.; Brisbane, Dep. of Agric. and Stock. Presumptive coliform tests in liquid media at 32° and 37 °C. **(Nachweis für ciloforme Keime in flüssigen Nährmedien bei 32° und 37 °C.)** Austral. J. Dairy Technol. **18** (1963) Nr. 4. S. 202-203.

Bei vergleichenden Untersuchungen zum Nachweis coliformer Keime in Milchprodukten wurden Fleischbrühe nach Mac Conkey und Brillantgrün-Galle-Salz-Fleischbrühe (2%) mit pasteurisierter Milch und Sahne bzw. zerlassener Butter beimpft und bei 32° und 37°C bebrütet. Nach 2 Tagen wurden die

Proben abgelesen. Dabei ergab sich eine völlige Übereinstimmung der Untersuchungsergebnisse bei den bei 32 °C bebrüteten Proben. Es wird angeraten, Proben von Molkereiprodukten zum Nachweis coliformer Keime bei 30° bis 32 °C zu bebrüten, wobei es gleich ist, welcher der beiden flüssigen Nährböden verwendet wird. Chr. Dietz. 3730.

4-64/09-0173 Wundt, Wilhelm; Tübingen, Univ., Hyg.-Inst. **Stoffwechseluntersuchungen als experimentelle Grundlage zur Einteilung des Genus Brucella.** Zbl. Bakteriol., Parasitenkunde, Infektionskrankh. Hyg., I. Abt., Orig. **189** (1963) Nr. 4. S. 389-404. — 3 Abb., 8 Tab., 32 Lit.
Es wurden an 98 *Brucella*stämmen Stoffwechseluntersuchungen nach einer von Meyer und Cameron angegebenen Methode durchgeführt, wobei die Ergebnisse dieser Autoren im wesentlichen bestätigt werden konnten. 67 *Brucella*stämme wurden mit l-Arabinose, d-Galactose, d-Xylose, l-Alanin, l-Asparaginsäure, l-Arginin, l-Asparagin, d-Ribose, l-Glutaminsäure und l-Lysin geprüft. Bei den restlichen 31 Stämmen erfolgte die Prüfung nur mit l-Arabinose, d-Ribose, d-Xylose, l-Asparagin und l-Lysin, da sich bei den Untersuchungen gezeigt hatte, daß nicht alle angeführten Substanzen zur Differenzierung erforderlich sind. Die untersuchten *Brucella*stämme lassen sich auf Grund der mit der Warburg-Technik ermittelten Stoffwechseleigenschaften in 3 Gruppen einteilen, die weitgehend den klassischen Arten *B. melitensis*, *B. abortus* und *B. suis* entsprechen. Die in Norddeutschland von Rindern isolierten „*Melitensis*“-Stämme, die mit den sogenannten britischen „*Melitensis*“-Stämmen vergleichbar sind, zeigten bis auf wenige Ausnahmen die Stoffwechselmerkmale von *B. abortus*, im Gegensatz zu den in Südwestdeutschland durch Schafherden eingeschleppten mediterranen *Melitensis*-Stämmen. Von den mit der Methode von Meyer und Cameron untersuchten *Brucella*stämmen wurden nur solche durch die polnischen *Brucellaphagen 10*, 24, 212 und 371 sowie den russischen Phagenstamm „Tb“ lysiert, die die Stoffwechseleigenschaften von *B. abortus* aufwiesen. Die Einteilung des Genus *Brucella* auf der Grundlage von Stoffwechseluntersuchungen nach der Methode von Meyer und Cameron wird als echter Fortschritt bezeichnet, da jetzt auch Stämme, die mit den bisher üblichen Untersuchungsverfahren nicht einzugruppieren waren, durch Prüfung ihrer Stoffwechseleigenschaften eingeordnet werden können. E. Kunter. 3740.

4-64/09-0174 Börger, K.; Kiel, Bundesforsch.-Anst. für Milchwirtsch., Inst. für Milchhyg. **Beitrag zur Typendifferenzierung bei Brucellen.** Zbl. Bakteriol., Parasitenkunde, Infektionskrankh. Hyg., I. Abt., Orig. **190** (1963) Nr. 1. S. 47-59. — 3 Abb., 2 Tab., 39 Lit.
Aus den *Brucella*-Stämmen *B. abortus* USA 19, *B. suis* Traum 131, *B. melitensis* „Uhr“, *B. abortus* 3, *B. melitensis* 220, *B. abortus* „Rembrandt“ und *B. abortus* USA 19 R-Form wurden nach dem Phenol/Wasser-Verfahren Lipopolysaccharide hergestellt. Besonders das Lipopolysaccharid von *B. abortus* USA rief nach Injektion bei Kaninchen eine ausgeprägte Antikörperbildung hervor, während das Lipopolysaccharid (LP) von *B. suis* Traum 131 keine Antikörperbildung bewirkte. 30 gamma LP von *B. abortus* USA 19 und 40 gamma LP von *B. suis* Traum 131 waren als Antigen bei der Komplementbindungsreaktion wirksam, während die LP der übrigen *Brucella*-Stämme bis zu einer Menge von 1,6 mg pro Reaktion nicht als Antigen reagierten. Es hat den Anschein, als ob die Immunisierung von Mäusen mit LP aus *B. abortus* USA 19 einen geringen Schutz verleiht, der jedoch weit hinter dem des Lebendimpfstoffes aus Stamm USA 19 zurückbleibt. Untersuchungen mit fluoreszenzmarkierten, monospezifischen *Brucella*-Seren ergaben, daß anscheinend auch die Verteilung der Antigene bei den Brucellen kein konstantes Merkmal für die Typendifferenzierung darstellt. Die Frage, ob es verschiedene *Brucella*-Species gibt, kann nicht allein durch immer neue Methoden der Typendiffe-

renzierung beantwortet werden. Entscheidend dürften die Untersuchungen über die Konstanz bestimmter Merkmale sein, die zur Unterscheidung der Brucellentypen bzw. Species verwendet werden. Sollte sich in weiteren Untersuchungen herausstellen, daß sämtliche bekannten Untersuchungsmerkmale auch in vivo veränderlich sind, wäre die Einteilung der Brucellen in Typen oder Species nicht mehr gerechtfertigt. E. Kunter. 3740.

4-64/09-0175 Schimmel, D. und Kötsche, W.; Jena-Zwätzen, Inst. für Bakterielle Tierseuchenforsch. der Dtsch. Akad. der Landwirtsch.-Wiss. zu Berlin; Jena, Veterinäruntersuchungs- und Tiergesundheitsamt. **Untersuchungen an „verdächtig“ in der Brucellose-Langsamagglutination reagierenden Rindersera. Vorl. Mitt.** Mh. Veterinärmed. **18** (1963) Nr. 17. S. 663 bis 666. — 1 Tab., 32 Lit.

Bei den in der Langsamagglutination (LA) verdächtig reagierenden Rinderseren wurden die Serumproteine einer Untersuchung unterzogen, wobei als Serumlabilitätsproben die Weltmann-Reaktion und die Cadmiumsulfattrübungsreaktion und als Eiweißbestimmungsmethoden die Biuretmethode nach Gitter und Heilmeyer sowie die modifizierte Biuretmethode nach Gleiss und Hinsberg zur Anwendung kamen. An serologischen Methoden wurden die LA bei 37°, der Hitzetest (HT) bei 56° und die Meinicke-Flokkungsreaktion (MR) ausgeführt. In 47 Beständen (65%) lag der Eiweißgehalt der verdächtig reagierenden Seren höher als der Mittelwert der negativ reagierenden Seren. Der mittlere Eiweißgehalt der negativen Seren lag in 26 Betrieben (35%) über dem der verdächtigen. In 7 Beständen (28%) war der Proteingehalt der verdächtigen Seren niedriger als jedes der untersuchten negativen Seren. In 73 Beständen wurde bei 40% ein Gesamtproteingehalt im Serum unter 6 g-% gefunden. In diesen Betrieben verdient die Beurteilung verdächtiger serologischer Reaktionen besondere Beachtung, da bei diesen möglicherweise infizierten Tieren durch den Proteinmangel die entsprechende Bildung von Antikörpern ausbleibt. Die Bestimmungen des spezifischen Gewichtes führten zu ähnlichen Ergebnissen. Die Ergebnisse der Serumlabilitätsproben von negativ, verdächtig und positiv in der LA reagierenden Rinderseren zeigten nur unwesentliche Unterschiede. Der HT bietet als Zusatzreaktion die Möglichkeit, verdächtige Reaktionen zu klären. Titersenkungen im positiven Bereich traten bei Seren auf, die in der MR und KBR negativ reagierten. Ein Titeranstieg wurde nur in positiven Beständen beobachtet. E. Kunter. 3740.

4-64/09-0176 Renoux, Gérard und Suire, Andrée; Montpellier, France, Univ., Fac. de Méd. Spontaneous lysis and phage-carrier state in brucella cultures. **(Spontanlysis und Lysogenie in Brucella-Kulturen.)** J. Bacteriol. **86** (1963) Nr. 4. S. 642-647. — 5 Abb., 1 Tab., 20 Lit.

Suspensionen von 60 *Brucella*-Stämmen (*B. melitensis*, *B. abortus*, *B. suis* und *B. intermedia*) in Bouillon oder phys. NaCl-Lösung wurden auf Albimi-Agar geimpft. Infolge vorhandener Phagen entstanden deutliche Plaques. In keiner reinen Phase vorliegende *Brucella*-Kulturen, die zu morphologisch unterschiedlicher Koloniebildung führten, erwiesen sich als natürlich mit Phagen infiziert. Die Selektion und Untersuchung einiger dieser Kolonietypen führten zu folgenden Ergebnissen. S- oder SI-Kolonien sind nicht latent mit Phagen infiziert und verhalten sich phagenempfänglich; reine R-Kolonien enthalten zwar auch keine Phagen, sind aber phagenresistent; P-Kolonien entwickeln infolge Lysogenie eine Phagenresistenz; aus den nachfolgenden Bakteriengenerationen der P-Kolonien entstehen Bakterien, die sich zu P-, S- oder SI-Kolonien entwickeln. Die infolge der Infektion mit Phagen auftretenden phänotypischen Veränderungen spielen höchstwahrscheinlich auch unter natürlichen Bedingungen eine bedeutsame Rolle und erklären die meisten der natürlichen Eigenschaften der *Brucella*-Bakterien. Die phageninduzierten phänotypischen Veränderungen schließen jedoch die Möglichkeit anderer genetischer Faktoren, die ähnlich phänotypisch wirksam werden können, nicht aus. E. Kunter. 3740.

4-64/09-0177 Parnas, J., Burdzy, K. und Popielarz, K.; Lublin, Polen, Witold Chodźko Inst. für Arbeitsmed. und Hyg. auf dem Lande. **Der Brucellaphag und Brucella bovis.** Arch. Hyg. Bakteriol. **147** (1963) Nr. 6. S. 440-443. — 1 Abb., 1 Tab., 9 Lit.

Die Untersuchungen wurden mit 20 *Brucella*phagen (5 polnische: 10/I, 24/II, 45/III, 212/XV, 371/XXIX, 5 russische: Tb, P, 3, 6, 7 sowie 10 Brucellaphagen von van Drimmelen) an 222 typischen *B. abortus*-Stämmen in der reinen S-Phase durchgeführt. Alle Phagen wurden in der Dosis 10000 RTD verwendet. Die Untersuchungsergebnisse bestätigten die von Parnas aufgestellte These, daß die Mehrzahl der typischen *B. abortus*-Stämme der reinen S-Phase von den *Brucella*phagen lysiert wird. Daneben gibt es noch Stämme, die phagenresistent bzw. schwach sensibel sind. Die *B. abortus*-Stämme sind nicht 100%ig phagenempfänglich. Die untersuchten *Brucellaphagen* sind nicht miteinander identisch. Es bestanden Unterschiede in ihrer lytischen Wirkung auf die verschiedenen *Brucella*stämme. E. Kunter. 3740.

4-64/09-0178 Münter, W.; Rostock, Univ., Inst. für Med. Mikrobiol. und Epidemiol. **Über das Wirkungsspektrum einiger Brucella-Phagen.** Zbl. Bakteriol., Parasitenkunde, Infektionskrankh. Hyg., I. Abt., Orig. **190** (1963) Nr. 3. S. 348-352. — 1 Tab., 9 Lit. Zus. in Engl., Franz., Ital.

133 mit den üblichen Differenzierungsmethoden typisierte Brucellenstämme wurden mit unterschiedlicher Methodik auf ihre Phagenempfindlichkeit untersucht. Alle 22 Phagen wirkten gleichsinnig auf die sehr oder mäßig sensiblen Stämme, resistente Stämme wurden von keinem der Phagen gelöst. Durch Anwendung zweier um das Zentausendfache verschiedener Phagenkonzentrationen ließen sich die *Br. suis*-Stämme in zwei Gruppen aufteilen. Die empfindlichere Gruppe kann unter geeigneten Bedingungen Anlaß zu fehlerhaften Resultaten sein, da sie bei einem Phagentiter von 10^7 pfp/ml noch inkomplett gelöst wird. Komplette Lyse trat auf mit den konzentrierten Phagensuspensionen (10^{11} pfp/ml) bei *Br. abortus* und *Br. suis*, mit den verdünnten Suspensionen (10^7 pfp/ml) nur bei *Br. abortus*, dieser nahestehenden Intermediärtypen (serologisch: *Br. melitensis*) und den „Britisch Melitensis"-Stämmen. Vier Melitensis-Stämme mit starker Ureaseaktivität verhielten sich phagenresistent. Der Phagentest mit zwei stark differierenden Phagenkonzentrationen kann als eine orientierende Schnellmethode angesehen werden. G. Godglück. 3740.

4-64/09-0179 Parnas, Józef, Nowosad, Alina und Ambrozy, Stanislawa; Lublin, Polen, Akad. der Med. **Die Veränderlichkeit der negativen Brucellaphagenkolonien.** Zbl. Bakteriol., Parasitenkunde, Infektionskrankh. Hyg., I. Abt., Orig. **190** (1963) Nr. 3. S. 353-359. — 16 Abb., 7 Lit.

Bei den Passagen einzelner negativer Kolonien des *Brucellaphagen* „Tb" des Typus wt, tu, r, rm, tu-tu, tu-rm, wn gelang es nicht, die Reinheit der Kolonien-Populationen auf demselben Niveau zu halten; in jeder Passage trat eine Dissoziation der Kolonien auf; die dominierende Rolle spielte dabei der Typus wt. Es wurde eine plötzliche, sprunghafte Variabilität der scheinbar „reinen" Population des Typus tu in eine „reine" Population des Typus wt beobachtet. Bei der Beobachtung einer Population von 7 Typen der *Brucella*phagenkolonien während 10 Tagen in einer flüssigen Kultur bemerkte man, daß unabhängig von dem Ausgangstyp eine Dissoziation in der Richtung des Typus wt (85-97,4%) und andere Kolonietypen auftrat. Auf solche Weise hat man auch in diesem Experiment die genetisch dominierende Rolle des Typus wt festgestellt. Es wurde eine Verringerung des Durchmessers der Kolonietypen um ±50% während einer 10tägigen Beobachtung der Populationen in flüssigem Milieu festgestellt. G. Godglück. 3740.

4-64/09-0180 Moreira-Jacob, M.; Lisbon, Portugal, Nat. Lab. of Veterin. Res. Safranine 0: Reliable selective dye for characterization of Brucella suis. **(Safranin 0: eine sichere Selektivfarbe für die Differenzierung von Brucella suis.)** J. Bacteriol. **86** (1963) Nr. 3. S. 599-600. — 1 Tab.
Als Nährbodengrundlage diente Albimi-*Brucella*-Agar. Safranin 0 wurde in den Verdünnungen 1:5000, 1:10000 und 1:20000 zugesetzt. Es wurden insgesamt 362 *Brucella*-Stämme (*B. melitensis*, *B. abortus*, Typ I, II und III, *Brucella* Stamm AM, *B. intermedia* (Renoux) und *B. suis*) auf ihr Wachstum auf den verschiedenen Safraninkonzentrationen geprüft. Die 44 *B. suis*-Stämme zeigten kein Wachstum auf dem safraninhaltigen Nährboden, während *B. melitensis*, *B. abortus* und *B. intermedia* nach 48 Std. bei 37 °C ein üppiges Wachstum aufwiesen. Am günstigsten für die Differenzierung erwies sich die Safraninkonzentration von 1:10000. Die 1%ige Safraninlösung war bei Zimmertemperatur länger als 5 Mon. haltbar. Die Safranin-Empfindlichkeit von *B. suis* ist streng spezifisch. Die Aufnahme von Safranin 0 zur Differenzierung von *Brucella*bakterien wird empfohlen. E. Kunter. 3740.

4-64/09-0181 Kenyon, A. J., Anderson, R. K. und Jenness, R.; St. Paul, Univ. of Minnesota, Coll. of Veterin. Med. Characterization of a 12 S brucella agglutinin from bovine milk. **(Die Eigenschaften eines 12 S Brucella-Agglutinins aus Rindermilch.)** Amer. J. veterin. Res. **24** (1963) Nr. 101. S. 730-734. — 2 Abb., 2 Tab., 24 Lit.
Aus der Milch von 2 Kühen wurde ein 12 S Makroglobulin isoliert, das mit *B. abortus*-Antigen agglutinierte. Das Agglutinin besaß eine große elektrophoretische Homogenität. Die Wanderungsgeschwindigkeit des Proteins im elektrischen Feld bei einem pH von 8,6 und 5,9 verhielt sich ähnlich wie die des Euglobulins des Milchserumeiweißes. Die nach Ausfällung mit Ammoniumsulfat erhaltene Proteinfraktion hatte eine Sedimentationskonstante von 11,7 S. Eine 1%ige Lösung dieses gereinigten Proteins ergab einen Abortus Bang-Ringproben-Titer von 1:1638400 (Kuh 2159) bzw. 1:1819200 (Kuh 2002). Die Hitzestabilität (30 Min. bei 72 °C) des 12 S Agglutinins aus der Milch und des 7 S Agglutinins aus dem Blut war größer als die des 16-19 S Agglutinins aus dem Blutserum. Die Agglutinabilität des 12 S Agglutinins wurde bei einem pH Wert von 4,0 und niedriger deutlich gehemmt. Das 12 S Agglutinin enthielt 5,1% Kohlehydrate bezogen auf Glukose.
E. Kunter. 3740.

4-64/09-0182 Parnas, Józef, Burdzy, Krystyna und Cegielka, Marian; Lublin, Poland, Med. Acad., State Inst. of Rural Hyg. and Rural Occupational Med. Further studies on the antigenic structure of Brucella brucei and Pasteurella tularensis. **(Weitere Untersuchungen über die Antigenstruktur von Brucella brucei und Pasteurella tularensis.)** Zb. Veterinärmed., R. B **10** (1963) Nr. 6. S. 575-588. — 8 Abb., 1 Tab., 17 Lit.
Ultraschallextrakte der Standard-*Brucella*-Stämme *B. melitensis* M 16, *B. bovis* 544 und *B. suis* 1330 ergaben im Agar-Gel-Diffusionstest mit homologen und heterologen Antiseren vom Kaninchen regelmäßig 6 Präzipitationslinien. Bei der elektrophoretischen Untersuchung der präzipitierenden Antiseren gegen die Standard-*Brucella*-Stämme wurden kräftig markierte $beta_1$-, $beta_2$- und gamma-Globuline festgestellt. Die atypischen *Brucella*-Stämme *B. melitensis* 176 und *B. suis* 45 zeigten im Agar-Gel-Diffusionstest sowohl mit homologen als auch heterologen Antiseren jeweils nur 4 bzw. 3 Präzipitationslinien. In der Elektrophorese ließen die Antiseren gegen diese beiden Stämme weniger deutlich ausgeprägte $beta_1$-, $beta_2$- und gamma-Fraktionen erkennen. Es bestehen demzufolge sichere Beziehungen zwischen der Antigenstruktur und der Erniedrigung der Peaks bei der Globulinfraktion. Extrakte von *P. tula-*

rensis ergaben im Agar-Gel-Diffusionstest mit homologem Antiserum regelmäßig 6 Präzipitationslinien. Zwischen *P. tularensis*-Antigenen und Antibrucella-Seren sowie umgekehrt traten in keinem Falle Präzipitationslinien auf. *B. brucei* und *P. tularensis* besitzen demzufolge ganz spezifische, voneinander unterschiedliche Antigene. E. Kunter. 3740.

4-64/09-0183 Parnas, J. und Sarnecka, B.; Lublin, Witold-Chodzko-Inst. der Arbeitsmed. und Hyg. auf dem Lande. **Charakteristik von Rentieren isolierter Brucellen.** Zbl. Veterinärmed., R. B **10** (1963) Nr. 7. S. 665-672. — 3 Tab., 6 Lit. Zus. in Franz.
24 *Brucella*stämme, die in der Sowjetunion von Renen durch Pinigin, Pietuchowa und Mierinow isoliert worden waren, wurden kulturell, biochemisch, serologisch und im Phagentest mit den bekannten *Brucella*typen verglichen. Sie erwiesen sich als eine einheitliche Gruppe von Brucellen, die der *Brucella suis* zwar ähnlich sind, aber in verschiedenen Eigenschaften abweichen. Sie sind daher in die Gruppe „*Brucella atypica*" einzureihen. Die sowjetischen Autoren bezeichnen sie als neue Gattung: „*Brucella rangiferi*".
G. Godglück. 3740.

4-64/09-0184 Ferris, D. H., Rhoades, H. E., Hanson, L. E., Galton, Mildred und Mansfield, M. E.; Urbana, Univ. of Illinois, Coll. of Veterin. Med.; Atlanta, Ga., Communicable Disease Center. Research into the nidality of Leptospira ballum in campestral hosts including the hog-nosed snake (Heterodon platyrhinus). **(Untersuchungen über das Vorkommen von Leptospira ballum in freilebenden Wirten einschließlich der Hakenschlange [Heterodon platyrhinus].)** Cornell Veterinarian **51** (1961) Nr. 3. S. 405-419. — 8 Tab., 25 Lit.
Während einer Zehnmonatsperiode untersuchten Vff. im südöstlichen Illinois 271 wildlebende Säugetiere, Marsupalier, Vögel und Reptilien. Die Untersuchungen beschränkten sich auf ein Gebiet, in dem *L. ballum* schon vorgekommen war. *L. ballum* wurde von 18 Mäusen, einem Opossum und einer Hakenschlange isoliert. Der von der Schlange gezüchtete Stamm war für Versuchstiere virulenter als die Säugetierstämme. Alle Isolierungen erfolgten bei kühlem, feuchtem Wetter und hoher Bodenfeuchtigkeit.
Chr. Lehnert. 3790.

4-64/09-0185 Vosta, J. und Polednikova, I.; Ceské Budejovice, Hyg.-Epidemiol. Stat. **Zytopathogener Effekt der Leptospiren an Gewebekulturen.** Z. ges. Hyg. Grenzgebiete **10** (1964) Nr. 1. S. 69-76.
22 Leptospirentypen, die in Korthof-Nährböden gezüchtet worden waren, wurden auf Affennierenzellen, auf HE-LA-Zellen und Schweinenierenzellen verimpft. Nur auf Gewebekulturen von Schweinenierenzellen war ein cytopathogener Effekt festzustellen. Schon am 3. Tag sind Veränderungen an den Kulturen zu beobachten. Vom Rand her kommt es zur Zerreißung des Zellrasens. Gleiche Veränderungen sind bei der Zeckenencephalitis zu sehen. Der cytopathogene Effekt wird vermutlich durch Stoffwechselprodukte der zerfallenen Leptospiren hervorgerufen, da die gleiche Wirkung auch bei inaktivierten Leptospiren festzustellen war. L. Stoll. 3790.

4-64/09-0186 Protz, Dieter; Berlin-Dahlem, Univ., Veterinärmed. Fak., Inst. für Veterin.-Hyg. **Studie über das Potelsche Listeria-Antigen.** Diss. Berlin-Dahlem **1962** 76 S. — 37 Lit.
Der bakteriologische Nachweis von Listerien bei Mensch und Tier ist recht schwierig, und die stärker in den Vordergrund gestellte Langsamagglutination hat den Nachteil, daß einzelne Tiere hohe Titer aufweisen können, ohne daß Listerien feststellbar sind. Andererseits können Reaktionen bei niedrigen Serumverdünnungen des Tieres vorkommen, das nachweislich listerioseinfiziert ist. Potel hat zur Verbesserung der Diagnose am lebenden Tier oder Menschen aus Listerien eine Fraktion von Proteolipoid-Charakter isoliert, die

sich zur Durchführung der allergischen Untersuchung eignen soll. Diese Substanz hat keine antigene Eigenschaften. Sie zeigte im Intracutantest bei wiederholt sensibilisierten und infizierten Kaninchen und Meerschweinchen eine experimentell bewirkte Listeriose durch signifikante Hautdickenzunahmen an. Bei nicht listeriainfizierten Rindern, Hunden, Kaninchen, Meerschweinchen und Hühnern wurden keine örtlichen Hautreaktionen hervorgerufen. Das Potelsche Antigen wirkte bei Versuchstieren nicht antikörperbildend, hatte also Hapteneigenschaften. E. Wiesner. 3845.

4-64/09-0187 Tamarin, Ruth; Bet Dagan, Veterin. Inst. The detection of antibodies to viruses of the Bedsonia group in sera of animals naturally or experimentally infected with Coxiella burnetii. **(Die Bestimmung von Antikörpern gegen Virusarten der Bedsonia-Gruppe in Seren von natürlich oder experimentell mit Coxiella burnetii infizierten Tieren.)** Refuah Veterinarith [Jerusalem] **20** (1963) Nr. 2. S. 107-104. — 3 Tab., 5 Lit.
Mit gereinigten Antigenen, die aus Virusarten der *Bedsonia*-Gruppe (Psittakose-Virus und Virus des enzootischen Schafabortus) hergestellt wurden, konnten in den Seren von natürlich mit Q-Fieber infizierten Rindern und von experimentell mit *C. Burnetii* infizierten Schafen und Meerschweinchen komplementbindende Antikörper festgestellt werden. Mit unbehandelten Antigenen ließen sich die gegen die Virusarten der *Bedsonia*-Gruppe gerichteten komplementbindenden Antikörper nicht nachweisen. Antikörper gegen den enzootischen Virusabort der Schafe ließen sich nur in denjenigen Seren nachweisen, die gleichzeitig auch Antikörper gegen die Phase I von *C. burnetii* enthielten. Diese Tatsache kann eine Erklärung dafür sein, daß bei Q-Fieber-Rekonvaleszenten keine Antikörper gegen Virusarten der *Bedsonia*-Gruppe nachweisbar sind, da beim Menschen Antikörper gegen die Phase I von *C. burnetii* nur ausnahmsweise und in niedrigen Titern gefunden werden. Auf Grund der Untersuchungsergebnisse wird angenommen, daß bei der Phase I von *C. burnetii* und dem Psittakose-Virus sowie dem Virus des enzootischen Schafabortus ein gemeinsamer Antigenfaktor vorhanden ist.
E. Kunter. 3847.

4-64/09-0188 Grupe, Werner; Berlin-Dahlem, Univ., Veterinärmed. Fak., Inst. für Veterin.-Hyg. **Untersuchungen von Rindertonsillen auf das Vorkommen von Corynebakterium (C.) pyogenes.** Diss. Berlin-Dahlem **1963** 41 S. — 2 Tab., 52 Lit.
C. pyogenes gilt als ein für das Rind und das Schwein spezifischer Eitererreger, der jedoch als fakultativ pathogen angesehen wird, weil er nur dann eitrige Prozesse hervorruft, wenn prädisponierende Ursachen hinzukommen. Vereinzelte Angaben des Schrifttums sprechen dafür, daß mit einem latenten Vorkommen des Keimes im Rinderorganismus gerechnet werden muß, damit die durch ihn hervorgerufenen Eiterungen (Holsteinische Euterseuche, Fortpflanzungsstörungen) durch eine endogene Infektion entstehen können. Vf. hat bei 38 untersuchten Tonsillenpaaren klinisch gesunder Schlachtrinder in **34** Fällen *C. pyogenes* festgestellt. Nach Erzielung einer Reinkultur wurden die Keime auf ihre Eigenschaften geprüft. Die Ergebnisse erhärten den eingangs geäußerten Verdacht des latenten Vorkommens von *C. pyogenes* im Rinderkörper. E. Wiesner. 3850.

4-64/09-0189 Cybul'skij, L. A. Mikroklimat v korovnike s besprivjaznym soderžaniem s.-ch. životnych. **(Das Mikroklima im Kuhstall bei der Haltung der Tiere ohne Anbinden.)** Trudy Vsesojuznogo naučno-issledovatel'skogo instituta životnovodstva, Moskva **24** (1962) S. 429-433. — 2 Tab. 3940.

4-64/09-0190 Radaković, O.; Wien, Univ., Inst. für Allg. und Exp. Pathol. **Eine neue Vorrichtung zur Fütterung von Kaninchen mit Pellets.** Z. Versuchstierkunde **3** (1963) Nr. 5/6. S. 133-135. 3970.

4-64/09-0191 Bielenberg, Hinrich. **Der Stall und die Stallhygiene sind entscheidende Faktoren bei der Tierhaltung.** Gesundheitswes. u. Desinfekt. **55** (1963) Nr. 9/10. S. 125-127. — 2 Abb., 4 Lit.
Nach Ansicht der Praktiker werden 40-70% der Leistung der Tiere durch den Stall beeinflußt. So ist das Schwein durch die lange, falsche Stallhaltung äußerst empfindlich geworden. Oft hat das landwirtschaftliche Bauwesen die Warnungen der Veterinärmedizin nicht beachtet. Die Tatsache, daß im Stallbau das Tier der Bauherr sein müßte, und nicht der Mensch, wird oft übersehen. Die Folge ist, daß in ungeeigneten Ställen unter schlechten hygienischen Verhältnissen der Futterverbrauch wesentlich höher als üblich ist. Beim Schweine beträgt der Mehrverbrauch an Futter 80 kg je Tier bzw. die Ertragsminderung je Schweineplatz in schlechten Stallungen DM 70,— (Berechnungen des Vf.). Aufgrund der Untersuchungen in 1400 Stallungen und der Erfahrungen der Praxis sowie der vorliegenden wissenschaftlichen Befunde wird ein Maststall für Schweine mit artgerechtem Stallraum und zeitgerechtem Auslauf zwecks Minderung der Verluste vorgeschlagen. H. Busse. 3980.

4-64/09-0192 Hutschenreuther, G. und Günzel, W., Weimar, Hochschule für Architektur und Bauwes. **Wie bewährten sich Milchviehanbindeställe ohne Wärmedämmung im Winter?** Dtsch. Landwirtsch. **14** (1963) Nr. 11. S. 564-568. — 7 Abb., 2 Tab.
Die völlige Verschluß von Offenställen führt zu einem ungesunden Stallklima, Tauwasserbildung und Schäden am Bauwerk. In Anbindeställen ohne Wärmedämmung, aber mit geringen Lüftungsöffnungen, herrschen oft niedrige Temperaturen bei normaler relativer Luftfeuchtigkeit oder brauchbare Stalltemperaturen mit hoher relativer Luftfeuchtigkeit. Diese Mängel können durch Umbau zum Boxenstall oder zum wärmegedämmten Anbindestall beseitigt werden. Im Boxenstall liegt die Raumtemperatur nur wenig über der Außentemperatur. Der Strohverbrauch ist niedrig, und Umbaumaßnahmen sind nur in geringem Umfange erforderlich. Bei Errichtung eines geschlossenen Warmstalles genügt das Einziehen einer wärmedämmenden Decke allein nicht. Auch die übrigen raumumschließenden Bauteile müssen mit Wärmedämmung und der Stall mit Lüftungseinrichtungen versehen werden. Der bauliche Aufwand ist hier wesentlich höher, weshalb nur im Notfall ein Offenstall zum Warmstall umgebaut werden sollte. H. Busse. 3980.

4-64/09-0193 Steiniger, Fritz. **Stallhygienische Betrachtung des Hausschweines.** Gesundheitswes. u. Desinfekt. **55** (1963) Nr. 9/10. S. 122-124.
Da das Schwein physiologisch in vielem dem Menschen ähnelt, erscheint die Züchtung eines kleinen Versuchsschweines als Versuchstier lohnenswert. Zwergformen des Schweines, wie das Sardenschwein, würden hierfür besonders geeignet sein. Versuche über Schweinehaltung und Stallhygiene hält der Vf. für besonders lohnend und schlägt vor, hierbei die Schweinerassen und die Futterverhältnisse konstant zu halten, die Stallverhältnisse aber zu variieren. Von der menschlichen Hygiene aus habe man dem Schwein stets besondere Beachtung geschenkt, da es nicht nur Trichinen und Bandwürmer beherberge, sondern auch für den Menschen pathogene Keime, wie die Bakterien der Ruhr- und Typhus-Paratyphusgruppe, ausscheide. Die Feststellung, daß in neuerer Zeit im Schweinefutter, insbesondere solchem exotischer Herkunft dem Tiere vermehrt pathogene Keime zugeführt würden, sollte aus seuchenhygienischen Gründen sorfältige Beachtung finden. Die ökologischen Verhältnisse haben sich beim Schwein immer mehr zugespitzt. Man züchtet lange Schweine im Bacontyp, vergißt aber, daß mit abnehmender Speckdicke die Tiere temperaturempfindlicher als die alten Fettschweinerassen werden. Bei ungünstigen Temperaturverhältnissen häufen sich dann die Erkrankungsfälle, die Zucht hat höhere Verluste, und die Möglichkeiten einer Fleischvergiftung durch tierische Krankheitskeime nehmen zu. Vf. schlägt vor, das

Temperaturoptimum für die Tiere in stallhygienischen Versuchen experimentell zu ermitteln und ist der Auffassung, daß die temperaturempfindlichen Zuchtformen des heutigen Hausschweines nicht auf zu stark wärmeableitendem Fußboden (Ziegeln, Zement) leben dürfen. Im Sommer sei eine zu starke Temperaturerhöhung zu vermeiden. Der Schweinedung müsse vom Schwein möglichst fern gehalten werden, da das Tier in der Natur sich aus hauthygienischen Gründen suhlt, eine Suhle im Dung diese hygienische Triebhandlung aber in das Gegenteil umwandle. Außerdem schädigen Faulgase und die Ausdünstungen des Schweinedungs die Gesundheit der im Schweinestall arbeitenden Menschen. Wenn Schwein und Mensch in ihrer Reaktion gegenüber toxischen Einflüssen sich ähneln, sollte man das Schwein hiervor ebenso bewahren wie den Menschen. Bei stallhygienischen Experimenten sollte aus Kostengründen nicht auf die Variation der Stallbedingungen verzichtet, sondern berüchsichtigt werden, daß Ställe nicht aus architektonischen Gründen, sondern ausschließlich zur Erhöhung der Zucht- und Mastleistung errichtet werden. H. Busse. 3980.

4-64/09-0194 Matula, Lieselotte; München, Univ., Inst. für Mikrobiol. und Infektionskrankh. der Tiere. **Stallklimatische Untersuchungen im Kreise Münsingen unter besonderer Berücksichtigung von Luftbewegung, Luftfeuchtigkeit und CO_2-Gehalt der Stalluft.** Diss. München **1963** 65 S. – 23 Abb., 47 Lit.
Nach Beschreibung der geographischen und klimatischen Verhältnisse des Untersuchungsgebietes erfolgt eine Klassifizierung der Ställe nach Baumaterial (Feldstein, Tuffstein, Ziegel) und deren Beurteilung. Für die Stallgruppen werden u. a. der Luftraum je GVE, das Verhältnis der Fenster zur Bodenfläche, die durchschnittliche Tierbelegung sowie die Durchschnittstemperatur und die Durchschnittswerte der relativen Luftfeuchtigkeit und des CO_2-Gehalts errechnet. J. Krüger. 3980.

4-64/09-0195 Woll, Hanns Rainer; München, Univ., Inst. für Mikrobiol. und Infektionskrankh. der Tiere. **Das Mikroklima in Käfigen aus Holz und Makrolon für weiße Mäuse.** Diss. München **1963** 160 S. – 23 Abb., 81 Tab., 77 Lit.
Nach Besprechung verschiedener Haltungsarten, stallklimatischer Faktoren, Fütterungsarten und Krankheiten anhand der Literatur werden eigene Untersuchungen beschrieben. Die erhobenen stallklimatischen Befunde ergaben kaum Abweichungen zwischen Holz- und Makrolonkäfigen. Die Temperatur lag in den Holzkäfigen im Mittel bei 22,9 °C, bei den Makrolonkäfigen I und II bei 22,0 bzw. 22,4 °C, die Werte für die relative Feuchte betrugen 61,48 bzw. 44%. Somit zeigten die Makrolonkäfige gleich gute mikroklimatische Verhältnisse wie Holzkäfige, darüber hinaus aber die Vorteile der leichteren Reinigung und Desinfektion, der Raumeinsparung, des geringeren Gewichts und der Dauerhaftigkeit. Vf. macht darauf aufmerksam, daß entgegen den Angaben des Herstellers die Besetzung nur bei 10 Tieren im Makrolonkäfig I und 5 Tieren im Käfig II liegen sollte. B. Busch. 3980.

VIII. PHARMAKOLOGIE, TOXIKOLOGIE

4-64/09-0196 Laverty, R.; Babraham, Cambridge, A. R. C. Inst. of Animal Physiol. The effect of drugs on the concentration of dopamine and other amines in mammalian brain. **(Die Wirkung von Drogen auf die Konzentration von Dopamin und anderen Aminen im Säugetiergehirn.)** J. Physiol. [London] **169** (1963) Nr. 3. S. 94P-95P. 4250.

4-64/09-0197 Haederle, Irmgard; München, Univ., Med. Tierklin. **Untersuchungen über die Verträglichkeit von parenteral appliziertem Tetrachlorkohlenstoff beim Rind unter Zuhilfenahme moderner Untersuchungsmethoden.** Diss. München **1963** 78 S. – 20 Abb., 49 Lit.

18 Rinder verschiedener Rassen, versch. Alters und Geschlechts bekamen 8 cm³/100 kg Kgw. Ecobol (Fa. Riedel de Haen) i. m. beiderseits in die Halsmuskulatur. Vor Versuchsbeginn wurden die Ausgangswerte der Fermentaktivitäten im Serum und der Bromphthaleinretention bestimmt und 24 Std., ferner am 3. und 4. Tag p. i. die Bromphthaleinprobe, die SGPT-, SGOT- und Aldolasebestimmung durchgeführt. Bei erhöhter Fermentaktivität führte man die Untersuchungen so lange fort, bis die Werte dem Ausgangswert annähernd gleich waren. Außerdem dienten 2 Merino-Landschafe als Versuchstiere (16 cm³/10 kg Kgw. Ecobol i. m.), bei denen ebenfalls die SGPT-, SGOT- und Aldolasebestimmung erfolgte. Aus den Versuchen geht hervor, daß bei 6 von 18 Rindern mit den hier angewandten Untersuchungsmethoden keine Leberschädigungen ermittelt werden konnten. Bei 9 Versuchsrindern traten Fermenterhöhungen im Serum auf. Die Höchstwerte wurden im allgemeinen am 3. oder 4. Tag, die Ausgangswerte meist nach 1 Woche erreicht, außer bei großen Aktivitätssteigerungen (2 Wochen). Bei 3 Rindern waren nur einzelne Proben erhöht, bei den Schafen wiesen alle 3 Fermente signifikante Erhöhungen auf. Mit der Bromphthaleinprobe konnte nur in 2 Fällen eine Leberschädigung nachgewiesen werden. Vf. zieht den Schluß, daß die 3 hier angewandten Fermentproben geeignet sind, Leberschädigungen, die durch die BSP-Probe nicht mehr erfaßt werden, anzuzeigen. Obwohl CCl_4 in der beschriebenen Applikationsform Leberschädigungen beim Rind hervorrufen kann, wird er wegen der Geringfügigkeit und der Reparabilität dieser Schäden trotzdem als Leberegelmittel empfohlen. H. Heimbürge. 4290.

4-64/09-0198 Berns, Sylvia; München, Univ., Tierärztl. Fak., Med. Tierklin. **Untersuchung zur Wirkung einer zellspezifischen Substanz auf die experimentell geschädigte Rattenleber.** Diss. München **1962** 54 S. — 14 Abb., 27 Tab., 20 Lit.

Zur Beantwortung der Frage, ob ein objektivierbarer Organschaden cellulartherapeutisch beeinflußt werden kann, wurde in Rattenversuchen ein durch Fermentaktivitätsbestimmung (Fructose-Diphosphat-Aldolase und Serumglutaminat-Oxalacetat-Transaminase) gemessener Leberschaden mittels CCl_4 und P gesetzt. Revitorgan, ein Präparat aus aufgeschlossenen gefriergetrockneten Organvollsubstanzen ist in der Lage, eine solcherart erzeugte und meßbare toxische Schädigung der Leber günstig zu beeinflussen. Die Unterschiede in der Fermentaktivität zwischen nur geschädigten und nach Schädigung behandelten Tieren sind statistisch hoch gesichert. Die Wirksamkeit zellspezifischer Substanzen ist somit eindeutig nachgewiesen.

W. Seffner. 4290.

4-64/09-0199 Schmidt, H. W.; Erlangen, Landsitz Brückenhof, Hubertushaus. **Schutz der Haut des Tierarztes durch Silicon.** Dtsch. tierärztl. Wschr. **70** (1963) Nr. 18. S. 525.

Es wird eine auf Siliconbasis hergestellte Hautschutzsalbe beschrieben, die die biologisch-physiologischen Funktionen der Haut nicht beeinträchtigt, genügend konsistent ist und das Eindringen von Krankheitserregern verhindert. Neben Labilin (Milcheiweißhydrolysat) als Salbenbasis enthält das Präparat als Aktivum Silicon (25%) bei einer gewissen Anreicherung mit Lipoiden (Fissan-Silicon-Hautschutzsalbe). Die Salbe wird auf die sauber gereinigte Haut aufgetragen und gleichmäßig ausgebreitet und verrieben, so daß die Haut mit einem zusammenhängenden Film bedeckt ist. Der Überzug trocknet schnell, dringt nicht in die Haut ein, ist geruchlos und unsichtbar, zeigt feuchtigkeitsabweisende Eigenschaften und behindert die Arbeit nicht. Bei Beschädigung des Filmes während der Arbeit kann nach Reinigen der Haut mit angewärmtem oder kaltem Wasser eine erneute Einreibung vorgenommen werden. Mit der Silicon-Hautschutzsalbe ist ein Mittel entwickelt worden, daß ohne Störung biologischer Vorgänge im Organismus einen wirksamen Schutz gegen hautschädigend wirkende Substanzen und krankheitserregende Keime garantiert. J. Wollrab. 4300.

4-64/09-0200 Hillesheim, Hanns Georg; Berlin, Humboldt-Univ., Veterinärmed. Fak., Inst. für Pharmakol. und Pharmaz. **Experimentelle Verfärbungen der belichteten Tierhaut durch photochemische Umwandlung von Phenothiazinen.** Diss. Berlin **1963** 120 S. – 14 Abb., 81 Lit.

An überlebenden, mit Phenothiazinlösungen durchströmten Hautpräparaten wurden nach Ultraviolett-Bestrahlungen oder Glühbirnenbelichtungen Hautfärbungen beobachtet, die auf Photooxydation der Phenothiazine beruhen. Je nach der chemischen Struktur der benutzten Phenothiazinderivate zeigten sich hierbei Unterschiede. Die 3-Chlor-Substitutionsprodukte Chlorpromazin, Perphenazin und Prochlorperazin verursachten bei Ultraviolett-Einwirkung Grünfärbung der Haut. Die untersuchten, nicht Chlor-substituierten Verbindungen Promethazin, Diethazin, Profenamin und Pecazin bewirkten Braun-, Levomepromazin (3-Methoxy-substituiert) und Promazin Orange-Färbung. Bei Anwendung von Thiazinamin, dem quaternären Abkömmling des Promethazins, wurde keine solche Färbung erkennbar. Photochemische Veränderungen von Phenothiazinen sind auch in der Haut lebender Nutztiere möglich. Deshalb wird mit den vorläufig nur aus der Humanmedizin bekannten phototoxischen Nebenwirkungen der substituierten Phenothiazine wohl auch in der Veterinärmedizin zu rechnen sein. Auch bei dem in der tierärztlichen Praxis viel gebrauchten Combelen, das gefärbt ist und somit von vornherein Fluoreszenz zeigt, können solche Nebenwirkungen erwartet werden. Wenn es zum Einsatz anderer Phenothiazine kommt, wie es zur Beschleunigung der Mästung von Tieren versuchsweise erfolgt, werden auch ihre durch Strahlen verursachten Nebenwirkungen in Betracht gezogen werden müssen. E. Wiesner. 4300.

4-64/09-0201 Kraushaar, Barbara; München, Univ., Tierärztl. Fak., Inst. für Pharmakol., Toxikol. und Pharmaz. **Zur Wirkung verschiedener Phosphate und Polyphosphate auf das Skelett mehrerer Rattengenerationen. II. F_1-Generation.** Diss. München **1963** 70 S. – 36 Tab., 104 Lit.

Zur Klärung der Frage, ob die vom Nahrungsphosphatüberschuß her bekannte Verschlechterung der Calcium-Resorption auch bei Verwendung der zur Konservierung von Lebensmitteln verwendeten Polyphosphate auftritt, wurden Versuche an Ratten durchgeführt. 150 männliche und weibliche Tiere, deren Eltern bereits 0,5% Ortophosphat- oder 1,8% Polyphosphatzusatz erhalten hatten, erhielten vom Absetzen an dieselben Futterzusätze. Verwendet wurden: Tetranatriumpyrophosphat (I), Natriumtripolyphosphat (II), Dinatriumpyrophosphat (III), Natriumhexametaphosphat (IV), Carbamidoorthophosphat (V), Hexanatriumtetrapolyphosphat (VI), Mononatriumorthophosphat (VII). Sie hatten keinen Einfluß auf die Mineralisierung der Knochen und das Endgewicht der Versuchstiere. Jedoch wurde bei weiblichen Tieren durch I, II, III, V, VII der Calciumgehalt und durch I, III, VI u. VII der Phosphatgehalt der Knochenasche erniedrigt.
W. Seffner. 4315.

4-64/09-0202 Lüdecke, Fritz; Berlin-Dahlem, Univ., Veterinärmed. Fak., Klin. für Pferdekrankh. **Untersuchungen über Blutspiegel und Verträglichkeit von Sulfamethylphenazol bei Pferden nach intravenöser Applikation.** Diss. Berlin-Dahlem **1963** 54 S. – 12 Abb., 81 Lit.

In den letzten Jahren sind die sogenannten Langzeitsulfonamide entstanden, die es infolge ihrer längeren Verweildauer im Körper und ihrer verbesserten Wirkungsintensität ermöglichen sollen, von den bekannten hohen Tagesdosen abzugehen. Bei niedrigerer Dosierung würde dann auch die Toxizität der Sulfonamide geringer sein. Zu den langwirkenden Sulfonamiden gehört auch das von der Fa. CIBA AG Basel/Schweiz hergestellte Sulfamethylphenazol das nach i. v. Applikation auf Verträglichkeit und Verweildauer im Organismus des Pferdes geprüft wurde. An 16 Tieren wurden Blutspiegeluntersuchungen nach der Methodik von Bratton und Marshall durchgeführt, und es wurde festgestellt, daß das Präparat höhere und länger anhaltende Blutspiegel ergibt als alle anderen Sulfonamide bei gleicher Dosierung. Mit einer Initialdosis von 0,1 g/kg Kgw. und einer Nachdosierung von je 0,05 g/kg an den beiden folgenden Tagen war es möglich, länger als 80 Std. einen Mindestblutspiegel von 5 mg% aufrechtzuerhalten. Die Verträglichkeit des Präparates war im allgemeinen gut. E. Wiesner. 4385.

4-64/09-0203 Turušev, V. A. Butyl'nye fermentatory pri izgotovlenii antibiotikov. **(Glasfermentatoren bei der Zubereitung von Antibiotica.)** Veterinarija, Moskva **40** (1963) Nr. 10. S. 51. — 1 Abb.

Vf. beschreibt den Aufbau eines Fermentators aus Glas, der eine wesentliche Verbesserung der Antibioticaproduktion ermöglichen soll, und erläutert seine Bedienung. E. Werner. 4400.

4-64/09-0204 Kádár, T. und Nyiredy, I. Adatok a baktériumok furazolidon-rezisztenciája és a penicillin-furazolidon antagonizmus kérdéséhez. **(Untersuchungen über die Furazolidonresistenz der Bakterien und über das Problem des Penicillin-Furazolidon-Antagonismus.)** Magyar Állatorvosok Lapja [Ung. veterinärmed. Bl.] **18** (1963) Nr. 5. S. 187-190. — Aus: Ung. Agrar-Rdsch. **1964** Nr. 1.

Colibakterien des Darminhaltes zeigten keine erhöhte Furazolidonresistenz bei Tieren, denen das Mittel täglich als Futterergänzung oder bei Enteritis von Kälbern, Schweinen oder Geflügel in therapeutischen Dosen verabfolgt wurde. Bei in vitro-Versuchen widerstanden die Stämme den doppelten bis 28fachen Konzentrationen von Furazolidon. Laut polarographischer, orientierender Untersuchungen spalteten Colibakterien in Bouillonkulturen das Furazolidon. Nach den Versuchsergebnissen wirken Penicillin und Furazolidon nicht antagonistisch. Bei bestimmten Bakterienarten kann sogar ein Synergismus der beiden Mittel festgestellt werden. Dementsprechend können die beiden Mittel gemeinsam als Futterergänzungsmittel benutzt werden. **4400.**

4-64/09-0205 Kurzweg, W.; Eberswalde, Bezirkstierklin. **Zur Anwendung von Ahypnon in der Veterinärchirurgie.** Arch. exp. Veterinärmed. **17** (1963) Nr. 6. S. 1385-1398.

Ahypnon ist ein Piperidinderivat, das chemisch als 2,6-Dioxo-4-methyl-4-aethyl-piperidin oder auch als β-methyl-β-aethyl-glutarsäureimid bezeichnet wird. Der internationale Name dieser Substanz ist Bemegrid. Ahypnon ist ein zentrales Analepticum, das als funktioneller Antagonist gegenüber Barbituraten als Weckmittel bei Narkosezwischenfällen sehr gut geeignet ist. Experimentell wurde die Krampfdosis des Ahypnon an Schweinen und seine Weckwirkung an apnoischen Schweinen festgestellt. Die klinische Erprobung erfolgte an Schweinen in Chloralhydrat-, Brevinarcon-, Eunarcon-, Baytinal-, Thiogenalnarkosen und an durch Propionylpromazin potenzierten Brevinarcon-, Baytinal- und Thiogenalnarkosen an Schweinen. Weiter wird über die Ahypnonanwendung zur Behebung von Narkosezwischenfällen beim Pferd berichtet. Experimentell wurde die Weckwirkung des Ahypnon an apnoischen Hunden festgelegt. — Eine Unterbrechung tiefer Barbituratnarkosen ist nicht in jedem Falle zu erreichen. Unter gleichzeitiger Anwendung künstlicher Beatmung sind gefährdete Tiere stets durch Ahypnon-Medikation in einen „safe-state", d. h. in eine ganz oberflächliche Narkose zu überführen. Im Abklingen begriffene Barbiturat- oder Chloralhydratnarkosen können durch Injektion von durchschnittlich 5 mg Ahypnon/kg Kgw. sicher beendet werden, während zur wirkungsvollen Bekämpfung von Narkosezwischenfällen Ahypnondosen von 10-20 mg/kg Kgw. für Schweine und Hunde bzw. 2-5 mg/kg Kgw. für Pferde erforderlich sind. Die Dosierung hat individuell und streng nach Wirkung zu erfolgen. O. Dietz. 4415.

4-64/09-0206 Grams, Werner; Berlin-Dahlem, Univ., Pharmakol. Inst. **Der Einfluß von Steroidhormonen auf den Hexobarbitalabbau bei der Ratte.** Diss. Berlin-Dahlem **1962** 36 S. — 15 Tab., 40 Lit.

Durch die Behandlung mit Glykocorticoiden verkürzte sich die Dauer der Narkose bei erwachsenen weiblichen Ratten, während bei erwachsenen männlichen Tieren hierfür die 10fache Dosis erforderlich war. Desoxycorticosteron hatte keinen verkürzenden Einfluß auf die Dauer der Hexobarbitalnarkose. Nach Adrenalektomie wurde der geschlechtsspezifische Unterschied der Dauer der Narkose nach Gabe kurzwirkender Barbiturate nicht beobachtet. Nach Kastration verlängerte sich die Dauer der Hexobarbitalnarkose innerhalb von 14 Std. Bei Substitution mit Testosteron konnte schon 24 Std. nach der Injektion die verlängerte Schlafzeit normalisiert werden. Die Änderung der Narkosedauer beruht auf der Wirkung der Steroidhormone auf die Oxydation von Hexobarbital in den Lebermikrosomen. E. Wiesner. 4415.

4-64/09-0207 Tutt, J. B. Report on a clinical trial of duphafral D.3-1000 for the prevention of hypocalcaemia in dairy cows. **(Ein Bericht über einen klinischen Versuch mit Duphafral D 3-1000 zur Verhütung der Hypocalcämie bei Milchkühen.)** Veterin. Rec. **75** (1963) Nr. 18. S. 469-470.

Duphafral D 3-1000 ist ein Präparat, welches pro ml 1000000 E reines kristallines Vit. D 3 enthält. Es werden 8 bis 2 Tage vor dem angenommenen Kalbetermin 10 ml prophylaktisch intramuskulär verabreicht. Wenn die Kuh innerhalb der nächsten 8 Tage nicht kalbt, wird die Injektion wiederholt. Vor der Injektion wurden Blutproben entnommen und der Calcium-, Magnesium-, Phosphor- und Acetongehalt bestimmt. Insgesamt wurden 12 Tiere untersucht und behandelt. Nach der Behandlung zeigte nur 1 Kuh die typischen Erscheinungen der Hypocalcämie, sprach aber auf die entsprechende Behandlung an. 1 Kuh starb unter den klinischen Erscheinungen der Hypocalcämie; bei der Sektion stellte sich als Todesursache aber ein schweres Herzleiden heraus. Bei den anderen Tieren schien die Behandlung von Wert zu sein. Vf. ist der Meinung, daß die Stoffwechselerkrankungen zum Teil von den örtlichen klimatischen Bedingungen abhängig sind, und daß auch die Hypocalcämie hierbei keine Ausnahme bildet. H.-J. Kuller. 4430.

4-64/09-0208 Melichar, B. und Willomitzer, J. Účinek aerosolů netoxických fysikálních insekticidů na ektoparazity drubeže. **(Wirkung der Aërosole von nichttoxischen physikalischen Insekticiden auf Geflügelektoparasiten.)** Veterinární Med. **8 (36)** (1963) Nr. 4. S. 275-284. — 7 Abb., 1 Tab., 20 Lit. Zus. in Russ., Dtsch.

Es wurde die Wirkung von 10 physikalischen Insekticiden geprüft. Es handelte sich um 5 Arten von Aërogelen des Siliciumdioxyds, um 3 Arten von Silikaten, der Adsorptionskohle und der Flugasche in vitro gegen die Hühnerläuse (*Dermanyssus gallinae*), und es wurde die Wirkung von 5 diesbezüglichen Substanzen mit der Wirkung auf die Hausfliege (*Musca domestica*) verglichen. Es wurden ihre physikalisch-chemische Charakteristiken und die letale Durchschnittsfrist von LT 50 für Hühnerläuse und Fliegen festgestellt. Bei den Versuchen fand man eine gewisse Beziehung zwischen der Oberflächengröße der Substanzen von Siliciumdioxydtypus und Silikaten und zwischen ihrer Wirkung auf die Hühnerläuse in vitro. Die Unschädlichkeit des kolloiden Siliciumdioxyds wurde bei Küken im Alter von 3 Tagen und im Alter von 3 Mon. überprüft. Orientierungshalber wurde die Wirkung des Aërogels dieses Dioxydes in vivo an Hennen mit Erfolg geprüft, die unter einem starken Befall von *Menopon gallinae* und von Hühnerläusen litten. Die meisten Parasiten fielen 6-8 Std. nach der Bestäubung tot ab. Nach 5-6 Tagen fand man bei den Hennen keine lebenden Parasiten mehr, doch zeigten sich nach 11 Tagen bereits neue Entwicklungsstadien, so daß man annimmt, daß das Präparat auf die Eier nicht wirkt. Die Versuche werden fortgesetzt.

ČSSR/ÚVTI. 4450.

4-64/09-0209 Reinecke, R. K.; Onderstepoort, Veterin. Res. Inst. Methods of testing anthelmintics in sheep. **(Methoden zur Prüfung von Wurmmitteln bei Schafen.)** J. South African veterin. med. Assoc. **34** (1963) Nr. 2. S. 233-246. — 5 Tab., 12 Lit.

Nach einer kurzen Darlegung und Einschätzung der gebräuchlichen Verfahren zur Testung der Wirksamkeit von Anthelminthica beschreibt Vf. eine weitere Modifikation, die eine Kombination des sog. Kontroll-Tests und des sog. kritischen Tests darstellt, mit der es möglich ist, neben den adulten Würmern die vorhandenen endogenen Larvenstadien der Magen-Darm-Nematoden nachzuweisen, zu isolieren und auszuwerten. Die Brauchbarkeit dieser neuen Prüfungsmethode wird anhand eines Beispiels demonstriert. 20 parasitenfreie Lämmer erhielten je Tier 87760 infektiöse Larven (92-96% *Ostertagia circumcincta*, 4-8% *Trichostrongylus colubriformis*) in mehreren Dosen, verteilt über einen Zeitraum von 29 Tagen. 48 Std. nach der letzten Larvengabe bekamen 6 Lämmer Thiabendazol 50 mg/kg Kgw. per os, 6 Lämmer Methyridin 200 mg/kg Kgw. intraperitoneal injiziert und 8 Schafe verblieben unbehandelt als Kontrollen. 24 Std. nach der Behandlung wurden aus jeder Gruppe 2 Tiere, nach 48 Std. 6 weitere der Kontrollgruppe und nach 72 Std. die restlichen Versuchslämmer geschlachtet und der Magen-Darmkanal nach einem Standardschema ausgewertet. Von allen behandelten Schafen wurde bis zur Schlachtung die gesamte ausgeschiedene Kotmenge gesammelt und auf Helminthen untersucht. Mit Thiabendazol konnte Vf. in der verwendeten Dosis eine Minderung des Befalls nach 24 Std. bzw. 72 Std. von 73,5% bzw. 99,3% bei *Ostertagia circumcincta* und von 100% zu beiden Zeitpunkten bei *Trichostrongylus colubriformis* ermitteln. Mit Methyridin wurde zu den entsprechenden Kontrollzeiten bei *O. circumcincta* eine Minderung von 84,2% bzw. 95,2% und bei *T. colubriformis* von 99,2% bzw. 97,2% erreicht.

S. Nickel. 4460.

4-64/09-0210 Weißenburg, Hans; Berlin-Dahlem, Univ., Inst. für Veterin.-Parasitol. **Untersuchungen über die Wirksamkeit von Famophos auf Magendarmwürmer bei Schafen.** Diss. Berlin-Dahlem **1963** 36 S. — 5 Tab., 67 Lit.

Bei der Behandlung des Dassellarvenbefalls haben sich seit einiger Zeit Phosphorsäureesterpräparate, insbesondere das Neguvon, ausgezeichnet bewährt. Gleichzeitig wurde auch eine gewisse anthelminthische Wirkung gegen verschiedene Endoparasiten beobachtet. Da die Magendarmwürmer der Wiederkäuer mit der bisher üblichen Phenothiazinbehandlung nur teilweise wirksam bekämpft werden können, hat Vf. versucht, die Wirksamkeit eines Phosphorsäureesters, des 0-0-dimethyl-0-p-(dimethylsulfamoyl)phenyl-phosphorothioats auf Trichostrongyliden zu prüfen. Die i. m. Injektion von 60 bzw. 80 mg/kg Kgw. des unter dem Namen Famophos von der Fa. American Cyanamid herausgebrachten Präparates hatte bei Schafen eine ausgezeichnete Wirkung auf *Cooperia curticei*, eine befriedigende Wirksamkeit gegenüber *Haemonchus contortus*, *Nematodirus spp.* und *Chabertia ovina*. Wegen der besseren anthelminthischen Wirkung auf die im Labmagen schmarotzenden Nematoden ist jedoch eine orale Behandlung vorzuziehen, wobei 100 mg/kg *Haemonchus contortus*, *Cooperia curticei* und *Nematodirus spp.* ausgezeichnet beeinflußten und *Ostertagia spp.*, *Trichostrongylus axei* sowie *T. colubriformis* und *T. vitrinus* zu einem wesentlichen Teil.

E. Wiesner. 4460.

4-64/09-0211 Kassai, T. und Holló, F. A „Luxuran" (dietilkarbamazincitrat) hatása a jun tüdőférgeire. **(Die Wirkung von „Luxuran" [Diaethylkarbamacin-Citrat] auf die Lungenwürmer der Schafe.)** Magyar Állatorvosok Lapja [Ung. veterinärmed. Bl.] **18** (1963) Nr. 4. S. 163-165. – Aus: Ung. Agrar-Rdsch. **1964** Nr. 1.
1. Diaethylcarbamacin-Citrat (der Name der ungarischen Spezialität ist „Luxuran") erwies sich als ein wirksames Mittel gegen Schaf-Dictyocaulose. In einer Dosis von 0,02 g/kg in einer 20%igen wässerigen Lösung i. m. verabfolgt und 24 Std. später wiederholt, verminderte es bei mäßigem Befall die Extensität der Dictyocaulose um 85 bis 93%, ihre Intensität aber um 96 bis 99%. 2. Mit der Steigerung der Dosis auf 0,03 g/kg kann die Wirksamkeit nicht bedeutend erhöht werden. 3. Eine Behandlung mit der vorgeschlagenen Dosis verursacht im allgemeinen keine Nebenerscheinungen. Schafe im vorgeschrittenen Trächtigkeitsstadium sollen nach Möglichkeit nicht behandelt werden. 4. Die Luxuran-Behandlung (in einer Dosis von 0,02, 0,03, 0,10 oder 0,20 g/kg 24 Std. später wiederholt) blieb gegenüber Protostrongyliden (*Müllerius capillaris, Cystocaulus ocreatus, Protostrongylus rufescens, Neostrongylus linearis*) unwirksam. 4460.

4-64/09-0212 Boisvenue, Rudolph J.; St. Louis, Mo., Ralston Purina Co. Preliminary studies on the anthelmintic effects of 2,6 diiodo-4-nitrophenol against the gapeworm, Syngamus trachea. **(Vorläufige Untersuchungen über die anthelminthische Wirksamkeit von 2,6-Dijodo-4-Nitrophenol gegen den Luftröhrenwurm, Syngamus trachea.)** Amer. J. veterin. Res. **24** (1963) Nr. 102. S. 1038-1043. – 4 Tab., 1 Lit. Zus. in Esperanto.
Weibliche Würmer von *Syngamus trachea* wurden in Petrischalen mit physiol. Kochsalz-Lösung bei 27 °C 10-14 Tage aufbewahrt. Nach dieser Zeit waren 70% der Eier embryoniert. Das aus dieser Kultur standardisierte Eimaterial enthielt 2000 Eier/ml. Die Infektion der Puten erfolgte nach der Methode von Krüger; hiernach erhält jedes Tier 0,5 ml des vorerwähnten Eimaterials (1000 Eier) intravenös injiziert. Die Behandlung der *Syngamus trachea*-Infektion erfolgte mit dem systemischen Anthelminthicum 2,6-Dijodo-4-Nitrophenol einzeln oder in Gruppen, parenteral und oral (Trinkwasser, Kapseln, Futter). Die Dosen lagen zwischen 3,76 und 12,4 mg/kg Kgw. Am wirksamsten waren 7,9 mg/kg Kgw. in Kapseln. Mengen von 50,0-75 mg/kg Kgw., in 3 Tagesfuttermengen verabreicht, führten zu einer bemerkenswerten Beseitigung nicht nur der adulten, sondern auch der larvalen Stadien in der 1. Woche nach der Infektion. Anzeichen von Toxizität oder Verweigerung der Nahrungsaufnahme traten nicht auf. Unter den Bedingungen der Massenbehandlung erfolgte der Einsatz von 24,13-17,79 mg/kg Kgw. in 3 Tagesfuttermengen. Die Wirksamkeit lag im Vergleich zu den Kontrollen zwischen 93 und 90%. Prüfungen der Immunitätslage bei der *Syngamus trachea*-Infektion (7 Wochen alte Puten erhielten i. v. 1500 embryonierte Eier; Zweitinfektion mit 7000 Eiern nach 16 Wochen) ergaben, daß sich eine gute Widerstandsfähigkeit gegenüber einer 2. Infektion entwickelt hatte.
R. Jungmann. 4460.

4-64/09-0213 Delak, M.; Kodrnja, E., Richter, S. und Vražić, O.; Zagreb, Veterin. Fak. Sveučilišta, Inst. za Morfol. i Fiziol.; Veterin. Inst. Istraživanje djelatnosti N-(2'-klor-4'-nitrofenil)-5-klorsalicilamida na trakavičavost pasa uzrokovanu s Eschinococcus granulosus. **(Untersuchungen über die Wirkung von N-[2'-Chlor-4'-Nitrophenyl]-5-Chlorsalicylamid auf die durch Echinococcus granulosus hervorgerufene Taeniasis.)** Veterin. Arh. [Zagreb] **33** (1963) Nr. 3/4. S. 57-62. – 1 Tab., 9 Lit. Zus. in Engl., Dtsch.
In Ermangelung geeigneter Mittel zur Behandlung der durch *E. granulosus* hervorgerufenen Taeniasis des Hundes wurde die therapeutische Verwendbarkeit von N-(2'-Chlor-4'-Nitrophenyl)-5-Chlorsalicylamid („Yomesan", Bayer)

geprüft. Durch perorale Verabreichung von 300 mg/kg wurden 33% der Hunde entwurmt, durch Dosen von 500 mg/kg 76,9% der behandelten Tiere. Nachteilige Nebenwirkungen fielen nicht auf. Auf *Toxocara canis*, *Ancylostoma caninum* und *Trichuris vulpis* blieb die Behandlung mit „Yomesan" ohne Einfluß. P. Schmidt. 4460.

4-64/09-0214 Flucke, W.; Hannover, Tierärztl. Hochschule, Inst. für Parasitol. und Veterinärmed. Zool. **Zur Therapie des Nematodenbefalles beim Hund.** Kleintier-Prax. 8 (1963) Nr. 6. S. 176-184.
In 215 Hundekotproben war bei 15,82% Spulwurmbefall (12,56% *Toxocara*, 3,26% *Toxascaris*), bei 8,05% Hakenwurm- und bei 6,05% Peitschenwurmbefall nachweisbar. Nach Besprechung der in der Hundepraxis in letzter Zeit angewendeten Anthelminthica wie Piperazinsalze, Bepheniumsalze, Phthalofyne, Viasept, Disophenol und Dilombrin wird über die Anwendung von Toluol, Thiabendazol, Methyridin, und Dilombrin bei 49 künstlich oder natürlich mit Spul-, Haken-, Peitschen- und Haarwürmern infizierten Hunden berichtet. Toluol wird als gut wirksam gegen Haken- und Spulwurmbefall bezeichnet, wirkt jedoch ungenügend auf *Trichuris vulpis* und hat den Nachteil, daß die Hunde zum Zeitpunkt der Behandlung nüchtern sein müssen. Methyridin führte nach subcutaner Applikation von 200 mg kg Kgw. zu Erbrechen und Vergiftungserscheinungen, es wird für den Hund als ungeeignet angesehen, Thiabendazol wirkte nicht gegen Peitschen- und Haarwürmer; bei der Spulwurmbekämpfung wies es im Vergleich zu den Piperazinverbindungen keine Vorteile auf. Dilombrin (Dithiazaninjodid) war in einer Dosis von 20 mg kg/Kgw. sicher wirksam gegen Spul-, Haken- und Peitschenwürmer, wenn es als Pulver in Gelatinekapseln oral an 3 aufeinanderfolgenden Tagen verabreicht wurde; Diät war nicht erforderlich, der Kot war nach der Behandlung dünnbreiig und blau-grün verfärbt. Dilombrin, das eine große therapeutische Breite besitzt, löst eine starke Sekretion der Darmdrüsen aus, verteilt sich gut im Darmsekret und tritt mit den Parasiten in Kontakt.
Th. Hiepe. 4460.

4-64/09-0215 Keays, W.; Dallas, Texas, Vet-Kem Lab. Practical ectoparasite control in large and small animals. **(Praktische Ektoparasitenbekämpfung bei Groß- und Kleintieren.)** Veterin. Med. [Kansas City] **58** (1963) Nr. 8. S. 641-650. — 2 Tab.
Eingangs wird auf die Bedeutung der Ektoparasiten beim Haustier und die Notwendigkeit einer Bekämpfung derselben hingewiesen. Die Ektoparasiten werden in 3 großen Gruppen unterteilt: „Spongers", „Blood-Suckers" und „Transients". Nach einem kurzen historischen Rückblick werden die wichtigsten Eigenschaften der neuzeitlichen Insektizide: gechlorte Kohlenwasserstoffe (DDT, HCH, Toxaphen u. a.), organ. Phosphorverbindungen (TEPP, Parathion, Malathion, DDVP, Dipterex, Ruelene u. a.) und Carbamate aufgeführt. Die Veröffentlichung trägt Übersichtscharakter.
Th. Hiepe. 4460.

4-64/09-0216 Broome, A. W. J.; Alderley Park, Macclesfield, Imperial Chem. Ind. Ltd. The anthelmintic activity of Methyridine (2[β-methoxyethyl]pyridine) against Capillaria obsignata in chickens. **(Die anthelmintische Wirkung von Methyridin [2(β-methoxyaethyl)pyridin] auf Capillaria obsignata bei Küken.)** Veterin. Rec. **75** (1963) Nr. 49. S. 1326-1328. — 3 Tab., 8 Lit.
In den letzten Jahren spielt der Befall mit *Capillaria obsignata* bei Hühnern in Intensivhaltungen eine immer größere Rolle. Methyridin hat sich bei der Bekämpfung als das Mittel der Wahl erwiesen. Bei subcutaner Verabreichung genügen im allg. 100 mg kg/Kgw. Methyridin; nur bei ganz frischen Infektionen werden 150 mg/Kgw. benötigt. Eine gute Wirkung wird erzielt, wenn 0,3% Methyridin 24 Std. im Trinkwasser gegeben werden. Wenn die Hühner

nur Trockenfutter erhalten, läßt man sie vor der Behandlung mit medikamentiertem Trinkwasser dürsten. Toxische Dosen liegen sehr hoch. Da Methyridin nach subcutaner Behandlung in Eiern nachgewiesen wurde, wird empfohlen, diese in den ersten 48 Std. nach der Behandlung nicht zum menschlichen Genuß zu verwenden. E. Tempel. 4460.

4-64/09-0217 Gill, B. S., Malhotra, M. N. und Lall, N. B.; Izatnagar, Indian Veterin. Res. Inst. Studies on the comparative efficacy of sodium sulphaquinoxaline, sodium sulphamezathine and nitrofurazone „soluble" in the control of caecal coccidiosis (Eimeria tenella) of poultry. **(Untersuchungen über die vergleichende Wirksamkeit von Sulfachinoxalin, Sulfamethazin und Nitrofurazon in der Bekämpfung der Blinddarmcoccidiose [Eimeria tenella] des Geflügels.)** Indian J. veterin. Sci. Animal Husbandry **32** (1962) Nr. 4. S. 240-248. — 17 Tab., 51 Lit.
Es wurden die Coccidiostatica Sulfachinoxalin (0,05%), Sulfamethazin (0,2%) und Nitrofurazon (0,011-0,022%) vergleichend experimentell geprüft. Dem Versuch standen 2-4 Wochen alte Leghorn-Küken, die mit 200000 versporten *Eimeria tenella*-Oocysten pharyngeal infiziert wurden, zur Verfügung. Die Sulfonamide wurden in einer 3-2-3-Tage-Periode (3 Tage Medikation wechselt mit 2 Medikamenten-freien Tagen) und Nitrofurazon 7 Tage fortlaufend mit dem Trinkwasser gegeben. Die Behandlung setzte 0-96 Std. nach der Infektion ein. Die Auswertung der Küken erfolgte 7 Tage nach der Infektion durch Untersuchung der pathologisch-anatomischen Veränderungen der Blinddärme. Es konnte festgestellt werden, daß eine Behandlung, wenn sie einsetzt, bevor die Infektion 48 Std. alt ist, einen vollständigen Schutz auslöst. Nitrofurazon dagegen führt, wenn es 24 Std. nach der Infektion angewandt wird, zu hoher Mortalität und Blutungen, obgleich diese im Vergleich zu den Kontrollen geringer sind. Während Sulfamethazin die beste coccidiostatische Wirksamkeit hatte, erwiesen sich 0,022% Nitrofurazon und Sulfachinoxalin gleich wirksam. Prüfungen der Immunitätslage zeigten, daß Präparate, die gleichzeitig mit der Infektionsdosis gegeben werden, die Ausbildung der Immunität stören, während dies bei Einsatz 48 Std. nach der Infektion nicht der Fall ist. R. Jungmann. 4460.

0-64/09-0218 Ball, S. J. und Warren, E. W.; Ongar, Essex, Veterin. Res. Stat. May & Baker Ltd. The effect of long-term medication with sulphaquinoxaline and amprolium upon serial infections of Eimeria adenoeides and E. meleagrimitis in turkeys. **(Die Wirkung der Langzeit-Verabreichung von Sulfachinoxalin und Amprolium auf starke Infektionen mit Eimeria adenoides und E. meleagrimitis bei Puten.)** Brit. veterin. J. **119** (1963) Nr. 12. S. 549-558. — 6 Abb., 3 Tab., 10 Lit.
Nach künstlichen Infektionen von immunisierenden Mengen mit Oocysten wurde durch beide Präparate 0,0125%ig die Oocystenausscheidung gegenüber unbehandelten Kontrollen stark herabgesetzt, und zwar bei Amprolium (I) stärker als bei Sulfachinoxalin (II). Eine spätere Belastungs-Infektion nach Absetzen der Medikation gab jedoch bei den mit I behandelten Tieren eine stärkere Oocystenausscheidung und damit geringere Resistenz als bei mit II behandelten. Dies äußerte sich auch in geringen Gewichtszunahmen nach der Belastungs-Infektion in der mit I vorbehandelten Gruppe. II ist zur Immunitätsbildung also besser geeignet, was vermutlich darauf zurückzuführen ist, daß es erst auf spätere Entwicklungsstadien der E. einwirkt.
W. Seffner. 4460.

4-64/09-0219 Dienemann, Ortrud; Berlin-Dahlem, Univ., Veterinärmed. Fak., Klin. und Poliklin. für kl. Haust. **Der Einfluß der lumbosacralen Extraduralanaesthesie auf den Blutdruck kranker Hunde.** Diss. Berlin-Dahlem **1963** 29 S. — 3 Abb., 4 Tab., 38 Lit. Während im Schrifttum allgemein auf die blutdrucksenkende Wirkung der Extraduralanästhesie verwiesen wird, gibt es eine Angabe von Müller, nach der diese Wirkung bei jungen Hunden nicht beobachtet wird. Man könnte deshalb annehmen, daß von jungen, gesunden Hunden eine Dillatation der Gefäße im Wirkungsbereich der Extraduralanästhesie kompensiert wird und daher keine Blutdrucksenkung eintritt. Vfn. untersucht nunmehr, ob bei Hunden, deren Kreislauf bereits durch Krankheit belastet ist, während der Extraduralanästhesie keine Kompensation mehr erfolgt und es dadurch zum Blutdruckabfall von durchschnittlich 142 mg Hg auf bis zu 96 mm Hg nicht durch eine blutdrucksenkende Wirkung der Extraduralanästhesie kommt, sondern lediglich durch das zur Prämedikation benutzte Megaphen. E. Wiesner. 4490.

4-64/09-0220 Simon, M. de, Constantinescu, Cr., Constantinescu, Cor., Bîrnaure, Gh. und Alboiu, M. Contribuţii la studiul acţiunii bactericide a betapropiolactonei (BPL). **(Beiträge zum Studium der bakteriziden Wirkung des Beta-Propiolaktion [BPL].)** Lucrările ştiinţ. Inst. Seruri Vaccinuri Pasteur-Bucureşti **7** (1962) S. 321-328. — 19 Lit.
Die bakterizide Wirkung der Beta-Propiolactone (BPL) wurde an folgenden Stämmen untersucht: *Pasteurella multocida, Erysipelothrix rhusiopathiae, Salmonella, Staphylococcus mastitis ovise, Bacillus subtilis, Clostridium septicum, Pseudomonas aeruginosa* und *Bacillus anthracis*. BPL in einer 0,5%igen Konzentration tötet keine der untersuchten Kulturen, auch nicht nach einem Kontakt von 48 Std. In einer 1‰ Konzentration wirkt es vor allem nach einem Kontakt von 2-48 Std. auf folgende Erreger: *Erysipelothrix, Pasteurella* und *Salmonella*, auf die übrigen Erreger hat das 1‰ige BPL. keine bakterizide Wirkung, auch nach nicht nach 48 Std. Die ausgeprägte Wirkung der Substanz äußert sich in der 2‰ und 3‰igen Konzentration, wobei alle untersuchten Mikroben in verschiedenen Zeitabständen getötet wurden. BPL in 3‰ und 5‰ Konzentration ruft keine lokalen und allgemeinen Reaktionen hervor und ist gleichfalls apyrogen für Labortiere (Meerschweinchen, Mäuse und Kaninchen). F. Luntz. 4490.

4-64/09-0221 Blanc, Rafael Angel. Valoracion de medicamentos clorurados. **(Beurteilung von Chlormedikamenten.)** Gac. veterin. [Buenos Aires] **25** (1963) Nr. 160. S. 480-491. 4540.

4-64/09-0222 Herrick, John B.; Ames, Iowa, State Univ. Facts you should know about nitrate controversy. **(Tatsachen, die man über Nitratschäden wissen sollte.)** Veterin. Med. [Kansas City] **58** (1963) Nr. 9. S. 740 bis 742. — 2 Tab.
Die Schadwirkungen durch Nitrat führen zum Tode, zu subletalen Erkrankungen oder bedingen Leistungsabfall in der Milch- und Fleischproduktion bzw. zum Abort. Futter und Wasser können damit behaftet sein. Die exakte Diagnose ist schwer, weil mehrere Symptome unspezifisch sind, wie die Tachycardie und Tachypnoë, die Dyspnoë, Speichelfluß, Schwächeanfälle, subnormale Temperaturen und Cyanosis. Alle Pflanzen enthalten Nitrat; gesteigerter Nitratgehalt beruht auf N-Überdüngung, Trockenheit oder einer Beeinträchtigung des Pflanzenwuchses. durch Krankheiten und Herbicide. Wasser aus seichten Tümpeln oder Teichen enthält häufig toxische Nitratmengen. Der Grenzwert liegt bei 45 ppm. Nitrathaltige Wasserquellen sollten zugemauert werden. Die Reinigung des Wassers durch Ionenaustausch ist als sehr kostspieliges Verfahren anzusehen. Futterpflanzen sollten im Verdachtsfalle auf ihren Nitratgehalt untersucht und bei überhöhten Inhaltswerten mit dem Weidegange oder der Ernte gewartet werden, bis der Nitratgehalt vermindert ist. Futterpflanzen mit subletalem Nitratgehalt sollte man mit anderen Futtermitteln niedrigen Nitratgehaltes mischen, in einer Energie- und Vit.-A-reichen Ration zur Milderung der Schadwirkungen verabfolgen. Die ständige Verabreichung kleinerer Mengen führt zu keiner Nitratresistenz. H. Busse. 4620.

4-64/09-0223 Austin, F. H.; Dublin, Univ. Coll. Bracken poisoning: A review. **(Ein Überblick über die Farnkrautvergiftung.)** Irish veterin. J. 18 (1964) Nr. 2. S. 22-28. – 40 Lit.
Vergiftungen durch Adlerfarn kommen in allen Teilen der Welt vorzugsweise bei Pferden und Rindern vor. Der im Farn enthaltene, für den Einhufer giftige Stoff ist das Ferment Thiaminase, das das Thiaminmolekül durch Spaltung seiner Komponenten in Pyrimidin und Thiazol zerlegt. Infolge des Mangels an Vitamin B_1 kommt es zu tiefgreifenden Funktionsstörungen im zentralen Nervensystem, die hauptsächlich neuromuskulärer Art sind. Eine rechtzeitige Verabfolgung von Vitamin B_1 kann die Krankheit ausheilen. – Der für das Rind toxische Stoff ist noch unbekannt. Die Pteridiose des Rindes kann akut als enterale oder laryngeale Form auftreten. In den letzten Jahren wurde geklärt, daß die Haematuria vesicalis bovis chronica die chronische Form der Adlerfarnvergiftung ist, die nach mindestens 13-15monatiger Farnkrautaufnahme manifest wird. Für die Behandlung der Pteridiose des Rindes eignen sich Bluttransfusionen, vor allem aber ist Futterwechsel erforderlich.
E. Wiesner. 4730.

4-64/09-0224 Mandelli, G. und Persiani, G.; Milano, Univ., Ist. di Anatomia Patol. Veterin. Osservazioni su di un episodio di avvelenamento da cipolla (Allium cepa) in bovini di allevamento. **(Beobachtungen über einen Fall von Zwiebelvergiftung bei Mastrindern.)** Clin. veterin. [Milano] 87 (1964) Nr. 1. S. 1-8.
Durch Verfütterung von Abfällen, die von einem Gemüsegroßmarkt stammten und eine Zeit lang im April fast ausschließlich Zwiebeln enthielten, erkrankten in einem Bestande von ca. 200 Mastrindern sämtliche Tiere mehr oder weniger schwer unter den klinischen Erscheinungen einer Anaemie, Hämoglobinurie und leichter Gelbsucht. Hämatologisch fand man eine Abnahme der roten und weißen Blutkörperchen, Überwiegen der Lymphocyten und Abnahme des Hämatokrit- und des Hämoglobinwertes. Trotz sofortiger Futterumstellung erkrankten vier Rinder so schwer, daß sie geschlachtet werden mußten, während die anderen sich langsam wieder erholten. Der pathologisch-anatomische Befund ergab: blasse Blutfarbe, leichte Gelbfärbung der Schleimhäute, Milztumor, fettige Degeneration der Leber mit centrolobulären Nekrosen und vergrößerte Nieren mit Tubulonephritis auf Hämosiderinbasis, Harnblase gefüllt mit rötlichem Urin, Lungenemphysem und vergrößerter rechter Ventrikel. Von Tierkörper und Eingeweiden ging ein starker Zwiebelgeruch aus, so daß das Fleisch ungenießbar war. Vergiftungen mit Allium cepa wurden in der Fachliteratur häufiger erwähnt, zuletzt 1961 (Nieberle & Cohrs) und 1964 (Jubb, & Kennedy). K. Reinhardt. 4730.

4-64/09-0225 Način, B., Nikov, S., Ivanov, I. u. a. Proučvanija vŭrchu taka narečenata jabŭlčena bolest pri govedoto. **(Untersuchung der sogenannten „Apfelkrankheit" beim Rind.)** Naučni trudove. Visš veterinarno-medicinski institut „Prof. d-r G. Pavlov", Sofija **11** (1963) S. 135-143. – 15 Lit.
Es wird die sog. „Apfelkrankheit" der Rinder beschrieben, die infolge einer Überfütterung beim Weiden in Apfelgärten auftritt. Im Laufe eines Tages verzehrten die Tiere 15-25 kg Äpfel. Die Krankheit verlief mit Anzeichen einer Indigestion. Diese Erkrankung wurde auf experimentellem Wege reproduziert, wobei folgende Merkmale beobachtet wurden: Appetitlosigkeit, Depression der Pansenmotorik, Verringerung bzw. Verschwinden der Infusorien im Pansen, Veränderung ihrer artenmäßigen Zusammensetzung, Erhöhung des Milchsäure- und Ammoniakgehaltes im Pansen, Erhöhung des Gehaltes an Milchsäure, Zucker und Kalium im Blute sowie eine Verringerung der Alkalireserven des Blutes, Hyperglykämie und Glykosurie, Steigerung des Säuregehaltes im Harn und Verringerung seines spez. Gew. Die Leber- und

Nierenfunktionen waren infolge distrophischer und nekrotischer Prozesse bzw. toxischer Schädigungen gestört. Nach Meinung der Verfasser ist eine Überfütterung mit Kohlenhydraten die Ursache für diese Erkrankung der Tiere. NRB/ZSNTI. 4730.

4-64/09-0226 Guarda, F. und Dotta, U.; Torino, Univ. degli Studi, Ist. di Patol. Gen. ed Anatomia Patol. Veterin., Ist. di Patol. Spec. e Clin. Med. Veterin. Sull'avvelenamento sperimentale da fluoroacetato di sodio nel cane: ricerche cliniche ed anatomistopatologiche. **(Klinische und anatomisch-histologische Untersuchungen bei der experimentellen Vergiftung des Hundes mit Natriumfluoracetat.)** Ann. Fac. Med. Veterin. Torino **12** (1962) S. 241-270. – 16 Abb., 2 Tab., 40 Lit.

Die Angaben über die Toxizität des Natriumfluoracetats für den Hund schwanken im Schrifttum zwischen 0,06 bis 1,0 mg kg Kgw. als Dosis letalis. Vff. erzielten mit 0,24 mg kg per os und i. v. das klinische Bild der akuten Vergiftung: Erregung, Muskelzittern, Krämpfe mit Ruderbewegungen. Tod nach 1-3 Std. Pathologisch-anatomisch bzw. -histologisch fanden sich Blutungen in den Organen, Gehirnödem und perivaskuläre lymphocytäre Infiltrate in den Virchow-Robinschen Räumen. 0,02 mg/kg jeden zweiten Tag per os erzeugten das chronische Vergiftungsbild, das nur durch kurze und vorübergehende Excitation charakterisiert ist. Histopathologisch waren in diesen Fällen Herde amyloider Leberdegeneration zu finden, Glomerulonephritis, proliferative Cystitis, lymphocytäre Encephalitis und Gliaproliferation. E. Wiesner. 4750.

4-64/09-0227 Heinitz, M.; Mainz, Johannes-Gutenberg-Univ., Med. Klin., Pathol. Inst. **Untersuchungen zur Frage der Beeinflussung der experimentellen Leberschäden durch Tetrachlorkohlenstoff beim Huhn.** Ärztl. Forsch. **17** (1963) Nr. 10. S. 520. 4750.

4-64/09-0228 Poulsen, Emil; København, Kgl. Veterin.- og Landbohøjskole. Toksiciteten af fungicidet Captan for duer. **(Die Toxizität des Fungicids Captan für die Tauben.)** Nord. Veterinärmed. **15** (1963) Nr. 7/8 S. 527 bis 535. – 2 Abb., 1 Tab., 13 Lit. Zus. in Engl., Dtsch.

Die Verfütterung von Erbsen, denen pro kg 750 mg Captan (N-trichlormethyl-mercapto-cyclohexena-(4)-1,2-dicarboximide) zugesetzt wurde, verlief komplikationslos, obwohl sich die täglich aufgenommene Menge Captan auf 56 mg/kg Kgw. belief. Erst nach 90 mg traten leichte Vergiftungserscheinungen auf, 450 mg/kg führten zu einer akuten Vergiftung: Inappetenz, Benommenheit, Durchfall; 60% der Versuchstiere verendeten. Es wird angenommen, daß Captan für Tauben toxischer ist als für Säugetiere, wenngleich die Möglichkeit, daß Tauben durch die Aufnahme ausgesäter, gebeizter Erbsen vergiftet werden, für außerordentlich gering erachtet wird. Von einer Verfütterung restlicher Mengen gebeizter Erbsen, Samen und Getreide an Geflügel wird jedoch abgeraten. E. Wiesner. 4750.

IX. INNERE MEDIZIN, NICHT INFEKTIÖSE KRANKHEITEN, INFEKTIONSKRANKHEITEN

4-64/09-0229 Glawischnig, Erich und Sagmeister, Franz; Wien, Tierärztl. Hochschule, Buiatr. Klin.; Med.-Chem. Inst. **Die Harnprobe nach Sulkowitch in der buiatrischen Diagnostik und der Einfluß peroral verabreichter Calciumpräparate auf den Blutcalciumgehalt und die renale Calciumausscheidung.** Wiener tierärztl. Mschr. **50** (1963) Nr. 12. S. 1045-1065. – 15 Tab., 29 Lit. Zus. in Engl., Franz., Ital.

Mit dem Sulkowitch-Test, einer zur Schätzung des Ca-Gehaltes im Harn geeigneten Probe, wurden 323 Rinder untersucht. Von diesen waren 233 Klinikpatienten, der Rest setzte sich aus eigenen gesunden Versuchsrindern (55) sowie gesunden geälpten Tieren (35) zusammen. Regelmäßig klar blieben die mit dem Oxalatreagens versetzten Harnproben (verminderte Ca-Abscheidg.) bei allen Fällen von Colimastitis, und ausnahmslos trüb fielen die Proben bei allen geälpten Rindern aus. Außerdem konnte ein Klarbleiben des Harnes bei der Sulkowitsch-Probe sehr oft bei akuten, mit hochgradiger Exsudation einhergehenden Fremdkörperkrankheiten beobachtet werden. Bei allen übrigen untersuchten kranken und gesunden Tieren wurde kein regelmäßiger Zusammenhang des Ergebnisses mit dem Befinden der Rinder festgestellt. Da die Harn-Ca-Ausscheidung auch beim gesunden Rind nicht nur von Tag zu Tag, sondern selbst im Ablauf von 24 Std. stark wechselt und damit die Sulkowitch-Probe einmal klar und das andere Mal trüb ausfällt, konnte sie beim Rind bei keiner Krankheit als alleiniges diagnostisches Verfahren verwendet werden. Da bei gesunden Rindern und Schweinen auch die Blutcalciumwerte täglichen Schwankungen bis 3 mg% unterlagen, wurde der Einfluß der Löslichkeit p. o. verabreichter Calciumpräparate auf den Blutcalciumgehalt und die renale Ca-Ausscheidung mit Calciumpräparaten bei 28 Rindern und 5 Schweinen untersucht. $CaCO_3$ konnte selbst bei einer Dosierung von 2 g/kg Kgw. die Blutcalciumwerte beim Rind nicht erhöhen, obwohl im Labmagen bei dieser Dosierung das gelöste Calcium den doppelten Wert des normalen erreichte. Calcium borogluconicum verhielt sich bezüglich seines Einflusses auf die Blut-Ca-Werte wie das $CaCO_3$. Im Gegensatz dazu konnte beim Schwein mit $CaCO_3$, in einer Menge von 1 g/kg Kgw. p. o. verabreicht, ein Anstieg des Blut-Ca-Wertes um 4 mg% festgestellt werden. Das gut lösliche $CaCl_2$ erhöhte bei peroraler und intraruminaler Applikation schnell den Blut-Ca-Wert; es wurde von der cutanen Schleimhaut des Pansens gut resorbiert. Auf Grund der Ergebnisse vorgenommene Behandlungsversuche zum Teil schwerer Fälle von Gebärparese durch p. o. Applik. von $CaCl_2$ führten zu Heilungen. Chr. Garlt. 4930.

4-64/09-0230 Ivanov, I. Proučvanija vŭrchu obstipacijata na knižkata u govedoto. **(Untersuchung des spastischen Zustandes der Vormägen bei Rindern.)** Naučni trudove. Visš veterinarnomedicinski institut „Prof. d-r G. Pavlov“, Sofija **11** (1963) S. 181-187. — 7 Abb., 13 Lit.

Man hat festgestellt, daß eine Obstipation des Blättermagens bei Rindern in 34,54% aller Fälle einer Indigestion anzutreffen ist. Die Krankheit tritt vorwiegend in den Monaten Februar, März und April auf. Am häufigsten erkranken Kühe im Alter zwischen 8 und 12 Jahren und Kühe im letzten Monat der Trächtigkeit. Ruminographische Untersuchungen erkrankter Tiere haben charakteristische Veränderungen des Ruminogramms aufgezeigt, die auf eine Störung des Rhythmus der ersten Pansenkontraktionen hinweisen. NRB/ZSNTI. 5065.

4-64/09-0231 Baresel, Klaus; Berlin-Dahlem, Univ., Veterinärmed. Fak., Klin. für Tiergeburtshilfe und Klauentierkrankh. **Beiträge zur Therapie der Indigestionen des Rindes. A. Versuche über den Einfluß von Bittermitteln auf die motorische Funktion der Vormagen des Rindes. B. Untersuchungen über die Lebensdauer von Infusorien aus Pansensaftproben.** Diss. Berlin-Dahlem **1963** 82 S. — 17 Abb., 60 Tab., 112 Lit.

Im ersten Teil der Arbeit wurde die Frage untersucht, ob reine und aromatische Bittermittel sowie Aromatica, wie sie zur Therapie der Indigestionen des Rindes vielfach verwendet werden, Einfluß auf die Vormagenmotorik haben. Mittels permanenter Pansenfistel wurden 30 Netzmagenkontraktionen pro 20 Min. und 9-10 Pansenkontraktionen pro 5 Min. ermittelt. Die Schwankungen um diese Durchschnittswerte sind jedoch unerheblich. 7 verschiedene Präparate blieben unabhängig von der Applikationsart in 5stündiger Beobachtungszeit ohne Einfluß auf die Frequenz der Netzmagen- und Pansenkontraktionen. — In der Therapie der Indigestionen des Rindes hat sich im letzten Jahrzehnt immer mehr die Übertragung von Panseninhalt aus gesunden auf kranke Rinder durchgesetzt mit dem Ziel, eine Regulierung der geschädigten Pansenflora herbeizuführen. Neben der Entnahme aus lebenden Rindern kommt auch Panseninhalt geschlachteter Tiere zur Verwendung. Im zweiten Teil der Arbeit untersucht Vf. die Lebensdauer von Infusorien aus dem Panseninhalt geschlachteter Rinder bei verschiedenen Aufbewahrungstemperaturen in vitro. Die Protozoendichte im Vormageninhalt ist in erster Linie von der Fütterung, dem weitgehend von der Futterart bestimmten pH-Wert, der Konsistenz der Ingesta und der Pansentemperatur abhängig. Die Protozoendichte bestimmt den biologischen Wert des Panseninhalts. Vollwertiger Pansensaft soll >100, zur Hälfte lebende Infusorien, pro mm^3 aufweisen. Je kürzer die Zeitspanne zwischen der Entnahme und der Anwendung des Pansensaftes ist, um so höher ist die Zahl lebender Protozoen. Bei Aufbewahrung unter physiologischer Temperatur behält der Panseninhalt geschlachteter Rinder einige Stunden die therapeutisch notwendige Protozoendichte. E. Wiesner. 5065.

4-64/09-0232 Sova, Z.; Pardubice, Veterinärklin. **Die Verwendbarkeit des Kupferazetat-Tests in der Veterinärmedizin bei Pferden mit besonderer Berücksichtigung der Diagnostik der Hepatopathien.** Dtsch. tierärztl. Wschr. **70** (1963) Nr. 13. S. 357-359.
Die Eignung einer Flockungsreaktion mit Kupferacetat (KAT) für die Diagnostik innerer Erkrankungen beim Pferd wird vom Vf. überprüft. Zu 3 ml einer Arbeitslösung des Kupferacetats $[(CH_3CO_2)_2Cu \cdot H_2O]$ werden 0,05 ml Blutserum hinzugefügt. Bereits nach 5 Min. kann die Reaktion abgelesen werden. Die Untersuchung von 142 klinisch gesunden Pferden brachte durchweg negative Ergebnisse. Bei leberkranken Pferden (akute Hepatitis, degenerative und chronische Hepatopathien) zeigte die Probe keine so hohe Empfindlichkeit wie bei Menschen mit ähnlichen Erkrankungen. Eine eindeutig positive Reaktion wurde jedoch bei allen 6 Fällen mit Hepatonecrosis diffusa verzeichnet. Daß der KAT nicht spezifisch für Leberschädigungen ist, geht aus ihrer Anwendung bei 55 Pferden mit unterschiedlichen Erkrankungen hervor. So konnten auch bei einigen Patienten mit Enteritis, Pneumopathien, Tetanus, paralytischer Myoglobinurie und Pododermatitis verrucosa positive Flockungsreaktionen beobachtet werden. M. Schäfer. 5085.

4-64/09-0233 Ruckebusch, Y.; Lyon, École Nat. Vétérin. La voie respiratoire en thérapeutique vétérinaire. **(Der Respirationsapparat in der veterinärmedizinischen Therapie.)** Rev. Méd. vétérin. [N. S.] **26 (114)** (1963) Nr. 6. S. 432-447.
Die Aërosol-Behandlung ist ein anerkannter Bestandteil der Therapie bei der Bekämpfung von Parasiten im Respirationsapparat von Wiederkäuern und Geflügel. Eine weitere Verwendung von Aërosolen ist möglich bei der Applikation von Vaccinen und Antibiotica auf dem Atmungswege, die entweder auf den Gesamtorganismus oder lokal bei Erkrankungen des Atmungsapparates wirken sollen. Außerdem ist eine Verringerung des Keimgehaltes in Schaf-, Schweine- und Geflügelställen durch Aërosole zu erreichen. Hierbei spielen die anatomischen Verhältnisse des Atmungsapparates eine Rolle. Durch Farbstoff- und Isotopenversuche hat man festgestellt, daß ein großer Teil der Aërosole schon in den oberen Luftwegen abgelagert wird (Trachea = 1 angenommen, Bronchien = $\frac{1}{2}$ und Lungengewebe = $^1/_{50}$). Außerdem ist die Verteilung des Arzneimittels in der Lunge von der beatmeten Fläche und von dem Umfang des Luftaustausches abhängig. In dieser Hinsicht liegen beim Schwein und Geflügel günstigere Verhältnisse vor als beim Pferd und den großen Wiederkäuern. Der Organismus reagiert auf das Eindringen kleinster Partikel in die Luftwege, besonders wenn sie reizend wirken, mit einem Bronchospasmus, der bei Meerschweinchen, Kaninchen, Hunden und Pferden am stärksten auftritt. Die günstigste Verteilung der Aërosole

erfolgt, wenn die einzelnen Partikel einen Durchmesser unter 5 μ haben. Gegenüber der oralen Applikation von Arzneimitteln entfällt bei der Aërosolbehandlung die Beeinflussung der Medikamente durch den Digestionsapparat und die Leber. Arbeitstechnisch ergeben sich große Vorteile bei der Massenbehandlung von Tieren. Vf. empfiehlt die Aërosol-Therapie zur lokalen Behandlung bei Erkrankungen des Respirationsapparates und als Applikationsform für Arzneimittel, die auf den Gesamtorganismus einwirken sollen. Außerdem läßt sich der Keimgehalt der Luft in Tierställen auf diesem Wege verringern. Es ist aber erforderlich, daß die vorhandenen verschiedenen Apparate auf ihre Geeignetheit geprüft werden. Die Arzneimittel müssen eine entsprechende wirksame Konzentration haben und dürfen keine Schädigungen im Respirationsapparat verursachen. A. Meyer. 5103.

4-64/09-0234 Desliens, M. Mouis. Du cornage aigu ou chronique chez le cheval et le bovin; interventions diverses. **(Über die akute oder chronische Atembeschwerde beim Pferd und Rind. — Verschiedene Zwischenfälle.)** Bull. mens. Soc. vétérin. prat. France **47** (1963) Nr. 9. S. 363-370.

Das mechanische Hindernis, welches die Atmungsstörung verursacht, ist fast immer im Kehlkopf, in den Nasengängen oder dem Pharynx beim Pferd und in der Gegend des Rachens oder der Nase beim Rind lokalisiert. Folgende chronischen Fälle traten in der Praxis auf, wobei das Kehlkopfpfeifen (Recurrenslähmung) nicht berücksichtigt wurde. Bei einer 4jährigen Stute mit den Anzeichen des Kehlkopfpfeifens (inspiratorische Atemstörung, Schlottern in der Kehlkopfgegend) wurde nach Eröffnung des Kehlkopfes eine Cyste auf der Rückseite des Gaumensegels gefunden, die bei der Einatmung das Kehlkopflumen verengte. Bei einem Zugpferd befand sich am vorderen Rand des linken Gießkannenknorpels eine gestielte Neubildung von der Größe einer Haselnuß. Bei einem weiteren Pferd wurde in der Gegend der Membrana cricothyreoidea ein Absceß gefunden, der die Membran ins Kehlkopflumen drückte. Weiterhin kamen eine nicht operable Neubildung am rechten Gießkannenknorpel und ein Tumor an der rechten Kehlkopfinnenwand vor. Bei einem akuten Fall einer starken Atemstörung lagen bei der Eröffnung des Kehlkopfes auf der Schleimhaut kruppöse Membranen vor. Bei 4 Pferden trat gegen Ende eines chirurgischen Eingriffs ein starker Spasmus des Kehlkopfes auf. Tumoren in den Nasengängen konnten bei 3 Pferden operativ entfernt werden. Weitere Ursachen für Atemstörungen waren Abscesse in den retropharyngealen Lymphknoten. Beim Rind läßt sich die Rachengegend manuell von innen gut abtasten. Es kommen Neubildungen im Nasen-Rachen-Raum und Schwellungen sowie Abscedierungen der Lymphknoten vor, die konservativ oder operativ behandelt werden können. Bei Neubildungen oder Abscedierungen im Rachenraum auf tuberkulöser Grundlage ist die Schlachtung der Tiere zu empfehlen. A. Meyer. 5103.

4-64/09-0235 Tollersrud, Av S.; Oslo, Norges Veterinaerhøgskole, Inst. for Husdyrbruk og Genetik. Ernaeringsbetinget muskeldystrofi hos kalv. **(Fütterungsbedingte Muskeldystrophie bei Kälbern.)** Nord. Veterinärmed. **15** (1963) Nr. 7/8. S. 543-551. — 6 Tab., 5 Lit. Zus. in Engl., Dtsch.

Nach Verfütterung von Milchersatzpräparaten, die kein α-Tokopherol enthielten, an Kälber, wurden Erscheinungen einer Muskeldystrophie beobachtet. Bereits 0,5 mg α-Tokopherol pro kg Kgw. waren in der Lage, diese Erscheinungen zu verhindern. Beim Vergleich der Gewichtszunahmen zeigte es sich weiterhin, daß Kälber, die reine Milch erhielten, um etwa 27% besser zunahmen als solche, die Milchersatz ohne α-Tokopherol bekamen. Von Bedeutung für das Entstehen der Muskeldystrophie ist weiterhin der Serum-Magnesiumspiegel, der durch täglich 30 mg Mg/kg Kgw. auf normalem Niveau gehalten werden kann. Mit der Verabreichung erhöhter Mengen von Tokopherol erhöht sich schließlich auch der Gehalt von Cholesterol im Serum, der nach Milchersatz ohne Tokopherol niedriger als nach reiner Milch liegt. E. Wiesner. 5177.

4-64/09-0236 Huber, William G. und Smith, G. S. Field aids in the diagnosis of bovine vitamin A deficiency. **(Praktische Hilfsmittel zur Diagnostik des Vitamin A-Mangels beim Rind.)** Veterin. Med. [Kansas City] **58** (1963) Nr. 11. S. 875-882. — 4 Abb., 1 Tab., 4 Lit.
Bei 3 verschiedenen Tiergruppen, die unterschiedlich mit Vit. A versorgt wurden, wurden Plasma- und Leberproben auf ihren Vit. A-Gehalt mit Hilfe der Carr-Price-Reaktion untersucht und gleichzeitig Conjunctivalabstriche angefertigt. Außerdem wurde die Retina ophthalmoskopisch untersucht. Tiere mit einem subnormalen Vit. A-Gehalt in der Leber zeigten dabei im Vergleich zu Tieren mit ausreichenden Vit. A-Speichern in den Conjunctivalabstrichen eine um das 3,2fache höhere Zellzahl. Normale Tiere hatten ein grün- bis orangefarbenes Tapetum lucidum. Mit dem Abfall der Vit. A-Reserven ging eine Aufhellung des Tapetum einher. Tiere mit weniger als 10 μg Vit. A pro g Leber zeigten eine grauweiße Farbe desselben. Es wird besonders darauf hingewiesen, daß mit den genannten Methoden eine Erschöpfung der Vit. A-Reserven vor dem Auftreten klinischer Erscheinungen erkannt werden kann. H. Gürtler. 5205.

4-64/09-0237 Hamdy, A. H., Pounden, W. D., Trapp, A. L., Bell, D. S. und Lagace, A.; Wooster, Ohio Agric. Exp. Stat. Effect on lambs of selenium administered to pregnant ewes. **(Der Einfluß einer Selenbehandlung tragender Mutterschafe auf deren Lämmer.)** J. Amer. veterin. Med. Assoc. **143** (1963) Nr. 7. S. 749-751. — 2 Tab., 10 Lit.
130 tragende Targheemutterschafe erhielten in der Hälfte der Trächtigkeit die s. c. Injektion von 1 ml einer Bariumselenatsuspension (28,17 mg Selen je 45 kg Kgw.); bei den 144 Lämmern dieser Muttertiere waren 2% Fälle der weißen Muskelkrankheit zu beobachten. Von den 204 Lämmern unbehandelter Muttertiere erkrankten 5,8%. Die Sterblichkeitsziffer bei den Lämmern behandelter Muttertiere lag bei 13,8%, bei den Lämmern unbehandelter Muttertiere betrug sie 31,3%. Bei der Schlachtung von 124 Lämmern selenbehandelter Mütter wurden in 44,3% der Fälle Pneumonien festgestellt, während bei 140 Kontrollämmern dieser Befund zu 57,6% erhoben wurde.
H. Busse. 5215.

4-64/09-0238 Bonetti, E. und Stirpe, F.; Siena, Italy, Univ., Ist. di Patol. Gen. Effect of selenium on muscular dystrophy in vitamin E-deficient rats and guinea pigs. **(Der Einfluß von Selen auf die Muskeldystrophie bei Ratten und Meerschweinchen mit Vitamin E-Mangel.)** Proc. Soc. exp. Biol. Med. **114** (1963) Nr. 1. S. 109-115. — 7 Abb., 3 Tab., 31 Lit.
Der Einfluß einer Selenverabreichung (0,15 mg Na-Selenit/kg Futter) auf den Verlauf einer infolge Vit. E-Mangels entstandenen Muskeldystrophie wurde bei Ratten, welche 2 Diäten unterschiedlichen Proteingehalts (20% Casein — ausreichend, 5% Casein — Mangelkost) erhielten, und bei Meerschweinchen überprüft. Dabei ergab sich, daß Selen bei Ratten die Schwere der Muskeldystrophie sowohl bei ausreichender als auch bei mangelnder Eiweißzufuhr zu vermindern vermag, jedoch bei der Verhinderung der Erkrankung nicht so wirksam wie Vit. E ist. Die präventive Wirkung ist in Fällen mit leichteren Krankheitserscheinungen deutlicher ausgeprägt. Dagegen war Selen ohne jeden Einfluß auf die Muskeldystrophie der Meerschweinchen.
E. Grün. 5215.

4-64/09-0239 Bömer, H. **Die Behandlung der Acetonämie mit Propylenglykol.** Prakt. Tierarzt **45** (1964) Nr. 2. S. 47-49.
Ohne Zweifel bedingt das Versagen des Hypophysenvorderlappen-Nebennieren-(HVL-NNR-)Systems den Symptomenkomplex der Acetonämie beim Rind. Allerdings lassen sich nur Erkrankungen leichter Art mit ACTH und NNR-Präparaten heilen. Auch Gaben von Dihydrotachysterin (AT 10), Cystamin, Propionaten, Chloralhydrat usw. führen bei schweren bis schwersten

Formen der Acetonämie nicht immer zum Erfolg. Es wird angenommen, daß das HVL-NNR-System durch Eiweißstoffe angeregt wird. Deshalb wird folgender therapeutischer Gedankengang vertreten. Zuerst ist bei der Acetonämie der Blutzuckerspiegel zu erhöhen. Danach setzt der Appetit der Tiere wieder ein, und durch eine anschließende Fütterungsdiät ist die Krankheit zu heilen. Bei über 200 Patienten hat Vf. folgende Behandlung mit Erfolg vorgenommen. Da die Erkrankungen meistens in den Monaten Jan. bis April vorkommen, wird zuerst Vit. A, D, E gespritzt. Dann werden zunächst oral 250 ml und anschließend für 3 bis 8 Tage 3mal täglich 80 ml eines Gemisches von Propylenglykol (90 Vol.-%) und Acid. hydrochloric. DAB (10 Vol.-%) verabreicht. Sobald der Appetit wieder einsetzt, wird zum Grundfutter ein möglichst eiweißreiches Futter angeboten (Sojaschrot, Eiweißkonzentrat und auch Getreideschlempe). Ein solcher „Eiweißstoß" mit wirtschaftseigenen Futtermitteln (Hafer, Gerste usw.) ist unzureichend. Eine massierte Eiweißfütterung nach dem Wiedereinsetzen des Appetites gewährleistet durch Anregung der Nebennierenrinde den Behandlungserfolg. 48 registrierte Kühe im Alter von durchschnittlich 8,2 (5-12) Jahren wurden in durchschnittlich 4,5 (2-12) Tagen geheilt. A. Meyer. 5230.

4-64/09-0240 Dirksen, G. und Drommer, W.; Hannover, Tierärztl. Hochschule, Richard-Götze-Haus, Klin. für Rinderkrankh. **Erfahrungen mit der intravenösen Prednisolon-Behandlung bei der Azetonurie des Rindes.** Dtsch. tierärztl. Wschr. **70** (1963) Nr. 17. S. 479-481. — 2 Lit. Zus. in Engl.
Hostacortin(R)-H-Lösung (Hoechst) stellt ein Prednisolonhemisuccinat dar, das injizierbar ist und über längere Zeit in wäßriger Lösung gebrauchsfertig gehalten werden kann. Geprüft wurde das Präparat bei 24 acetonuriekranken, schwarzbunten Niederungsrindern. Die Dosis pro Tier betrug 10 ml Hostacortin-H-Lösung; ergab sich die Notwendigkeit, so wurde nach 2-3 Tagen die gleiche Menge injiziert. Die Applikation erfolgte bei 18 Tieren i. v. und bei 6 i. m. Mit Behandlungsbeginn bekamen die Rinder eine kohlenhydratreiche Fütterung. Befriedigte der Behandlungserfolg nicht, wurden zusätzliche Medikamente angewand (ACTH, Acethylmethionin, Traubenzucker, Calc. gluconicum). Zur Kontrolle der Behandlungsergebnisse fanden klinische und Laboratoriumsuntersuchungen Anwendung. Innerhalb von 24 Std. kam es bei den 18 intravenös behandelten Tieren zum Absinken des Blutketonkörperspiegels auf durchschnittlich 42% des Ausgangswertes. Alle Tiere wurden geheilt. In 13 Fällen reichte eine einmalige und in 3 eine zweimalige Hostacortin-Behandlung aus. Nur bei 2 Rindern mit verschleppter Acetonurie war neben der dreimaligen Therapie die Anwendung zusätzlicher Medikamente erforderlich. Nach intramuskulärer Injektion des Präparates konnten ebenfalls alle Tiere geheilt werden, die Reaktion trat jedoch mit einer Verzögerung von 6 Std. und nicht in gleichem Umfang ein. 8 Vergleichstiere erhielten 100 IE ACTH mit Depotwirkung i. m., 100 g Traubenzucker in 20%iger Lösung, 70 ml Acethylmethioninlösung, 26%ig und 100 ml Calc. gluconicum. Es ergab sich, daß in frischen Fällen zwischen intravenöser Hostacortin-Behandlung und der umfangreicheren Vergleichstherapie kein Unterschied in der Wirkung bestand. Unverträglichkeiten und unerwünschte Nebenwirkungen wurden nicht beobachtet. H. Haase. 5230.

4-64/09-0241 Gruchy, C. L., McCallum, G., Vessey, M. P., Parr, W. H. und Allcroft, R.; Harpenden, Rothamsted Exp. Stat.; Weybridge, Centr. Veterin. Lab.. An investigation of the value of five treatments for acetonaemia in Jersey cows. **(Untersuchungen über den Wert von 5 Behandlungsmethoden bei der Acetonämie von Jersey-Kühen.)** Veterin. Rec. **75** (1963) Nr. 8. S. 183 bis 188. — 7 Tab.
Im Jahre 1956 wurden in der Zeit von April bis Okt. 91 Kühe mit Acetonämie nach 5 verschiedenen Methoden behandelt. Es handelte sich um Weide-

rinder, die täglich mindestens 12 Std. auf der Weide waren. Von den 91 Kühen hatten 49 nervöse Symptome; davon zeigten nur 28 Inappetenz und einen Acetongeruch der ausgeatmeten Luft und der Milch. Zu Beginn der Behandlung wurden Blutproben entnommen und der Gehalt an Calcium, Magnesium, Aceton, anorganischem Phosphor, Zucker und Hämoglobin bestimmt. Die Behandlung der einzelnen Gruppen erfolgte mit Cortison bzw. ACTH intramuskulär alle 3-4 Tage, im Maximum 3mal, Glycerin peroral täglich bis zur Besserung, Glukose i. v, alle 3-4 Tage bis zur Besserung, Kaliumchlorat peroral höchstens 3 Tage lang und Natriumpropionat peroral täglich bis zur Besserung. Nennenswerte Unterschiede der einzelnen Behandlungsmethoden waren nicht zu beobachten. Hinsichtlich der Normalisierung des Acetongehaltes im Blut lagen Glycerin und Kaliumchlorat an erster Stelle. Allgemeine klinische Vergleiche zeigten, daß Glycerin die besten, Glukose dagegen die geringsten Erfolge brachte. H.-J. Kuller. 5230.

4-64/09-0242 Pehrson, Bo; Skara, Veterinärinrättningens Försöksavdelning. Alimentäart betingad hypomagnesemi hos stallfodrade kor. **(Fütterungsbedingte Hypomagnesämie bei Kühen unter Stallhaltung.)** Nord. Veterinärmed. **15** (1963) Nr. 12. S. 937-976. — 19 Tab., 50 Lit. Zus. in Engl., Dtsch.
Während der Stallhaltungsperiode 1960/61 traten in Schweden nach einem regenreichen Sommer bei Milchkühen etwa 6 Tage nach dem Abkalben relativ häufig krampfartige Erscheinungen auf, bei denen stets eine Hypomagnesämie beobachtet wurde. Vf. stellte fest, daß der Energiebedarf der Tiere in keinem Falle durch die Ration gedeckt wurde und daß ein derartiger Mangel den Magnesiumbedarf im Futter des Rindes über die sonst übliche Norm hinaus steigert. Da trotz der Unterernährung der Tiere nur wenige Fälle von Acetonämie auftraten, wird geschlußfolgert, daß Acetonämie und Hypomagnesämie als voneinander mehr oder weniger unabhängige Folgen eines Hungerzustandes zu betrachten sind. Die Tatsache, daß die Zahl der beobachteten Fälle in dem beschriebenen Jahr nicht noch größer war, wird darauf zurückgeführt, daß große Heumengen verabreicht wurden, die zwar qualitativ in ihren wesentlichen Bestandteilen minderwertig waren, jedoch große Magnesiummengen enthielten. E. Wiesner. 5232.

4-64/09-0243 Geyer, Susanne und Kraft, H.; München, Univ., Med. Tierklin. **Ein Beitrag zur Transfusionstherapie und zu blutmorphologischen Verlaufsuntersuchungen bei Anämie eines Hundes.** Kleintier-Prax. 8 (1963) Nr. 5. S. 119-121. — 1 Abb., 1 Tab.
Bei einem Saluki-Rüden traten 3 schwere Anämieanfälle innerhalb eines Jahres auf. Bei der ersten Klinikbehandlung wurden im Blut festgestellt: 1,62 Mill./mm^3 Erythrocyten, 2,88 g% Hb, 18700 Leukocyten u. a. Somit lag eine hypochrome Anämie mit geringer Leukocytose vor. Drei Bluttransfusionen zu je 100 ml im Abstand von 2-5 Tagen besserten zusammen mit Vit. B_{12} und einem Kobalt-Eisenpräparat und Revitorgan 39 in ungefähr 20 Tagen die Blutzellwerte zum Normalen. 4 Mon. später wiederholte sich der „anämische Anfall". Zusätzlich wurde eine Milzschwellung festgestellt. Nach viermaliger Transfusion erreichten die Blutwerte den physiologischen Bereich. Der Beginn der 2. Wiederholung des anämischen Zustandes wurde nach 4 Mon. rechtzeitig vom Besitzer bemerkt. Der Erythrocyten- und Hämoglobinwert sank bei Anstieg der Leukocytenzahl erneut ab. Der Zustand wurde wiederum durch Bluttransfusionen und o. a. Behandlung behoben. Die Ätiologie der Anämie ist nicht geklärt. Im graphischen Vergleich steigen mit Abfall der Ery- und Hb-Werte die Leukocyten-, Hb- und KVI-Kurven deutlich an. H. Trolldenier. 5272.

4-64/09-0244 Golovatyj, G. M. Kormovoj biomicin pri infekcionnom gastroënterokolite svinej. **(Futterbiomycin bei der infektiösen Gastroenterocolitis der Schweine.)** Veterinarija, Moskva **40** (1963) Nr. 10. S. 49-50.

Vf. berichtet über erfolgreiche Behandlungsversuche der infektiösen Gastroenterocolitis mit Biomycin. Sauen und Ferkel erhielten bei Auftreten der Krankheit für 2 Tage je Tier und Tag 16,0 g Futterbiomycin. Nach wenigen Tagen soll sich der Zustand der Tiere erheblich gebessert haben, Durchfall wurde kaum noch bemerkt. Mastschweine bekamen prophylaktisch 6,0 g Biomycin für 2 Tage. E. Werner. 5355.

4-64/09-0245 Leason, A. The control of an outbreak of Salmonella dublin in calves. **(Die Beobachtung einer Infektion von Kälbern mit Salmonella dublin.)** Veterin. Rec. **76** (1964) Nr. 6. S. 172.
33 Kälber werden verkauft. Nach 14 Tagen zeigen sie gestörtes Allgemeinbefinden. Innerhalb von 3 Tagen sterben 7 Kälber. In der Leber und anderen Organen eines Kalbes sowie in 6 von 25 Kotproben wird *Salmonella dublin* nachgewiesen. Die Kälber werden täglich mit 500 mg Ampicillin im Futter im Zeitraum von 5 Tagen behandelt. 4 der schwer erkrankten Tiere erhalten an 2 Tagen 2mal täglich eine intramuskuläre Injektion von 500 mg Ampicillin. Sie scheiden *S. dublin* nicht mit dem Kot aus, leiden aber vermutlich an einer chronischen Salmonellose. 1 Tier stirbt, die 3 anderen erholen sich. Einen Monat nach der Behandlung verläuft die bakteriol. Untersuchung der Kotproben von den 6 Ausscheidern negativ. E. Tempel. 5360.

4-64/09-0246 Malnati, G. und Hofflin, C.; Arusha, Tanganika, District Veterin. Office; Veterin. Investigation Centre. Impiego di un autovaccino (stabulogeno) in un gregge affetto da polmonite enzootica. **(Anwendung einer Autovaccine [Totvaccine] bei einer mit enzootischer Pneumonie befallenen Schafherde.)** Clin. veterin. [Milano] **87** (1964) Nr. 1. S. 9-11.
Beim Ausbruch einer enzootischen Pneumonie in einer Schafherde wurde ein *Neisseria catharralis*-ähnlicher Erreger isoliert, nach 72stündiger Agarkultur mit physiol. Kochsalzlösung unter 5% Glycerinzusatz aufgenommen und 30 Min. bei 80 °C dreimal sterilisiert. Die auf diese Weise erhaltene Totvaccine wurde in einer Dosis von 1 ml s. c. mit Erfolg an 420 Schafe eine Woche nach Untersuchung der Herde und Stellung der Diagnose verimpft.
K. Reinhardt. 5375.

4-64/09-0247 Brudnjak, Z., Perić, M. und Tomić, L.; Zagreb, Veterin. Fak. Sveučilišta, Inst. za Zarazne i Invazione Bolesti. Slučaj malignog edema u svinje (Cl. oedematiens). I. Osvrt na kliničku simptomatologiju i patologiju. **(Über einen Fall von malignem Ödem beim Schwein [Cl. oedematiens]. 1. Mitt. Überblick über die klinische Symptomatologie und Pathologie.)** Veterin. Arh. [Zagreb] **33** (1963) Nr. 3/4. S. 93-97. – 1 Abb., 7 Lit. Zus. in Engl., Franz.
Bei einem etwa 3 Mon. alten Schwein wurde ein durch *Cl. oedematiens* (Typ A) verursachtes malignes Ödem festgestellt. Im Bereich der ödematös geschwollenen Halspartie fielen folgende Veränderungen auf: Hautexanthem, hämorrhagisches Ödem der Subcutis mit umschriebenen Nekrosebezirken, peripharyngeales und perilaryngeales Ödem, hämorrhagische Lymphadenitis der regionalen Lymphknoten. Hinzu kamen serofibrinöse Peritonitis, Pleuritis und Pericarditis, diffuse hämorrhagische Gastritis, katarrhalische Enteritis und Hyperämie der Leber, Milz und Niere. P. Schmidt. 5415.

4-64/09-0248 Schipper, I. A.; Fargo, North Dakota State Univ. of Agric. and Applied Sci. A survey of the incidence of shipping fever. **(Über das Vorkommen von Shipping fever.)** Veterin. Med. [Kansas City] **58** (1963) Nr. 9. S. 731-733. – 4 Tab., 1 Lit.
Die Beobachtungen erstreckten sich über die Monate Okt. bis Dez. und umfaßten 5067 Kälber. Bei 17% der Rinder traten klinische Symptome des Shipping fever auf, 1,3% starben an der Infektion. Nasenausfluß und Störungen des Allgemeinbefindens waren die ersten Symptome der Krankheit. Husten, ansteigende Körpertemperaturen und in einigen Fällen Durchfall

machten eine medikamentöse Behandlung erforderlich. An 51% der Rinder wurden prophylaktisch Sulfathiazol, Oxytetracyclin und Vit. A im Trinkwasser oder Futter verabreicht. 8 von 12 Tieren, die prophylaktisch Sulfathiazol im Trinkwasser erhalten hatten, starben an Shipping fever. Die Untersuchungsergebnisse zeigten, daß die prophylaktische Applikation von Sulfonamiden, Antibiotica oder Vit. A allein oder in Kombination das Auftreten von Shipping fever unter den Rindern nicht zu verhindern vermag. Es besteht die dringende Notwendigkeit für die Entwicklung einer wirksamen Vaccine gegen das Shipping fever. E. Kunter. 5455.

4-64/09-0249 McDiarmid, A. Brucellosis. **(Brucellose.)** Irish veterin. J. 18 (1964) Nr. 1. S. 2-10.
In einem Vortrag werden Probleme der Brucellosebekämpfung in Irland erörtert. Die Tilgung der Brucellose ist möglich und sowohl aus volksgesundheitlichen als auch ökonomischen Gründen dringend erforderlich. Der Zeitpunkt der völligen Tilgung hängt von verschiedenen Faktoren ab, insbesondere von dem Verseuchungsgrad und der Schutzwirkung der Buck 19-Impfung. Besondere Aufmerksamkeit verdient die Aufklärungsarbeit unter der Landbevölkerung über die Bedeutung der Brucellosebekämpfung und -tilgung. In Gebieten mit hoher Brucelloseverseuchung muß höchstwahrscheinlich mehrere Jahre die Kälbervaccination mit Buck 19 durchgeführt werden, bevor über die Ausmerzung der infizierten Rinder eine allgemeine Brucellosefreiheit erreicht werden kann. E. Kunter. 5475.

4-64/09-0250 Stancu, I.; Bukarest, Oberster Landwirtschaftsrat der Rumän. Volksrepublik. **Erfahrungen bei der Prophylaxe und Bekämpfung der Brucellose.** Int. Z. Landwirtsch. [Sofia/Berlin] **1963** Nr. 5. S. 72-74.
Die Bekämpfung der Brucellose begann in Rumänien 1932 auf freiwilliger Grundlage; seit 1950 ist sie Pflicht. Im Jahre 1950 waren 60% der Rinder in den Staatsgütern mit Brucellose verseucht, von den Schweinehaltungsbetrieben waren nur drei brucellosefrei. Seit 1950 wurden die meisten Rinder zweimal im Jahr einer serologischen Kontrolle (Serumlangsamagglutination — SLA) unterzogen. Bis 1955 durften verseuchte Zuchttiere in Isolatoren noch genutzt werden. Die Jungtiere wurden 3-5 km vom Isolator aufgestallt und brucellosefrei aufgezogen. Die Regelung galt nur für Tierzuchtstaatsgüter. Die erkrankten Tiere aus den LPG und aus den individuellen Wirtschaften wurden unabhängig von ihrem Zuchtwert geschlachtet. Die Isolatoren haben sich nicht bewährt. In ihnen flammte die Erkrankung mit allen wirtschaftlichen Ausfällen wieder auf. Der Verkauf der Milch wurde (strenge Schutzmaßnahmen) unrentabel. Außerdem gelang es nicht immer, von diesen Kühen gesunde Kälber aufzuziehen. Deshalb wurden die Isolatoren liquidiert und die kranken Tiere geschlachtet. Die Buck 19-Impfung kam nur in einigen Zuchtbetrieben zur Anwendung. Die Beschränkung war notwendig, da die Impfung sonst andere Maßnahmen zur schnellen Tilgung erschwert hätte. Es kamen nur brucellosefreie Tiere mit Attest zur Umsetzung. Neueinzustellende Tiere mußten 8 Wochen in Quarantäne (2 SLA in Abstand von 4 Wochen) gestellt werden. Bei Schweinen bestand die zweite Untersuchung in einer allergischen Probe. Isolierte Abkalbeställe wurden errichtet. Totgeborene Feten wurden mit Blutproben eingeschickt. Bei negativem Untersuchungsbefund erfolgte 3 Wochen später eine Nachuntersuchung. Nach Reagentenentfernung erfolgte Stalldesinfektion und dreimalige Untersuchung des übrigen Bestandes im Verlauf von 3 Mon. Nach Entfernung des letzten Reagenten und Ablauf der genannten Zeit erfolgte die Untersuchung alle 3 Mon. im Verlauf eines Jahres. Während der Sanierung befand sich der gesamte Bestand in Quarantäne. Tiere durften nur zur Schlachtung ausgeführt werden. Brucelloseverseuchte Schweinebestände wurden abgeschlachtet. Für alle verseuchten Bestände gab es strenge Desinfektions-

vorschriften. Seit 1957 gilt in den Staatsgütern und LPG die Rinderbrucellose und seit 1960 die Brucellose der Schweine als getilgt. Seit 1955 wird die Feststellung, Verhütung und Bekämpfung der Brucellose nach dem Dekret über die Organisation des Gesundheitsschutzes der Tiere (nach dem Beispiel des Veterinärgesetzes der UdSSR) geregelt. J. Krüger. 5475.

4-64/09-0251 Ulbrich, F., Wiegand, D. und Kurtzwig, I.; Berlin-Dahlem, Bundesgesundheitsamt, Max von Pettenkofer-Inst. **Schutzimpfung gegen Rinderbrucellose mit Adsorbatimpfstoff.** Mh. Tierheilkunde **15** (1963) Nr. 10. Rindertuberkulose, Brucellose Leukose **12** S. 183-191. – 7 Abb., 1 Tab., 10 Lit.

Für die Prüfung der *Brucella*-Adsorbatvaccine „Sielbeck" nach Frahm und Lembke, standen 24 Rinder zur Verfügung. Nach Aufteilung der Tiere in 3 gleichgroße Gruppen erhielt die erste im 6. bzw. 7. Lebensmonat je 25×10^9 lebende Brucellen des Stammes 19, die zweite mit 3 bis 4, 6 und 9 Mon. die Adsorbatvaccine „Sielbeck" und die letzte diente als Kontrollgruppe. Nur 17 dieser 24 Tiere konnten in den Infektionsversuch genommen werden, je 6 davon gehörten zur Buck-19 und Kontrollgruppe und 5 zur Sielbeck-Gruppe. Von diesen bekamen 15 Rinder im 4. Mon. der zweiten und 2 der Buck-19-Gruppe im gleichen Monat der dritten Trächtigkeitsperiode je 15 Mill. Keime des *Brucella-abortus*-Stammes 544 conjunctival verabreicht. Serologisch wurden nach der Infektion bei den mit Buck 19 geimpften Tieren die niedrigsten und bei den Kontrolltieren die höchsten Agglutinationstiter im Blutserum festgestellt. Weiter entnahmen Vff. für den kulturellen Brucellennachweis vom Tage der Infektion beginnend bis 3 Mon. nach der Abkalbung in jeder Woche an 5 Tagen Blutproben. Während in den Proben der Buck-19-Gruppe keine Brucellen festgestellt wurden, konnten bei 4 Tieren der Sielbeck-Gruppe über kürzere und bei 5 oder 6 Kontrolltieren über längere Zeit Brucellämien nachgewiesen werden. Von den infizierten Tieren der Sielbeck-Gruppe brachten 3 lebende Kälber zur Welt, eins davon verendete nach wenigen Minuten. Brucellen wurden aus den Nachgeburten aller Kälber dieser Gruppe, der Colostralmilch von 4 Kühen, den 2 totgeborenen und dem verendeten Kalb isoliert. Alle 6 Kühe, die mit Buck 19 geimpft worden waren, kalbten normal. In der Kontrollgruppe brachten 3 Kühe lebende Kälber, eins davon starb unmittelbar nach der Geburt und ein zweites 31 Tage p. p. Abschließend stellen Vff. fest, daß der Schutz nach Impfung mit der Adsorbatvaccine „Sielbeck" erheblich schwächer ist als nach Buck-19-Impfung. Auf Grund der Untersuchungsergebnisse wurden diese Tiere bereits in der 2. Trächtigkeitsperiode als praktisch ungeschützt gegenüber Infektionen mit Brucellose beurteilt. H. Haase. 5475.

4-64/09-0252 Ossola, Alberto L., Szyfres, Boris und Blood, Benjamin D.; Azul, Argentina, Pan Amer. Zoonoses Center. Natural infection of sheep by Brucella melitensis in Argentina. **(Brucella-melitensis-Infektion bei Schafen in Argentinien.)** Amer. J. veterin. Res. **24** (1963) Nr. 100. S. 446 bis 449.

Es wird erstmalig über das Auftreten von *Brucella melitensis*-Infektionen bei Schafen in West-Argentinien berichtet. Bei 3 serologisch positiven Mutterschafen, die gemeinsam mit brucelloseinfizierten Ziegen auf einer Farm gehalten wurden, gelang die Isolierung von *Brucella melitensis*. Obgleich die Übertragung der Infektion von den Ziegen auf die Schafe nicht bewiesen werden konnte, wird vermutet, daß die im westlichen Teil von Argentinien weit verbreitete Melitensis-Brucellose der Ziegen die Ursache für die Melitensis-Infektion der Schafe war. Gemischte Herden von Schafen und Ziegen kommen in Argentinien selten vor. Nicht alle gemischten Herden sind brucelloseinfiziert. Nur in einer von 22 serologisch untersuchten, gemischten Herden in 3 argentinischen Provinzen wurde ein hoher Prozentsatz von Reagenten unter den Schafen und Ziegen ermittelt. Im Hinblick auf die vorliegenden Untersuchungsergebnisse kann angenommen werden, daß die *Brucella melitensis*-Infektion wahrscheinlich auch bei Schafen in anderen Ländern des amerikanischen Kontinents vorkommt. Die Ergebnisse entsprechender serologischer Untersuchungen weisen bereits darauf hin. E. Kunter. 5477.

4-64/09-0253 Neeman, Leora; Bet Dagan, Veterin. Inst. A comparative study of the efficacy of three vaccines in conferring resistance on sheep exposed to contact infection with Brucella melitensis. **(Vergleichende Untersuchungen über die Wirksamkeit von drei Vaccinen an Schafen, die einer Kontaktinfektion mit Brucella melitensis ausgesetzt waren.)** Refuah Veterinarith [Jerusalem] **20** (1963) Nr. 2. S. 134-123. — 4 Tab., 10 Lit.
Die Wirksamkeit der 3 Vaccinen Rev. 1, Renoux's Adjuvans-Vaccine und *Brucella abortus* S 19 wurde an 126 Schafen der Awassi-Zucht geprüft. Die Rev. 1 Vaccine ist eine Lebendvaccine, die aus einer streptomycinunabhängigen Mutante, welche aus einer streptomycinabhängigen Population von *B. melitensis* selektiert wurde, hergestellt wurde. Die Adjuvans-Vaccine besteht aus formalinabgetöteten Bakterien eines glatten, virulenten *B. melitensis*-Stammes in einem öligen Adjuvans. Die Schafe erhielten 1 ml-Dosen der Vaccinen s. c. in die rechte Schulter. Die Überprüfung der Schutzwirkung erfolgte durch den Kontakt der vaccinierten Schafe mit experimentell infizierten, abortierenden Schafen. Bei den mit Rev. 1 und S 19 vaccinierten Schafen konnten keine Anzeichen einer Infektion festgestellt werden, während bei den 24 Tieren, die mit der Renoux's Adjuvans Vaccine geimpft worden waren, zwei Infektionen auftraten; ein Schaf davon abortierte. In der Kontrollgruppe befanden sich 4 Tiere, die bei der Sektion als infiziert befunden worden waren, obwohl sie während der Versuchsdauer — 4 Mon. p. i. — weder in der Langsamagglutination noch in der Komplementbindungsreaktion positiv reagiert hatten. E. Kunter. 5477.

4-64/09-0254 Buddle, M. B., Calverley, F. K. und Boyes, Betty W.; Wellington, Wallaceville Animal Res. Stat. Brucella ovis vaccination of rams. **(Die Vaccination von Schafböcken gegen Brucella ovis.)** New Zealand veterin. J. **11** (1963) Nr. 4. S. 90-93. — 1 Tab., 21 Lit.
43 Schafböcke wurden s. c. mit 5 ml Buck 19- und 1 ml *B. ovis*-Öl-Vaccine geimpft, 42 Schafböcke mit 1 ml *B. ovis*-Öl-Vaccine, 41 Schafböcke zweimal mit je 1 ml *B. ovis*-Öl-Vaccine im Abstand von 24 Wo. und 40 Schafböcke mit 1 ml *B. ovis*-Öl-Vaccine und nach 24 Wo. mit 2 ml *B. ovis*-Aluminiumhydroxyd-Adsorbatvaccine. Sämtliche Tiere wurden 8 Wo. nach der Vaccination i. v. mit *B. ovis* infiziert. Zwischen der zweimaligen Impfung mit 1 ml *B. ovis*-Öl-Vaccine im Abstand von 24 Wo. und der Simultanimpfung mit Buck 19- und *B. ovis*-Öl-Vaccine sowie der kombinierten Impfung mit *B. ovis*-Öl-Vaccine und *B. ovis*-Aluminiumhydroxyd-Absorbatvaccine 24 Wo. später bestanden keine signifikanten Unterschiede hinsichtlich der Schutzwirkung. Alle 3 Vaccinationsmethoden waren der einmaligen Impfung mit 1 ml *B. ovis*-Öl-Vaccine weit überlegen. Durch die zweimalige Vaccination mit *B. ovis*-Öl-Vaccine werden die mit der Lebendvaccine Buck 19 verbundenen Gefahren vermieden. In Anbetracht der geringen Schutzwirkung einer einmaligen Vaccination mit *B. ovis*-Öl-Vaccine müßte dafür gesorgt werden, daß die Schafböcke bis zur zweiten Impfung nach 24 Wo. keiner massiven Infektionsgefahr ausgesetzt werden. E. Kunter. 5477.

4-64/09-0255 Kater, Joan C. und Hartley, W. J.; Wellington, Wallaceville Animal Res. Stat. Lameness in rams following vaccination against Brucella ovis infection. **(Lahmheit bei Schafböcken nach Vaccination gegen Brucella ovis-Infektion.)** New Zealand veterin. J. **11** (1963) Nr. 3. S. 65 bis 67. — 3 Tab., 2 Lit.

Seit 1957 sind in Neuseeland jährlich viele tausend Schafböcke gegen *Brucella ovis*-Infektion s. c. mit 1 ml einer abgetöteten *Br. ovis*-Adjuvansvaccine und 5 ml einer *Br. abortus*-Vaccine (Stamm 19) vacciniert worden. Einige Böcke, die nach der Vaccination Lahmheit gezeigt hatten, wurden lebend untersucht; von anderen wurden post mortem Proben untersucht. In 6 Ausbrüchen erkrankten 6-75% der vaccinierten Böcke. Die Lahmheit trat gewöhnlich plötzlich auf 1-4 Gliedmaßen auf. Manche Böcke lagen bis zu 4 Wochen fest. Die Entwicklung der Tiere wurde gewöhnlich vorübergehend gehemmt. Röhrenknochen von erkrankten Böcken aus 6 Betrieben wurden der Länge nach halbiert. In allen Fällen wurden makroskopisch Veränderungen in der Gegend der Epiphysenlinien bei einem oder mehreren Knochen festgestellt. Am häufigsten betrafen die Veränderungen das distale Ende von Tibia und Radius. Der Epiphysenknorpel war gewöhnlich rauh und enthielt von Blutungen begleitete Defekte. Zum Teil bestanden Exostosen. Die histologischen Befunde werden beschrieben. Die bakteriol. Untersuchungen verliefen in 4 Fällen negativ; in einem Fall wurde von den Epiphysenknorpeln ein geringes Wachstum von *Br. abortus* Stamm 19 erhalten. Es besteht kein Zweifel, daß die Osteomyelitis auf die Vaccination zurückzuführen ist. Es muß durch weitere Untersuchungen geklärt werden, ob die veränderten Gewebe Prädilektionsstellen für die Ansiedelung von *Br. abortus* Stamm 19 bilden.

W. Wittig. 5477.

4-64/09-0256 Stanca, M., Gheorghiu, I. und Eustafievici, O. Acţiunea serului normal de cal asupra E. rhusiopathiae suis, tulpina vaccinală VR_2. **(Der Einfluß des Pferdenormalserums auf E. rhusiopathiae suis — Vaccinestamm VR_2.)** Lucrările ştiinţ. Inst. Seruri Vaccinuri Pasteur-Bucureşti 7 (1962) S. 235-241. — 15 Lit.

Das Schweinerotalufserum vom Pferd, auf Mäuse in Dosen von je 0,2 ml Vaccinekultur (VR_2) oder gleichzeitig separat verimpft, hemmt die Heranbildung der aktiven „Immunität" bei 86,6% der Tiere. Das Pferdenormalserum enthält keine Bakterizidine oder natürliche Antikörper gegen Rotlauf. Mäuse, die unter denselben Bedingungen mit Serum und Vaccine geimpft wurden, bildeten in 85,7% der Fälle eine Immunität aus. Das ist ein Prozentsatz, der annähernd dem nur vaccinierter Mäuse (90,9%) entspricht.

F. Luntz. 5530.

4-64/09-0257 Jitaru, N., Mîndras, Th. und Caraman, V. Contribuţii la problema prezenţei B. rujetului în tonsilele porcilor sănătoşi. **(Beiträge zum Problem des Auftretens der Rotlaufbakterien in den Tonsillen gesunder Schweine.)** Lucrările ştiinţ. Inst. Seruri Vaccinuri Pasteur-Bucureşti 7 (1962 S. 227-234. — 12 Lit.

Aus den Tonsillen von Schweinen, die der Produktion von Serum und Virus gegen die Schweinepest dienten, konnten 11 Stämme des Rotlaufbakteriums in 227 Fällen isoliert werden. Im Hinblick auf das Alter verteilte sich der Prozentsatz der Keimträger wie folgt: erwachsene Schweine 7,92%, Jungschweine 1,92%. Die meisten der isolierten Stämme haben eine intensive Pathogenität für Mäuse (10^{-8}) und eine geringere für Tauben 10^{-1}). Die Infektionsfrequenz in den einzelnen Jahreszeiten konnte nicht festgestellt werden, da im Frühjahr keine Proben entnommen wurden. Im Sommer wurde der Rotlauf bei 5 von 97 Proben (5,1%), im Herbst bei 2 von 80 Proben (2,5%) und im Winter bei 4 von 50 Proben (8%) festgestellt. Da die Zahl der Proben, die im Winter genommen wurden, fast zweimal geringer war als in den anderen Jahreszeiten, ist der festgest. Prozentsatz nicht signifikant.

F. Luntz. 5530.

4-64/09-0258 Straško, P. F. Tetraciklin pri rože svinej. **(Tetracyclin beim Rotlauf der Schweine.)** Veterinarija, Moskva **40** (1963) Nr. 10. S. 50.

Bei langwierigem Krankheitsverlauf verwendet der Vf. Tetracyclin (600000 E in 5 ml 4%iger Pyramidonlösung). Das Mittel wird für zwei Tage alle 6 bis

8 Stunden i. m. appliziert, daneben erhalten die Tiere Coffein. Nach drei Injektionen sinkt die erhöhte Körpertemperatur ab, nach weiteren zwei Inj. tritt eine erhebliche Besserung des Allgemeinbefindens ein. Neben den Gaben von Futterbiomycin wird eine Behandlung der Hautnekrosen für erforderlich gehalten. E. Werner. 5540.

4-64/09-0259 Kuttler, K. L.; Reno, Univ. of Nevada. Comparisons of complement-fixation and capillary tube-agglutination tests for detection of bovine anaplasmosis. **(Vergleichende Untersuchungen mit der Komplementbindungsreaktion und dem Kapillarröhrchen-Agglutinations-Test zur Diagnose der Anaplasmose des Rindes.)** J. Amer. veterin. med. Assoc. **143** (1963) Nr. 7. S. 729-733. – 1 Abb., 4 Tab., 12 Lit.
Die Komplementbindungsreaktion (KBR) wurde nach dem Standard des United States Department of Agriculture durchgeführt. Die Technik des Kapillarröhrchen-Agglutinations-Tests (KAT) entsprach der allgemein üblichen, bereits beschriebenen Methodik. Sowohl für die KBR als auch den KAT wurde nur frisches, unkonserviertes bzw. bei –20 °C aufbewahrtes Serum verwendet. Es wurden insgesamt 501 Serumproben von 4 Rinderherden in der KBR und dem KAT geprüft. In der KBR reagierten 41,9% der Seren positiv, 6,6% verdächtig und 51,5% negativ. Zwischen der KBR und dem KAT bestand eine Übereinstimmung von 88,2%. Mit abgetötetem *Anaplasma*-Antigen geimpfte Rinder zeigten sowohl in der KBR als auch im KAT positive Reaktionen; in dem KAT traten weniger Reaktionen auf. Auch bei gesunden, von infizierten Kühen stammenden Kälbern kamen mit beiden Methoden Reaktionen vor. Zwischen den Titern in der KBR und im KAT bestanden enge Beziehungen. E. Kunter. 5680.

4-64/09-0260 Kujumgiev, I. La leptospirosi dei bufali. **(Die Leptospirose der Büffel.)** Veterin. ital. **14** (1963) Nr. 10. S. 790-800. 5735.

4-64/09-0261 Richle, R., Loosli, R., Scholer, H. J. und Wiesmann, E.; Basel, F. Hoffmann,-La Roche & Co. AG; Füllingdorf, Inst. für Biol.-Med. Forsch. AG; Kanton St. Gallen, Bakteriol. Inst. **Enzootische Leptospirose (L. icterohaemorrhagiae) bei Laboratoriumsratten; Diagnostik und Erfahrungen bei Sanierungsversuchen.** Pathol. Microbiol. [Basel] **26** (1963) Nr. 5. S. 530-541. – 3 Tab., 34 Lit. Zus. in Engl.
Die latente Durchseuchung mit *L. icterohaemorrhagiae* spielt in Rattenzuchten eine im Hinblick auf die Gefährdung des Menschen große Rolle. Die Tiere scheiden die Erreger mit dem Urin aus. Zur Diagnose ist der Tierversuch mit Meerschweinchen und anschließender Kultur der Direktkultur deutlich überlegen. Zwischen Ausscheidung von Keimen im Urin und Serumtiter besteht eine weitgehende Parallelität, wenn der bestandseigene Stamm als Antigen verwendet wird. Durch wiederholte Aureomycinbehandlung über Trinkwasser oder Futter gelingt es, die Zahl der Leptospiren ausscheidenden Tiere zu reduzieren, eine Bestandssanierung ist jedoch auf diese Weise nicht möglich.
Chr. Lehnert. 5735.

4-64/09-0262 Kállai, L., Kemenes, F. und Vizy, L.; Budapest, Veterinärmed. Univ., Inst. für Ernährungswiss.; Inst. für Seuchenlehre; Staatl. Inst. für Veterinärhyg. **Leptospirose der Ratten, Verbreitungsmodus der Infektion und Entseuchung der infizierten Rattenkolonie von Leptospira icterohaemorrhagiae.** Z. Versuchstierkunde **3** (1963) Nr. 3/4. S. 65-76.
Rattenzuchten sind häufig latent mit *L. icterohaemorrhagiae* infiziert. Erst beim Auftreten menschlicher Erkrankungen wird man auf die Infektion aufmerksam. Oft handelt es sich um wertvolle Zuchten, so daß eine Tötung nicht in Frage kommt. Es wurde zunächst eine Entseuchung mit Antibioticabehandlung versucht. Die Muttertiere erhielten 5 Tage lang 2mal 5-10 mg Oxytetracyclin i. p. und 2 Wochen lang 1 g Oxytetracyclin pro kg Futter.

Die Leptospirenausscheidung ging zwar zurück, nach 2-3 Mon. wurden jedoch wieder zahlreiche Leptospiren ausgeschieden. Durch experimentelle Untersuchungen wurde nun festgestellt, daß eine Weiterverbreitung der Leptospiren nicht durch Futter und Trinkwasser erfolgt, sondern vielmehr über die Schleimhäute, besonders beim Geschlechtsakt. Weiterhin können Beißereien die Leptospiren weitertragen. Durch Paarungen infizierter Ratten mit nichtinfizierten Ratten konnte festgestellt werden, daß die Feten bereits mütterliche Antikörper besitzen. Die zur Welt gekommenen Jungen besitzen eine passive Immunität von der Mutter, die mindestens einen Monat anhält. Während der Laktation erhalten die Muttertiere Oxytetracyclingaben, um eine Leptospirenausscheidung zu verhindern. Nach drei Wochen werden die Jungen in eine leptospirenfreie Umgebung gebracht. Mit dem Erreichen der Geschlechtsreife wurde dann mit diesen Tieren weitergezüchtet. Wie spätere serologische und kulturelle Untersuchungen zeigten, blieben die Nachzuchten frei von Leptospiren. L. Stoll. 5735.

4-64/09-0263 Eikmeier, H. und Müller, U.; Gießen, Justus Liebig-Univ., Med. und Gerichtl. Veterinärklin. **Zur Klinik der Toxoplasmose des Hundes. Bericht über 17 Krankheitsfälle mit nachgewiesenem Erreger.** Kleintier-Prax. 8 (1963) Nr. 5. S. 114-119. — 1 Tab., 23 Lit.
Anhand der bei 17 Hunden biologisch oder histologisch nachgewiesenen Toxoplasmoseinfektion werden die Fragen der beobachteten Krankheitserscheinungen, der zutreffenden Symptome und der Brauchbarkeit der klinischen Laboratoriumsproben diskutiert. Nur bei 7 Tieren bestand zwischen Krankheitssymptomen und Toxoplasmose ein eindeutiger Zusammenhang. Nervöse Symptome sind bei Ausschluß anderer Ursachen toxoplasmoseverdächtig. Die Eosinophilie ist kein konstantes Zeichen, sie fand sich nur bei 2 Tieren. Diese 7 toxoplasmoseverdächtigen Hunde ließen kein einheitliches Krankheitsbild erkennen; Fieber, Abmagerung, Ödeme, Lymphknotenschwellung, Conjunctivitis, Herzinsuffizienz, Rhinitis, Bronchopneumonie, Tonsillitis, Verdauungsstörungen sowie Leber- und Milzschwellungen wurden beobachtet. Jedoch beherrschten in allen Fällen zentralnervöse Symptome wie Erblindung, Krämpfe, Zwangsbewegungen und Lähmungen das Krankheitsbild.
H. Trolldenier. 5740.

4-64/09-0264 Werner, Henry James; Baton Rouge, Louisiana State Univ., Coll. of Arts and Sci. Further electron microscopic observations of a strain of Vibrio fetus. **(Weitere elektronenmikroskopische Untersuchungen über einen Vibrio fetus-Stamm.)** Amer. J. veterin. Res. **24** (1963) Nr. 101. S. 881 bis 883. — 3 Abb., 4 Lit. Zus. in Interlingua.
Bei der elektronenoptischen Untersuchung von Ultradünnschnitten eines *V. fetus*-Stammes zeigte die Zellmembran eine doppelschichtige Struktur. Das Cytoplasma enthielt sehr zartes fibrilläres Material. Elektronisch dichte Körperchen, die wahrscheinlich Polyphosphate sind, befinden sich in der Zelle. Elektronisch hellere Bezirke werden als Kernäquivalente gedeutet.
Chr. Lehnert. 5750.

4-64/09-0265 Hoerlein, Alvin B. und Kramer, Theodore; Fort Collins, Colorado State Univ., Coll. of Veterin. Med. Artificial stimulation of resistance to bovine vibriosis. **(Künstliche Stimulierung des Resistenz gegen Rinder-Vibriose.)** Amer. J. veterin. Res. **24** (1963) Nr. 102. S. 951-955. — 1 Tab., 13 Lit. Zus. in Interlingua.
19 Wochen nach subcutaner Vaccination mit lebenden *Vibiro fetus*-Kulturen boviner und oviner Herkunft erwiesen sich experimentell infizierte Färsen weitgehend gegen die Auswirkungen der Vibriose geschützt. Die Keimisolierung gelang jedoch bei einem Teil der Tiere bis 56 Tage nach der Infektion. Hinsichtlich der Schutzwirkung bestand zwischen bovinen und ovinen Stämmen nur ein geringer Unterschied. Die Trächtigkeitsraten lagen zwischen

75-78% gegenüber 90% bei den nichtinfizierten Kontrollen und 14% bei unvorbehandelten infizierten Tieren. Die Besamungsindices lagen bei 2,5-3,5 bzw. 1,9 und 27,0. Die intracervicale Instillation lebender *V. fetus*-Kulturen 30 Wochen vor der Infektion ergab keine Resistenz. Chr. Lehnert. 5750.

4-64/09-0266 Schaaf, J.; Arnsberg/Westf., Staatl. Veterinäruntersuchungsamt. **Zur Epizootologie und Epidemiologie des Query (Q)-Fiebers in Deutschland.** Dtsch. tierärztl. Wschr. **69** (1962) Nr. 19. S. 547-551. — Zus. in Engl.
Das weltweit verbreitete Q-Fieber stellt eine auch für Westdeutschland bedeutungsvolle Zoonose dar, die zu mehreren En- und Epidemien geführt hat. Die Ansteckung ging meist auf nicht offensichtlich erkrankte Rinder und Schafe bzw. Ziegen zurück. Die Infektion erfolgt hauptsächlich durch Inhalation bei Geburten und Schlachtungen. Die Geburtsabgänge sind die wichtigste Ansteckungsquelle für Mensch und Tier. Durch die serologische Untersuchung von 5000 Rindern wurden 26 Reagenten in 8 Beständen ermittelt; 4000 Schafe reagierten negativ. Im Tierversuch nachgewiesen wurde *C. burnetii* weiterhin in der Annahmemilch von 7 von insgesamt 47 Molkereien und in der Milch in 11 Beständen sowie in 3 Uteri tragender Rinder. Chr. Lehnert. 5765.

4-64/09-0267 Hanfstingl, Josef. **Die Oedemkrankheit des Schweines.** Tierzüchter **14** (1962) Nr. 21. S. 776-778. — 1 Abb.
Es wird besonders auf Haltungs- und Fütterungsfaktoren eingegangen, durch die die Krankheit begünstigt wird. Dem Kohlenhydratüberschuß dürfte eine größere Bedeutung zukommen als dem Eiweißmangel. Durch die jahrzehntelange, systematische Selektion auf Frühreife und Frohwüchsigkeit wurde ein Schweinetyp mit labiler Konstitution erhalten, der gegenüber Belastungen, die zur Ödemkrankheit führen, sehr anfällig ist. Die wirksame Vorbeuge besteht in naturgemäßer Haltung und Aufzucht und vielseitiger Fütterung. Problematisch sind die Krankheitsursache und die Behandlung. J. Beer. 5766.

4-64/09-0268 Poppensiek, George C.; Ithaca, N. Y., Cornell Univ., State Veterin. Coll. Teaching to impart an understanding of infectious diseases. **(Durch Lehren ein Verständnis für ansteckende Krankheiten wecken.)** Cornell Veterinarian **53** (1963) Nr. 4. S. 575-619. 5770.

4-64/09-0269 Alterauge, W.; Dortmund, Veterinäramt. **Über die Wechselbeziehungen der Vitalität der Körperzellen zur Pathogenese, Morbidität, Letalität und Epidemiologie der Infektionskrankheiten.** Schlacht- u. Viehhof-Ztg. **64** (1964) Nr. 1. S. 9-13. — 2 Tab.
Am Anfang von Infektionskrankheiten stehen überwiegend celluläre Geschehnisse, wobei das Verhalten der Körperzellen, die eine Affinität zu Infektionserregern haben, durch ihre Vitalität bestimmt wird. Diese kommt in Größe, Zahl und Kraft, die im Laufe des Wachstums zunehmen, zum Ausdruck. Mit diesem Vorgang geht eine ständige Aufnahme und Anlagerung von Nähr-, Aufbau- und sonstigen Reaktionsstoffen einher, die den Körperflüssigkeiten entnommen werden. Ändert sich in diesen die Konzentration eines Stoffes, dann wird der alte Zustand m. o. w. rasch möglichst wiederhergestellt. Da die resorptiven Wirkungen mit dem Alter abnehmen, können Infektionserreger sie dann leichter und schneller überwinden, so daß es zu einem schnelleren und öfter letal ausgehenden Verlaufe kommt, aber andererseits werden die Individuen nach und nach immer weniger empfänglich für Infektionen, folglich sind die Jugendlichen am gefährdetsten. Leider sind die meisten Tierseuchen Infektionen massiver Art, daher ist bei ihnen die Letalität wesentlich höher als bei menschlichen Seuchen. Durch Training mittels natürlich oder künstlich verursachter Ansteckung mit Erregern in geringer Dosis tritt eine spezifische Vitalisierung ein. Solche Tiere verfügen aber nicht

über eine belastungsfähige Immunität denn eine Generalisierung kann im Anschluß an eine Vitalisierung nicht stattfinden. Werden demnach in Bestände oder Gebiete, in denen eine Seuche m. o. w. stationären Charakter hat, weil durch Training die milde Verlaufsform erreicht ist, nicht immunisierte und auch nicht vitalisierte Individuen überführt, dann wird sofort die Seuche aktiviert. Als Beispiele werden das Poliomyelitisgeschehen bei Menschen auf Malta und Beobachtungen bei Hühnerpest und Abortus-Bang besprochen. Es kann eine durch Training erfolgte Vitalisierung nur dann im Rahmen der Tierseuchenbekämpfung angewendet werden, wenn gleichzeitig strenge hygienische Maßnahmen getroffen sind, die verhindern, daß die vitalisierten Tiere massiven Infektionen ausgesetzt werden. Durch Vitalisierung der Individuen mit geringen, nicht krankmachenden Dosen in bisher nicht verseuchten Gebieten wird das Seuchengeschehen, weil nur massive Infektionen haften können, in die milde Form übergeführt, wobei aber die Seuche gleichzeitig dort einen stationären Charakter erhalten kann. W. Mathieu. 5770.

4-64/09-0270 Zimmerhackel, W.; Bad Langensalza, Veterinäruntersuchungs- und Tiergesundheitsamt. **Untersuchungen über die Ausscheidung von β-häm. E. coli bei Absatzferkeln. Ein Beitrag zur Coli-Enterotoxämie des Schweines.** Mh. Veterinärmed. **18** (1963) Zusatz-H. S. 1-10. — 9 Tab., 62 Lit.

Von 107 Ferkeln aus 15 Würfen, die aus verschiedenen Betrieben stammten, wurden einige Tage vor dem Absetzen und einige Tage danach täglich Tupferproben rectal entnommen und kulturell auf β-hämolysierende *Escherichia coli* untersucht. Bei 59 Tieren aus 14 Würfen wurden β-hämolysierende *E. coli* nachgewiesen. Sie traten fast stets erst nach dem Absetzen auf; der erste Nachweis gelang durchschnittlich am 6.-7. Tag nach dem Absetzen. Aus den Untersuchungen wird gefolgert, daß β-hämolysierende *E. coli* auch in solchen Beständen verbreitet sind, in denen Coli-Enterotoxämie unbekannt ist. Mit dem Absetzen müssen Faktoren wirksam werden, die sich in einer Veränderung der Darmflora äußern können. Zum Ausbruch der Coli-Enterotoxämie bedarf es offenbar noch anderer Umstände. Es wird angezweifelt, daß der Nachweis der β-hämolysierenden *E. coli* im Kot Rückschlüsse auf ein tatsächliches pathologisches Geschehen zuläßt. W. Wittig. 5770.

4-64/09-0271 Kretschmar, W.; Tübingen, Univ., Tropenmed. Inst. **Die Abhängigkeit des Verlaufs der Nagetiermalaria (Plasmodium berghei) in der Maus von exogenen Faktoren und der Wahl des Mäusestammes. 1. Mitt. Interferierende Bartonellosen.** Z. Versuchstierkunde **3** (1963) Nr. 5/6. S. 151 bis 166. 5770.

X. HÄMATOLOGIE

4-64/09-0272 Matthes, Siegfried; Berlin-Dahlem, Univ., Veterinärmed. Fak., Inst. für Veterin.-Hyg. **Studien über das Blutbild des Kaninchens in Abhängigkeit von Geschlecht, Alter, der Fütterung und Verdauung, ferner bei Salmonellose und Tuberkulose.** Diss. Berlin-Dahlem **1964** 61 S. — 29 Tab., 51 Lit.

Wegen der häufigen Verwendung als Versuchstier haben Untersuchungen über die verschiedenen Einflüsse auf das normale Blutbild des Kaninchens Interesse. 59 Tiere wurden im Alter von 6-17 Wochen geprüft. Zwischen 11. und 14 Wochen lagen die Erythrocytenwerte bei den männlichen Tieren durchschnittlich um 0,28 Mill./mm³ höher. Leukocytenzahl und Differentialblutbild der beiden Geschlechter unterschieden sich niemals signifikant. Die Leukocytenzahl junger Tiere stieg mit zunehmendem Alter und erreichte mit 14-17 Wochen den Wert erwachsener Kaninchen. Erythrocytenzahl und Differentialblutbild ließen keine Altersunterschiede zu. Im Laufe der Verdauungstätigkeit zeigt sich eine deutliche Leukocytose, bedingt durch eine

Lymphocytose. Untersuchungen an 7 salmonellosekranken Kaninchen und 12 Tieren mit miliarer Tuberkulose ließen keine gesicherten Unterschiede zu den Blutwerten gesunder Tiere zu. E. Wiesner. 5910.

4-64/09-0273 Boccadoro, B., Guallini, L. und Auguadra, P.; Milano, Univ., Ist. di Med. Legale Veterin. Frazioni emoglobiniche dei bovini. Loro comportamento nei confronti della reazione di denaturazione alcalina (R. D. A.) e variazioni in funzioni dell'età. **(Hämoglobinfraktionen beim Rinde. Ihr Verhalten im Vergleich mit der Alkakli-Denaturierungs-Reaktion (RDA) und Veränderungen der Altersfunktion.)** Clin. veterin. [Milano] **86** (**1963**) Nr. 6. S. 308-314.
Im Hinblick auf die Alkaliresistenz verhalten sich fetales und adultes Hämoglobin bei der Kuh anders als beim Menschen; während das Erwachsenen-Hämoglobin beim Menschen in einer Minute durch Alkali zerstört wird, tritt dies beim fetalen Rinderhämoglobin erst nach 45 Min. ein. Ferner wurde festgestellt, daß das Blut eines normalen Erwachsenen nur Spuren von fetalem Hämoglobin enthält; dagegen verbleibt im Blute einer erwachsenen Kuh annähernd 35% eines alkalilabilen Hämoglobins, dessen Natur erörtert wird. K. Reinhardt. 5926.

4-64/09-0274 Marquardsen, Rotraut; Berlin-Dahlem, Univ., Klin. und Poliklin. für Kleine Haustiere. **Untersuchung der Häufigkeitsverteilung von Erythrocytendurchmessern bei Hunden mit Berücksichtigung der Erythrocytenschichtung im Hämatokrit.** Diss. Berlin-Dahlem **1962** 58 S. – 7 Abb., 11 Tab., 61 Lit.
Bei vielen Krankheiten des Hundes ist das Erythrocytensystem mitbeteiligt. Der dabei auftretende Mangel an roten Blutkörperchen wird klinisch erkannt durch die Bestimmung des Hämatokrit, der Erythrocytenzahl und des Hämoglobinwertes an einer Blutprobe. Der Nachweis einer bestimmten Anordnung der Erythrocyten beim Zentrifugieren würde ermöglichen, die Erythrocytenpopulation hinsichtlich des spez. Gewichtes der Zellen quantitativ aufzuschlüsseln. Vfn. versuchte nachzuweisen, ob der Durchmesser der roten Blutkörperchen geeignet ist, die Schichtung nach dem spez. Gewicht nachzuweisen. Es zeigte sich, daß sich die Verteilung in fast jeder Schicht über alle Durchmessergrößen erstreckte. Eine Regelmäßigkeit deutete sich jedoch dadurch an, daß sich Veränderungen in den Verteilungen über mehrere Schichten hinweg kontinuierlich mit gleicher Tendenz fortsetzten. Aus dieser Tendenz wurde gefolgert, daß die Erythrocyten mit großem bzw. kleinem Durchmesser in je 2 Typen vorkommen, die sich durch das spez. Gewicht unterschieden. E. Wiesner. 5934.

4-64/09-0275 Großgebauer, K., Modde, H. und Hartmann, D.; Berlin-Dahlem, Univ., Inst. für Hyg. und Med. Mikrobiol. **Formalingehärtete Erythrocyten und ihre Verwendung in der Mikrobiologie.** Arch. Hyg. Bakteriol. **147** (**1963**) Nr. 7. S. 524-531.
Vff. referieren über die Verwendungsmöglichkeiten formalingehärteter Erythrocyten und weisen auf die Vorteile ihrer Verwendung zu mikrobiologischen Reaktionen hin. Während native rote Blutkörperchen durch Lagerung, Temperaturschwankungen, Einwirkung chemischer Stoffe oder anisotonischer Lösungen geschädigt werden, sind formalingehärtete Erythrocyten gegenüber diesen Einflüssen weitgehend resistent; sie sind lyophilisierbar, jahrelang lagerungsfähig und durch Einwirkungszeit und Konzentration des Formalins in ihren Eigenschaften regelbar. Ihre Verwendung bei der Hämadsorption von Virus, der direkten und indirekten Hämagglutination sowie in der Blutgruppenserologie wird empfohlen. G. Train. 5938.

4-64/09-0276 Stohlman jun., Frederick, Howard, Donald und Beland, Antoinette; Boston, Mass., Tufts Med. School. Humoral regulation of erythropoiesis. XII. Effect of erythropoietin and iron on cell size in iron deficiency anemia. **(Die humorale Regulation der Erythropoiese. 12. Mitt. Der Einfluß von Erythropoietin und Eisen auf die Zellgröße bei Eisenmangelanämie.)** Proc. Soc. exp. Biol. Med. **113** (1963) Nr. 4. S. 986-988. – 2 Abb., 16 Lit.

Bei Ratten, die nach 3 Mon. dauernder Eisenmangelernährung eine hypochrome mikrocytäre Anämie zeigten, erwies sich die Gabe von insgesamt 175 E Erythropoietin (35 E alle 12 Std.), welche bei normalen Tieren eine Makrocytose bewirkt, als völlig unwirksam. Erfolgte vor der Erythropoietingabe eine Behandlung der Tiere mit Eisen, so war die nachfolgende Größenverteilung von der Höhe der Eisenzufuhr abhängig. Bei Zufütterung von 0,2 g Fe/kg Futter – der gleichen Menge, die die Kontrolltiere erhielten – trat eine Normocytie nach der Erythropoietingabe auf. Bei Verabreichung von 1 g Fe/kg Futter wurde jedoch nach derselben eine ausgesprochene makrocytäre Reaktion festgestellt. Der Mechanismus der Erythropoietinwirkung sowie seine Beziehungen zum verfügbaren Eisen werden diskutiert sowie eine Hypothese zur Erklärung vorgenannter Beobachtungen aufgestellt.

E. Grün. 5940.

4-64/09-0277 Mitin, V.; Zagreb, Veterin. Fak. Sveučilišta, Inst. za Morfol. i Fiziol. Razvoj crvene krvne slike u fetusa konja. **(Die Entwicklung des roten Blutbildes bei Pferdefeten.)** Veterin. Arh. [Zagreb] **32** (1962) Nr. 9/10. S. 227-231. – 1 Abb., 14 Lit. Zus. in Engl., Franz.

An von tragenden Schlachtpferden stammenden Feten von 6 bis 29 cm Körperlänge wurde die Entwicklung des roten Blutbildes (rB) durch die Untersuchung von Herzblut verfolgt. – Das rB verändert sich im Fetalleben ununterbrochen, wobei sich 2 Hauptphasen unterscheiden lassen: in der ersten ist die Zahl der roten Blutkörperchen niedrig (unter 2 Mill./mm^3), die Hämoglobinmenge gering (6-8 g/100 ml), der Hb-Gehalt der einzelnen Zelle hoch und die Menge der Megaloblasten relativ groß (bis 13%); in der zweiten Phase steigt die Blutkörperchenzahl und erreicht nach 5 Mon. annähernd den Normalwert erwachsener Tiere, gleichzeitig verringert sich der Durchmesser von etwa 10,7 auf 8,3 μ bei Abnahme der Hb-Beladung und Verschwinden der Megaloblasten.

P. Schmidt. 5948.

4-64/09-0278 Koch, J. H.; Glebe, New South Wales, Australia, McMaster Lab. Glucose-6-phosphate dehydrogenase and potassium concentration in sheep erythrocytes. **(Die Konzentration an Glukose-6-phosphat-Dehydrogenase und an Kalium in Schaferythrocyten.)** Nature [London] **200** (1963) Nr. 4913. S. 1334-1335. – 1 Tab., 7 Lit.

Der Kaliumgehalt der Erythrocyten beim Schaf weist rassenmäßige Unterschiede auf, die genetisch bedingt sind. Neugeborene Lämmer aller Rassen weisen relativ hohe Kaliumgehalte auf, die absinken und mit etwa 2 Mon. den endgültigen Zustand erreichen. Das Absinken des Kaliums in den Erythrocyten ist mit einer Abnahme des Sauerstoffverbrauchs verknüpft, während die anaërobe Glykolyse unverändert ist. In vorliegender Arbeit wurde bei 3 Schafrassen mit unterschiedlichem Kaliumgehalt das Verhalten der Glukose-6-phosphat-Dehydrogenase untersucht. Frühere Untersuchungen hatten ergeben, daß dieses Ferment in Schaferythrocyten in wesentlich niedrigerer Aktivität als beim Menschen vorkommt. Bei 36 Tieren der Southdown-Rasse mit niedrigem Kaliumgehalt (18,84 mÄquiv./Liter Erythrocyten) betrug die Fermentaktivität 0,328 Einheiten, bei 19 Tieren der gleichen Rasse mit hohem Kaliumgehalt (78,86 mÄquiv./Liter) 0,329 Einheiten. Bei der Untersuchung von 56 Merinoschafen mit niedrigem Kaliumgehalt (9,68 mÄquiv./Liter Erythrocyten) betrug die Fermentaktivität 0,248 Einheiten (Änderung der Durchlässigkeit bei 340 nm/min/ml Erythrocyten bei 20 °C). Die Korrelationskoeffizienten für die Kalium- und Glukose-6-

phosphat-Dehydrogenase sind für die beiden Schafrassen mit niedrigem Kaliumgehalt signifikant. E. Kolb. 5955.

4-64/09-0279 Kaludin, I.; Berlin, Humboldt-Univ., Physiol.-Chem. Inst. **Über den Einfluß der Glukose auf den Kalium- und Natriumtransport bei Kaninchen-Erythrocyten und -Retikulozyten.** Acta biol. med. german. [Berlin] 12 (1964) Nr. 1/2. S. 80-84.
Frisches und 10 Tage lang bei 4 °C aufbewahrtes Vollblut von Kaninchen mit einem Zusatz isotonischer Glukoselösung bis zu einer Endkonzentration von $2{,}7 \cdot 10^{-2}$ m wird 2 Std. lang bei 37 °C incubiert. Danach werden die Kalium- und Natriumgehalte der Erythrocyten und Reticulocyten flammenphotometrisch bestimmt. Der Glukosezusatz bewirkt bei frischen Erythrocyten keine Veränderungen des Kalium- und Natriumtransportes, bei frischen Reticulocyten eine aktive Kaliumakkumulation. Bei aufbewahrten Zellen führt der Glukosezusatz zur Aufnahme von Kalium und Abgabe von Natrium, und zwar bei den Reticulocyten in stärkerem Maße als bei den Erythrocyten. Die Mengen des bei der Aufbewahrung austretenden Kaliums und eintretenden Natriums sowie des bei der Incubation eintretenden Kaliums und austretenden Natriums sind nicht äquivalent. J. Müller. 5955.

4-64/09-0280 Müller, H. E. und Gramlich, F.; Mainz, Univ., I. Med. Klin. und Poliklin. **Die normale Zusammensetzung des Plasmaproteinfilmes an der Oberfläche von Kaninchenerythrocyten.** Experientia [Basel] 19 (1963) Nr. 11. S. 571. — 1 Abb., 6 Lit. Zus. in Engl.
In vorhergehenden Untersuchungen war festgestellt worden, daß Veränderungen der Eigenschaften nativer Proteine einerseits durch den industriellen Herstellungsprozeß, andererseits durch die Markierung mit ^{131}J vorstellbar sind. Daher markierten Vf. Kaninchenproteine in vivo durch Einführen ^{35}S markierter Aminosäuren. Ein Tier erhielt ^{35}S-Cystin und ^{35}S-Methionin zusammen mit anderen, unmarkierten, essentiellen Aminosäuren i. p. injiziert, und das Blut des Tieres wurde nach 10 Tagen gewonnen. Das Blut wurde in einer Vertikalelektrophorese in 21 Einzelfraktionen aufgetrennt und damit die Untersuchungen durchgeführt. Die Fraktion 1 bestand aus reinem γ-Globulin und die Fraktionen 13-21 aus reinem Albumin, während die Fraktionen 2-12 die Proteine des Gesamtspektrums in wechselndem Mischungsverhältnis enthielten. Der Gehalt an freiem, nicht an Protein gebundenem ^{35}S lag in allen Fraktionen unter 3%. Zur Untersuchung wurden jeweils 5 ml Kaninchenblut mit den einzelnen Fraktionen incubiert. Innerhalb von 2 Std. stellte sich ein Gleichgewicht zwischen frei gelösten Proteinen und Proteinen ein, die adsorptiv an der Erythrocytenoberfläche gebunden waren. Danach wurden die Einzelproben einer Waschprozedur unterworfen. Die Menge der in der Lösung vorhandenen Proteine nahm schneller ab als die Menge der an der Erythrocytenoberfläche adsorptiv gebundenen Proteine. Für verschiedene Proteine wurde verschieden schnell und bei verschiedener Konzentration eine sog. Gleichgewichtsmenge erreicht, die konventionell so definiert war, daß im Überstand und an der Erythrocytenoberfläche gleichgroße Aktivitäten und damit gleichgroße Proteinmengen vorhanden sein sollten. Aus dem Vergleich der Gleichgewichtsmengen der einzelnen Fraktionen ergab sich die Zusammensetzung der Proteine an der Erythrocytenoberfläche, die sich von der Zusammensetzung der Plasmaproteine unterschied. Unter Berücksichtigung der Ergebnisse an Reinproteinen beim Menschen ließen sich den Fraktionen folgende Proteine zuordnen: Der Peak der Fraktion 1 an der Erythrocytenoberfläche entsprach reinem γ-Globulin. Der Peak der Fraktion 4 war vermutlich auf Lipoproteine der α- und β-Globulinfraktionen zurückzuführen. Die Fraktionen 13-20 repräsentierten reines Albumin, und es ergab sich auch hier eine deutliche Verarmung des Proteinfilmes der Erythrocytenoberfläche an Albumin. In Fraktion 21 mußte neben geringen

Mengen Albumin das Präalbumin vermutet werden, das von allen Plasmaproteinen an der Erythrocytenoberfläche die stärkste Anreicherung erfuhr.
Chr. Garlt. 5955.

4-64/09-0281 Litschel, Edith und Tomcsik, J.; Basel, Schweiz, Univ., Hyg. Inst. **Partielle Sprengung der Erythrocyten.** Experientia [Basel] **19** (1963) Nr. 11. S. 583-585. – 9 Abb., 7 Lit. Zus. in Engl.
Bereits vor 100 Jahren war entdeckt worden, daß Tannin zu einer Erythrocytensuspension hinzugefügt zur „Pullulation" des Erythrocyteninhaltes führte. Neuere Untersuchungen haben gezeigt, daß auch Hyaluronsäure eine Änderung der Struktur der Erythrocyten hervorzurufen vermag. In vorliegender Arbeit werden die Wirkung des Tannins und der Hyaluronsäure einer vergleichenden Betrachtung unterzogen. (Methodik und Material wurden früher beschrieben.) Hochpolymerisierte 0,5%ige Hyaluronsäure, in phys. NaCl-Lösung gelöst, zu 1%iger Ery.-Suspension gebracht, rief in regelmäßiger Reihenfolge die Pullulation hervor. Zunächst erfolgte ruckartige Vergrößerung der Zellen. Abhängig vom pH einerseits, von der Hyaluronsäure andererseits, entstand in 1-10% der Erythrocyten eine konzentrische Ringstruktur. Die Mehrzahl der vergrößerten Erythrocyten wurde im Phasenkontrast dunkel und in der Form unregelmäßig oder citronenähnlich. Etwa 10-60 Sek. nach dem Kontakt der Erythrocyten mit der Hyaluronsäure kam es zum explosionsartigen Ausbruch der Hb-Körnchen. Die freigesetzten Hb-Körnchen zeigten lebhafte Brownsche Molekularbewegung. Nur ein kleinerer Teil des Hb blieb in den fast leer gewordenen Membranen zurück. Hb-Schollen oder eine große Kugel ließen sich in Sekundärknospen nach der Sprengung des Hb. in der äußeren Schicht der Membran nachweisen. Die nach der Sprengung des Hb entstandenen, m. o. w. sichelförmigen Membranspalten waren immer leer und im Phasenkontrast deutlich lichtbrechend. Die äußersten Membranknospen waren kugelförmig, sie saßen direkt auf der inneren Membran bzw. auf den lichtbrechenden Spalten, oder aber sie waren mit der Membran durch einen Stiel verbunden. Die Knospen waren häufig mit direkten, großen, rosagefärbten Hb-Kugeln gefüllt, seltener leer. Die sekundär entstandenen Membranspalten und Knospen ließen die Vermutung zu, daß die Ery.-Membran mindestens aus 3 Schichten bestand. Bei Verwendung von 0,5%iger Tanninlösung wurden weniger klare, aber in gewissen Details ähnlich wie mit 0,5% iger Hyaluronsäure, charakteristische Änderungen an der Zellstruktur der Erythrocyten festgestellt. Chr. Garlt. 5955.

4-64/09-0282 Löliger, H. Chr.; Celle, Bundesforsch.-Anst. für Kleintierzucht. **Kriterien zur Bestimmung des Blutbildes beim Huhn.** Tierärztl. Umschau **19** (1964) Nr. 2. S. 63-69. – 8 Abb., 13 Lit.
Die Blutuntersuchung bei Hühnern gestattet besonders bei der Erythroblastose, der Monocytenleukose oder retothelialen Myelose und bei Anämien Rückschlüsse auf die Art der vorliegenden Erkrankung und läßt sich teilweise sogar pathognostisch verwerten. Weniger krankheitsspezifische Blutbildveränderungen sind dagegen bei allen akut entzündlichen und chron. granulomatösen Prozessen feststellbar. Da beim Huhn alle zelligen Bestandteile des Blutes Abkömmlinge des Bindesgewebes sind, ist ein wesentliches Kriterium des Blutstatus beim Huhn der Reaktions- und Reizzustand des Bindegewebsapparates. Da beim Huhn eine höhere Reaktionsempfindlichkeit des reticulären Gewebes als bei anderen Tieren besteht, kommt es auch in stärkerem Maße zu Schwankungen in der Form und Größe der Leukocyten, besonders der Monocyten und Lymphocyten. Die Stammzelle der Blutzellen ist eine indifferente freie, amöboide Zellform der pluripotenten fixen Reticulumzelle. Sie besitzt die Potenzen eines Erythroblasten, eines Granuloblasten, eines Thromboplasten, eines Lymphoblasten und eines Monoblasten.
W. Verter. 5960.

4-64/09-0283 Gabsch, H.-Chr. (unter techn. Mitarb. von Stieler, J.); Dresden, Med. Akad. „Carl Gustav Carus", Chirurg. Klin. **Anwendung der elektrischen Zähleinrichtungen VEB ROW im hämatologischen Labor – Einbau einer Prozentsperre.** Dtsch. Gesundheitswes. **19** (1964) Nr. 5. S. 208-209. – 3 Abb., 1 Lit.

Der wesentliche Mangel des elektrischen Differentialblutbildzählers vom VEB ROW besteht im Fehlen einer Prozentsperre. Es erfolgt also bei jeweils 100 Zählungen weder ein selbsttätiges Ausschalten des Gerätes noch eine entsprechende Signalgebung. Vf. wählt zur Behebung dieser Unzulänglichkeit des Gerätes einen einfachen und billigen Weg. Er schlägt den Einbau einer mechanischen Prozentsperre vor und empfiehlt die Anbringung eines Isolierstiftes (Perlon u. ä.) auf der dritten Zahlenwalze. Der Abstand des Isolierstiftes von der Oberfläche der Zahlenwalze beträgt 1 mm und gewährleistet bei der Summenaddition 99 und 100 die Auftrennung der Relaisleitung. Nach Zurückstellung des Summenzählwerkes auf 0 können weitere Messungen erfolgen. Die Einzelzählwerke brauchen hierbei nicht gelöscht zu werden, es kann also auch die Auszählung von 200 und mehr Zellen erfolgen. Die Ergebnisse sind dann direkt von den Einzelzählwerken abzulesen. Der in dieser Weise abgeänderte elektrische Differentialblutbildzähler befindet sich seit mehreren Monaten in der Erprobung und hat sich bestens bewährt.

W. Verter. 5968.

4-64/09-0284 Pejnikova, C. Eozinofilnijat test na Torn pri zdravi i bolni goveda. **(Eosinophilen-Test nach Thorn bei gesunden und kranken Rindern.)** Naučni trudove. Visš veterinarnomedicinski institut „Prof. d-r G. Pavlov", Sofija **11** (1963) S. 207-212. – 5 Lit.

An gesunden und kranken Rindern durchgeführte Untersuchungen des Tests nach Thorn haben ergeben, daß eine 24stündige Hungerkur der Tiere eine wichtige Voraussetzung für seine Ermittlung ist. Bei den meisten Erkrankungen der Kühe liefert der Test ein positives Ergebnis, d. h., es wird eine Verringerung der eosinophilen Zellen (um durchschnittlich 64%) festgestellt. Bei einigen Erkrankungen, z. B. bei der Aktinomykose, der Acetonämie und anderen ist der Test negativ. Während des Krankheitsverlaufes ist der Test Veränderungen unterworfen.. Bei der Gesundung geht der Test allmählich von negativ zu positiv über. Diese Erscheinung kann zur Kontrolle der Wirksamkeit einer Behandlung und zur Prognose einer Krankheit verwendet werden.

NRB/ZSNTI. 5968.

4-64/09-0285 Schulze, Günter; Berlin-Dahlem, Univ., Klin. und Poliklin. für Kleine Haustiere. **Kernmessungen an Lymphocyten des Hundes.** Diss. Berlin-Dahlem **1962** 32 S. – 3 Abb., 3 Tab., 48 Lit.

Von den Leukocyten des Blutes sind die Lymphocyten die morphologisch am wenigsten differenzierte Zellart. Für die cytologische Differentialdiagnose wäre die Kenntnis der normalen Kerngrößen wesentlich, besonders im Hinblick auf Leukosen, bei denen manchmal lymphocytenähnliche Zellen im Blute gefunden werden, deren Abgrenzung von normalen Lymphocyten Schwierigkeiten bereiten kann. Die Mittelwerte der Lymphocytenkernvolumina unterschieden sich bei 14tägigem Abstand der Untersuchungen teilweise von Hund zu Hund. Die drei Hunde der Gruppe A hatten ein durchschnittliches Kernvolumen von 161,3 μ^3, die drei Hunde der Gruppe B ein solches von 214,8 μ^3. In der Gruppe B lag der Hämatokrit signifikant niedriger als in Gruppe A. Der Anteil reticulärer Zellen im Sternalpunktat war in Gruppe B signifikant höher als in Gruppe A. Demgegenüber war im Blut die Eosinophilenzahl in Gruppe A höher als in Gruppe B. Die Gesamtverteilung der Kernvolumina aller ausgemessenen Kerne (100 je Präparat) ist signifikant verschieden von einer Normalverteilung. Sie hat ihren Gipfel über der Größenklasse 121-140 μ^3 und einen angedeuteten Nebengipfel über der Größenklasse 281-300 μ^3. Diese Gipfel repräsentieren möglicherweise zwei Generationen von Lymphocyten. E. Wiesner. 5982.

4-64/09-0286 Wallis, A. S. Liverpool, Veterin. Investigation Centre. Eosinophilia and the diagnosis of husk in adult cattle. **(Eosinophilie und die Diagnose des Hustens bei erwachsenen Rindern.)** Veterin. Rec. **75** (1963) Nr. 16. S. 422-423.

Vf. beobachtete während der Weideperiode im Sommer 1962 in 2 Kuhherden den Ausbruch von Husten. Der Husten griff auch auf die Jungviehherden über. Bei der Kotuntersuchung konnten keine Lungenwurmlarven festgestellt werden. Bei der Untersuchung von Grasproben der abgegrasten Weiden waren diese jedoch nachweisbar. Im Blutbild der erkrankten Kühe war deutlich eine Eosinophilie als Ausdruck der parasitären Invasion festzustellen. Husten im Zusammenhang mit Eosinophilie im Blutbild läßt immer eine Lungenwurmerkrankung vermuten. Bei Tieren mit Viruspneumonie z. B. tritt diese Eosinophilie nicht auf. H.-J. Kuller. 5995.

4-64/09-0287 Müller, Friedrich; München, Univ., Inst. für Tierpathol. **Untersuchungen zur II. und III. Phase der Blutgerinnung beim Huhn.** Diss. München **1963** 51 S. — 9 Abb., 11 Tab., 72 Lit.

Die Blutgerinnungsfaktoren der II. und III. Gerinnungsphase (Quick, Faktor II, V und VII) wurden an 40 Jungtieren bis zu einem Alter von 80 Tagen, an 10 Hähnen und 16 Hennen untersucht. Das zu den Untersuchungen der III. Phase benutzte Thrombin ist in der Wirkung auf Geflügelblutplasma weniger aktiv als auf menschliches Plasma. Die gerinnungsphysiologische Fibrinogenbestimmung zeigte Abweichungen von der Hitzefibrinbestimmung, die vorzuziehen ist. In den Untersuchungen der II. Gerinnungsphase wurde das Säugerthromboplastin durch homologe Hirnthrombokinase ersetzt, deren Herstellungsmethode nach Quick vom Vf. modifiziert wurde. Bei der Faktor-II-Bestimmung wird das Plasma nicht 1:10, sondern 1:3 verdünnt. Alters- und Geschlechtsunterschiede sind in beiden Gerinnungsphasen vorhanden. E. Wiesner. 6000.

4-64/09-0288 Heinecke, H.; Jena, Inst. für Mikrobiol. und Exp. Therapie der Dtsch. Akad. der Wiss. zu Berlin. **Das Blutbild der Maus (eine Übersicht). III. Thrombozyten-Normalwerte.** Z. Versuchstierkunde **3** (1963) Nr. 3/4. S. 77 bis 80. — 1 Tab., 15 Lit. 2. Mitt. vgl. LZ. Abt. IV 8 (1963) Nr. 8. S. 1661.

Die Lebensdauer der Blutplättchen im strömenden Blut betrug etwa 4 Tage. Die angegebenen Werte für die Zahl der Thrombocyten/mm³ schwankten von 177000 bis 1050000. B. Busch. 6000.

4-64/09-0289 Haubold, Gottfried; Berlin-Dahlem, Univ., Veterinärmed. Fak., Klin. für Tiergeburtshilfe und Klauentierkrankh. **Untersuchungen über die Brauchbarkeit der papierelektrophoretischen Serumeiweißanalyse, der Gesamteiweiß- und der Gerinnungsvalenzbestimmung sowie der abgestuften Takata-Reaktion für die Leberdiagnostik beim Rind.** Diss. Berlin-Dahlem **1963** 158 S. — 25 Tab., 138 Lit.

Die genannten Reaktionen wurden an 20 klinisch gesunden Schlachtrindern, deren Lebern sich makroskopisch und histologisch als unverändert erwiesen, an 76 Schlachtrindern mit verschiedenen makroskopisch und histologisch nachgewiesenen Leberschäden und an 4 experimentell durch Tetrachlorkohlenstoff akut lebergeschädigten Rindern geprüft. In der 1. Gruppe wurden für die Serumeiweißwerte, den Prothrombinindex und die Takata-Reaktion erhebliche normale Abweichungen gefunden. In der Gruppe der 76 Rinder zeigte sich am häufigsten das Serumeiweißbild verändert. Die Albumine waren häufig vermindert, α- und γ-Globuline erhöht, und das Verhalten der β-Globuline war völlig unspezifisch. Die Takata-Reaktion war lediglich in 9% der Fälle positiv, der Prothrombinindex bei 18 Tieren vermindert. Bei den 4 lebergeschädigten Tieren war der Prothrombinindex 24 Std. nach der ersten Applikation bis auf maximal 61% vermindert und zeigte den Leberschaden damit sicher an. Diese 4 Tiere zeigten weiterhin vorübergehend einen Abfall der Gesamteiweißkonzentration auf Kosten des Albumins bei gleichzeitigem geringgradigem Anstieg der Globuline. Es wird nicht zuletzt auf Grund der bei anderen Tieren und bei Menschen durchgeführten Untersuchungen angezweifelt, ob die genannten Reaktionen einen leberspezifischen Aussagewert haben. E. Wiesner. 6022.

4-64/09-0290 Fittkau, S.; Halle/S., Martin-Luther-Univ., Physiol.-Chem. Inst. **Eine komplette Einrichtung zur Hochspannungselektrophorese.** Pharmazie **18** (1963) Nr. 10. S. 678-682. — 5 Abb., 1 Tab., 30 Lit.

Vf. beschreibt ein Gerät, bei dessen Entwicklung das Bestreben zugrunde lag, eine Apparatur zu schaffen, die in Analogie zu dem von Wieland und Pfleiderer entwickelten Pherographen „Frankfurt" allen Anforderungen hinsichtlich analytischer und halbpräparativer Trennprobleme auf Trägerschichten, wie Papier, Cellulosepulver, Stärke- und Dextran-Gel, gerecht werden sollte und bei der, mit anschließender Chromatographie für Papier, auch die zweidimensionale Arbeitstechnik möglich sein sollte. Das entwickelte Gerät arbeitete nach dem Prinzip der gekühlten Unterlage. Den Kühlträger bildete ein von Sole durchströmter Metallblock. Er gestattete durch seine Dimensionierung von 60 × 30 cm eine an die Elektrophorese anschließende Papierchromatographie. Durch die intensive Kühlung konnten bei Potentialgradienten von 100 Volt/cm Stromwärmen bis 0,3 Watt/cm² ohne weiteres abgeführt werden. Damit war die Verwendung von Puffern höherer Ionenstärke sowie bei Einsatz von anderen Trägerschichten auch die präparative Trennung von höher molekularen Verbindungen möglich. Die separat angeordneten Elektrodengefäße ließen sich leicht auswechseln und reinigen, da Elektroden und Diaphragmawand herausnehmbar waren. Die günstigsten Arbeitsbedingungen werden diskutiert. Chr. Garlt. 6027.

4-64/09-0291 Fricke, Else; Berlin-Dahlem, Univ., Veterinärmed. Fak., Inst. für Veterin.-Pharmakol. **Untersuchungen zur Methodik der Protein- und Lipoproteindarstellung des Serums gesunder Hunde mit Hilfe der Agar-Gel-Elektrophorese nach Wieme.** Diss. Berlin-Dahlem **1963** 99 S. — 14 Abb., 1 Tab., 132 Lit.

Vfn. versucht zu untersuchen, inwieweit die methodischen Bedingungen der Agar-Gel-Elektrophorese nach Wieme eine Übertragung der günstigen Ergebnisse bei Humanseren auf die elektrophoretische Trennung von Hundeseren gestatten und ob sich die Methode im Routinebetrieb anwenden läßt. Bei Verwendung des Veronalpuffers gelingt eine scharfe und umfangreiche Auftrennung der Proteinfraktionen des Hundeserums. Der TRIS-(Tris[hydroxymethyl]aminomethan)-Citrat-Puffer eignet sich besonders zur Darstellung des Prä-Albumins und zur Aufspaltung der Albuminfraktion, während die Globuline schlechter getrennt werden als mit Veronalpuffer. Die Darstellung der Proteinfraktionen mit Amidoschwarz zeigt gute Ergebnisse. Die Anfärbung der Lipoproteine gelingt mit Sudanschwarz. Vor Eignung zur Routineanwendung ist die Methode jedoch noch verbesserungsbedürftig. E. Wiesner. 6027.

4-64/09-0292 Pirtle, E. C.; Ames, Iowa, U. S. Dep. of Agric., A. R. S. Precipitation reactions in agar between swine serum and homologous pancreas extracts. **(Präzipitationsreaktionen im Agar zwischen Schweineserum und homologem Pankreasextrakt.)** Canad. J. comparat. Med. veterin. Sci. **27** (1963) Nr. 10. S. 241-248. — 6 Tab., 26 Lit.

Eine Präzipitation zwischen Schweineserum und einem Extrakt aus dem Pankreas gesunder Schweine wurde bei 50% der Fälle festgestellt. Sie wird als spezifische Reaktion des Schweineserums gewertet und ist relativ hitzestabil. Die einzelnen Serumfraktionen wurden für ihre Verwendbarkeit in der Reaktion getestet, und es konnte festgestellt werden, daß in Abwessenheit von α-Globulinen keine Präzipitation mehr stattfand. Ebenso ergeben die Seren von gesunden neugeborenen Ferkeln, die 50% mehr α-Globuline enthalten, bessere und zahlreichere Banden als die Seren ihrer Mütter. Die Präzipitation konnte verhindert werden, wenn das Schweineserum vorher mit einem Pankreasextrakt abgesättigt wurde, während eine Absättigung mit Meerschweinchennierengewebe sowie Menschen- und Schweineerythrocyten den Reaktionsausfall in keiner Weise beeinträchtigte.

E. Wittmann. 6040.

4-64/09-0293 Ris, D. R. und Punga, W. A. te; Wellington, Wallaceville Animal Res. Stat. An indirect haemagglutination test for the detection of Brucella ovis antibodies. 1. Development of the test. **(Ein indirekter Hämagglutinationstest für den Nachweis von Antikörpern gegen Brucella ovis. 1. Mitt. Methodik.)** New Zealand veterin. J. **11** (1963) Nr. 4. S. 94-97. — 2 Tab., 10 Lit.

Es wurde die Verwendungsmöglichkeit des indirekten Hämagglutinationstestes nach Boyden für den Nachweis von *B. ovis*-Antikörpern überprüft. Durch die Ultraschallbehandlung von *B. ovis*-Bakterien ließ sich ein ausreichend wirksames Antigen für die Sensibilisierung der Erythrocyten herstellen. Der Ultraschallextrakt war mindestens 3 Mon. ohne Verlust der Wirksamkeit haltbar. Die bei höheren Konzentrationen des für die Sensibilisierung verwendeten Antigens auftretenden unspezifischen Agglutinationen konnten durch die Einstellung auf die optimale Konzentration vermieden werden. Die Behandlung der Erythrocyten mit Tannin bei 4 °C verminderte die Gefahr der Lysis bei der nachfolgenden Sensibilisierung. Obgleich mit Antikörpern gegen *B. abortus* Stamm 19 Kreuzreaktionen auftraten, scheint der beschriebene Test eine für Praxisverhältnisse ausreichende Spezifität für den Nachweis von *B. ovis*-Antikörpern zu besitzen.

E. Kunter. 6040.

4-64/09-0294 Graetzer, M. A., Cote, W. P. und Wolfe, H. R.; Madison, Univ. of Wisconsin. The effect of bursectomy at different ages on precipitin and natural hemagglutinin production in the chicken. **(Über den Einfluß einer zu verschiedenem Zeitpunkt durchgeführten Bursektomie auf die Präzipitin- und Hämagglutininproduktion bei Küken.)** J. Immonol. [Baltimore] **91** (1963) Nr. 5. S. 576-581.

Gruppen von Leghorn- und White Rock-Kücken wurden 1 bis 5 Wochen nach dem Schlupf bursektomiert und im Alter von 6 Wochen durch i. v. Injektion von 40 mg/kg Rinderalbumin immunisiert. Es wurde festgestellt, daß die Entfernung der Bursa Fabricii sowohl auf die Präzipitinproduktion wie auf die Entwicklung unspezifischer Antikaninchen-Hämagglutinine einen hemmenden Einfluß hatte. Je später die Bursektomie erfolgte, umso geringer waren die Auswirkungen der Operation auf die Präzipitin- und Hämagglutinin-Produktion. Die rassenmäßige Zugehörigkeit der Küken schien insofern eine Rolle zu spielen, als die Antikörperbildung bei im Alter von 4 und 5 Wochen bursektomierten White Rock im Vergleich zu 4 Wochen nach dem Schlupf operierten Leghornküken signifikant niedriger lag. G. Train. 6040.

4-64/09-0295 Schmid, Karl; Hannover, Tierärztl. Hochschule, Richard-Götze-Haus, Klin. für Geburtshilfe und Gynäkol. des Rindes. **Untersuchungen über den Mineralstoffgehalt des Blutserums in Rinderherden mit Störungen der Fruchtbarkeit unter Berücksichtigung der chemischen Mischfutteranalyse.** Diss. Hannover **1963** 73 S. — 8 Tab., 62 Lit.

Fütterungsfehler sind häufig Ursache von Fruchtbarkeitsstörungen, wobei insbesondere der Mineralstoffversorgung Bedeutung zukommt. Vf. versucht

zu ermitteln, ob anhand des Mineralstoffgehaltes des Blutserums Schlüsse auf die quantitative Versorgung mit dem Futter gezogen werden können. Bei Calcium, Magnesium und Kalium läßt die Serumanalyse allein keine Rückschlüsse auf die Mineralstoffversorgungslage einer Herde zu. Endscheidend beispielsweise für die Höhe des Ca-Serumspiegels scheint das Ca:P-Verhältnis zu sein. Auch für die Resorption des Mg trifft diese Annahme zu. Im Gegensatz zum Ca ist beim P zum Teil ein direkter Zusammenhang zwischen P-Angebot im Futter und Höhe des Serumspiegels zu erkennen. Allerdings spielt auch für die Resorption des P das Ca:P-Verhältnis eine bedeutende Rolle. Der Natriumspiegel des Blutserums scheint auf Grund seines großen Mengen- und Teilchenanteils das physikalisch wirksamste Element des Blutes zu sein und sich äußerst stabil zu verhalten. Seine Serumwerte hängen weder vom absoluten Na-Angebot noch von anderen Mineralstoffen ab.
E. Wiesner. 6050.

4-64/09-0296 Winterfeldt, Krista von; Hannover, Tierärztl. Hochschule, Klin. für Kleine Klauentiere und Forens. Med.; Ambulator. Klin. **Eisen- und Kupferwerte und das Verhältnis beider zueinander im Plasma von Sauen und neugeborenen Ferkeln mit Berücksichtigung der Brauchbarkeit der Simultanbestimmungsmethode nach Umland und Weyer.** Diss. Hannover **1963** 85 S. — 12 Tab., 235 Lit.
Mit Hilfe der genannten Simultanbestimmungsmethode wurden an 27 Sauen und 101 der dazugehörigen Ferkel folgende Werte erzielt: 1. Sauen: a) Eisen: $87{,}17 \pm 25{,}7\ \gamma\%$, b) Kupfer: $191{,}19 \pm 63{,}88\ \gamma\%$, 2. Ferkel: a) Eisen: $39{,}21 \pm 27{,}79\gamma\%$, b) Kupfer: $45{,}09 \pm 27{,}52\ \gamma\%$. Wegen besonderer Gegebenheiten im Plasma neugeborener Ferkel und der dadurch bedingten hohen Fehlerbreite der Methode (Fe = 8,51 $\gamma\%$ = 22,9%; Cu = 7,93 $\gamma\%$ = 17,6%) ist die Methode für die routinemäßige Anwendung in diesem Alter nicht zu empfehlen. Eisen- bzw. Kupfergehalt im Plasma von Sau und Ferkel korrelieren nicht miteinander. Auch die Beziehungen zwischen Gesamtwurfgröße und Plasma-Eisen- bzw. -Kupfergehalt der Ferkel sind unbedeutend. Gewicht oder Geschlecht der Ferkel haben keinen Einfluß auf die genannten Elemente, die Höhe des Spiegels ist fast rein umweltbedingt. Der Gehalt an Eisen oder Kupfer im Plasma ist bei den Ferkeln signifikant niedriger als bei den Sauen.
E. Wiesner. 6050.

4-64/09-0297 Farnow, Dieter; Berlin-Dahlem, Univ., Veterinärmed. Fak., Klin. und Poliklin. für Kleine Haustiere. **Kalium-, Natrium- und Chlorblutserumspiegeluntersuchungen beim Pyometrakomplex der Hündin und unter dem Einfluß der Hysterektomie.** Diss. Berlin-Dahlem **1963** 40 S. — 2 Tab., 56 Lit.
Veränderungen des Elektrolyt- und Wasserhaushaltes haben in der Pathogenese der Krankheiten immer stärkere Beachtung gefunden. Störungen des Elektrolythaushaltes lassen sich vor allem bei solchen Krankheiten erwarten, die mit Flüssigkeitsverlusten einhergehen. Vf. versucht festzustellen, inwieweit Verschiebungen im Wasser- und Elektrolythaushalt bei der Pyometra der Hündin insbesondere unter dem Einfluß der Hysterektomie bestehen. Mittels Flammenphotometer wurden bei 44 Hunden Natrium- und Kalium- und bei 16 Hunden Chlormessungen im Serum vorgenommen, und zwar jeweils vor und 24 Std. nach der Hysterektomie. Bei Tieren mit gutem Allgemeinzustand sank die Kaliumkonzentration von 18,3 mg% auf 16,6 mg%, bei Hunden in schlechtem Allgemeinzustand blieb sie unverändert. Veränderungen der mittleren Natrium- und Chlorkonzentrationen des Serums konnten statistisch nicht gesichert werden. E. Wiesner. 6050.

4-64/09-0298 Wörner, Helga; München, Univ., Tierärztl. Fak., Inst. für Pharmakol., Toxikol. und Pharmaz. **Der Einfluß der Citronensäure auf den**

Calcium- und Phosphatgehalt des Serums. Diss. München **1963** 30 S. – 4 Abb., 17 Tab., 51 Lit.
225 männliche und 225 weibliche weiße Ratten erhalten subcutan 0,85 ml isotonische Natriumcitratlösung/100 g Kgw. Danach werden in Abständen von 10 Min. die Tiere innerhalb von 220 Min. entblutet. Im Serum wird Calcium flammenphotometrisch nach der Substitutionsmethode von Schmid und Zipf und Phosphat colorimetrisch nach Bartlett bestimmt. Der Calciumgehalt des Serums männlicher Tiere steigt innerhalb von 130 Min. um 15,8% und fällt dann wieder langsam ab. Im Serum der weiblichen Tiere erreicht der Calciumgehalt eine maximale Steigerung um 12,2% nach 150 Min. Der Phosphatgehalt sinkt bei den männnlichen Tieren um 16%, bei den weiblichen um 25%. Die Senkung des Phosphatgehaltes erfolgt schneller als die Steigerung des Calciumgehaltes; nach 100-120 Min. sind die Phosphatwerte zur Norm zurückgekehrt. Der Anstieg des Calciumgehaltes wird als Mobilisierung von Knochencalcium gedeutet, der Abfall des Phosphatgehaltes als Steigerung der tubulären Phosphatsekretion in der Niere, wobei eine äquivalente Citratmenge rückgetauscht wird. J. Müller. 6050.

4-64/09-0299 Hirchert, Reimar; Berlin-Dahlem, Univ., Veterinärmed. Fak., Inst. für Veterin.-Hyg. **Rinderplasmafraktionierung mittels einer Alkohol-Kälte-Fällung.** Diss. Berlin-Dahlem **1963** 107 S. – 18 Abb., 20 Tab., 95 Lit.
Mittels Elektrophorese und Ultrazentrifuge ist es heute ohne weiteres möglich, die einzelnen Eiweißfraktionen eines Blutserums festzustellen. Für die präparative Trennung benutzt man jedoch immer noch die älteren, einfachen Fällungsmethoden. Vf. versucht festzustellen, welcher Trennungseffekt bzw. Reinheitsgrad mit dem von Lever u. a. für Humanplasma angegebenen vereinfachten Alkohol-Kälte-Trennungsverfahren bei Rinderplasma erzielt werden kann und in welchem Maße die Ergebnisse reproduzierbar sind. Untersuchungen wurden an 57 Proben von 10 gesunden Rindern geführt. Das angewandte Fällungsverfahren erbrachte beim Rinderplasma etwa die bei Humanplasma erzielte Aufteilung, die prozentuale Verteilung schwankte jedoch erheblich. Auffallend war aber ein etwa 18% betragender Anteil von Komponenten, die mittels analytischer Ultrazentrifugation nicht nachweisbar sind. Für feinere serologische Untersuchungen wird das Fällungsverfahren nach Lever für nicht geeignet bezeichnet. E. Wiesner. 6060.

4-64/09-0300 Wellmann, G. und Engel, H.; Berlin-Dahlem, Bundesgesundheitsamt, Max-von-Pettenkofer-Inst. **Immunbiologische Untersuchungen an künstlich aufgezogenen Ferkeln. 1. Mitt. Über das Serumeiweißbild bei sterilgeborenen, ohne Kolostralmilch aufgezogenen Ferkeln in den ersten Lebensmonaten.** Zbl. Bakteriol., Parasitenkunde, Infektionskrankh. Hyg., I. Abt., Orig. **190** (1963) Nr. 2. S. 243-261. – 5 Abb., 2 Tab., 39 Lit. Zus. in Russ., Engl., Franz., Span.
Es wurden Untersuchungen des Blutserums an 7 steril durch Hysterektomie bzw. Sectio caesarea gewonnenen und ohne Colostrum aufgezogenen Würfen mit Hilfe der Immun-, Papier- und Cellulose-Acetat-Folien-Elektrophorese von der Geburt bis zum Alter von 2-4 Mon. durchgeführt. Mit der Immunelektrophorese (qualitativ) konnten unter Verwendung eines Kaninchen-anti-Neugeborenenferkel-Serums schon γ-Globuline unmittelbar nach der Geburt nachgewiesen werden, die aber wahrscheinlich mit den γ-Globulinen erwachsener Tiere nicht identisch sind. Mit den beiden anderen Methoden konnten γ-Globuline erst im Alter von 5-6 Wochen nachgewiesen werden. Die Zunahme der Proteinkonzentration verlief bei den Versuchstieren verzögert. Der Albumingehalt zeigte einen schnellen Anstieg. Mit der Cellulose-Acetat-Folien-E. konnte bis zum Alter von 14-21 Tagen die sog. X-Komponente (Vorstufe des Albumins ?) nachgewiesen werden. Die α- und β-Globuline zeigten einen geringen Anstieg. B. Busch. 6065.

4-64/09-0301 Wellmann, G. und Engel, H.; Berlin-Dahlem, Bundesgesundheitsamt, Max-von-Pettenkofer-Inst. **Immunbiologische Untersuchungen an künstlich aufgezogenen Ferkeln. 2. Mitt. Vergleich der Antikörper- mit γ-Globulin-Bildung bei steril geborenen, kolostralmilchfrei aufgezogenen Ferkeln.** Zbl. Bakteriol., Parasitenkunde, Infektionskrankh. Hyg., I. Abt., Orig. **190** (1963) Nr. 2. S. 262-276. — 7 Tab. Zus. in Russ., Engl., Franz., Span. 1. Mitt. vgl. vorst. Ref.
Am Tage der Geburt wurden Ferkeln Rotlaufantigene appliziert. Mit Hilfe der Immunelektrophorese waren schon am 6. Lebenstag Antikörper nachzuweisen, dagegen nicht in jedem Falle γ-Globuline. Vff. ziehen in Betracht, daß auch andere Proteinkomponenten als Immun- und Antikörperträger funktionieren, ohne aber den Beweis führen zu können. Zur Zeit der Geburt hatten die Ferkel keine immunologische Neutralität, es konnte auch durch die Immunisierung keine Immuntoleranz erzeugt werden. B. Busch. 6065.

4-64/09-0302 Wellmann, G. und Engel, H.; Berlin-Dahlem, Bundesgesundheitsamt, Max-von-Pettenkofer-Inst. **Immunbiologische Untersuchungen an künstlich aufgezogenen Ferkeln. 3. Mitt. Über die Fähigkeit neugeborener Ferkel, Antikörper und γ-Globulin aus der Kolostralmilch zu resorbieren.** Zbl. Bakteriol., Parasitenkunde, Infektionskrankh. Hyg., I. Abt., Orig. **190** (1963) Nr. 3. S. 408-414. — 2 Tab. Zus. in Russ., Engl., Franz., Span. 2. Mitt. vgl. vorst. Ref.
An künstlich aufgezogene Ferkel wurde in den ersten Lebenstagen Kuhmilch, dann zu unterschiedlichen Zeitpunkten Schweinecolostrum verfüttert. Bis zu 120 Std. nach der Geburt konnte eine Antikörperresorption, abhängig vom Antikörpergehalt des Colostrums, nachgewiesen werden. Nur in seltenen Fällen gelang ein Nachweis von γ-Globulinen bei Ferkeln, die älter als 24 Std. waren. Somit bestand eine Diskrepanz zwischen der Antikörper- und der γ-Globulinresorption. B. Busch. 6065.

4-64/09-0303 Baglioni, T.; Milano, Univ., Fac. di Med. Veterin., Ist. di Patol. Gen. Sulla possibilità di accelerare sperimentalmente il completamento del quadro sieroproteico nel bovino neonato. **(Über die Möglichkeit, experimentell den Serumproteingehalt beim neugeborenen Kalb zu erhöhen.)** Clin. veterin. [Milano] **86** (1963) Nr. 6. S. 297-307.
Die Einwirkung einer s. c. Applikation von Anticoli-Hyperimmunserum vom Rinde auf neugeborene Kälber vor der Colostrumaufnahme wurde untersucht. Bei 20 derartig behandelten Versuchstieren wurde eine frühzeitige Vervollständigung des Serumproteingehaltes durch das Auftreten von Gammaglobulinen beobachtet. Diese sind bei einer größeren Anzahl von Tieren vorhanden und erscheinen früher als bei den Kontrolltieren. Die Ergebnisse sind unterschiedlich im Hinblick auf die Erhöhung des Glyko- bzw. Lipoproteingehaltes, welcher offenbar nicht durch die Applikation von Anticoli-Hyperimmunserum beeinflußt wird. K. Reinhardt. 6065.

4-64/09-0304 Gahne, Bo; Uppsala, Sweden, Roy. Agric. Coll. Inherited variations in the post-albumins of cattle serum. **(Erbliche Variationen in den Postalbuminen des Rinderserums.)** Hereditas [Lund] **50** (1963) Nr. 1. S. 126 bis 135. — 1 Abb., 4 Tab., 16 Lit.
Im Rinderserum konnten 3 unterschiedliche Phänotypen der Postalbumine bestimmt werden, welche als AA, BB und AB bezeichnet wurden. Durch Einwirkung von Neuraminidase auf das Serum konnte die Wanderungsgeschwindigkeit der Postalbuminfraktionen verringert werden, jedoch ergaben sich noch Unterschiede zwischen den Typen. So ist anzunehmen, daß die Postalbumine zwar Sialsäure enthalten, diese jedoch nicht für die genetischen Variationen verantwortlich ist. Untersuchungen an Nachkommen aus 426 Verpaarungen ergaben keine signifikante Abweichung der beobachteten Typen von den zu erwartenden. Die Bestimmung der Postalbumine

ist eine weitere Methode zum Ausschluß der Monozygotie von Rinderzwillingen. Die Genfrequenz der Postalbumintypen betrugen in der Rasse SRB Pa^B 0,612, Pa^A 0,388, in der Rasse SLB Pa^B 0,211, Pa^A 0,789. Somit bestehen rassenbedingte Unterschiede. B. Busch. 6068.

4-64/09-0305 Forenbacher, S., Piletić, Zdenka und Srebočan, V.; Zagreb, Veterin. Fak. Sveučilišta, Inst. za Patol. i Terapiju. O glikolizi u krvi kod ketoze krava muzara, s posebnim osvrtom na egzogenu i endogenu glukoneogeniju. **(Zur Glykolyse im Blut von Milchkühen mit Ketose unter besonderer Berücksichtigung der exogenen und endogenen Glykogenese.)** Veterin. Arh. [Zagreb] **32** (1962) Nr. 9/10. S. 215-226. — 4 Abb., 3 Tab. Zus. in Engl., Franz.

In vitro ist die Glykolyse im Blut von Kühen mit Ketose beschleunigt. Neben dem Kohlenhydratmangel besteht ein Mangel an Zwischenprodukten des Zuckerabbaus. Unter dem Einfluß von glykogenesefördernden Stoffen (Na-Propionat, Glycerin) kann die Glykolyse normalisiert werden. Durch Hormone (Glucocorticoide) wird die Glykolyse unterbrochen. Der praktische Wert der Möglichkeit der Normalisierung des Kohlenhydratstoffwechsels für die Prophylaxe und Behandlung der Ketosis liegt auf der Hand. P. Schmidt. 6095.

4-64/09-0306 Keller, Horst; Berlin-Dahlem, Univ., Veterinärmed. Fak., Klin. für Pferdekrankh. **Bilirubinbestimmungen im Blutserum bei Pferden, insbesondere bei Pferden im Hungerzustand.** Diss. Berlin-Dahlem **1962** 62 S. — 8 Abb., 3 Tab., 63 Lit.

An 50 Pferden wurde das Gesamtbilirubin nach der Methode von Jendrassik und Grof und das „direkte" Bilirubin nach der Methode von Jendrassik und Cleghorn im Serum nachgewiesen. Die Bestimmung wurde nach einer Diazotierungsdauer von 5 Min. mit dem Elektrophotometer „Elco II" der Firma Carl Zeiss vorgenommen. Das Gesamtbilirubin hatte einen Mittelwert von 1,796 mg% ± 0,044 (0,985-3,463). Für das „direkte" Bilirubin wurde 0,109 mg% ± 0,021 (0,000-0,393) gemessen. Junge Pferde bis zu zwei Jahren hatten im Mittel niedrigere Werte. Nach drei bis vier Tagen Hunger stieg das Gesamtbilirubin auf das 2,5-3fache der Ausgangswerte, das „direkte" Bilirubin auf das Doppelte. Es wird angenommen, daß dieser Anstieg mit dem vermehrten Glykogenabbau zusammenhängt. Da auch kranke Pferde häufig in der Freßlust nachlassen, kommt es auch bei ihnen zu Serumbilirubinerhöhungen, so daß Bilirubinbestimmungen als diagnostische Hilfsmittel wenig Sinn haben. E. Wiesner. 6100.

4-64/09-0307 Maglione, Enrico und Giraudo, Giovanni; Torino, Univ. degli Studi, Ist. di Malattie Infettive Profilassi e Polizia Veterin. Osservazioni sul tasso di lisozima sierico in polli sani ed in polli sperimentalmente infettati con Pasteurella multocida. **(Beobachtungen über den Serum-Lysozym-Spiegel bei gesunden bzw. mit Pasteurella multocida infizierten Hühnern.)** Ann. Fac. Med. Veterin. Torino **12** (1962) S. 155-163. — 3 Tab., 8 Lit.

Für die natürliche unspezifische Immunität spielt im tierischen Organismus das Lysozym eine große Rolle. Nach der Methode von Caselli haben Vff. das Verhalten dieses Enzyms im Blutserum von gesunden und von mit *Pasteurella multocida* infizierten Hühnern untersucht. Die experimentell hervorgerufene Erkrankung an Hühnercholera übte keinen verändernden Einfluß aus. Die in jeder Gruppe an 13 Tieren erzielten Durchschnittswerte lauteten: Kontrollgruppe vorher 29 (16-48), nach 24 Std. 28,8 (16-48). Versuchsgruppe vorher 25,4 (16-32), nach 24 Std. (16 Std. p. inf.) 29,4 (16-48). E. Wiesner. 6105.

4-64/09-0308 Maglione, Enrico; Torino, Univ. degli Studi, Ist. di Malattie Infettive Profilassi e Polizia Veterin. Sul tasso sierico di latticodeidrogenasi in polli infetti di colera aviare. **(Die Höhe der Milchsäurehydrogenase im**

Serum von Hühnern mit Geflügelcholera.) Ann. Fac. Med. Veterin. Torino **12** (1962) S. 65-72. – 4 Tab., 2 Lit.
Zweimal im Abstand von 24 Std. wurden die jeweils 18 Hühner der Kontroll- – bzw. Versuchsgruppe untersucht. Die Feststellung der Milchsäuredehydrogenase erfolgte colorimetrisch mit der vom Vf. abgewandelten Methode nach Problewski und LaDue. 16 Std. vor der zweiten Blutentnahme wurde der Versuchsgruppe eine Infektion mit *Pasteurella multocida* gesetzt. Es wurden hierdurch jedoch keine substantiellen Veränderungen des Serumprozentsatzes der Milchsäuredehydrogenase beobachtet. Die Durchschnittswerte lauteten: Kontrollgruppe: 1. Entnahme 112,03 (94,0-121,7); 2. Entnahme 114,30 (92,0 bis 120,8); Versuchsgruppe: 1. Entnahme 113,34 (94,0-120,8), 2. Entnahme 111,57 (100,2 bis 120,8). Die Ergebnisse sind statistisch gesichert.
E. Wiesner. 6105.

4-64/09-0309 Metallinos, Anastasia; Berlin-Dahlem, Univ., Veterinär med. Fak., Klin. und Poliklin. für Kleine Haustiere. **Die enzymatische Bestimmung der Brenztraubensäure- und der α-Ketoglutarsäure-Konzentration im Blut klinisch gesunder Hunde.** Diss. Berlin-Dahlem **1962** 44 S. – 5 Abb., 7 Tab., 46 Lit.
Die Metaboliten Brenztraubensäure (BTS) und α-Ketoglutarsäure (α-KGS) stehen an zentraler Stelle des intermediären Stoffwechsels. Sie entstehen als Bindeglied zwischen Eiweiß, Kohlenhydraten und Fett. In der modernen Medizin hat die Bestimmung im Blut für die Beurteilung von Stoffwechselstörungen Bedeutung erlangt. Bislang standen nur rein chemische Analysenverfahren zur Verfügung, die auch andere Substanzen miterfaßten. Vfn. hat nunmehr mit einem optisch-enzymatischen Verfahren die Konzentration von BTS und α-KGS im Blut klinisch gesunder Hunde bestimmt und mit den an der gleichen Tierart chemisch ermittelten verglichen. Die BTS-Konzentration betrug im Mittel 0,84 mg% $\pm$ 0,02. Der Normalbereich erstreckte sich von 0,38-1,30 mg %. Die mittlere α-KGS-Konzentration betrug 0,23 mg% $\pm$ 0,006 (0,10-0,36). Geschlecht und Alter haben keinen Einfluß, nach der Fütterung stieg die BTS, während die α-KGS fiel. E. Wiesner. 6105.

4-64/09-0310 Maglione, Enrico; Torino, Univ. degli Studi, Ist. di Malattie Infettive Profilassi e Polizia Veterin. Sul comportamento delle transaminasi glutamico-ossalacetica e glutamico-piruvica nel siero di sangue di polli sani e di polli sperimentalmente infettati con Pasteurella multocida. **(Über das Verhalten der Glutaminsäure-Oxalessigsäure-Transaminase und der Glutaminsäure-Brenztraubensäure-Transaminsae im Blutserum gesunder und experimentell mit Pasteurella multocida infizierter Hühner.)** Ann. Fac. Med. Veterin. Torino **12** (1962) S. 11-28. – 2 Abb., 6 Tab., 44 Lit.
Im Stoffwechsel vieler Aminosäuren (Asparaginsäure, Alanin) spielt die Transaminierung eine wichtige Rolle. Vf. hat das Verhalten der bekanntesten Transaminasen, der Glutaminsäure-Oxalessigsäure-Transaminase (GOT) und der Glutaminsäure-Brenztraubensäure-Transaminase (GBT) untersucht. Er benutzte hierzu die im dortigen Institut modifizierte Methode nach Friedemann-Hauge. Der zur Infektion benutzte Pasteurellenstamm besaß eine erhöhte Virulenz für das Huhn und führte innerhalb von 17-24 Std. zum Tode. Die Untersuchung der Transaminasen erfolgte 16 Std. post infectionem. Während die GBT unverändert blieb, zeigte die GOT nach der Infektion erhöhte Werte: a) Kontrolltiere GOT vorher: 117,37 (87,5-155) nachher: 116,61 (89,5-155) GBT vorher: 14,56 (4,5-23) nachher: 14,54 (4,5-21) b) Versuchstiere GOT vorher: 112,80 (87,5-165,5) nachher: 140,13 (89,5-218) GBT vorher: 14,54 (4,5-22) nachher: 14,17 (4,5-23). E. Wiesner. 6105.

4-64/09-0311 Soliman, F. A., Nasr, H. und Zaki, K.; Giza, Egypt, U.A.R., Cairo Univ., Fac. of Veterin. Med. Levels of thyroid and thyrotrophic hormones in the blood of Friesian cows at various reproductive stages.

(Der Blutspiegel an Schilddrüsen- und thyreotropen Hormonen bei Friesenkühen in verschiedenen Stadien des Genitalzyklus.) J. Reproduct. Fertility 6 (1963) Nr. 3. S. 335-340. — 1 Abb., 2 Tab., 29 Lit.
Die Schilddrüsenaktivität zeigt nach Untersuchungen an verschiedenen Tierarten eine Zyklusabhängigkeit, wobei die höchste Aktivität bei Ratten, Kaninchen, Schafen und Büffelkühen während des Oestrus erreicht wird; beim Meerschweinchen ist dies während der Corpus luteum-Phase der Fall. Die vorliegenden Untersuchungen am Rind zeigen, daß während des Oestrus eine Zunahme des Gehaltes an Schilddrüsenhormonen im Blut besteht, die von einer Abnahme des Gehaltes an thyreotropem Hormon begleitet ist. Während des Dioestrus lag die Konzentration an Schilddrüsenhormon niedrig, die an TSH hoch. Im Verlaufe der Trächtigkeit war lediglich im 9. Monat ein Anstieg an Schilddrüsenhormon zu verzeichnen; der Spiegel an TSH lag hingegen in den ersten 4 Mon. der Trächtigkeit relativ hoch. Nach der Geburt verhielten sich die Schilddrüsenhormone und das TSH ähnlich wie im Dioestrus. Mit dem Einsetzen der Laktation werden Schilddrüsenhormone seitens der Milchdrüse in erhöhtem Umfange verbraucht. E. Kolb. 6110.

4-64/09-0312 Wrenn, T. R., Bitman, J., Cecil, H. C. und Gilliam, D. R.; Beltsville, Md., A.R.C. Histamine concentration in blood, milk, and urine of dairy cattle. **(Histaminkonzentration im Blut, in der Milch und im Harn beim Rind.)** J. Dairy Sci. **46** (1963) Nr. 11. S. 1243-1245. — 2 Abb., 9 Lit.
Mittels einer fluorometrischen Methode (vgl. J. Pharmacol. exp. Therapeut. **127** [1959] S. 182.) wurde der Histamingehalt im Blut, in der Milch und im Harn von Rindern untersucht. Von der Geburt bis zu einem Alter von 45 Wochen wurde ein durchschnittlicher Histamingehalt im Blut von 0,29 γ/ml festgestellt; im Alter von 11-14 Wochen betrugen die Werte 0,25-0,36 γ/ml. Bei 8 Bullen lag der Histamingehalt im Blut im gleichen Bereich, der Durchschnitt betrug 0,3 γ/ml. Während der Periode des raschen Wachstums zeigten die Histaminwerte wenig Veränderungen; sie lagen am Anfang etwas niedriger als gegen Ende der Versuchsperiode. Die Untersuchung des Histamingehaltes über einen Zeitraum von 3 Tagen in Abständen von 6 Std. zeigte nur geringe Tagesschwankungen, wobei allerdings im Verlaufe der Wiederholung der Blutentnahmen ein Anstieg im Histamingehalt auftrat. Die Untersuchung von 25 Milchproben ergab einen durchschnittlichen Wert von 0,51 $\pm$ 0,34 γ/ml. Beträchtliche Unterschiede ergaben sich im Histamingehalt des Harns in Abhängigkeit von den Fütterungsverhältnissen. Bei der Verfütterung von Luzerne- und Wiesenheu betrug die durchschnittliche Konzentration 1,1 $\pm$ 0,91 γ/ml, hingegen nach Verfütterung von Luzerne- und Grassilage 19,53 $\pm$ 16,42 γ/ml. Die Konzentrationen lagen im letzteren Falle somit 20-30fach höher als im Blut. Die tägliche Harnausscheidung an Histamin schwankte bei der Heufütterung zwischen 2-12 und bei der Silagefütterung zwischen 48 und 346 mg. E. Kolb. 6115.

4-64/09-0313 Kiedrowski, Lutz-Dietrich; Berlin-Dahlem, Univ., Klin. und Poliklin. für Kleine Haustiere. **Askorbinsäure-Bestimmungen im Serum klinisch gesunder Hunde.** Diss. Berlin-Dahlem **1964** 81 S. — 1 Abb., 6 Tab., 223 Lit.
Um in späteren Versuchen feststellen zu können, ob bestimmte Krankheiten beim Hund mit einer Erniedrigung des Vitamin C-Spiegels im Blut einhergehen, wurden an 55 klinisch gesunden Rüden und 32 Hündinnen verschiedener Rassen und Altersstufen Ascorbinsäure-Konzentrationsbestimmungen im Serum durchgeführt. Benutzt wurde die Methode von Roe und Kuether mit 2,4 Dinitrophenylhydrazin, modifiziert nach Dirr, Die Normalwerte lagen zwischen 0,64 mg% und 1,04 mg%. Geschlecht und Alter der Rinder hatten keinen Einfluß auf die Konzentrationswerte. Ascorbinsäure-Haltbarkeitsuntersuchungen zeigten eine Abnahme der Serumkonzentrations-

werte bei Zimmertemperatur (+ 21 °C) und Kühlschranktemperatur (+4 °C) nach 12 Std. Nach Aufbewahrung der Serumproben bei −24 °C zeigte sich erst nach 24 Std. eine Ascorbinsäure-Konzentrationsabnahme.
E. Wiesner. 6115.

4-64/09-0314 Ganiak, Renate; Berlin-Dahlem, Univ., Veterinärmed. Fak., Klin. für Tiergeburtshilfe und Klauentierkrankh. **Untersuchungen an Rindern und Schweinen über die Reizbeantwortung auf subkutane Injektionen von „Laseptal“-Schwabe, gemessen an verschiedenen Blutbestandteilen.** Diss. Berlin-Dahlem **1963** 55 S. — 31 Abb., 29 Tab., 55 Lit.
„Laseptal“-Schwabe gehört zu den sogenannten unspezifischen Reiztherapeutica, in welchem Lachesis, das Gift der amerikanischen Klapperschlange, der Frischpflanzenauszug aus *Echinacea angustifolia* mit Chlorophyll und Pyrogenium, ein Fäulnisprodukt aus Rindfleisch vereinigt sind. Jeder dieser Stoffe stellt bereits für sich allein ein Reiztherapeuticum dar, die Kombination aber soll die therapeutische Intensität auf ein Maximum steigern. Vf. behandelte 12 Kühe und 9 Schweine an drei aufeinander folgenden Tagen s. c. mit verschieden hohen Dosen von „Laseptal“. Die Injektionen wurden ohne Reaktionen an der Impfstelle vertragen, das Allgemeinbefinden der Tiere blieb gut. Die bei den einzelnen Versuchstieren beobachtete Auswirkung der Injektionen auf Körpertemperatur, Erythrocytenzahl, Leukocytenzahl, Thrombocytenzahl, Differentialblutbild und Hänmoglobingehalt sind tabellarisch und graphisch dargestellt. Die gefundenen Veränderungen waren unwesentlich.
E. Wiesner. 6135.

4-64/09-0315 Mura, Dionigi; Sardegna, Sassari, Staz. Sperimentale Zooprofilattica, Sulla iperimmunizzazione in rapporto al fenomeno dell inibizione degli anticorpi circolanti. **(Über die Hyperimmunisierung im Hinblick auf das Phänomen der Hemmung der zirkulierenden Antikörper.)** Veterin. ital. **14** (1963) Nr. 10. S. 777-789. 6135.

4-64/09-0316 Tobiška, J. und Brada, Z.; Brno, ČSSR, Onkol. Forsch.-Inst. **Einfluß der Anpassung an eine neue Umgebung auf den Serummukoproteidspiegel bei Ratten.** Z. Versuchstierkunde **3** (1963) Nr. 3/4. S. 86-90. — 1 Abb., 5 Lit. Zus. in Engl.
Änderungen im Serummucoproteidspiegel können nach vorliegenden Untersuchungen durch Stress-Reaktionen bedingt sein. Untersuchungen an 90 Wistarratten vor dem Transport aus einer 150 km entfernt gelegenen Zuchtstation und während einer Periode 3wöchiger Anpassung ergaben, daß der Serummucoproteidspiegel innerhalb von 24 Std. nach dem Transport um durchschnittlich 44% anstieg, um sich innerhalb von ungefähr 3 Wochen zu normalisieren. Es ist daher notwendig, bei Untersuchungen der Serummucoproteide Stress-Situationen zu vermeiden. Auch ein Läusebefall hatte ein erhebliches Ansteigen des Serummucoproteid-Spiegels zur Folge (von normal um 10 mg% Tyrosin auf 20 mg% Tyrosin), der nach Entlausung wieder zur Norm zurückkehrte.
E. Kolb. 6135.

XI. VIRUSKRANKHEITEN

4-64/09-0317 Hatch, M. H.; Atlanta, Ga., U. S. Dep. of Health, Education and Welfare, Public Health Serv. Identification of Coxsackie and ECHO virus isolates with fluorescent antibody. **(Identifizierung von Coxsackie- und ECHO-Virus-Isolaten mit fluoreszierenden Antikörpern.)** Proc. Soc. exp. Biol. Med. **114** (1963) Nr. 1. S. 161-165. — 1 Tab., 7 Lit.
Es wird eine direkte fluoreszenzmikroskopische Methode zur Identifizierung von Coxsackie- und ECHO-Virus in Stuhlproben angegeben. Mit dem zu untersuchenden Material beimpfte Affennieren-Kulturen werden bereits beim ersten Auftreten cytopathischer Veränderungen unter Conjugat gesetzt. Bei

stärker fortgeschrittenem cytopathogenen Effekt gelang die Färbung weniger gut. Mit dem beschriebenen Verfahren wurden 70 Kotproben untersucht, bei denen der Virusgehalt bereits in 55 Fällen mit Routinemethoden, wie dem Neutralisationstest, bestimmt worden war. Von diesen Proben konnten 51 mittels fluoreszierender Antikörper als virushaltig bestätigt und der jeweilige Virustyp identifiziert werden. Die Typisierung blieb in einem Falle unvollständig, und 4 Proben erwiesen sich als negativ. Auf Grund dieser Ergebnisse wird das dargelegte Verfahren für die Identifizierung von Coxsackie- und ECHO-Virus in Kotproben als ebenso sensitiv und spezifisch erachtet wie der übliche Neutralisationstest. E. Hahnefeld. 6210.

4-64/09-0318 Stone, S. S. und DcLay, P. D.; Greenport, Long Island, N. Y., U. S. Dep. of Agric., A.R.S. A rapid complement-fixation test for identification of vesicular stomatitis virus in cattle. **(Ein schneller Komplementbindungstest zur Identifizierung des Virus der Stomatitis vesicularis bei Rindern.)** Amer. J. veterin. Res. **24** (1963) Nr. 102. S. 1060-1062. — 1 Tab.
Zur schnellen Identifizierung des Virus der Stomatitis vesicularis wurden Rinder von 90 landwirtschaftlichen Betrieben mit Hilfe der Komplementbindungsreaktion (KBR) untersucht. In 79 Proben konnte das Virus der Stomatitis vesicularis, New Jersey festgestellt werden. Kreuzreaktionen mit den Antiseren von 7 Typen des Maul- und Klauenseuchen-Virus und des Virus der Stomatitis vesicularis, Typ Indiana traten nicht auf. Die Technik der KBR wird im einzelnen beschrieben. H. Bergmann. 6220.

4-64/09-0319 Rothenbacher, H. und Nelson, L. W. A case of equine infectious anemia. **(Ein Fall von infektiöser Anämie beim Pferd.)** Veterin. Med. [Kansas City] **58** (1963) Nr. 11. S. 887-890. — 7 Abb., 6 Lit.
Es wird über einen typischen Fall von infektiöser Anämie berichtet. Im einzelnen werden der klinische Befund sowie die makroskopischen und histologischen Untersuchungsergebnisse mitgeteilt. H. Gürtler. 6260.

4-64/09-0320 Thielscher, Hans Hermann; Berlin-Dahlem, Univ., Inst. für Veterin.-Pathol.; Mariensee/Trenthorst, Max-Planck-Inst. für Tierzucht und Tierernähr. **Hämatologische und pathologisch-anatomische Untersuchungen an Kühen aus einer Herde mit gehäuft auftretender Leukose.** Diss. Berlin-Dahlem **1963** 94 S. — 30 Abb., 10 Tab., 107 Lit.
An 20 Kühen wurden 1 Jahr lang monatliche Blutuntersuchungen vorgenommen. Bei den Einzeltieren schwankten im Laufe der Versuchszeit die Leukocytenzahlen und die relativen Lymphocytenwerte nicht unerheblich. Vereinzelt kamen ursprünglich leukosenegative Tiere in den verdächtigen bzw. positiven Bereich und umgekehrt. Erhöhte Lymphocytenwerte gingen häufig mit niedrigen Hämatokrit- und Erythrocytenwerten einher. Ebenso waren bei den leukosepositiven Blutstaten die Eosinophilen- und Albuminwerte durchschnittlich niedriger als bei den anderen. Die anorganischen Phosphorwerte waren dagegen hoch. Die Werte von 5 hämatologisch untersuchten Kühen wurden nach der Schlachtung mit dem pathologisch-anatomischen und -histologischen Befund der Lymphknoten und Organe verglichen. Es bestand keine Übereinstimmung zwischen Blut- und Sektionsbefund.
E. Wiesner. 6288.

4-64/09-0321 Herzog, A.; Gießen, Univ., Veterin.-Pathol. Inst. **Kongenitale, tumoröse Leukose eines Rinderfetus mit besonderer Lokalisation in der Haut.** Mh. Tierheilkunde **15** (1963) Nr. 11. Rindertuberkulose, Brucellose Leukose **12** S. 201-210. — 5 Abb., 1 Tab., 39 Lit.
Bei einem Fetus eines Zwillingsabortes im 7. Mon. wurden in der Haut und Unterhaut sowie Skelettmuskulatur zahlreiche bis kirschgroße, grauweiße, speckige Knoten und in der Zungenschleimhaut bis erbsengroße ähnliche Knoten gefunden. Kleinere Herde waren auf der Pleura costalis, Tracheal-

schleimhaut und in Leber und Milz anzutreffen. Labmagenschleimhaut, Lenden- und Darmbeinlymphknoten waren gleichfalls betroffen. Die histologische Untersuchung ergab Wucherungen lymphoider Zellen. Die Hautveränderungen reichen von der Epidermisgrenze bis in die Tiefe der Subcutis, während die Knoten der Unterhaut und Muskulatur abgekapselt sind. Die Zungenmuskulatur ist diffus infiltriert. Das Muttertier sowie ein weiteres des Bestandes waren hämatologisch leukoseverdächtig, klinisch jedoch frei von Anzeichen der Leukose. W. Seffner. 6288.

4-64/09-0322 Schwerdt, Hasso; Hannover, Tierärztl. Hochschule, Richard-Götze-Haus, Klin. für Rinderkrankh. **Versuche über die Brauchbarkeit der Präzipitationsreaktion zur Diagnose der Rinderleukose.** Diss. Hannover **1963** 58 S. – 20 Tab., 47 Lit.

Da hämatologische Bestandsuntersuchungen auf Rinderleukose mit einem erheblichen Arbeitsaufwand verbunden sind, wurde bereits mehrfach versucht, eine einfachere Methode zur frühzeitigen Erkennung dieser Krankheit zu finden. In der Annahme, daß es sich bei der Rinderleukose um eine Infektionskrankheit handelt, wurden auch mehrfach bereits spezifische, serologische Untersuchungsmethoden entwickelt. Bisher konnten jedoch keine praktisch verwendbaren Ergebnisse erzielt werden. Vf. hat in drei Versuchsreihen die Anwendungsmöglichkeit der Präzipitationsreaktion geprüft. In der ersten Versuchsreihe wurden Lymphknotenextrakte von leukosekranken Rindern als Antigen verwendet. Geprüft wurde am Serum leukosekranker Rinder. In der zweiten Versuchsreihe kam Kaninchenserum, das nach Injektion von Lymphknotenmaterial leukosekranker Rinder gewonnen worden war, als Antiserum zur Verwendung. Die Absorption tierartspezifischer Antikörper erfolgte mit Lymphknotenmaterial gesunder Rinder. Als Antigen dienten Lymphknotenextrakte von Rindern mit tumoröser Leukose. In der dritten Versuchsreihe wurde mit Antiserum von Rindern angesetzt, zu dessen Erzeugung gesunden Tieren mehrmals Zubereitungen aus leukotisch veränderten Lymphknoten i. v. und s. c. injiziert wurden. Die Anwendung der Präzipitationsreaktion zur Diagnose der Rinderleukose ist nach den Versuchen des Vf. nicht möglich. E. Wiesner. 6288.

4-64/09-0323 Sell, Jürgen; Hannover, Tierärztl. Hochschule, Richard-Götze-Haus, Klin. für Rinderkrankh.; Inst. für Lebensmittelkunde und Milchhyg. **Untersuchungen über den Zellgehalt der Milch im Hinblick auf die Leukose des Rindes.** Diss. Hannover **1963** 54 S. – 2 Abb., 7 Tab., 38 Lit.

Um die Leukose des Rindes wirkungsvoll bekämpfen zu können, ist es notwendig, ein schnelles und sicheres diagnostisches Verfahren zu finden. Die Beurteilung des Zellbildes und der Gesamtleukocytenzahl mit Hilfe des Götze'schen Leukoseschlüssels bietet zur Zeit die beste Möglichkeit, leukoseverseuchte Rinderbestände zu ermitteln. Da die Zellen der Milch vorwiegend aus dem Blut stammen, liegt es nahe, daß Vermehrungen bestimmter Zellen im Blut auch den Zellgehalt der Milch beeinflussen. Obwohl bei Kühen mit tumoröser Leukose, Kühen im hämatologischen Leukosestadium und gesunden Kühen nach den Untersuchungen des Vf. die Schwankungsbreite der Milchgesamtzellen und der Lymphocytenanteile fast gleich ist, sind die Lymphocytenprozente bei Kühen im hämatologiscben Leukosestadium durchschnittlich erhöht. Bei Kühen mit tumoröser Leukose konnte diese signifikante Erhöhung nicht beobachtet werden. Zur Leukosediagnose läßt sich jedoch diese Lymphocytenerhöhung im hämatologischen Leukosestadium nicht verwenden. E. Wiesner. 6288.

4-64/09-0324 Gagliardi, Giorgio; Padova, Univ., Ist. Zooprolifattico Sperimentale delle Venezie. Aspetti della prova di sieroneutralizzazione con virus aftoso, influenza della dose virale sul titolo di sieroneutralizzazione (SN).

(Zur Serumneutralisationsprobe mit MKS-Virus. Der Einfluß der Virusdosis auf den Titer der Serumneutralisation [SN].) Veterin. ital. **14** (1963) Nr. 11. S. 857-868. — 6 Tab., 9 Lit.
Nach Beschreibung der von ihnen angewandten Technik untersuchen Vff. die Beziehungen zwischen dem SN-Titer und der Virusmenge. Es wurde festgestellt, daß Änderungen in der Virusdosis den Serumtiter in bestimmter Weise beeinflussen, und zwar entsprechend einem Regressionskoeffizienten von —0,45. Dieser Wert kann als Korrektionsfaktor benutzt werden, wenn bei der SN andere als vorgesehene Virusmengen zur Verwendung kommen. Am Beispiel des französischen MKS-Laboratoriums, das nach einer anderen Methodik arbeitet und Untersuchungen über das Verhältnis der Serumneutralisationswerte zur Infektionsresistenz der Rinder auf breiter statistischer Grundlage angestellt hat, wird dargetan, wie sich eine Vergleichsmöglichkeit herstellen läßt, um zu signifikanten Ergebnissen zu kommen.

K. Reinhardt. 6345.

4-64/09-0325 Mussgay, Manfred; Mainz, Univ., Inst. für Med. Mikrobiol. **Struktur und Vermehrungsmodus animaler Virusarten. IV. Experimenteller Teil: Arbeitsmethoden und Untersuchungen über die Struktur des Virus der Maul- und Klauenseuche und des Virus der venezolanischen Pferdeencephalitis.** Arch. Hyg. Bakteriol. **147** (1963) Nr. 7. S. 552-576. — 3. Mitt. vgl. 4-64/08-0400.
Der erste Teil gibt eine ausführliche Zusammenstellung der benutzten Methoden. Zur Viruszüchtung wurden trypsinierte Kälbernierenzellkulturen, KB-Zellen, Säuglingsmäuse und Hühnerembryonen verwendet. Die Infektiosität wurde im Gewebekultur-Plaque-Test und an Säuglingsmäusen titriert. Eine Hämagglutination des Virus der venezolanischen Pferdeencephalitis (VEE) war mit Gänseerythrocyten möglich, während der Neutralisationstest mit MKS-Hochimmunseren an Meerschweinchen (Mee) und mit VEE-Hochimmunserum an Mäusen ausgeführt wurde. Bei der Komplementbindungsreaktion wird auch die Mikromethode nach Fulton und Dumbell beschrieben. Der 2. Teil bringt eigene Untersuchungen über die Struktur des MKS-Virus und des Virus der VEE. Das MKS-Virus ist ein kugelförmiges Gebilde von 22 mμ ∅ und für Aceton, Chloroform, Butanol und Aceton unempfindlich. Es besteht aus Ribonucleinsäure (RNS) und Protein. Mit Phenol konnte eine sehr labile infektiöse RNS isoliert werden, die durch Ribonuclease und Normalserum inaktiviert wurde. Bei Neutralisationstesten wurde deshalb eine verdünnte Globulinfraktion des Immunserums verwendet. Die Extinktion des UV-Absorptionsspektrums lag bei 260 mμ Wellenlänge. Der Infektionstiter der isolierten RNS betrug 0,01-0,1% der ursprünglichen Mee-MKS-Muskelsuspension. In der Dichte-Gradienten-Ultrazentrifuge betrug die s_{20} des infektiösen Prinzips 37 S, der s_{20}-Wert von intaktem MKS-Virus mindestens 136 S. Nach der Formel von Gierer für das Tabakmosaikvirus kommt man auf ein Molekulargewicht von $M = 3{,}1 \cdot 10^6$. Aus der Dichte der RNS von 1,67 g/cm³ errechnet sich die Masse mit $0{,}51 \cdot 10^{-17}$g, das Volumen mit $3{,}10^{-18}$ cm³, das Volumen der intakten MKS-Viruspartikel jedoch mit $5{,}56 \cdot 10^{-18}$ cm³ und seine Masse mit $8{,}4 \cdot 10^{-18}$g, sein Molekulargewicht mit $5{,}1 \cdot 10^6$, sein spezifisches Volumen mit 0,66 cm³/g. Der prozentuale Anteil der Komponente mit RNS-Charakter am intakten Viruspartikel beträgt 60%. Es gelang, durch kombinierte Verwendung der Ultrazentrifuge mit Ausfällung durch Arcton 63 (Fluor-Kohlenwasserstoff) bei pH 6 aus einer MKS-Gewebekultursuspension das komplementbindende, nichtinfektiöse Protein des s-Antigens (7 mμ ∅) vom intakten Viruspartikel abzuspalten. Nach Zerfall des intakten Partikels in saurem Milieu fand sich auch freie, säurestabile, RN-ase-empfindliche infektiöse Virus-RNS. Im intakten Virion ist die RNS nicht RN-ase-empfindlich. Das Virus der VEE ist ein sphärisches Partikel von 65-75 mμ ∅ mit einem dichten Innenkörper

und einer Außenmembran. Durch Zonen-Zentrifugieren im Zucker-Dichtegradienten von Viruskonzentraten aus Hühnerembryonen gelang es nicht, nichtinfektiöse, virusspezifische Einheiten zu isolieren. Im Gegensatz zur Dialyse gegen entsalztes Wasser führte eine Suspension in Aqua dest. nicht zum Verlust der Infektiosität. Die Identität der elektronenmikroskopisch dargestellten Partikel mit dem VEE-Virus wurde mit Hilfe von Ferritin-gekoppelten Antikörpern gesichert. Kleinere, 16 mμ große Teilchen waren möglicherweise Virusuntereinheiten. W. Vetterlein. 6345.

4-64/09-0326 Petrenko, B. G., Andreev, E. V., Rotov, V. I., Tolstjak, I. E., Konozenko, P. A., Onelaenko, A. A., Bakumenko, M. D. und Čečetkina, N. P.; Ukrain. Forsch.-Inst. für Exp. Veterinärmed. Krovjanaja kristallvioletovaja protivojaščurnaja vakcina. **(Eine Blutkristallviolettvaccine gegen die MKS.)** Veterinarija, Moskva **40** (1963) Nr. 7. S. 9 bis 10.

Die von den Vff. hergestellte KVV gegen die MKS wurde 120 Stunden bei 37 °C bebrütet. Kristallviolett wurde in einer Verdünnung von 1:2000 und Glycerin 1:4 zugefügt. Auf 1 ml Vaccine wurden außerdem 100 IE Streptomycin zugesetzt. Im Alter von 1-3 Jahren erhielten Rinder 5-10 ml Vaccine, 6-12 Monate alte Rinder 3 ml. Um eine ausreichende Immunität bei Schweinen zu erzielen, mußte diesen die Vaccine in viel höheren Dosen (20-40 ml) verabreicht werden. E. Wittmann. 6360.

4-64/09-0327 Ajrapetjan, V. G., Chačatrjan, A. B. und Bojadžjan, G. K. O svojastvach virusa čumy svinej, vyraščennogo v kul'turach tkanej. **(Über die Eigenschaften eines Schweinepestvirus, das an Gewebekulturen angepaßt wurde.)** Veterinarija, Moskva **40** (1963) Nr. 10. S. 29-30.

Es gelang den Vff., in einschichtigem Gewebe von embryonalen Schweinenieren das Schweinepestvirus bis zur 40. Passage zu züchten. Das Virus behielt seine Virulenz gegenüber dem Schwein. Einschichtige Zellkulturen von 10-15tägigen Kaninchennieren waren für das Wachstum des SP-Virus nicht geeignet. Das auf Ferkelnierenzellkulturen gezüchtete Virus behält seine Immunogenität. Das inaktivierte Virus der 25. Passage ruft bei Läufern eine haltbare Immunität hervor. Doch selbst bei sorgfältigster mikroskopischer Untersuchung wurde niemals ein cytopathischer Effekt beobachtet.
E. Wittmann. 6382.

4-64/09-0328 Alboiu, M., Mănoiu, I., Rusu, V. und Bîrnaure, Gh. Cercetări privind anestezia generală a purceilor producători de virus pestos porcin. **(Untersuchungen im Hinblick auf die Allgemeinnarkose bei Jungschweinen in der Schweinepestvirusproduktion.)** Lucrările ştiinţ. Inst. Seruri Vaccinuri Pasteur — Bucureşti 7 (1962) S. 127-135. — 11 Lit.

Zwecks Gewinnung des virulenten Blutes unter besseren Arbeitsbedingungen wurde bei experimentell an Schweinepest erkrankten Jungschweinen die Allgemeinnarkose mit Chloralhydrat, Evipan-Natrium und elektrischem Strom angewendet. Chloralhydrat in 20%iger Lösung, i. p. in Dosen von 0,20 g kg/Kgw. injiziert, bewirkt eine komplette, jedoch verspätete Narkose (7 Min.), und die gewonnene Blutmenge ist annähernd gleich der, die von nichtnarkotisierten Kontrollen gewonnen wurde. Die Dosis von 0,10 g kg/Kgw. ist unzureichend. Evipan-Natrium, in 10%iger Lösung i. p. in Dosen von 0,02 g/kg/Kgw. injiziert, erzeugt eine tiefe Narkose, die sich 9-36 Min. nach der Injektion einstellt. Jedoch hat diese einen großen Nachteil, da es nach i. v. Injektionen zu tödlichen Ausgängen bei fast 50% der narkotisierten Jungschweine kommt und die gewonnene Blutmenge geringer ist, als bei den nicht narkotisierten Kontrollen. Die Anwendung einer Elektrozange mit Wechselstrom von 60 V und 60 A, mit der die Ohren am Ohrgrund erfaßt werden, erzeugt bei den zur Gewinnung von virulentem Blut verwendeten Jungschweinen ein sofortige Abschwächung der Sensibilität ohne tödlichen Ausgang. Die Menge gewonnenen Blutes entspricht mindestens jener bei den Kontrolltieren. F. Luntz. 6382.

4-64/09-0329 Liebisch, A. **Afrikanische Schweinepest-Differentialdiagnostik und Schutzmaßnahmen für die Deutsche Demokratische Republik (incl. Literaturdokumentation).** Leipzig, Inst. Staatsveterinärkunde u. Veterinärhyg. Leipzig Plan-Nr.: 2154 69/3-17. 19 S. Abschlußber. (18/3. 1964). – 4 Exemplare.
Die Afrikanische Schweinepest hat Spanien erreicht und verseucht. Auch für die Viehwirtschaft unserer Republik droht Gefahr. Daher wurde eine Literaturdokumentation, die umfassend ist, angefertigt. Ein besonderer diagnostischer Test wurde als der zweckmäßigste bekanntgegeben und im Modellversuch ausgeführt. Damit kann bei Ausbruch dieser Seuche das Vorliegen der Afrikanischen Schweinepest rasch erkannt werden. Die epizootiologischen Schlußfolgerungen aus der vorliegenden Arbeit finden ihren Niederschlag in einer gegenwärtig entstehenden Verordnung zur Abwehr exotischer Tierseuchen. 6382.

4-64/09-0330 Vertunov, A. I. Dinamika belkovogo obmena i morfologičeskich pokazatelej krovi pri afrikanskoj čume svinej v uslovijach lučevogo poraženija. **(Die Bewegung der Eiweiße und die morphologischen Veränderungen des Blutes bei afrikanischer Schweinepest unter den Bedingungen der besten Tierhaltung.)** Trudy Vsesojuznogo instituta ėksperimental'noj veterinarii, Moskva **29** (1962) S. 200-208. – 4 Tab., 8 Lit.
Die charakteristischste Blutveränderung bei der afrikanischen Schweinepest ist eine intensive Leukopenie; es treten neutrophile Granulocyten und alle Formen pathologischer Leukocyten auf. E. Wittmann. 6382.

4-64/09-0331 Mundu, M. M., Chakravarty, A. K. und Chatterjee, S. K.; Patna, Bihar, Livestock Res. Stat. Outbreak of hog cholera in Bihar. **(Ein Schweinepestausbruch in Bihar.)** Indian veterin. J. **40** (1963) Nr. 7. S. 402 bis 409. – 3 Tab.
Die bei den Schweinebeständen in Bihar diagnostizierte Schweinepestinfektion zeigte eine 100%ige Mortalität. Versuchsschweine, die mit Milzextrakt oder Blut der erkrankten Schweine infiziert worden waren, erkrankten 9 bis 13 Tage nach der Infektion. Mit Hilfe des Sektionsbefundes der verendeten Tiere, des Gel-Diffusionstestes und des Serumneutralisationstestes konnte die Identität des in Bihar isolierten Virus mit dem europäischen Schweinepest-Virus festgestellt werden. H. Bergmann. 6382.

4-64/09-0332 Malmquist, Winston A.; Greenport, Long Island, N. Y., U. S. Dep. of Agric., A.R.S.; Muguga, Kenya, East African Veterin. Res. Organization. Serologic and immunologic studies with African swine fever virus. **(Serologische und immunologische Untersuchungen mit dem Virus der afrikanischen Schweinepest.)** Amer. J. veterin. Res. **24** (1963) Nr. 100. S. 450 bis 459. – 8 Abb., 11 Tab., 19 Lit.
Die Untersuchungen wurden mit 14 Virusstämmen, vornehmlich mit dem Kenya-(Hinde-) Stamm durchgeführt. Bei Schweinen, die die Infektion mit afrikanischer Schweinepest überstanden hatten oder mit einer Virusmodifikation infiziert worden waren, konnten hämadsorptionshemmende und präzipitierende, im Agar-Gel-Diffusionstest nachweisbare Antikörper festgestellt werden. Die hämadsorptionshemmenden Antikörper erreichten in 35 bis 42 Tagen den Maximaltiter und scheinen virusspezifisch zu sein. Dagegen traten bei den präzipitierenden Antikörpern Kreuzreaktionen mit verschiedenen, infizierte Zelltrümmer enthaltenden Antigenen auf. Trotz Vorhandensein dieser beiden Antikörper war eine gleichzeitig bestehende Virämie möglich. Hyperimmunserum von Schweinen mit europäischer Schweinepest enthielt

weder hämadsorptionshemmende noch präzipitierende Antikörper. Von einem Virusausscheider gewonnene „buffy coat"-Zellkulturen mit einem Serumzusatz des Virusausscheiders zum Medium zeigten keinen cytopathogenen Effekt und keine Hämadsorptionserscheinungen nach Infektion mit dem homologen Virus. Dagegen waren diese Zellkulturen gegen die Infektion mit heterologen Virusstämmen nicht geschützt. Gewaschene „buffy coat"-Zellen mit Normalserum waren voll empfänglich für die Infektion mit allen Virusstämmen. Der Grad der Immunität bei den Schweinen war von der Virulenz des Virus abhängig. Virulentes Virus, das bei den Schweinen zu einem schweren Infektionsverlauf führte, verlieh ausreichend Schutz gegen eine nachfolgende Infektion mit dem homologen Virusstamm, jedoch nicht gegen die Infektion mit heterologen Virusstämmen. Durch fortlaufende Passagen in Schweinenieren-Zellkulturen abgeschwächtes Virus bewirkte keine Immunität gegen Infektionen mit homologen oder heterologen Virusstämmen. E. Kunter. 6385.

4-64/09-0333 Schoop, G. und Wachendörfer, G.; Frankfurt/M., Univ., Inst. für Zoonosenforsch.; Staatl. Veterinäruntersuchungsamt. **Die Diagnose der klassischen Schweinepest mit Hilfe des Agargelverfahrens.** Mh. Tierheilkunde **15** (1963) Nr. 7. S. 164-187. — 3 Abb., 4 Tab., 30 Lit.
Durch den Einbau von sowohl positiven als auch negativen Kontrollen in die Präzipitationsreaktion nach Ouchterlony konnten bei der Untersuchung des Materials von 345 mit dem SP-Virus infizierten Tieren und von 352 gesunden Schweinen klare und eindeutige Resultate erzielt werden. Vff. halten nur eine Bestandsdiagnose für zuverlässig gegenüber der Diagnose am Einzeltier. Sie führen den Antigennachweis im akuten Stadium, der aber in der 2. Krankheitswoche wieder unzuverlässig wird, da zu diesem Zeitpunkt der Antigengehalt bereits nachläßt. Da damit gleichzeitig der Anstieg der Antikörper im Serum beginnt, führen sie von der 2. Woche an den Antikörpernachweis durch. Ab 3. Krankheitswoche können 32% und bis zur 12. Woche 90% der Antikörper in der Präzipitationsreaktion nachgewiesen werden.
E. Wittmann. 6385.

4-64/09-0334 Mansi, W. und King, A. A.; Weybridge, Centr. Veterin. Lab. The study of swine fever by the gel diffusion precipitin test. **(Das Studium der Schweinepest durch den Agar-Gel-Test.)** Veterin. Rec. **75** (1963) Nr. 37. S. 933-938. — 2 Abb., 6 Tab., 7 Lit.
Einleitend wird die Verwendungsmöglichkeit des AGT zur Diagnose der Schweinepest erörtert. Es wurden verschiedene SP-Stämme auf ihre Fähigkeit zur Bildung von Präzipitationsbanden mit Pankreas getestet. Es ergaben sich niemals unterschiedliche Banden. Aber Bauchspeicheldrüsen von vaccinierten Schweinen gaben schlechtere Banden als solche von nicht vaccinierten. Die besten Banden werden von Schweinen am 10.-12. Tage nach experimenteller Infektion und am 8.-10.Tage nach natürlicher Infektion erhalten. Der Antigennachweis gelang niemals bei gesunden vaccinierten und nicht vaccinierten Tieren ebensowenig wie bei Schweinen, die an anderen Krankheiten als SP erkrankt waren (Coli, Vibrionen, Schweinepocken, Rotlauf und Viruspneumonie). Antiserum wurde von Schweinen gewonnen, die mit lapinisiertem Virus hyperimmunisiert worden waren. Der Abstand der Bassins wurde auf 0,15 cm festgelegt, die erste Ablesung erfolgt bereits nach $1^1/_2$ Std. und eine weitere nach 24 Std. bei Aufbewahrung im Kühlschrank. Vff. machen Vorschläge zur praktischen Anwendung des Tests sowie zur Prüfung der Spezifität desselben. Die histologische Nervenuntersuchung sollte stets mit dem Ergebnis des Agar-Gel-Tests verglichen werden. E. Wittmann. 6385.

4-64/09-0335 Mickwitz, C.-U. v. und Schmidt, P.; Berlin, Tierärztl. Hygienedienst. **Die Verwendbarkeit des Amylasetests nach Taylor für die Diagnose der Schweinepest.** Mh. Veterinärmed. **18** (1963) Nr. 23. S. 900-903.

Mit dem Amylasetest nach Taylor, der unter Verwendung von löslicher Stärke nach Zulkowsky (1%ige Lösung) bei pH 7,0 und 5 Min. Wasserbad von 38-39 °C durchgeführt wurde, erhielten Vff. u. a. folgende Resultate. Alle klinisch gesunden sowie trotz Verabreichung von Schweinepest-Hyperimmunserum fieberhaft erkrankten Schweine, die bis auf wenige Ausnahmen aus einem Schweinepestbestand stammten, gaben eine negative Reaktion. Positive Reaktionen wurden bei sämtlichen an Schweinepest gestorbenen sowie bei 17% der nach anderen Krankheiten verendeten Tiere gefunden. Die Ergebnisse stimmen mit den Angaben in der Literatur nur teilweise überein. Ein abschließendes Urteil über den Wert der Reaktion wird nicht gegeben. D. Schmidt. 6385.

4-64/09-0336 Mihăiţă, S., Albu, T. und Bercan, A. Observaţii asupra patogenităţii reziduale a virusului pestos porcin lapinizat. **(Beobachtungen über die residuelle Pathogenität des lapinisierten Schweinepest-Virus.)** Lucrările ştiinţ. Inst. Seruri Vaccinuri Pasteur – Bucureşti **6** (1962) S. 47-56. – 1 Tab., 21 Lit. Zus. in Russ., Franz., Dtsch.
Ohne Schweinepest-Serum verwendetes lapinisiertes Virus (LV) kann bei einer kleinen Anzahl geimpfter Schweine krankhafte Reaktionen hervorrufen, begleitet von klinischen Erscheinungen und pathologisch-anatomischen Veränderungen, vergleichbar mit jenen von klassischem Virus hervorgerufenen. Das LV wird von den geimpften Schweinen in aktiver Form ausgeschieden, nachweisbar durch Kontaktkontrollen, die sich bis zu 30-40% immunisieren. Es wurden pestähnliche Erscheinungen bei Kohabitationskontrollen nach Aufnahme von LV, ausgeschieden von geimpften Schweinen, beobachtet. Mit virulentem Material von Schweinen, die nach Anwendung von LV mit Pestsymptomen erkrankt sind, konnten gesunde rezeptive Schweine nicht infiziert werden; es konnte jedoch eine Immunität gegen Schweinepest erzielt werden. Es sind keine LV-Ausscheider bei Schweinen festgestellt worden, die LV mit spezifischem Serum bekamen oder die vorher gegen Schweinepest immunisiert wurden. M. Petrovszky. 6385.

4-64/09-0337 Bran, L., Carp, N., Rusu, V., Bîrnaure, Gh. und Simon, M. de. Determinarea conţinutului în virus al sîngelui porcilor după intervale diferite de timp dela infecţia experimentală cu virus pestos porcin. **(Die Bestimmung des Virusgehaltes im Schweineblut in verschiedenen Zeitabschnitten nach experimenteller Infektion mit Schweinepest-Virus.)** Lucrările ştiinţ. Inst. Seruri Vaccinuri Pasteur – Bucureşti **6** (1962) S. 33-46. – 3 Tab., 8 Lit. Zus. in Russ., Franz., Dtsch.
Die Entwicklung des Infektionstiters im Blut von Schweinen, die einer experimentellen Infektion mit dem Stamm „Bucureşti 58" unterzogen wurden, scheint in erster Reihe vom Gewicht der Tiere abzuhängen. Bei der Wahl des günstigsten Entblutungsmomentes für die Schweinepestvirusgewinnung gilt als Grundkriterium der allgemeine klinische Zustand. Je schlechter dieser ist, desto höher liegt der vermutliche Infektionstiter. Die Temperaturmessung kommt nur in zweiter Reihe bei der Auswahl der Tiere zur Schlachtung in Betracht. Es konnte eine Konkordanz zwischen dem Infektionstiter des Blutes und dem Antigenwert der daraus hergestellten Kristallviolett-Vaccine festgestellt werden. M. Petrovszky. 6385.

4-64/09-0338 Alboiu, M., Rusu, V., Bîrnaure, Gh. und Luntz, Fr. Receptivitatea porcilor de rasă Bazna la infecţia experimentală cu virus pestos porcin. **(Die Empfänglichkeit der Baznaschweine für die experimentelle Infektion mit Schweinepestvirus.)** Lucrările ştiinţ. Inst. Seruri Vaccinuri Pasteur – Bucureşti **7** (1962) S. 119-125. – 8 Lit.
Yorkschweine, weiße Fleischschweine, Landrassen und auch Kreuzungen erkranken zu 96,6% der Fälle nach einer experimentellen Infektion mit

Schweinepestvirus (ungefähr 2 Mill.) an Schweinepest mit perakutem, akutem Verlauf und mit letalem Ausgang. Baznaschweine (Kreuzung von Mangalica mit Berkshire), die derselben Infektion unterliegen, erkranken im allgemeinen an Schweinepest mit einem subakuten und chronischen Verlauf — mit letalem Ausgang — in 88% der Fälle. Das Pasteur-Institut hat auf die Jungschweine der Baznarasse und deren Kreuzungen zur Herstellung und Kontrolle der Schweinepestimpfstoffe verzichtet. F. Luntz. 6390.

4-64/09-0339 Konopatkin, A. A. K voprosu immunogeneza u porosjatsosunov, privitych protiv čumy svinej živymi vakcinami. **(Zu Fragen der Immunogenese bei Saugferkeln, die gegen die Schweinepest mit einer Lebendvaccine geimpft wurden.)** Trudy Vsesojuznogo instituta èksperimental'noj veterinarii, Moskva **29** (1962) S. 166-176. — 8 Tab., 13 Lit.
Ferkel, die von ihren Müttern eine passive Immunität übertragen bekommen, bilden nach der Impfung oft keine aktive Immunität aus. Bei Ausbildung einer aktiven Immunität steigen die α-Globuline in den ersten 3-7 Tagen, gleichzeitig verringern sich die γ-Globuline bis zum 12. oder 20. Tage. Das Verhalten der Albumine trägt kompensatorischen Charakter. Jedoch steigen im Endergebnis immer die γ-Globuline an. In den Versuchen des Vf. wurden die Ferkel im Alter von 10-15 Tagen einmal mit einer Lebendvirusvaccine (WIEW) geimpft. Dadurch bildete sich bei allen Tieren eine gute, haltbare Immunität aus (teilweise nach 20 Tagen, teilweise erst nach 5-6 Monaten). Mit der Anwendung von ASW-Vaccine konnten keine ähnlichen Ergebnisse erzielt werden. E. Wittmann. 6395.

4-64/09-0340 Kulesko, I. I. und Šikov, A. T.; Ukrain. Forsch.-Inst. für Exp. Veterinärmed. Gruppovaja vakcinacija porosjat associirovannoj vakcinoj protiv čumy i roži. **(Gruppenvaccinierung von Ferkeln mit einer Simultan-Vaccine gegen Schweinepest und Rotlauf.)** Veterinarija, Moskva **40** (1963) Nr. 5. S. 26-30.
Man kann durch die gleichzeitige Vaccinierung von Ferkeln mit Schweinepestvaccine (ASW) und Rotlauf-Vaccine (SSWR) eine 100%ige Immunität gegen die Schweinepest und eine stabile Immunität gegen Rotlauf erzeugen. Die bei den Tieren beobachtete fieberhafte Reaktion nach der Impfung läßt sich durch Antibioticaverabreichung mit dem Futter unterbinden. Auch die perorale Verabreichung der Impfstoffe ruft keine fieberhafte Reaktion hervor. Jedoch haben auch die Tiere eine stabile Immunität, die kein Fieber zeigten. Bei den vaccinierten Ferkeln läßt sich stets eine Leukopenie beobachten. E. Wittmann. 6395.

4-64/09-0341 Konopatkin, A. A.; Kusminki, Gebiet Moskau, Unions-Inst. für Exp. Veterinärmed. Immunitet i belki krovi u porosjat v norme, pri čume i posle privivok ASV. **(Immunität und weißes Blutbild bei Ferkeln im Normalzustand, bei Schweinepest und nach Impfung mit ASW.)** Veterinarija, Moskva **40** (1963) Nr. 11. S. 43-47. — 1 Tab.
Das Proteinogramm bei Ferkeln dient der objektiven Feststellung physiologischer und immunbiologischer Zustände. Die neugeborenen Ferkel bekommen vom Muttertier eine passive Immunität mit, die an die Immunglobuline gebunden ist, die mit dem Colostrum und der Milch weitergegeben werden. Die aktive Immunität entwickelt sich mit dem Anstieg der γ-Globuline im Serum der Ferkel. Es ist sehr günstig, diese immunbiologischen Zustände durch eine Simultanimpfung (Schweinepesthyperimmunserum) und nachfolgend ASW (avirulente Lebendvirusvaccine) zu unterstützen. Das günstigste Alter für diese Impfung ist 40-50 Tage. Im Alter von 30 Tagen ist diese Impfung noch zwecklos. E. Wittmann. 6395.

4-64/09-0342 Bran, L., Mihăiță, S., Albu, T., Marinescu, I. und Bercan, A. Valoarea imunizantă a vaccinului pestos porcin lapinizat la porcii vaccinaţi anterior cu vaccinuri inactivate. **(Der immunisierende Wert des lapinisierten Schweinepest-Virus bei mit inaktivierten Vaccinen vorher geimpften Schweinen.)** Lucrările ştiinţ. Inst. Seruri Vaccinuri Pasteur – Bucureşti **6** (1962) S. 5-19. – 1 Tab., 15 Lit. Zus. in Russ., Franz., Dtsch.

Lapinisiertes Virus (LV) an Schweine verimpft, die vorher mit inaktivierter Vaccine (IV) gegen Schweinepest (Sp) immunisiert wurden, bewirkt ein Ansteigen der immunen Schweine bis zu 100% mit gleichzeitiger Intensivierung der durch die IV verliehenen Immunität. Falls LV nach vorheriger Serumgabe verimpft wird, bildet sich eine schwächere Immunität aus als bei Verimpfung von LV allein oder simultan mit Serum. In allen Fällen ist die Immunität stärker als bei Schweinen, die einer einmaligen Impfung mit IV unterzogen wurden. Immunitätsdauer mindestens 10 Mon. Mit IV geimpfte und mit LV nachgeimpfte Schweine schaffen keine LV-Ausscheider, die Kontaktkontrollen immunisieren können. 1-5 Mon. nach Impfung mit IV wird Nachimpfung mit LV empfohlen, um den Prozensatz immuner Schweine sowie die Immunität zu steigern. M. Petrovszky. 6395.

4-64/09-0343 Benedašvili, G. G.; Grusin. Lehr- und Forsch.-Inst. für Zootechn. und Veterinärmed. Primenenie glicerinizirovannoj kristallvioletvakciny protiv čumy svinej v neblagopolučnych chozjajstvach. **(Die Anwendung der Kristallviolettvaccine gegen die Schweinepest in gefährdeten Betrieben.)** Veterinarija, Moskva **40** (1963) Nr. 10. S. 31.

Nachdem die Anwendung des Schweinepesthyperimmunserums keinen Schutz verliehen hat, verimpfte der Vf. KVV. Die Tiere waren dadurch gegenüber einer Infektion ausreichend geschützt, nach der Vaccinierung waren keine Verluste zu verzeichnen. KVV wird im Kampf gegen die Schweinepest für die Grusinische SSR empfohlen. E. Wittmann. 6395.

4-64/09-0344 Popa, M., Bîrnaure, Gh., Alboiu, M., Armeanu, Gh. und Rusu, V. Folosirea ganglionilor limfatici (pestoşi) la prepararea vaccinului antipestos porcin formolat şi adsorbit pe $Al(OH)_3$. **(Verwendung von Schweinepest-Lymphknoten zur Herstellung der Formal-Adsorbat-Vaccine gegen Schweinepest.)** Lucrările ştiinţ. Inst. Seruri Vaccinuri Pasteur – Bucureşti **7** (1962) S. 113-118. – 10 Lit.

Lymphknoten von an experimenteller Schweinepest erkrankten Schweinen wurden als Virusmasse im Verhältnis von 53-60% zur Herstellung einer Adsorbatvaccine verwendet. Sie hatten einen mindestens gleichgroßen immunogenen Wert wie jene, die mit über 50% Milz zubereitet wurden. Die Verwendung einer größeren Menge von Lymphknoten zur Zubereitung der Adsorbatvaccine gegen Schweinepest führt zu einer beträchtlichen Erhöhung der Virusmasse, ein Umstand der zur Reduzierung des Herstellungspreises führt. F. Luntz. 6395.

4-64/09-0345 Popa, M., Tibrea, S., Mănoiu, I., Pascu, L., Alboiu, M., Alexandru, N., Avram, St., Dan, Fl. und Dobrovie, N. Cercetări comparative asupra reacţiilor postvaccinale şiavalorii imunogene obţinute la porcine după vaccinarea cu vaccin antipestos inactivat cu cristal violet de diverse fabricaţii. **(Vergleichende Untersuchungen über die postvaccinalen Reaktionen und den immunogenen Wert, der bei Schweinen nach Anwendung von Schweinepestvaccine mit Kristallviolett verschiedener Herstellung erhalten wurde.)** Lucrările ştiinţ. Inst. Seruri Vaccinuri Pasteur – Bucureşti **7** (1962) S. 87-104. – 12 Lit.

Es wurden Versuche mit 5 Proben von Schweinepestvaccine, zu deren Herstellung Kristallviolett verschiedener Herkunft (Merck, sowjetisches Kristallviolett, Allied, Du Pont powder und Du Pont extra pure) verwendet wurden, unternommen. Die allgemeinen und lokalen postvaccinalen Reaktionen, die nach der Verimpfung der Schweinepest KVV erscheinen, sind meistenteils

dem KV und seiner Qualität zuzuschreiben. Im Hinblick auf die Qualität des Farbstoffes hat die Vaccine mit KV Allied zubereitet die bedeutendsten allgemeinen und lokalen Reaktionen hervorgerufen. Geringer waren sie bei der KVV mit Merck und Du Pont powder. Die geringsten Reaktionen hat die KVV mit Du Pont extra pure und sowjetischem KVV hervorgerufen. Diese Beobachtungen berechtigen, das KV Du Pont extra pure und das sowjetische KV für die Vaccineherstellung vorzuziehen. Die allgemeinen und lokalen Reaktionen werden auch durch den physiologischen Zustand der geimpften Tiere begünstigt. Kümmerer, Schweine, die an Mangelkrankheiten leiden, mit chronischen oder latenten Lungenafektionen behaftet sind, weisen nach der Impfung bedeutende Reaktionen auf, die sich durch hohes Fieber, Inappetenz, Reaktivierung einiger latenter Zustände usw. äußern. Dieses kann zu bedeutenden Verlusten in den Impfbeständen führen. Hinsichtlich der Immunität haben sich bei den 5 Vaccinen die mit KV verschiedener Firmen erzeugt wurden, keine wesentlichen Unterschiede feststellen lassen. Alle Impfstoffe haben bei den geimpften Schweinen eine solide Immunität erzeugt, ja sogar in kleineren Dosen als die heute bei uns üblichen.
F. Luntz. 6395.

4-64/09-0346 Bran, L., Mihăiță, S., Albu, T., Marinescu, I. und Bercan, A. Rezultate comparative între aplicarea virusului lapinizat asociat cu serul antipestos și serumizarea simplă antipestoasa la porcii introduși în mediu intens contaminat de pestă. **(Vergleichende Resultate bei der Anwendung des lapinisierten Virus mit Schweinepestserum und der üblichen Schweinepestserumbehandlung bei in stark infizierte Bestände eingeführten Schweinen.)** Lucrările științ. Inst. Seruri Vaccinuri Pasteur — București **6** (1962) S. 21-31. — 1 Tab., 19 Lit. Zus. in Russ., Franz., Dtsch.
Vff. applizierten lapinisiertes Schweinepest-Virus (LSV) zusammen mit Schweinepest-Serum an Jungschweine, die danach durch Kontaktinfektion natürlich infiziert wurden. Bei simultaner Applikation von Serum und Virus kann eine 92,8-100%ige Immunität zustande kommen. Später als 3 Tage nach der Serumapplikation werden nur 40-57% der Tiere gegen die Kontrollinfektion geschützt. 2 Mon. später getestet, erwiesen sich 100% der Tiere immun. Die Serumapplikation an Schweine bei ihrer Unterbringung in eine stark infizierte Umgebung schützte nur 45,4% der Tiere nach 2 Mon. und zu 100% 2 Mon. später. Die Serumapplikation ist kein sicher wirksames aktives Immunisierungsverfahren gegen Schweinepest. Vff. empfehlen die simultane Serovaccination mit LSV als Methode der Wahl zur Bekämpfung der Schweinepest im Krankheitsherd. M. Petrovszky. 6395.

4-64/09-0347 Albu, T., Gheorghiu, I. und Mihăiță, S. Acțiunea serului specific asupra virusului pestos porcin. **(Die Einwirkung des spezifischen Serums auf das Schweinepestvirus.)** Lucrările științ. Inst. Seruri Vaccinuri Pasteur — București 7 (1962) S. 105-112. — 13 Lit.
Das pathogene Schweinepestvirus „Stamm București" verändert seine Eigenschaften nach einem Kontakt von 30 Min.-24 Std. mit dem spezifischen Immunserum nicht. Die mit diesem Gemisch geimpften Schweine haben in 92,9% der Fälle eine Immunität ausgebildet. Das lapinisierte Schweinepestvirus, das nur 30 Min. mit dem Schweinepestserum in Kontakt war, weist qualitative Veränderungen insofern auf, als die mit diesem Gemisch geimpften Schweine nur in 20% der Fälle eine Immunität ausbildeten. Die 6-12mal größere Schweinepestserumdosis im Verhältnis zu den Schutzdosen beeinflußt die Ausbildung einer aktiven Immunität nicht, wenn gleichzeitig eine Dosis lapinisierter Schweinepestvaccine separat verimpft wird.
F. Luntz. 6395.

4-64/09-0348 Pogonjajlo, M. G. Likvidacija čumy sredi porosjat-sosunow osenne-zimnego oporosa. **(Die Tilgung der Schweinepest unter den Saug-**

ferkeln in der Herbst- und Winteraufzucht.) Veterinarija, Moskva **40** (1963) Nr. 11. S. 37.

In einer Sowchose des Leningrader Bezirkes, die einen großen Schweinezucht- und -mastbestand besitzt, sind die Ferkel ständig durch Paratyphus und Schweinepest bedroht. Um diesen Zustand zu ändern, wurden die Sauen im März und Juli mit avirulenter Lebendvirusvaccine (ASW) geimpft. In einer anderen Gruppe impfte man die Saugferkel außerdem mit ASW und Serum simultan. Aus den Versuchsergebnissen konnte gefolgert werden, daß die Saugferkel im Alter von 3-4 Wochen eine natürliche Immunität von den Zuchtsauen mitbekommen. Die Anwendung von Serum bei Saugferkeln im Alter von 14 Tagen ist nicht zu empfehlen. E. Wittmann. 6395.

4-64/09-0349 Girolami, Mario; Roma, Univ., Ist. di Clin. delle Malattie Trop. ed Infettive. Il problema della rabbia. **(Die Tollwutfrage.)** Arch. ital. Sci. Med. trop. Parassitol. **44** (1963) Nr. 9. S. 429-443.

Zwei tödliche Fälle von Rabies beim Menschen in Rom und drei weitere auf Sizilien haben bei einem Teil der italienischen Bevölkerung eine Panik hervorgerufen, welche die Lage erschwert hat, indem eine große Zahl von Hunden ausgesetzt worden ist. Das hat zu einer unvorhergesehenen Erhöhung der Zahl der umherstreunenden Hunde geführt und damit die Gefahr einer Weiterverbreitung von Hund zu Hund stark vermehrt. Mit dieser Gefahr, den zu ergreifenden Maßnahmen, der Frage einer Hundesteuererhöhung und dem Problem des Aussetzens von Hunden beschäftigt sich Vf. eingehend und schlägt eine Reihe von Maßnahmen vor, die neben einer allgemeinen Schutzimpfung sämtlicher Hunde zu ergreifen sind: 1) gesetzlicher Anmeldezwang für Hunde, 2) Verbot des Aussetzens von Hunden, 3) Herabsetzung der Hundesteuersätze im allgemeinen und Erhöhung dieser Steuersätze für Luxushunde entsprechend dem höheren Einkommen ihrer Besitzer, 4) Festsetzung hoher Strafen für die unterlassene Anmeldung oder das Aussetzen eines Hundes, 5) Erlaß einer Vorschrift des Tragens von Hundehalsbändern mit Namen und Anschrift des Besitzers, 6) Anordnung einer obligatorischen und kostenlosen Schutzimpfung gegen Tollwut für alle Hunde in Italien. Das Problem der Tollwut ist ernst und dringend, nicht nur wegen der gegenwärtigen Lage in Rom, sondern auch in verschiedenen Gebieten Italiens. Die Unterlassung radikaler Maßnahmen könnte schwerwiegende Folgen haben. Ferner wird darauf hingewiesen, daß die Bekämpfung des Unherstreunens der Hunde gleichzeitig ein optimales Mittel zur Verhütung einer weiteren durch Hunde übertragbaren Krankheit, der Hydatidose, ist; diese ist besonders auf Sizilien stark verbreitet. K. Reinhardt. 6425.

4-64/09-0350 Ablett, R. E. und Baker, L. A.; Grennford, Middlesex, Glaxo Lab. Effect of re-vaccination on distemper antibody levels in the dog. **(Wirkung der Revaccination auf die Staupeantikörperhöhe beim Hund.)** Veterin. Rec. **75** (1963) Nr. 49. S. 1329-1330. — 2 Abb., 4 Lit.

Vff. verfolgten die Antikörperhöhe bei Hunden, die nach der Vaccination 22 Mon. in völliger Isolation gehalten wurden. Sie stellten dabei fest, daß in einem bestimmten Verhältnis die Antikörperhöhe abnahm und während des zweiten Lebensjahres ein kritischer Wert erreicht werden konnte. An 272 Hunden verschiedenen Alters, die als Welpen mit eiadaptiertem Virus verschiedener Herkunft vacciniert wurden, wurde die Antikörperbeantwortung untersucht und auch die Wirkung auf die Antikörperhöhe nach Revaccination mit einer eiadaptierten Hundestaupevaccine (Canilin D: Glaxo Laboratories Ltd.). Wie zu erwarten war, zeigten diese Hunde Titer von 0 bis zu 10000, 21% davon Werte unter 1:100. In Abb. 2 wird die Antikörperhöhe nach der Revaccination aufgezeigt. Diese ist bei den Hunden mit einer z. Z. niedrigen Antikörperhöhe am größten, kam jedoch auch bei den Hunden vor, die einen höheren Titer als 1:100 hatten. Das Steigen wurde zunehmend kleiner mit dem Ansteigen im Prävaccinationstiter und war wahrscheinlich von geringer Signifikanz, wo der Prävaccinationstiter größer als 1:1000 war. Eine gleichbleibende Immunität kann man nur durch ein geplantes Vaccine-Programm aufrecht erhalten. Es wird deshalb daran erinnert, daß die zweite Vaccination (Revaccination) 12 Mon. nach der ersten ausgeführt werden sollte. W. Winkler. 6445.

4-64/09-0351 Popescu, Ar. Diagnosticul bolii Aujeszky prin metoda seroneutralizării virusului în culturi de celule tripsinizate. **(Die Diagnose der Aujeszkyschen Krankheit durch die Serumneutralisationsmethode des Virus in trypsinisierten Zellkulturen.)** Lucrările ştiinţ. Inst. Seruri Vaccinuri Pasteur — Bucureşti **7** (1962) S. 35-44. — 45 Lit.
Die Diagnose der Aujeszkyschen Krankheit wurde mittels der Serumneutralisationsmethode des Virus in trypsinisierten Zellkulturen der Schweinefetennierenrinde vergleichend mit der Bioprobe an Kaninchen ausgeführt. Die Identifizierungsmethode des Virus in solchen Kulturen ist relativ leicht auszuführen, da sie empfindlicher und rapider als die Bioprobe auf Kaninchen ist. Die Differentialdiagnose der Aujeszkyschen Krankheit kann durch die Serumneutralisationstechnik auf Zellkulturen in höchstens 48 Std. nach der Infektion der Kulturen mit dem zu untersuchenden Material festgestellt werden. Hingegen benötigt die Bioprobe auf Kaninchen eine längere Zeit und kann manchmal negative Resultate ergeben, wiewohl das Virus im respektiven Seuchenherd anwesend ist. F. Luntz. 6458.

4-64/09-0352 Bran, L., Suhaci, I. und Ursache, R. Cercetări cu privire la imunizarea porcilor contra bolii lui Aujeszky cu un virus-vaccin avianizat. **(Untersuchungen über die Immunisierung von Schweinen mit einer avianisierten Virus-Vaccine gegen die Pseudowut [Morbus Aujeszky].)** Lucrările ştiinţ. Inst. Seruri Vaccinuri Pasteur — Bururești **7** (1962) S. 5-33. — 59 Lit.
Nach 180-240 Passagen eines vom Schwein isolierten Virusstammes der Pseudowut auf Hühnerembryonen erhielt man einen abgeschwächten Stamm, der für das Schwein weniger pathogen ist. Diese Abschwächung der Virulenz kann durch Herabsetzung des Letalitätsprozentsatzes bei i. c. inoculierten Ferkeln, durch Verlängerung der Incubationszeit bei s. c. geimpften Schafen, durch Genesung dieser Tiere nach Auftreten des Juckreizes sowie durch Veränderungen der cytopathogenen Eigenschaften der Gewebekulturen nachgewiesen werden. Für die Notimpfung bei Saugferkeln im Alter von 8-10 Tagen und bei Sauen in den ersten 2 Trächtigkeitsmonaten kann eine aus 5% Virusmasse zubereitete Vaccine (aus Eihäuten und Hühnerembryonen), in denen das Aujeszky Virus nach 180-214 Passagen gezüchtet wurde, vermischt mit gleichen Teilen Aqua dest. und Aluminiumhydroxyd-Gel auf ein pH von 8,0 gepuffert, benutzt werden. Die kurze Verwendungsfähigkeit der flüssigen Vaccine von nur 2 Mon. kann durch Lyophilisierung auf mindestens ein Jahr verlängert werden. In diesem Falle wird die lyophilisierte Vaccine ungefähr 30 Min. vor Gebrauch in einer Verdünnungsflüssigkeit aus Aqua dest. und Aluminiumhydroxyd-Gel gelöst. In neuen Seuchenherden verhindert der Impfstoff das Auftreten von Neuerkrankungen bei den geimpften Ferkeln 10-12 Tage nach der Impfung, allerdings unter der Voraussetzung, daß gleichzeitig nicht auch andere Krankheiten, insbesondere Pneumopathien, vorliegen. Die avianisierte Vaccine erzeugt keine Virusträger und Ausscheider bei Schweinen, die durch die i. m. Bioprobe an Kaninchen entdeckt werden können. Die Impfung von Sauen im letzten Trächtigkeitsmonat sowie während der Laktation ist nicht zu empfehlen. Die systematische Impfung mit avianisiertem Virus in Schweinebeständen, in welchen die Krankheit alljährlich oder wiederholt ausbricht, verhindert das Auftreten von neuen Krankheitsausbrüchen beim Schwein. F. Luntz. 6458.

4-64/09-0353 Popescu, Ar. Prepararea serului contra bolii Aujeszky pe cai și porci, cu antigen obținut în culturi de celule tripsinizate. **(Die Herstellung eines Serums gegen die Aujeszkysche Krankheit an Pferden und Schweinen mit auf trypsinisierten Zellkulturen gewonnenem Antigen.)** Lucrările științ. Inst. Seruri Vaccinuri Pasteur — București 7 (1962) S. 59-78. — 40 Lit.
Das Virus der Aujeszkyschen Krankheit ist auf trypsinisierten Schweinefetennierenrindezellkulturen gezüchtet worden. Durch die Titrierung des Virus in solchen Kulturen wurde $DCCT_{50}$ in der Verdünnung 10^{-7} festgestellt. Das Immunserum gegen die Aujeszkysche Krankheit wurde an Pferden und Schweinen hergestellt, wobei als Antigen die virulente Flüssigkeit aus den Zellkulturen verwendet wurde. Die respektiven Sera wurden durch die Serumneutralisation in Zellkulturen, im Verhältnis zu 1000 $DCCT_{50}$ Virus, getestet. Diese Virusmenge wurde vom Schweineimmunserum in der Verdünnung 1:160 und vom Pferdeimmunserum in der Verdünnung 1:40 neutralisiert. Das Pferdeimmunserum wurde durch Verdünnung 1:10 mit destilliertem Wasser und Sättigung mit Kohlendioxyd desalbuminisiert und die Globulinfraktionen wurden in physiol. NaCl-Lösung übernommen. Sowohl das Serum als auch die Gammaglobuline wurden vergleichend mit dem Aujeszkyschen Serum in 2 Staatsgütern, in welchen die Aujeszkysche Krankheit bei Schweinen durch Labordiagnostik bestätigt wurde, verwendet. Das mit Antigen aus Zellkulturen präparierte Immunserum hat alle 40 präventiv schutzgeimpften Schweine geschützt. Die Gamma-Globuline, die durch Konzentration dieses Serums erzielt wurden, haben 81,4% bzw. 98% der schutzgeimpften Tiere geschützt, wogegen aber das Anti-Aujeszky-Serum mit Antigen aus virulenten Organen nur 31,1% respektiv 71,4% der geimpften Tiere geschützt hat.
F. Luntz. 6458.

4-64/09-0354 Popescu, Ar. Cercetări privind prepararea concentratului globulinic din serul imun contra bolii Aujeszky și aplicarea lui în focarele epizootice din teren. **(Untersuchungen zur Herstellung eines Globulin-Konzentrates aus dem Immunserum gegen die Aujeszkysche Krankheit und seine Anwendung in der Praxis.)** Lucrările științ. Inst. Seruri Vaccinuri Pasteur — București 7 (1962) S. 45-57. — 26 Lit.
Ein Hyperglobulinkonzentrat wurde aus dem Anti-Aujeszky-Immunserum durch Verdünnung des Serums mit destilliertem Wasser und nachfolgender Sättigung mit Kohlendioxyd hergestellt. Die Herstellung dauert eine Stunde, die Stättigung des verdünnten Serums durch den Kohlendioxydstrom vollzieht sich rasch genug. Die Anwendung des Hyperglobulinkonzentrates in Seuchenherden hat bewiesen, daß seine präventive Wirkung im Vergleich zum Herkunftsimmunserum besser ist; die Dosis von 3-4 ml hat 71,6-92,6% der infektionsbedrohten Jungschweine geschützt, wohingegen das Herkunftsimmunserum höchstens 39,13% der Jungschweine immunisierte. Die kurative Wirkung des Hyperglobulinkonzentrates ist schwach. Für die Verwendung des Globulinkonzentrates in Seuchenherden ist die Diagnose der Ätiologie der Krankheit seitens eines Labors erforderlich, um Mischinfektionen aufzudecken. Die prophylaktische Anwendung des Globulinkonzentrates in Dosen von 3-4 ml kann besonders bei neugeborenen Ferkeln empfohlen werden, um ihnen einen Schutz gegen die Aujeszkysche Krankheit zu gewähren, bis eine aktive Immunisierung möglich ist. F. Luntz. 6458.

4-64/09-0355 Kuznecov, V. A. und Prigarin, Ju. N. O bolezni Auėski sredi svinej v prigorodnych chozjajstvach Aschabada. **(Von der Aujeszkyschen Krankheit befallene Schweine in den Vorort-Wirtschaften von Aschchabad.)** Kolchozno-sovchoznoe proizvodstvo Turkmenistana, Aschabad 7 (1963) Nr. 3. S. 15-16. 6458.

4-64/09-0356 Barenfus, Morris, Quadri, C. A. Delli, McIntyre, R. W. und Schroeder, R. J.; South Gate, Calif., Los Angeles County Livestock Dep.

Isolation of infectious bovine rhinotracheitis virus from calves with meningoencephalitis. **(Die Isolierung des Virus der infektiösen Rhinotracheitis des Rindes von Kälbern mit Meningoencephalitis.)** J. Amer. veterin. med. Assoc. **143** (1963) Nr. 7. S. 725-728. — 10 Lit.
Auf einer Milchviehfarm in Los Angeles County traten in einem Zeitraum von zwei Jahren bei 5-6 Mon. alten Kälbern tödliche Erkrankungen an Meningoencephalitis auf. Die histopathologischen Befunde bestanden hauptsächlich in monocytären Zellinfiltrationen der Pia-Arachnoidea und herdförmigen cerebralen Hämorrhagien. Perivasculäre Zellinfiltrationen lymphoider Natur waren nur geringgradig ausgeprägt. Aus Gehirnemulsionen, Liquor, Milz und Gallenblase wurde über die embryonale Rindernierenzellkultur ein cytopathogenes Agens isoliert, das bei reziproken Serum-Virus-Neutralisationstests als ein Virus der infektiösen Rhinotracheitis des Rindes identifiziert werden konnte. Die experimentelle Infektion eines 5 Mon. alten Kalbes führte zu Fieber, Leukopenie und Conjunctivitis. Das isolierte Virus war für erwachsene und Säuglingsmäuse sowie für Meerschweinchen nicht pathogen. E. Kunter. 6485.

4-64/09-0357 Bouters, R.; Ghent, State Univ., Veterin. Coll. A virus with enterogenic properties causing degeneration of the germinal epithelium in bulls. **(Degeneration des Keimepithels bei Bullen durch ein Virus mit enterogenen Eigenschaften.)**. Nature [London] **201** (1964) Nr. 4915. S. 217-218. — 3 Abb., 1 Lit.
1959 wurde in Belgien aus den Hoden von drei Bullen mit klinischen Symptomen einer Orchitis und von zwei Bullen mit Vesiculitis ein cytopathogenes Virus isoliert. Das Virus ist cytopathogen für Gewebekulturen aus Rindernierenzellen, Schweinenierenzellen, HeLa-Zellen und bringt Kükenembryonen zum Absterben. Die Größe des Virus beträgt etwa 30 mμ, es ist resistent gegen Aether und Chloroform und kann nach i. v. Infektion aus dem Faeces reisoliert werden. Nach experimenteller präputialer Infektion erwachsener Bullen mit Gewebekulturvirus traten weder fieberhafte Reaktionen noch andere Krankheitserscheinungen mit Ausnahme von Ulcerationen am Maul und in der Maulhöhle auf. Jedoch vermindert sich zwischen der 3. und 7. bis 8. Woche p. i. die Qualität des Spermas ganz erheblich. Die Auswirkungen der Virusinfektion wurden besonders charakterisiert durch morphologische Veränderungen des Kernes und Mittelsstückes der Spermien, durch das Vorhandensein unreifer Zellen und das Auftreten freier Chromosomen im Ejakulat. Durch histologische Untersuchungen der Hoden nach der Schlachtung konnte die degenerative Wirkung des Virus auf das Keimepithel bestätigt werden. Vier Wochen p. i. trat eine Desquamation und Elimination des betroffenen Keimepithels in die Tubuli seminiferi ein. Innerhalb 3 Mon. p. i. war bei den infizierten Bullen die normale Spermatogenese wieder ausgebildet.
E. Kunter. 6485.

4-64/09-0358 Easterday, B. C. und Murphy, L. C.; Fort Detrick, Frederick, Md., U. S. Army Chem. Corps Biol. Lab. Studies on rift valley fever in laboratory animals. **(Untersuchungen an Laboratoriumstieren über das Rift Valley Fieber.)** Cornell Veterinarian **53** (1963) Nr. 3. S. 423-433. — 6 Tab., 19 Lit.
Die Versuchstiere (Mäuse, Hamster, Ratten) wurden i. p., i. v. oder i. c. infiziert oder für 5 Min. einem virushaltigen Aërosol ausgesetzt. Die Reproduktionsrate von Rift Valley Fieber-(RVF-)Virus-Titrationen an Mäusen betrug $\pm 0{,}3 \log_{10}$. Kontaktinfektionen zwischen infizierten und empfänglichen Mäusen, die sich in einem gemeinsamen Käfig befanden, wurden nicht beobachtet. Das Alter der Mäuse scheint keinen Einfluß auf ihre Virusempfänglichkeit zu haben. Hamster lassen sich ebenfalls durch Aërosole letal infizieren. Die Empfänglichkeit des Hamsters für das RVF-Virus ist

ähnlich jener der Maus. Innerhalb von 12 Std. p. i. war bei den Hamstern eine signifikante Virus ermehrung festzustellen. Bei weißen Ratten erwies sich der intracerebral Infektionsmodus als am günstigsten. Durch RVF-Virus-Aërosole traten I . den Ratten im Gegensatz zu den Mäusen und Hamstern keine tödlichen I :ektionen auf E. Kunter. 6485.

4-64/09-0359 Pehl, K.-H.; Insel Riems, Friedrich-Loeffler-Inst. der Dtsch. Akad. der Landwirtsch.-Wiss. zu Berlin. **Zur Gastroenteritis der Schweine.** Dtsch. Akad. Landwirtsch.-Wiss. Berlin, Tagungsber. **1962** Nr. 57. S. 51-63. — 37 Lit. Zus. in Russ., Engl.

Anhand der Literatur sowie eigener klinischer und experimenteller Erfahrungen wird eine ausführliche Schilderung der im englischsprachigen Schrifttum als TGE bezeichneten, im Jahre 1960 auch in der DDR aufgetretenen „Infektiösen Gastroenteritis" gegeben. Der Erreger ist ein Virus, dessen Vermehrung außer im Versuchsferkel bisher nur in der Gewebekultur gelang, in letzterer allerdings ohne cytopathogenen Effekt. Die hauptsächlichen Übertragungswege sind der orale und intranasale. Die Contagiosität in frisch infizierten Beständen ist sehr groß. Trotzdem soll zusätzlich Resistenzminderung eine Rolle spielen. Die Verluste sind am größten bei unter 14 Tage alten Saugferkeln. Mit zunehmendem Alter werden sie geringer. Bei Sauen kann ein Milchmangel im Gefolge des Durchfalles auftreten. Neben einer Altersresistenz gibt es eine erworbene Immunität. So konnten mit Serum bzw. Citratblut durchseuchter Sauen neben einer in-vitro-Virusneutralisation junge Saugferkel im Vergleich zu Kontrollen gegenüber einer Infektion geschützt werden. Die Ausscheidung der Immunstoffe mit der Milch kann man sich zunutze machen, indem tragende Sauen kurz vor dem Abferkeln einer leichten künstlichen Infektion ausgesetzt werden, was eine spätere natürliche Infektion der Ferkel verhindert. Medikamentöse Behandlungsversuche sind erfolglos. Einen gewissen Erfolg bringen diätetische Maßnahmen.
W. Seffner. 6485.

4-64/09-0360 Rykov, M. I.; Moskau, Unions-Inst. für Exp. Veterinärmed. Materialy k izučeniju ėtiologii kontagioznoj ėktimy („parši gub") ovec. **(Material zum Studium der Stomatitis contagiosa des Schafes.)** Trudy Vsesojuznogo instituta ėksperimental'noj veterinarii, Moskva **29** (1962) S. 244-250. — 1 Tab., 14 Lit.

Der Erreger der Stomatitis pustulosa contagiosa des Schafes gehört zur Gruppe der großen Viren; er passiert Bakterien- und Seitzfilter Größe 2. Bis zur Ausbildung der oralen pathologischen Prozesse (Bläschen, Papeln, Pusteln) vergeht eine Incubationszeit von 3-4 Tagen. Lämmer von erkrankten Müttern besitzen eine ererbte Immunität. Durch eine Mischinfektion mit *Staphylococcus pyogenes* entsteht die Dermatitis pustulosa. Mit dem Virus lassen sich Kaninchen krank machen und, mit gewissen Einschränkungen, auch Meerschweinchen und weiße Mäuse. E. Wittmann. 6485.

4-64/09-0361 Storz, J.; Logan, Utah State Univ. Superinfection of pregnant ewes latently infected with a psittacosis-lymphogranuloma agent. **(Superinfektion tragender, latent mit einem Psittakosis-Lymphogranuloma-Agens infizierter Schafe.)** Cornell Veterinarian **53** (1963) Nr. 4. S. 469-480. — 5 Tab., 15 Lit.

Pathogenetische Untersuchungen ergaben keinen Unterschied zwischen den fäkalen Psittakosis-Lymphogranuloma-Venerum (PLGV)-Virusstämmen und dem Virus des enzootischen Schafabortus hinsichtlich ihrer Fähigkeit, placentares Gewebe tragender Schafe zu erreichen und den Fetus im Uterus zu infizieren. Annähernd ein Drittel der 56 untersuchten Schafe schieden PLGV-Virus mit dem Faeces aus. Der Abort scheint nicht nur davon abhängig zu sein, ob das Muttertier infiziert ist, sondern ob das PLGV-Virus den Fetus und das placentare Gewebe erreicht oder nicht. Latent infizierte,

PLGV-Virus ausscheidende Schafe zeigten keine erhöhte Resistenz gegen eine Superinfektion. Superinfektionen latent infizierter, tragender Schafe führten in allen Fällen zur Infektion des Fetus oder der Placenta. Der natürliche Verlauf einer latenten Infektion unter 1900 Schafen führte nur in 24 Fällen zum Abort. Von 16 dieser Tiere konnte PLGV-Virus isoliert werden. Der Erfolg oder Mißerfolg irgendwelcher Impfmaßnahmen gegen den enzootischen Virusabort der Schafe ist höchstwahrscheinlich von den latent infizierten Schafen abhängig, die in dem untersuchten Gebiet ein Drittel der Gesamtpopulation ausmachten. E. Kunter. 6485.

4-64/09-0362 Knocke, K. W.; Hannover, Tierärztl. Hochschule, Inst. für Mikrobiol. und Tierseuchen. **Elektronenmikroskopische Untersuchungen am Virus des Ecthyma contagiosum der Schafe.** Zbl. Bakteriol., Parasitenkunde, Infektionskrankh. Hyg., I. Abt., Orig. **185** (1962) Nr. 3. S. 304-315. – 12 Abb.

Die Entwicklung des Virus des Ecthyma contagiosum in Epithelzellen vom Schaf und in Rinderhodenzellkulturen wurde elektronenmikroskopisch verfolgt. Aus intracytoplasmatisch gebildeten Elementarkörpervorstufen mit unvollständigem Innenkörper gehen extracelluläre Elementarkörper discusähnlicher Gestalt hervor. Die größte Längsachse beträgt etwa 240 mμ, die größte Querachse bis etwa 170 mμ, und die Außenzone, die einen flachen Innenkörper umschließt, ist ca. 25 mμ dick. Die Viruspartikel entstehen offenbar in Matrixzonen. Weiterhin wurden Zellveränderungen beschrieben und das Virus auch aus gereinigten Konzentraten nach Metallschrägbedampfung dargestellt. Auf Grund der morphologischen Gegebenheiten kann bisher nur gesagt werden, daß dieses Virus in seiner intracellulären Entwicklung den Virusarten der Pockengruppe sehr nahesteht, jedoch der charakteristische Aufbau der Elementarkörper, der eine endgültige Zuordnung zur Pockengruppe rechtfertigen würde, nicht nachzuweisen war. P. Schulze. 6485.

4-64/09-0363 Popescu, Ar., Tican, V. und Sinchievici, B. Cercetări privind durate eficacității vaccinului contra bolii Rubarth preparat cu material virulent obținut în culturi de celule tripsinizate. **(Untersuchungen im Hinblick auf die Wirksamkeitsdauer der Rubarth-Vaccine, die mit virulentem Material, das in trypsinisierten Zellkulturen gezüchtet wurde, erzeugt wird.)** Lucrările științ. Inst. Seruri Vaccinuri Pasteur – București 7 (1962) S. 217 bis 226. – 21 Lit.

Es wurde eine Formol-Vaccine (1‰) unter Zusatz von Aluminiumhydroxyd (20%) hergestellt, wobei man die virulente Flüssigkeit verwendete, die in trypsinisierten Zellkulturen erzielt wurde. Die Vaccinedosis von 1 ml, s. c. injiziert, hat Welpen 100% gegen eine i. m. Infektion mit 10 Mill. $DCCT^{100}$ des Rubarth-Virus, die 22 Tage nach der Impfung erfolgt war, geschützt. Dagegen sind alle Kontrolltiere schwer erkrankt. Sie zeigten Läsionen, die mittels pathologisch-histologischer und anatomischer Untersuchungen überprüft wurden. Bei der Vaccine, die 6 Mon. im Kühlschrank bei einer Temperatur von +4 – –8 °C aufbewahrt wurde, konnte kein Sinken ihrer immunisierenden Kraft beobachtet werden. Die Anwendung dieser Vaccine in Seuchenherden wird empfohlen und bemerkt, daß die Wirksamkeitsdauer mindestens 6 Mon. nach der Zubereitung anhält. F. Luntz. 6485.

4-64/09-0364 Carmichael, L. E., Atkinson, G. F. und Barnes, F. D.; Ithaca, N. Y., Cornell Univ., New York State Veterin. Coll., Veterin. Virus Res. Inst. Conditions influencing virus-neutralization tests for infectious canine hepatitis antibody. **(Untersuchungen über Faktoren, welche die Hepatitis contagiosa canis-Virus-Neutralisationsteste beeinflussen.)** Cornell Veterinarian **53** (1963) Nr. 3. S. 369-388. – 7 Abb., 3 Tab., 23 Lit.

Die Untersuchungen wurden mit dem Cornell-1 HCC-Stamm der 58. Hundenierenzellkulturpassage durchgeführt. Das HCC-Immunserum wurde von experimentell infizierten Hunden gewonnen. Das für die Neutralisationsteste verwendete Virus wurde 36 bis 48 Std. p. i. gewonnen und 6mal eingefroren und aufgetaut. Der Infektiositätstiter der Gewebekulturflüssigkeit betrug annähernd 10^6 $TCID_{50}$ (Tissue Culture ID_{50}). Mit Ausnahme von normalem Hundeserum kann das Serum anderer Tierarten virushemmende Substanzen enthalten. Besonders das Serum von erwachsenen Rindern zeigte eine erhebliche virushemmende Wirkung. Schafserum erwies sich weniger virushemmend als Pferde- oder Kaninchenserum. Die Hemmsubstanz des Rinderserums scheint ein hitzestabiles Globulin zu sein, dessen Eigenschaften auf einen neutralisierenden Antikörper hindeuten. Bei der Herstellung der Virusverdünnungen ist für jede Verdünnung eine neue Pipette zu verwenden. Beim Auftreten virusresistenter Zellen in der Gewebekultur wird eine Wiederholung des Neutralisationstests empfohlen, da die Zellfärbung zur Differenzierung des cytopathogenen Effekts für den Routinebetrieb zu umständlich ist. Inaktiviertes Serum zeigte eine geringere neutralisierende Wirkung als aktives Serum. Vergleichbare Ergebnisse der Neutralisationsteste mit HCC-Virus erfordern Standard-Stämme, Standardseren und -Gewebekulturen. Auf der Grundlage der erzielten Untersuchungsergebnisse wird ein Neutralisationstest beschrieben und empfohlen, dessen Fehlerbreite einen dreifachen Fehler beim 50%igen Endpunkt nicht überschreitet. E. Kunter. 6485.

4-64/09-0365 *Christov, S.* **Vnosni virusni bolesti po selskostopanskite životni.** (Importierte Viruskrankheiten der landwirtschaftlichen Nutztiere.) Sofija: Zemizdat. 1963. (184 S. m. 115 Lit.) (NRB/ZSNTI)

XII. TUBERKULOSE UND IHRE BEKÄMPFUNG

4-64/09-0366 Magnusson, Mogens, Hyun Kyu Kim und Bentzon, M. Weis; Copenhagen, Statens Seruminst.; Seoul, Korea, Nat. Inst. of Health. Tuberculin production. 3. Tuberculin yield with different strains of Mycobacterium tuberculosis. **(Die Tuberkulinproduktion. 3. Mitt. Die Tuberkulinausbeute von verschiedenen Stämmen von Mycobacterium tuberculosis.)** Acta pathol. microbiol. scand. **59** (1963) Nr. 3. S. 357-368. — 2. Mitt. vgl. 4-64/05-0381.

Das Ziel der vorliegenden Arbeit war es, die Tuberkulinausbeute von 7 *M. tuberculosis*-Stämmen, sowie dem BCG-Stamm, im Hinblick auf die insgesamt gewonnene Bakterienmasse, die Menge des erhaltenen Tuberkuloproteins und die Wirksamkheit der daraus hergestellten Tuberkuline zu vergleichen. Die Stämme wurden auf Sauton- und Lind b II-Brühe kultiviert. Nach 1- bis 9wöchiger Bebrütung wurden die Kulturen abgetötet und danach das Bakterientrockengewicht sowie der pH-Wert und der Proteingehalt der Kulturfiltrate gemessen. Die Prüfung auf Wirksamkeit erfolgte durch den Intracutantest an BCG-vaccinierten Meerschweinchen. Von der Sauton-Brühe war die Tuberkulinausbeute mit einigen Stämmen zwei- bis viermal größer als mit anderen. Bei der Lind b II-Brühe brachten wieder andere Stämme die größeren Tuberkulinmengen. Im ganzen gesehen war die Tuberkulinausbeute von Lind b II jedoch doppelt so groß wie von Sauton. Es konnte keine Beziehung festgestellt werden zwischen der Bakterienmenge und der Tuberkulinausbeute der verschiedenen Stämme. Eine enge Beziehung bestand dagegen zwischen dem Proteingehalt und der Wirksamkeit der Kulturfiltrate. Keine deutliche Beziehung konnte zwischen dem pH-Wert der Kulturfiltrate und der Wirksamkeit pro mg Protein gefunden werden. W. Richter/Jena. 6522.

4-64/09-0367 Seewald, Thomas; München, Univ., Inst. für Mikrobiol. und Infektionskrankh. der Tiere. **Untersuchungen über die gegenseitige Beeinflussung gegenseitiger Intrakutanproben mit verschieden konzentrierten**

Tuberkulinen bei Meerschweinchen. Diss. München **1963** **39** S. — 2 Abb., 5 Tab., 92 Lit.
Die Versuche wurden an Albinomeerschweinchen durchgeführt, die mit abgetöteten Subkulturen der bovinen Stämme Ravenel und BCG sensibilisiert waren. Als Meßzahl wurde der Durchmesser der Reaktion 24 und 48 Std. nach Tuberkulininjektionen angenommen. Während im Einzeltest mit verdünntem Rindertuberkulin (100 TE/0,1 ml) fast gleichstarke Reaktionen erzielt wurden wie mit unverdünntem Tuberkulin (5000 TE/0,1 ml) erfuhr die Reaktion auf das verdünnte Tuberkulin eine wesentliche Abschwächung, wenn unverdünntes und verdünntes Tuberkulin gleichzeitig oder nacheinander im Abstand von 48 Std. verabreicht wurden. Eine geringe Abschwächung der Reaktion auf unverdünntes Tuberkulin konnte ebenfalls konstatiert werden, wenn 48 Std. vorher verdünntes Tuberkulin injiziert wurde. Bei der gemeinsamen Anwendung von konzentriertem Geflügeltuberkulin und verdünntem Rindertuberkulin machte sich eine geringe Abschwächung aller Reaktionen bemerkbar. Vf. schlußfolgert aus den Untersuchungsergebnissen, daß verdünntes Rindereinheitstuberkulin nur im Einzelfall verwendet werden sollte. J. Otta. 6522.

4-64/09-0368 Ghilardi, G., Retali, R. und Perna, L.; Siena, Univ., Ist. di Clin. Fisiol.; Pisa, Univ., Ist. di Clin. Med.-Veterin. Il BCG-test a germi uccisi in bovini tubercolinopositivi dopo desensibilizzazione alla tubercolina intradermica. **(Die intracutane Tuberkulinprobe mit abgetöteten BCG-Keimen bei tuberkulinpositiven Rindern nach Desensibilisation.)** Zooprofilassi [Rom] **18** (1963) Nr. 11. S. 725-736. — 4 Tab., 35 Lit.
In früheren Versuchen (Zooprofilassi 1963.7) prüften Vff. die angeführte Tuberkulinprobe an Jungrindern, die niemals Kontakt mit Tbc-infizierten Tieren gehabt hatten. Nunmehr werteten Vff. an 84 Rindern einen Tuberkulintest unter Verwendung von abgetöteten BCG-Keimen aus, nachdem die Versuchstiere 10-15 Tage vorher mit einer einmaligen s. c. Tuberkulindosis von 0,02 bzw. 0,03 mg desensibilisiert worden waren. Es ergab sich bei den Versuchsrindern eine hohe Empfindlichkeit gegenüber dem verwendeten Tuberkulin; zwei Reaktionsformen, die dabei als zweifelhaft zu beurteilen waren, werden beschrieben. Der BCG-Tuberkulintest erscheint vor allem zur Aufdeckung von Fällen einer betrügerischen Desensibilisierung geeignet.
K. Reinhardt. 6522.

4-64/09-0369 Tverdochlebov, I. A.; Poltawa, Landwirtsch. Inst. Sensibilizacija pri glaznoj i vnutrikožnoj tuberkulinizacijach. **(Sensibilisierung bei conjunctivaler und intracutaner Tuberkulinisierung.)** Veterinarija, Moskva **40** (1963) Nr. 10. S. 24-25.
Der Vf. bemühte sich, Zeitpunkt und Dauer des Auftretens der Sensibilisierung nach genannten Tuberkulinproben zu ermitteln. Es konnten keine eindeutigen Erkenntnisse gewonnen werden. Allergie, Sensibilisierung und Desensibilisierung sind von der Verfassung des Organismus, von der Art des Allergens wie auch von der Methode abhängig. Bei den meisten Tieren ließ sich nach wiederholter Tuberkulinisierung (Augenprobe nach 5 Tagen, intracutane Probe nach 3 Tagen) bis zu 40 Tagen eine Sensibilisierung nachweisen.
E. Werner. 6522.

4-64/09-0370 Benda, Karel; München, Univ., Inst. für Mikrobiol. und Infektionskrankh. der Tiere. **Untersuchungen über die Tuberkulinempfindlichkeit tuberkulöser Meerschweinchen.** Diss. München **1963** **34** S. — 1 Abb., 7 Tab., 23 Lit.
Vf. stellt fest, daß die Dauer der präallergischen Phase abhängig ist von der Zahl der zur Infektion verwendeten Tuberkelbakterien. Tiere, die 1 mg bovine Tuberkelbakterien injiziert erhielten, reagierten bereits nach 16 Tagen deutlich positiv auf Säugertuberkulin (1000 Te/0,1 ml). Die Infektion mit

0,01 mg Tuberkelbakterien hatte größtenteils nach 23 Tagen, die Infektion mit 0,0001 mg Tuberkelbakterien in der Mehrzahl der Fälle erst nach 3 bis 4 Wochen eine Tuberkulinempfindlichkeit zur Folge. Hautreaktionen auf verdünntes Tuberkulin (250 TE) wurden durch gleichzeitige Verabreichung eines konz. Tuberkulins (5000 TE) abgeschwächt. Die Abschwächung war deutlich, wenn beide Tuberkuline nebeneinander auf die gleichen Körperteile verabreicht wurden, sie war undeutlicher, wenn die Tuberkulinproben getrennt auf verschiedenen Körperteilen durchgeführt wurden. Der Simultantest mit 1:10 verdünntem Rinder- und Geflügeltuberkulin ergab, daß mit großer Sicherheit aus dem Vergleich der Reaktionen auf das Vorliegen einer Infektion mit Säuger- oder Geflügeltuberkelbakterien geschlossen werden kann. J. Otta. 6522.

4-64/09-0371 Stoll, L. und Lucas, H.; Frankfurt/M., Univ., Inst. für Zoonosenforsch.; Staatl. Veterin.-Untersuchungsamt. **Vergleichende Untersuchungen zur Diagnose der Geflügeltuberkulose mit Hilfe der Tuberkulin-Kehllappenprobe und der Frischblut-Schnellagglutination.** Mh. Tierheilkunde 15 (1963) Nr. 9. Rindertuberkulose, Brucellose Leukose **12** S. 164 bis 169. — 1 Tab., 27 Lit.
In 8 Beständen werden 1395 Hühner gleichzeitig vergleichend mit der Tuberkulin-Kehllappenprobe (TK) und der Frischblut-Schnellagglutination (SA) auf Tuberkulose untersucht. Der Verseuchungsgrad in den einzelnen Beständen liegt zwischen 25 und 0,4%. Durch beide Methoden werden 134 Reagenten ermittelt, von denen 107 geschlachtet werden. Bei 74 Hühnern wird die Diagnose durch den pathologisch-anatomischen und mikroskopischen Befund bestätigt. Bei 18 der 33 negativen Tiere werden Geflügeltuberkelbakterien mit Hilfe der Kultur ermittelt. Es erweisen sich also 92=93,47% der Reagenten als tuberkulosepositiv. In der SA reagierten 69 = 74,5% der Tiere positiv, in der TK 56 Tiere = 60,5%. Bei 33 Hühnern fallen beide Reaktionen positiv aus; 23 Tiere weisen allein eine positive allergische Reaktion auf, 36 allein eine positive Agglutination. Von den 134 Reagenten werden 81% durch die SA, 55,3% durch die TK festgestellt. Bei den in der SA positiven Hühnern werden 69 durch Sektion und Kultur bestätigt, 12 erweisen sich als negativ; bei der TK ergeben sich 56 positive Befunde gegenüber 3 negativen. Die mangelnde Übereinstimmung beider Methoden wird so erklärt, daß die Bildung agglutinierender und allergisierender Antikörper unterschiedliche biologische Vorgänge sind und deshalb nicht immer gleichzeitig und unabhängig voneinander erfolgen. Die SA verbessert zwar die Ergebnisse der Bestandsuntersuchungen auf Geflügeltuberkulose erheblich, kann aber die TK nicht völlig ersetzen, so daß es z. Zt. am besten ist, beide Methoden zur Sanierung eines Bestandes anzuwenden. E. Tempel. 6522.

4-64/09-0372 Becker, Karl; München, Univ., Inst. für Mikrobiol. und Infektionskrankh. der Tiere. **Typendifferenzierung bei tuberkulösen Schlachtschweinen.** Diss. München **1963** 60 S. — 5 Tab., 39 Lit.
Von 188 wegen Tuberkulose beanstandeter Schweine wurden 195 Proben bakteriologisch auf das Vorhandensein von Mycobakterien untersucht. Bei den isolierten Mycobakterien wurde das Verhalten auf glycerinfreien und glycerinhaltigen Eiernährböden, die Kulturmorphologie, das Wachstum bei 37 °C und 44 °C, die Vermehrungsgeschwindigkeit, die Resistenz gegen INH und PAS und das Verhalten in der Amidreihe nach Bönicke überprüft. Ein Teil der Stämme wurde bezüglich Meerschweinchenvirulenz und Sensibilisierungsvermögen gegenüber Rinder- und Geflügeltuberkulin untersucht. Mycobakterien konnten in den Proben von 99 Schweinen = 52,6% der Schlachtschweine nachgewiesen werden. Im einzelnen waren feststellbar: *M. avium* bei 63 Schweinen = 63,7%, *M. avium* und *M. fortuitum* bei 3 Schweinen = 3%, *M. avium* und nichtklassifizierte, schnellwachsende Myko-

bakterien bei 2 Schweinen = 2% *M. fortuitum* bei 21 Schweinen = 21,2% Nichtklassifizierte schnellwachsende Mycobakterien bei 10 Schweinen = 10,1% Rinder- bzw. Menschenbakterien konnten in keinem Falle isoliert werden.
J. Otta. 6535.

4-64/09-0373 Blümel, Ute; München, Univ., Inst. für Mikrobiol. und Infektionskrankh. der Tiere. **Untersuchungen über die Differenzierung aviärer und aviumähnlicher Mycobakterien mit Hilfe des Arylsulfatase-Nachweises.** Diss. München **1963** 32 S. — 7 Tab., 33 Lit.
Vf. untersuchte 94 Mycobakterienstämme auf ihre Arylsulfataseaktivität unter Anwendung einer modifizierten Technik nach Kubica. 51% der aus Schweinelymphknoten isolierten Mycobakterienstämme zeigten Arylsulfataseaktivität. Von 27 dieser Stämme, die aufgrund ihrer Virulenz bei Hühnern als *M. avium* diagnostiziert wurden, erwiesen sich 44% als Arylsulfatase-positiv. Keinerlei Enzymaktivität zeigten dagegen 4 Battey-Stämme. *M. fortuitum*-Stämme konnten aufgrund ihrer starken Arylsulfataseaktivität nach 7tägiger Bebrütung von allen anderen schnellwachsenden Mycobakterien unterschieden werden. Vfn. kommt zu der Schlußfolgerung, daß es mit Hilfe des Arylsulfatasenachweises nicht möglich ist, hühnervirulente Stämme von *M. avium* von nicht hühnervirulenten abzugrenzen.
J. Otta. 6535.

4-64/09-0374 Badiali, L., Majo, F. de, Barbabella, V. und Curcio, G. B.; Perugia, Ist. Zooprofilattico Sperimentale dell' Umbria e delle Marche. Sulla patogenicità dei micobatteri „anomali": prove nel pollo e nel suino. **(Über die Pathogenität der „anormalen" Mykobakterien; Erprobung am Huhn und am Schwein.)** Veterin. ital. **14** (1963) Nr. 3. S. 219-240.
In letzter Zeit ist die Frage um die „anormalen" Mykobakterien mit den durch sie verursachten falschen Tuberkulinreaktionen usw. immer dringender geworden. Das gilt auch für das Huhn, bei dem Meissner keinerlei Reaktion den „anormalen" Mykobakterien gegenüber feststellte. — Vff. haben infolgedessen je 10 Hühner (40 Tage alt) mit den 4 Typen von Runyon und weitere 10 Tiere mit echten aviären Mykobakterien, in einem zweiten Versuch 5 Gruppen von je 24 Hühnern wiederum mit „anormalen" und zur Kontrolle mit echten aviären Mykobakterien infiziert. Die Tiere wurden dann auch 1, 3, 4 und 6 Mon. bzw. nach je 2 Mon. (Maximum nach 8 Mon.) getötet und untersucht. — Weiterhin wurden 8 Schweine zu je 25 kg mit je 50 mg „anormalen" Mykobakterien der Gruppen III und IV von Runyon infiziert. — Die große Zahl der Versuchstiere: 180 Hühner und 8 Schweine, macht es unmöglich, alle Ergebnisse zu bringen, die wichtigsten folgen. Ein erheblicher Teil der Hühner wies an Leber und Milz Veränderungen auf, die der typischen Tuberkulose ähnlich waren. Stets fehlten Veränderungen am Darm; das Gewicht der Tiere war normal. Die Veränderungen glichen mikroskopisch denen der echten Tuberkulose. Sie werden erst nach längerer Zeit, etwa 6-8 Mon. nach der Infektion, deutlicher. Bei den Schweinen waren keinerlei Veränderungen festzustellen. Daneben beschäftigten sich Vff. mit Fragen der Allergie und dem Krankheitsverlauf sowie mit anatomisch-histologischen Veränderungen bei den Versuchstiere. F. Schmidt-Hoensdorf. 6540.

4-64/09-0375 Dannenberg jun., Arthur M. und Bennett, William E.; Philadelphia, Univ. of Pennsylvania, School of Med., Henry Phipps Inst. Hydrolases of mononuclear exudate cells and tuberculosis. I. Exudate characteristics, esterases, proteinases, and lipase. **(Hydrolasen von mononucleären Exsudatzellen und ihr Verhalten bei Tuberkulose. 1. Mitt. Exsudat-Besonderheiten, Esterasen, Proteinasen und Lipase.)** Arch. Pathol. **76** (1963) Nr. 5. S. 581-591. — 3 Tab., 51 Lit.
Bei Kaninchen wurde mittels virulenter Stämme von Tuberkelbakterien des bovinen und des humanen Typs eine Tuberkuloseinfektion ausgelöst, und

die Beeinflussung der peritonealen Exsudatbildung nach intraperitonealer Injektion von Mineralöl wurde untersucht. Im Verlaufe von 5-6 Tagen war die Bildung von mononucleären Exsudatzellen bei normalen und bei tuberkulösen Tieren weitgehend die gleiche. In den mononucleären Zellen wurden die Proteinasen untersucht, von denen 2 Typen nachgewiesen werden konnten: Der eine ähnelte in der Spezifität dem Pepsin, er spaltete säuredenaturiertes Hämoglobin bei pH 3,9. Der andere wies Eigenschaften des Chymotrypsins auf. Durch die tuberkulöse Infektion wurde die Proteinaseaktivität der mononucleären Zellen nicht beeinflußt. Gleichfalls ergab die Untersuchung der Esterasen und der Lipase keine Veränderung. In tuberkulösen Lungenveränderungen findet eine Anhäufung mononucleärer Makrophagen statt, die eine relativ hohe Proteinase- und Lipaseaktivität aufweisen. Die Proteinasen sind möglicherweise insofern von Bedeutung, als sie die intracelluläre Verdauung von Tuberkelbakterien und deren toxischer Produkte begünstigen. Sie können auch durch Spaltung von Proteinen die Bildung von entzündungsfördernden Abbauprodukten begünstigen. Proteinasen und Lipase können allerdings auch durch Verflüssigung des Gewebes die Ausbreitung der Infektion fördern. E. Kolb. 6543.

4-64/09-0376 Pallaske, G.; Gießen, Justus-Liebig-Univ., Veterin.-Pathol. Inst. **Die Morphologie des tuberkulösen und tuberkuloiden Granulationsgewebes.** Berliner Münchener tierärztl. Wschr. **77** (1964) Nr. 2. S. 25-31. – 31 Lit. Zus. in Engl.
In der Arbeit, die die Wiedergabe eines Vortrages darstellt, wurde auf das Wesen des tuberkulösen Granulationsgewebes bei Tieren eingegangen. Es kommen sowohl gut charakterisierte Tuberkel als auch diffus infiltrierende Epitheloidzellwucherungen vor. Bei letzteren kann es, wenn die spezifischen Epitheloid- und Riesenzellen mit gewöhnlichen Entzündungszellen stark untermischt sind, zu diagnostischen Schwierigkeiten kommen. Die Epitheloidzellen werden als vom RHS stammend angesehen. Sie zeichnen sich durch syncytial-plasmatische Zusammenhänge und selbständige Bildung argyrophiler Fasern aus. Zur Genese der Langhans'schen Riesenzellen wird angenommen, daß sie eine Verschmelzung der bereits primär syncytial-plasmatisch verbundenen Epitheloid-Zellen darstellen. Die Exsudation fibrinösen oder serösen Materials kommt auch bei der tierischen Tuberkulose vor, und zwar auch bei rein produktiven Formen. Die weitere Bildung produktiver Wucherungen ist ohne Exsudation möglich. Das Reaktionsbild hängt von der Tierart und phylogenetisch bestimmter Reaktionsfähigkeit, Menge und Virulenz des Erregers und vom Bakterientyp ab. Bei der aviären Tuberkulose sind besondere Abweichungen typisch, die beschrieben werden. Hinsichtlich der Morphologie hat bei Vögeln differentialdiagnostisch das Coligranulom Bedeutung, bei Schweinen die käsige Entzündung der Hals- und Mesenteriallymphknoten sowie eine multiple Hodenverkalkung und beim Rind eine Dermatitis nodosa. Zu der Diskussion, ob an dem Begriff „spezifische Entzündung" für Tuberkulose festzuhalten sei, wird vorgeschlagen, weiterhin von einer zumindest „relativ spezifischen Entzündung" zu sprechen. W. Seffner. 6545.

4-64/09-0377 Želev, V. und Djakov, L. Vŭzrastovi osobenosti na morfologičnite promeni v organite na morski svinčeta, zarazeni s bovinnija tip na tuberkuloznija bakterium. **(Altersbedingte Besonderheiten der morphologischen Veränderungen in den Organen der Meerschweinchen, die mit Tuberkelbakterien vom Rinde infiziert wurden.)** Naučni trudove. Visš veterinarnomedicinski institut „Prof. d-r G. Pavlov", Sofija **11** (1963) S. 59-64. – 4 Abb., 2 Tab., 3 Lit.
Um die Beziehungen zwischen den pathomorphologischen Veränderungen und dem Alter der Tiere festzustellen, wurden 4 Gruppen Meerschweinchen mit Tuberkelbakterien vom Rinde infiziert (I. Gruppe 3-10 Tage alt, II. Grup-

pe 1-1,5 Mon. alt, III. Gruppe 4-6 Mon. alt, und die IV. Gruppe über 1 Jahr alt). Man stellte fest, daß in den Organen ganz junger Tiere vorwiegend nekrotische und nekrobiotische Prozesse auftreten (primäre Verkäsung), bei den älteren Tieren überwiegen die proliferativen Prozesse unter Bildung von spezifischen Knötchen, die aus Epitheloid- und Riesenzellen bestehen. Der in Abhängigkeit vom Alter klar ausgeprägte morphologische Unterschied hinsichtlich des tuberkulösen Vorganges ist wahrscheinlich durch die unterschiedliche altersabhängige Reaktivität der Versuchstiere bedingt. Mit zunehmendem Alter wachsen die Abwehrkräfte des Organismus in bezug auf den Tuberkuloseerreger, wodurch die proliferativen Prozesse auftreten.
NRB/ZSNTI. 6545.

4-64/09-0378 Bisping, W.; Hannover, Tierärztl. Hochschule, Inst. für Mikrobiol. und Tierseuchen. **Bacillus Calmette-Guérin und Brucella „Buck 19“ — zwei Impfstoffkulturen von weltweiter Bedeutung.** Dtsch. tierärztl. Wschr. **70** (1963) Nr. 15/16. S. 460-464. — 18 Lit.
Die auch heute noch immer bei vielen bakteriellen Infektionskrankheiten bestehenden Schwierigkeiten bei der Immunisierung erscheinen bei der Tuberkulose mit der Entwicklung des Impfstammes „*Bacillus Calmette-Guérin*“ (BCG) und bei der Rinderbrucellose mit der Schaffung des Impfstammes Buck 19 weitgehend überwunden. Auf Grund der frühzeitigen Erkenntnis, daß trotz der Typenverschiedenheit der Erreger der humanen und bovinen Tuberkulose eine gegenseitige Immunisierung mit diesen Bakterien möglich ist, gingen Calmette und Guérin bei der Entwicklung ihres Tbc-Impfstoffes von einem Rinderbakterienstamm aus, den Nocard 1902 aus einem tuberkulösen Rindereuter gezüchtet hatte. Bei der Bekämpfung der Rinderbrucellose durch Impfung sah man sich ähnlichen Problemen gegenüber wie bei der Tbc. Durch Einführung des später nach Buck genannten schwachvirulenten Impfstammes 19 und durch die Vorverlegung des Impftermins in das Kälberalter war auch bei der Rinderbrucellose eine erfolgreiche Lösung des Problems herbeigeführt worden. Die Verimpfung des BCG- sowie des Buck 19-Stammes stellen in ihrem Wesen nichts anderes dar als eine Experimentalinfektion mit schwachvirulenten Erregern. Die BCG-Impfung muß als relativ gefahrlos gelten. Den wenigen nachteiligen Beobachtungen — bisher sind 9 Fälle generalisierter BCG-Erkrankungen bekannt geworden, von denen 8 (Kinder) tödlich verliefen. — stehen die guten Erfahrungen der letzten 35 Jahre gegenüber, in denen etwa 100 Mill. tuberkulinnegative Menschen komplikationslos geimpft wurden. Nach den Mitteilungen des Britischen Medizinischen Forschungsrates kann durch die BCG-Impfung die Tbc-Morbidität um mehr als 80% gesenkt werden. Auch bei der Buck 19-Impfung können gute Erfahrungen über komplikationslose Impfungen von Mill. Kälbern wenigen Experimenten gegenübergestellt werden, die an tragenden Rindern durchgeführt wurden. Voraussetzung für einen komplikationslosen Impferfolg ist das genaue Einhalten der Impfanweisung, die die Impfung während der Trächtigkeit oder bis 3 Mon. vor dem Deckakt verbietet. Neuere Erkenntnisse verlegen den eigentlichen Abwehrmechanismus bei der Immunität der Tbc und Brucellose in die Gewebe und letztlich in die Zelle. Nach neuester Auffassung ist die Immunität nach BCG-Impfung infektionsgebunden. Ob es sich auch bei der Brucellose um eine Infektionsimmunität handelt, ist nicht sicher zu beurteilen. E. Kunter. 6560.

4-64/09-0379 Göltenboth, Reinhard; München, Univ., Tierärztl. Fak., Inst. für Mikrobiol. und Infektionskrankh. der Tiere. **Die gesetzlich vorgeschriebenen Desinfektionsmaßnahmen bei der Rindertuberkulose-Bekämpfung.** Diss. München **1963** 76 S. — 127 Lit.
Vf. vergleicht die gesetzlichen Desinfektionsvorschriften für Rindertuberkulose mit der Entwicklung der Tierseuchengesetzgebung. Die heute gesetzlich

vorgeschriebenen Desinfektionsmaßnahmen (in der Fassung vom 1. März 1958) spiegeln den neuesten Stand der wissenschaftlichen Erkenntnis wider. Zu der Anweisung werden einige Ergänzungen vorgeschlagen (eine Desinfektion vor der Reinigung, Einbeziehung der Melkanlage, Stalluft und Körperoberfläche der Tiere in die Stalldesinfektion). Die Milch tuberkuloseverdächtiger Tiere (äußerlich erkennbare Tuberkulose) sollte wie die Milch nachgewiesener Reagenten behandelt werden. Ausgebildete Desinfektoren werden gefordert. Prüfung und Mitteilung der zugelassenen Desinfektionsmittel an die Tierärzte sollten erfolgen. J. Krüger. 6560.

4-64/09-0380 *Ippen, Rudolf.* **Vergleichende pathologische Untersuchungen über die spontane und experimentelle Tuberkulose der Kaltblüter.** Berlin: Akademie-Verl. 1964. (26 S.) 4° = Abhandlungen der Deutschen Akademie der Wissenschaften zu Berlin. Klasse f. Medizin. Jg. 1964. Nr. 1. (1964 B 120)

XIII. CHIRURGIE

4-64/09-0381 Schjerven, Leif; Oslo, Norges Veterinaerhøjskole, Inst. for Obstetrikk. Fractura ossis phalangis tertiae bovis. Kliniske symptomer og forlog. **(Klauenbeinbruch beim Rind — klinische Symptome und Verlauf.)** Nord. Veterinärmed. **15** (1963) Nr. 4. S. 259-267. — 7 Abb., 5 Lit.
Vf. beschreibt die Symptome und den Verlauf bei 40 Fällen von Brüchen des Klauenknochens bei Kühen. In 34 Fällen betrafen die Knochenbrüche den lateralen Klauenknochen des Hinterbeines; in 6 Fällen handelte es sich um das Vorderbein, wobei je 3 auf den lateralen und den medialen Klauenknochen entfielen. E. Lehnert. 6634.

4-64/09-0382 Sønnichsen, H. V.; København, Veterinaer- og Landbohøjskole. Fraktur af phalanges. **(Frakturen der Zehenknochen.)** Nord. Veterinärmed. **15** (1963) Nr. 4. S. 251-258. — 3 Abb., 7 Lit.
Vf. stellt auf Grund eigener Behandlungsergebnisse fest, daß Fissuren und einfache Frakturen des 1. und 3. Zehenknochens beim Pferd dann prognostisch günstig beurteilt werden können, falls das betreffende Bein eine Bandage und die Tiere 3-4 Mon. lange Ruhe erhalten. Bei etwa nötigem Transport des Pferdes dürfen Betäubungsmittel nicht verabreicht werden, um einer Belastung der Gliedmaße vorzubeugen. E. Lehnert. 6634.

4-64/09-0383 Ihlenburg, H. und Hafner, H.; Halle, Veterinäruntersuchungs- und Tiergesundheitsamt. **Beitrag zur infektiösen Kerato-Konjunktivitis des Rindes.** Mh. Veterinärmed. **19** (1964) Nr. 2. 64-67.
Als primäre Ursache der Kerato-Conjunctivitis des Rindes sprechen Wagener und Mitscherlich die *Rickettsia conjunctivae* an. Daneben bestehen Meinungen, daß als Erreger der infektiösen Kerato-Conjunctivitis hämophile Keime (*Moraxella bovis*) in Frage kämen. Es wird das Auftreten der infektiösen Kerato-Conjunctivitis des Rindes in 4 Großbeständen beschrieben. Dabei wird zunächst über das klinische Bild und schließlich über gute Behandlungsergebnisse mit Unguentum Biomycini und Oxycort A berichtet. Es wurde festgestellt, daß an der infektiösen Kerato-Conjunctivitis sowohl männliche und weibliche Jungrinder als auch Milchkühe erkrankten. Die Erkrankung wurde nicht nur in der wärmeren Jahreszeit, sondern auch in den Wintermonaten festgestellt. O. Dietz. 6753.

4-64/09-0384 Gereš, V.; Zagreb, Veterin. Fak. Sveučilišta, Inst. za Patol. i Terapiju. Prilog patologiji i dijagnostici zubnih oboljenja u konja. **(Beitrag zur Pathologie und Diagnostik der Zahnerkrankungen des Pferdes.)** Veterin. Arh. [Zagreb] **32** (1962) Nr. 9/10. S. 258-261. — Zus. in Engl., Dtsch.
Röntgenologische Untersuchungen an 500 Gebissen von Pferden verschiedenen Alters ergaben folgende Häufigkeiten für Anomalien oder krankhafte Prozesse: Polyodontie und Oligodontie 1%, Exsuperantia 6%, Diastasen 4%,

Caries 14,7%. Bei 54,2% der cariösen Veränderungen lagen Komplikationen vor. Bei 23,2% der Fälle wurden Veränderungen des Periodontium, der Alveolarwand und der knöchernen Umgebung beobachtet. Bei Periodontitis fanden sich in 12,1% der Fälle Granulome. Frakturen wurden bei 3,5% der Tiere gefunden. Von den 500 untersuchten Gebissen war annähernd jedes dritte krankhaft verändert. P. Schmidt. 6762.

4-64/09-0385 Benedek, G.; Budapest, Tierärztl. Univ., Ambulanz für Kleine Haustiere. **Beobachtungen über Otitis externa und Ekzem des Hundes im Spiegel einer 10jährigen Statistik.** Mh. Veterinärmed. **19** (1964) Nr. 2. S. 77-80.

Bei zahlreichen Krankheiten der Kleintierpraxis ist zu beobachten, daß das Vorkommen einiger Erkrankungen durch äußere Faktoren wie z. B. klimatische, meteorologische Verhältnisse sowie mit dem Jahreszeitenwechsel verbundene übrige Veränderungen begünstigt werden kann. In einer 10jährigen Untersuchungsperiode wurde festgestellt, daß Ekzeme und Entzündungen des äußeren Gehörganges meistens in den Sommer- und Herbstmonaten auftreten in den Winter- und Frühjahrsmonaten hingegen in viel geringerer Zahl zur Beobachtung kommen. Es wird angenommen, daß auch hormonale Faktoren in der Ekzem-Ätiologie eine Rolle spielen. Beide Erkrankungen traten bei Hunden unter 1 Jahr bloß in 2,4% in Erscheinung, bei vier, fünf bzw. sechs Jahre alten Hunden waren dagegen die höchsten Prozentwerte festzustellen. Aus weiteren Prozentzahlen geht klar hervor, daß die Otitis externa in größerer Zahl bei denjenigen Hunderassen in Erscheinung zu treten pflegt, die in dieser Beziehung über eine konstitutionelle Disposition verfügen. Die höchsten Prozentwerte sind bei Spaniels und Pudeln (21,8%) und bei Settern (17,5%) wahrzunehmen. O. Dietz. 6774.

4-64/09-0386 Pugh, D. M.; Thurgarton, Notts., Boots Pure Drug Co., Ltd. Uterine and abomasal torsion in the ewe. **(Uterus- und Labmagentorsion beim Schaf.)** Veterin. Rec. **75** (1963) Nr. 40. S. 1028-1029.

Es wird über das klinische und pathologisch-anatomische Bild der Uterus- und Labmagentorsion bei einem Schaf berichtet. Klinisch wurden Geburtsanzeichen trotz mangelhafter Milchdrüsenentwicklung und festgeschlossener Cervix beobachtet. Vaginal fehlten Anzeichen für eine Torsio uteri. Die Temperatur betrug etwa 39,1 °C. Das Allgemeinbefinden war stark gestört. Das anfangs noch mit Hilfe stehend zu haltende Tier kam später zum Festliegen. Zähneknirschen und Anrennen mit dem Kopf gegen die Boxenumzäunung wurde beobachtet. Nach erfolglosen Behandlungsversuchen (Calcium-Magnesium-Phosphor-Lösung, Glycerol) kam das Tier ad exitum. Postmortal wurde bei der Eröffnung der Bauchhöhle ein stark vergrößerter, mit Gas gefüllter Labmagen beobachtet. Labmagen und Psalter waren entgegen dem Uhrzeiger um 90° gedreht. Die Darmschlingen waren aufgegast. Der Uteruskörper war um 180° nach links gedreht. Das rechte Horn enthielt nur Eihautteile, während sich im wesentlich größeren linken Horn und im Uteruskörper 2 Früchte befanden. Es handelte sich um eine präcervicale Drehung, die sich vaginal nicht markierte. Es wird vermutet, daß sich die Uterusdrehung im Gefolge der Labmagentorsion auf Grund der Einhornträchtigkeit entwickelte. J. Wollrab. 6807.

4-64/09-0387 Döll, Joh. und Sauerwald, H. **Seltener Fall einer Zwerchfellruptur beim Rind.** Prakt. Tierarzt **45** (1964) Nr. 3. S. 100-102.

Zwecks Überwachung der in den nächsten Tagen zu erwartenden Geburt wurde eine $2^1/_2$ Jahre alte schwarzbunte Färse vom Weidegang ausgeschlossen und aufgestallt. Plötzlich verweigerte das Tier das Futter und stöhnte. Die klinische Untersuchung ergab: „Temp. 39,6°, P 100, Herztöne vorwärtsgelagert; beschleunigte, kurze, abdominale Atmung, gestreckter Hals, Jugularschwellung beiderseits, Flotzmaul trocken, linke Hungergrube leicht tympanisch; keine Pansenmotorik, Euter schlaff. Bei der rectalen Untersuchung war der Mastdarm bis auf geringe schleimige Kotreste leer und gespannt. Erhebliche Schmerzhaftigkeit der Headschen Zone durch Rückengriff. Mit dem Fremdkörpersuchgerät konnte kein metallischer Fremdkörper nachgewiesen werden. Es wurde der Verdacht auf traumatische Reticuloperitonitis ausgesprochen. Das Tier wurde konservativ behandelt. Am darauffolgenden Tag stellte man starke Plätschergeräusche caudal des Herzens fest. Die Harnuntersuchung ergab eine leichte Acetonurie. Auf Grund der sehr deutlichen Plätschergeräusche hinter dem Herzen entstand der Verdacht einer Zwerchfellruptur mit Vorlagerung von Magen- bzw. Darmteilen in die Brusthöhle. Bei der Notschlachtung wurde links eine ca. 45 cm lange, dorsoventrale Zwerchfellruptur am Übergang der Pars muscularis zum Centrum tendineum festgestellt. Die hämorrhagisch entzündete Haube war mit Teilen des Netzes in die linke Pleurahöhle vorgefallen. O. Dietz. 6810.

4-64/09-0388 Čermak, K., Srebočan, V., Sanković, F. und Vulinec, M.; Zagreb, Veterin. Fak. Sveučilišta, Inst. za Patol. i Terapiju. Prosirenje i promjena položaja slijepog crijeva u goveda. **(Erweiterung und Lageveränderung des Blinddarms beim Rind.)** Veterin. Arh. [Zagreb] **33** (1963) Nr. 3/4. S. 98-101. — 8 Lit.
Vff. beobachteten bei 2 Rindern eine Erweiterung und Torsion des Blinddarms unter Einbeziehung der Ansa proximalis des Colons. Beide Tiere wurden operativ behandelt. Infolge auftretender Schwierigkeiten bei den manuellen Repositionsversuchen mußten nach Enterotomie ca. 15 l Darminhalt entfernt werden, worauf spontane Reposition erfolgte. Beide Tiere erholten sich nach dem Eingriff schnell und konnten vollständig geheilt werden.
P. Schmidt. 6812.

4-64/09-0389 Bloomberg, J. H. Prolapse of the bladder in a cow. **(Blasenvorfall bei einer Kuh.)** New Zealand veterin. J. **11** (1963) Nr. 4. S. 101. 6815.

4-64/09-0390 Karg, H. und Plate, P.; München, Univ., Inst. für Physiol. und Ernähr. der Tiere. **Zur Systematik der Kryptorchiden in endokrinologischer Sicht.** Berliner Münchener tierärztl. Wschr. **76** (1963) Nr. 15. S. 285–289.
Bei Ratten mit artefiziellem Kryptorchismus wurde in systematischen Untersuchungen (Bestimmung der Vesiculardrüsen- und relativen Hodengewichte, des prozentualen Anteils des Interstitiums gegenüber dem Gesamtgewebe des Hodens, Ermittlung der Kernvolumina der Leydigzellen und des ICSH-Gehaltes der Hypophysen) die Stellung von abdominalen Hoden im endokrinen Funktionskreis ermittelt. Die Leydigzellen der Abdominalhoden einseitig kryptorcher Tiere weisen trotz relativer Vermehrung des Interstitialgewebes einen wesentlich geringeren Entfaltungsgrad auf als die der Scrotalhoden, während bei bilateralen Kryptorchiden oder bei einseitigen Kryptorchiden mit fehlendem Zweithoden ein zunehmend höheres Differenzierungsniveau der Leydigzellen zu erkennen ist, das jedoch nicht das der Normalhoden erreicht. Der Differenzierungsgrad der Leydigzellen und damit die endokrine Sekretionskapazität sind demnach vorwiegend davon abhängig, ob neben dem retinierten Hoden ein zweiter Hoden in Normalposition oder ebenfalls in dystoper Lage vorhanden ist oder ob er ganz fehlt. In diesem funktionellen Schema sind in der Reihenfolge abfallender endokriner Kapazität eines Abdominalhodens zu unterscheiden: 1) einseitiger Kryptorchismus ohne Zweithoden, 2) bilateraler Kryptorchismus und 3) einseitiger Kryptorchismus mit vorhandenem Normalhoden. Bei Vorhandensein eines descendierten Hodens ist dessen Leydigzellsystem vorzugsweise Rezeptor des Hypophysenvorderlappenhormons ICSH, während eine extreme Beeinträchtigung der Leydigzellen des retinierten Hodens erfolgt. Diese Zusammenhänge werden als Beispiel einer „konditionierenden" Wirkung interpretiert. J. Wollrab. 6818.

4-64/09-0391 Miller, W. C. Castration for meat production – Russian or conventional methods. **(Kastration und Fleischproduktion — russische oder konventionelle Methoden.)** Brit. veterin. J. **119** (1963) Nr. 12. S. 565-566.
Zur Steigerung der Fleischproduktion werden in verschiedenen Ländern neue Methoden entwickelt. Hierzu gehört auch eine neue Kastrationsmethode in der SU, die unter Ausschluß der Schwierigkeiten bei der Haltung von Vatertieren der verschiedenen Arten (schwer in großen Herden zu halten, Geschmacks- und Geruchsabweichungen beim Fleisch) aus ihren positiven Seiten (schnelleres Wachstum, höheres Endgewicht) Nutzen zieht und trotzdem praktisch und ökonomisch ist. Durch die Ereignisse des 2. Weltkrieges kam man anläßlich der Kastration von vielen Pferden auf diese Methode, bei der wegen Zeitmangel, technischer Schwierigkeiten und der Infektionsgefahr nur die spermatogenen Elemente entfernt werden konnten, die Nebenhoden und die Tunica albuginea aber belassen wurden. In den Jahren 1947 bis 1952 gaben weitere Arbeiten zu diesem Thema Anlaß zur Entwicklung der neuen Methode, deren Ziel es war, neben der Entfernung der samenbildenden Teile die hormonalen Funktionen der Hoden zu belassen. Dies wurde durch einen Einschnitt in den Hoden und sanftes Herausdrücken des Parenchyms erreicht. Die Wunden heilten in ein paar Tagen ohne Komplikationen. Zur Erhaltung weiterer Informationen wird auf die Originalarbeit von Baîburtcjan verwiesen. Auch für England ist die Notwendigkeit zur Einführung einer neuen Kastrationsmethode wohl gegeben. Bevor diese neue Methode jedoch in England eingeführt wird, sollte sie in einem viel größeren Maßstab als bisher genau getestet werden. H. Heimbürge. 6818.

4-64/09-0392 Pape, Franz; Berlin, Humboldt-Univ., Veterinärmed. Fak., Chirurg. Tierklin. **Erfahrungen bei 247 Neurektomien am Pferd unter Praxisverhältnissen unter besonderer Berücksichtigung der Erhaltung der Arbeitsfähigkeit der operierten Tiere.** Diss. Berlin **1963** 193 S. – 59 Lit.
Insgesamt wurden 107 N. medianus-Neurektomien, 27 Nn. volares-Neurektomien, 92 Nn. tibialis-fibularis-prof.-Neurektomien, 20 N. tibialis-Neurektomien und 1 Nn. plantares-Neurektomie durchgeführt. Die Erfolgsaussichten sind bei den einzelnen Neurektomien unterschiedlich. Nach durchgeführter N. medianus-Neurektomie können ca. 60%, nach der Neurektomie der Nn. volares (plantares) ca. 70%, nach der Neurektomie des N. tibialis ca. 75% und nach der Doppelneurektomie des N. tibialis und N. fibularis prof. ca. 75% der Pferde weiterhin voll wirtschaftlich genutzt werden. Die Erfolgsaussichten sind abhängig vom Primärleiden, durch welches die Indikation zur entsprechenden Neurektomie gegeben wird. Bei eng gesetzter Indikation können die Erfolgsaussichten erhöht werden. Neurektomierte Pferde standen z. T. bis zu 12 Jahren p. op. unter Kontrolle. Sie können durchschnittlich für weitere 4-5 Jahre genutzt werden. Als Komplikationen wurden besonders Exungulationen, Beugesehnenrupturen und Frakturen beobachtet. Derartige Komplikationen treten meist in den ersten Wochen bis zu 2 Jahren nach der Operation auf. Sie sind besonders nach Neurektomien wegen Hufknorpelverknöcherungen und anderen chronischen, mit Umformungen des Hufes einhergehenden Erkrankungen der Pferdezehe zu erwarten. Beugesehnenrupturen treten gehäuft nach Neurektomien wegen chronischer Erkrankungen des Beugesehnenapparates auf. E. Wiesner. 6840.

4-64/09-0393 Schöbe, Walter; Berlin, Humboldt-Univ., Veterinärmed. Fak., Chirurg. Tierklin. **Der Spat des Pferdes und des Rindes (Literaturstudie).** Diss. Berlin **1963** 106 S. – 22 Lit.
Es wird eine zusammenfassende Darstellung der gesamten Spatliteratur mit besonderer Berücksichtigung der Etymologie, Ätiologie, pathologischen Anatomie, der Diagnostik und Therapie gegeben. Man kann demnach heute den Spat als eine ein- oder beidseitig auftretende chronische, lokale Peri-

arthritis medial an den straffen Gelenken des Tarsus betrachten, die mit einer überwiegenden Stützbeinlahmheit verbunden ist. Die chronisch entzündlichen Alterationen können an jedem Abschnitt des Tarsalgelenkes vorkommen. Die Ursache des Spats beruht auf Mikrotraumen, denen das Sprunggelenk besonders an seiner medialen Seite ausgesetzt ist. Außerdem sind innere prädisponierende Momente in der Konstitution als statische Abnormitäten zu suchen, woraus sich eine gewisse Vererbung der Veranlagung zu Spat erklärt. Die früher sehr im Vordergrund stehenden pathologisch-anatomischen Veränderungen wie Exostosen und Ankylosen werden heute nicht mehr als wesentlich betrachtet. – Maßgebend ist die Spatlahmheit, welche immer noch als solche durch die Beugeprobe und vor allem durch die Infiltrationsanästhesie nach Berge festgestellt wird. Die Therapieformen verfolgen heute das Ziel einer permanenten lokalen Analgesie. Besonders geignet dazu ist die periphere Neurektomie nach Wamberg. Diese ist bei Trabern als das Mittel der Wahl zu betrachten. Die Behandlung des Spat bei Arbeitspferden kann jedoch auf die älteren Methoden wie die Peter'sche Operation, das cutane und das perforierende Brennen nicht verzichten. E. Wiesner. 6848.

4-64/09-0394 Eggert, O. **Tierärztliche Instrumente. Neue Entwicklungen und Veränderungen aus den Jahren 1961 und 1962.** Tierärztl. Umschau **19** (1964) Nr. 3. S. 125-134. 6871.

4-64/09-0395 Mickwitz, G. v.; Hannover, Tierärztl. Hochschule, Klin. für Kleine Klauentiere und Forens. Med.; Ambulator. Klin. **Eine Untersuchungstasche für die tierärztliche Praxis.** Dtsch. tierärztl. Wschr. **70** (1963) Nr. 22. S. 634-635. 6871.

4-64/09-0396 Hallström, Mats und Petterson, Harry; Hälsingborg, Djursjukhuset. Användning av självhärdande hårdplastmaterial inom veterinärkirurgien. **(Die Anwendung von selbstpolymerisierendem Hartplastmaterial in der Veterinärchirurgie.)** Nord. Veterinärmed. **15** (1963) Nr. 4. S. 268-278. – 6 Abb., 14 Lit.

Vff. teilen 7 klinische Fälle verschiedener Art mit (Fraktur des Metacarpus bzw. Humerus, Kontraktur der Beugesehne, Wunde am Metacarpus), bei denen sich der Gebrauch von Plastic padding bzw. Technovit sowohl für kleinere als auch größere Tiere als sehr geeignet erwiesen hat. Die fraglichen Fälle beziehen sich auf Kühe, ein Bullenkalb, ein Fohlen und zwei Schafe. E. Lehnert. 6871.

4-64/09-0397 Kristensen, S. P. En nykonstruktion – Brons underlårsbrems. **(Eine Neukonstruktion — Brons Unterschenkelbremse.)** Medlemsbl. danske Dyrlaegeforen. **47** (1964) Nr. 4. S. 118-121. – 2 Abb.

Vf. empfiehlt die von E. J. S. Bron konstruierte Unterschenkelbremse, die sich besonders zur Behandlung von Klauenleiden und Zitzenoperationen eignet. Die Bremse besteht aus zwei Bügeln, einem für den Unterschenkel und einem die Achillessehne umschließenden; dieser letztere ist an einer Spindel befestigt, die in einer Schraubenmutter mittels Handgriffs beweglich ist. Der Gebrauch der Bremse wird beschrieben. E. Lehnert. 6872.

4-64/09-0398 Schmidt, V. und Jahne-Liersch, S.; Berlin, Humboldt-Univ., Chirurg. Tierklin.; Dtsch. Zentralinst, für Arbeitsmed.; Inst. für Angew. Physiol. **Prüfung einiger Narkosearten mittels fortlaufender Blutdruckmessung unter besonderer Berücksichtigung der Kombination mit Guajakolglyzerinäther (GGG).** Mh. Veterinärmed. **19** (1964) Nr. 2. S. 41-48. – 5 Abb., 6 Tab.

Die enge Beziehung des Schmerzes zum vegetativen Nervensystem ist allgemein bekannt und äußert sich unter anderem in Pupillenerweiterung, Pulsfrequenzerhöhung, Blutdrucksteigerung, Schweißausbruch, Erhöhung der

Atemfrequenz, Peristaltikhemmung. Sie gibt dem Narkotiseur bei Berücksichtigung der speziellen Wirkung der verwendeten Pharmaca die Möglichkeit, die Tiefe der Narkose relativ objektiv an Hand vegetativer Reaktionen zu beurteilen. – An Hand des Kreislaufgeschehens sollte die narkosevertiefende Wirkung des Muskelrelaxans Guajakolglycerinaether überprüft werden, wobei noch weitere in der tierärztlichen Praxis gängige Narkoseverfahren zum Vergleich herangezogen wurden. Dem beschriebenen Kreislaufverhalten lagen blutige, fortlaufende Blutdruckmessungen zugrunde. Es wird die Versuchsanordnung beim Pferd und Hund beschrieben. Das beobachtete Verhalten des Blutdruckes spricht für eine analgetische Wirkung des Guajakolglycerinaethers. Ein schmerzhafter Einzelreiz hat zwar eine deutliche Blutdruckreaktion zur Folge, eine systematische Kreislaufveränderung im Sinne eines Kollapses kann aber nur durch länger dauernde Schmerzen verursacht werden. Auch Schmerzqualitäten scheinen für die Blutdruckreaktion bedeutsam zu sein. O. Dietz. 6876.

4-64/09-0399 Ammann, K. und Suter, P.; Zürich, Univ., Veterin.-Chirurg. Klin. **Erfahrungen mit der Halothannarkose beim Pferd.** Berliner Münchener tierärztl. Wschr. 77 (1964) Nr. 1. S. 1-5.

Halothan, 1956 durch Suckling entwickelt, fand nach der erfolgreichen pharmakologischen Prüfung durch Raventos in rascher Folge Eingang in die Anästhesie des Menschen und der Haustiere. Halothan belastet, da es auf dem Atemwege unverändert wieder ausgeschieden wird, weder Leber noch Nieren. Halothan bewirkt im Toleranzstadium eine Abflachung und Frequenzverminderung der Atmung. Fisher (1961) hat beim Pferd eine Verminderung des Atemvolumens und des Sauerstoffverbrauches von bis zu 50% festgestellt. Gleichzeitig steigt im venösen Blut der CO_2-Gehalt an, und der pH-Wert sinkt. Die Durchgängigkeit der Atemwege wird durch das Unterdrücken der Speichel- und Bronchialsekretion, durch Bronchialdilatation und das Fehlen von Laryngospasmus günstig beeinflußt. Überdosierung des Halothans führt zuerst zum Atemstillstand und erst nachher zum Herzstillstand. Das Verhalten des Kreislaufes ist durch Bradycardie und Hypotonie gekennzeichnet. Durch Kombination mit Barbituraten zur Einleitung und Stickoxydul zum Unterhalt läßt sich die Halothankonzentration verkleinern und die Hypotonie umgehen. Unter Halothan kommt es zu einer peripheren Vasodilatation und zu einer Verminderung des peripheren Widerstandes. Besonders beim Pferd wurde eine kräftige sympathicolytische Wirkung beobachtet. Eine Prämedikation mit Atropin wird dringend empfohlen. Zusätzlich zu vagusdämpfenden Mitteln wurden zur Prämedikation verschiedene Phenothiazinabkömmlinge wie Combelen, Promazin, Chlorpromazin, ferner Schmerzmittel wie Polamivet oder Pethidin verwendet. Der von den verschiedenen Autoren angegebene Narkosemittelverbrauch schwankt je nach dem gewählten Verfahren stark (15-70 ml pro Std.). Eine ökonomische tragbare Verwendung kommt beim Halothan nur im geschlossenen System in Frage. Es wird die verwendete Narkoseapparatur beschrieben. Auf einige Besonderheiten, welche die Ventile, den Verdampfer und einen CO_2-Indikator betreffen, wird verwiesen. – Über die Erfahrungen an 110 Fällen, im Verlaufe der letzten 4½ Jahre gesammelt, wird berichtet. Die erzielten Ergebnisse haben vollauf befriedigt. Die gute Steuerbarkeit, das rasche Erwachen und die Tatsache, daß keine dem Halothan zuzuschreibenden Narkosezwischenfälle zu verzeichnen waren, macht es zum Mittel der Wahl bei allen Operationen, die in Lokalanästhesie nicht oder nur schlecht durchgeführt werden können. O. Dietz. 6876.

4-64/09-0400 Salis, B. v.; Bern, Univ., Veterin.-Chirurg. Klin. **Zur Intubationsnarkose mit Halothan beim Pferd.** Schweiz. Arch. Tierheilkunde **106** (1964) Nr. 1. S. 33-44.

Die Anästhesiologie ist in der gesamten Medizin aus ethischen und kurativen Gründen zu einem zentralen Problem geworden. Die Intubationsnarkose mit Halothan hat die an sie gestellten Erwartungen weitgehend erfüllt. Der habituellen Angst und Aufregung der Pferde wird mit den zentral sedierenden und vegetativ dämpfenden Phenothiazinen (Combelen) begegnet. Zusätzlich wird ein Morphiumderivat (Methadon) verabreicht. Wenn nötig, aber nicht in allen Fällen, wird eine 10%ige Lösung des Guajakolglycerinaethers dem am Tisch stehend befestigten Pferd langsam infundiert. Nach dem Hinlegen erfolgt die Intubation. Es wird mit einem modifizierten Romulus-Dräger-Apparat gearbeitet. An 100 Pferden verschiedener Rassen und jeden Alters wurde bei allen anfallenden Operationen ohne ernstlichen Zwischenfall die Halothan-Intubationsnarkose erprobt. Eine Prämedikation 30 Min. vor Operationsbeginn erfolgte mit Atropin, Combelen und Polamivet. Es wurden 60-90 l Sauerstoff und 30-40 ml Halothan pro Std. verbraucht. Spätestens 30 Min. nach Absetzen der Halothanzufuhr stehen die Pferde ohne Anzeichen eines gestörten Allgemeinbefindens ruhig und sicher auf. Die Narkosemethode eignet sich wegen ihrer zunächst noch relativ großen apparativen Aufwendung nur für Kliniken. Sie ist bei Patienten mit manifesten Herz- und Kreislaufschäden kontraindiziert. O. Dietz. 6876.

4-64/09-0401 Ilijaš, B.; Zagreb, Veterin. Fak. Sveučilišta, Inst. za Patol. i Terapiju. Probavni kanal svinje u rendgenskoj slici. **(Der Verdauungstrakt des Schweines im Röntgenbild.)** Veterin. Arh. [Zagreb] **32** (1962) Nr. 9/10. S. 253-257. — Zus. in Engl., Dtsch.

Die Röntgenuntersuchungen erfolgten bei Turopolje-Schweinen in rechter und linker Seitenlage, Bauch- und Rückenlage und im Stehen. — Nach der Bissenbildung folgt während der Pharynxpassage eine zylindrische Verlängerung des Bissens. In durchschnittlich 3,8 Sek. gelangt der Bissen in den Magen, geschluckte Flüssigkeit in 2,7 Sek. Die Geschwindigkeit des Bissens nimmt allmählich ab. Der Einfluß der Schwerkraft auf die Bissenbeförderung ist gering. Der Magen läßt sich in rechter Seitenlage am besten darstellen. Der größte Teil des Kontrastmittels passiert den Magen innerhalb von 12 Std. Bei der Passage des Duodenums bildet sich ein Bulbus. Im Dünndarm verweilt das Kontrastmittel bis zu 10 Std. Die Ausscheidung geformter Exkremente erfolgt frühestens 20 Std. nach der Applikation des Mittels. P. Schmidt. 7000.

4-64/09-0402 Ilijaš, B. und Gereš, V.; Zagreb, Veterin. Fak. Sveučilišta, Inst. za Patol. i Terapiju. Holangioholecistografija u svinje. **(Cholangiocholecystographie beim Schwein.)** Veterin. Arh. [Zagreb] **33** (1963) Nr. 5/6. S. 124 bis 132. — 5 Abb., 44 Lit. Zus. in Engl., Dtsch.

Zur Gewinnung brauchbarer Cholangiocholecystogramme bei 2-3 Mon. alten Schweinen wurden pro Tier 20 cm^3 „Biligraphin forte" benötigt (i. v.). Bei frontaler Projektion in rechter Seitenlage lassen sich Gallenblase und extrahepatische Gallengänge (insbesondere Ductus choledochus) gut darstellen. Durch Erhöhung der Biligraphindosis auf 30 cm^3 werden die Aufnahmen kontrastreicher. Bei zu schwacher Darstellung der extrahepatischen Gallengänge kann nach einer Stunde eine zweite Biligraphindosis gegeben werden. Die Gallengänge innerhalb der Leber sind im Cholangiogramm nur unregelmäßig und undeutlich zu erkennen. P. Schmidt. 7000.

4-64/09-0403 Gereš, V. und Badovinac, J.; Zagreb, Veterin. Fak. Sveučilišta, Inst. za Patol. i Terapiju; Inst. za Zootehn. i Hig. Rendgensko određivanje starosti u teladi. **(Röntgenologische Altersbestimmung beim Kalb.)** Veterin. Arh. [Zagreb] **33** (1963) Nr. 3/4. S. 102-107. — 16 Lit. Zus. in Engl., Dtsch.

Bei Röntgenuntersuchungen des Skelettes von Kälbern verschiedenen Alters (1, 7, 14, 21, 23 Tage) ergab sich, daß die Kalkablagerung am Sternum über

14 Tage alter Kälber deutlich erhöht ist. Für die Knochen des Kopfes, der Wirbelsäule und der Extremitäten konnten keine regelmäßigen Beziehungen zwischen Knochenbeschaffenheit und Alter ermittelt werden. Die Veränderungen an diesen Knochen innerhalb der berücksichtigten ersten 23 Entwicklungstage sind gering. P. Schmidt. 7000.

4-64/09-0404 Jakovac, M. und Rapić, S.; Zagreb, Veterin. Fak. Sveučilišta, Inst. za Patol. i Terapiju; Inst. za Zootehn. i Hig. Mamografija u ovce. **(Zur Mammographie beim Schaf.)** Veterin. Arh. [Zagreb] **33** (1963) Nr. 5/6. S. 115-120. – 5 Abb., 31 Lit. Zus. in Engl., Dtsch.
Zur Röntgendarstellung der Mamma des Schafes ist die cranio-caudale Projektion bei sitzender Haltung geeignet. Zur Sichtbarmachung der Papille, des Papillenkanals und der Milchzisterne ist die Insufflation von 10-20 cm^3 Luft vorteilhaft. Für die Darstellung der Milchgänge kann „Lipiodol" als Kontrastmittel dienen, das aus der Zisterne auch ohne Massage in die Milchgänge aufsteigt, wozu 20-30 Min. benötigt werden. Bei Massage nach der Applikation des Kontrastmittels ist die sofortige Darstellung möglich. – Bereits leichte katarrhalische Mastitiden lassen sich mit Hilfe der Mammographie erkennen. P. Schmidt. 7000.

4-64/09-0405 Ford, E. J. H., Clark, J. W. und Gallup, A. L.; Babraham, Cambridge, A. R. C. Inst. of Animal Physiol. The detection of foetal numbers in sheep by means of X-rays. **(Die Feststellung der Zahl der Feten beim Schaf auf röntgenologischem Wege.)** Veterin. Rec. **75** (1963) Nr. 38. S. 958-960. – 3 Abb., 3 Tab., 4 Lit.
Zur röntgenologischen Trächtigkeitsdiagnose beim Schaf wurde bereits 1936 bis 1951 von zahlreichen Autoren berichtet. Je nach der Schafrasse und der Größe der Tiere verspricht das Verfahren etwa vom 60. Trächtigkeitstage an bereits eine Diagnose. Bei Zwillingsträchtigkeit ist oft die Bestimmung der Zahl der Feten erst vom 100.-110. Trächtigkeitstage mit größerer Genauigkeit möglich. Die vorliegende Arbeit hatte zum Ergebnis, daß bei Clun-Mutterschafen die Zahl der Lämmer in utero nach dem 90. Trächtigkeitstage etwa mit 90% Sicherheit festgestellt werden kann unter der Voraussetzung, daß der Röntgenologe in der Auswertung derartiger Negative die erforderliche Erfahrung besitzt. Bei kleineren Rassen, bei denen die Konturen des fetalen Skeletts bereits in einem früheren Trächtigkeitsstadium im Röntgenbild zu erkennen sind, liegt die Befundgenauigkeit nahezu bei 100%.
H. Busse. 7000.

4-64/09-0406 Rieck, Wilhelm. **Erste Röntgenuntersuchungen am Kleintiermagen.** Prakt. Tierarzt **45** (1964) Nr. 2. S. 49-50.
Nur wer die ersten Versuche, bei Tieren Magen und Darm mittels Röntgenstrahlen sichtbar und photographierbar darzustellen, betrachtet, vermag lückenlos den gewaltigen Fortschritt zu ermessen, den die Veterinärröntgenologie erzielt hat. Daß mit den X-Strahlen Knochen durch das Gewebe hindurch photographiert werden, hatte Röntgen am 23. 1. 1896 bewiesen. Der erste, der überlegte, wie der Magen mit einer für X-Strahlen undurchlässigen Masse zu füllen sei, war der Berliner Praktiker Becker. Bereits 1897 berichtete der Physiologe Cannon über seine Untersuchungen der Magenbewegungen mittels Röntgenstrahlen. Cannon stellte an Hand zahlreicher Zeichnungen seine Beobachtungen bei der Durchleuchtung des Katzenmagens dar. – Schon vor 30 Jahren war man sich der Grenzen bewußt, die der röntgenologischen Beurteilung der Magenschleimhaut gesetzt sind.
O. Dietz. 7000.

4-64/09-0407 Jakovac, M.; Zagreb, Veterin. Fak. Sveučilišta, Inst. za Zootehn. i Hig. Histerosalpingografija i njezina dijagnostička primjena u kuje. **(Die Hysterosalpingographie und ihre diagnostische Anwendung bei Hün-**

dinnen.) Veterin. Arh. [Zagreb] **33** (1963) Nr. 5/6. S. 160-163. — Zus. in Engl., Dtsch.

Zur Katheterisierung der Hündinnen diente ein neu konstruierter Katheter. Die Katheterisierung erfolgte entweder am stehenden Tier unter Fixierung der Cervix durch die Bauchwand oder bei extraduraler Anästhesie bzw. in Allgemeinnarkose. Die Röntgenaufnahmen wurden in ventrodorsaler und dorso-ventraler Projektion aufgenommen. Als Kontrastmittel ist 30-40%iges Joduron geeignet. Die Darstellung der Eileiter gelang nur in 3 Fällen. In der Gruppe der pathologischen Röntgenbilder fanden sich das pathologisch verlängerte Puerperium, die akute und chronische Endometritis und die Pyometra. P. Schmidt. 7000.

4-64/09-0408 Christoph, H.-J. **Röntgenologische Untersuchungen zur Feststellung der angeborenen Dysplasie des Hüftgelenkes beim Deutschen Schäferhund.** Leipzig, Klin. u. Poliklin. Kleine Haustiere Karl-Marx-Univ. Leipzig Plan-Nr.: 2154 31 3-06/2. Abschlußber. (18/3. 1964).

Nach einem allgemeinen Überblick über Wesen und Bedeutung der Erkrankungen des Hüftgelenkes wird über eine diesbezügliche Röntgenuntersuchung bei 1250 Deutschen Schäferhunden berichtet. 18,4% erkrankte Tiere konnten festgestellt werden. Dabei entfallen 13% auf die Arthrosis deformans und 5,4% auf die kongenitale Dysplasie. Bei der Auswertung der Röntgenbefunde wird neben der Art der Erkrankungen auf ihren Grad und ihre Ursachen geachtet. Die Ergebnisse sind in Tabellen zusammengestellt und durch einige graphische Darstellungen veranschaulicht. Es wird festgestellt, daß die Bekämpfung der Hüftgelenksleiden notwendig ist und mit der Bekämpfung der kongenitalen Dysplasie beginnen muß. 7000.

XIV. HUF-, KLAUEN- UND ZEHENKRANKHEITEN, HUF- UND KLAUENBESCHLAG

4-64/09-0409 Smedegaard,' Hans Henrik; København, Veterin.- og Landbohøjskole. Forrådnelsesprocesser i klovens ballehorn hos avlstyre i Danmark. **(Klauenfäule bei Zuchtbullen in Dänemark.)** Nord. Veterinärmed. **15** (1963) Nr. 6. S. 430-452. — 4 Abb., 13 Lit.

Vf. bespricht das Krankheitsbild, die Komplikationen, die Verbreitung, den Grad der Klauenfäule bei Zuchtbullen der roten dänischen, der dänisch-friesischen und der Jersey-Rasse. Ein Vergleich der klinischen Beobachtungen mit klimatischen Messungen ergab, daß die relative Luftfeuchtigkeit als prädisponierender Faktor für die Entwicklung des Leidens von Einfluß ist. Für die Behandlung desselben werden Richtlinien gegeben. E. Lehnert. 7150.

XV. GEBURTSHILFE, KRANKHEITEN DER MUTTERTIERE UND DER NEUGEBORENEN

4-64/09-0410 Velle, Veiert; Oslo, Norges Veterinaerhøjskole, Inst. for Reproduksjonsfysiol. og -patol. Synkronisering av brunsten hos husdyr. **(Synchronisierung der Brunst bei Haustieren.)** Medlemsbl. norske Veterinaerforen. **16** (1964) Nr. 2. S. 46-50. — 15 Lit.

Vf. gibt eine Orientierung über die Versuche, die mit konzeptionsverhindernden Mitteln in der Haustierzucht ausgeführt wurden, und bespricht die Vorteile solcher Behandlung, weist aber auch auf die Gesundheitsprobleme hin, die sich aus dieser Behandlung ergeben können. E. Lehnert. 7250.

4-64/09-0411 Harzer, E. **Ein seltener Fall von sekundärer Extrauteringravidität beim Rind.** Wiener tierärztl. Mschr. **51** (1964) Nr. 2. S. 115-118. 7275.

4-64/09-0412 Zinnbauer, Horst; Wien, Tierärztl. Hochschule, Klin. für Geburtshilfe und Gynäkol. der Haustiere. **Über eine Einphasen-Operation bei Eihautwassersucht des Rindes.** Wiener tierärztl. Mschr. **50** (1963) Nr. 12. S. 1070-1076. – 4 Abb., 8 Lit.

Es wird über einen Fall von Eihautwassersucht bei einer 3jährigen Fleckviehfärse sowie über die operative Behandlung berichtet. Die Tragezeit war fast vier Wochen überschritten und der Nährzustand sehr schlecht. Nach Eröffnung der Bauchhöhle in der linken Flanken wurden mittels eines mit einem Schlauch verbundenen, 6 mm dicken Glasrohres zunächst 60 l einer gelblichen, schleimigen Flüssigkeit langsam (1 Std.) aus dem prallgefüllten Uterus entleert. Anschließend erfolgte die Eröffnung des Uterus und die Entwicklung eines noch schwache Lebensäußerungen zeigenden Mopskalbes mit stummelförmigen, sulzig geschwollenen Extremitäten. Die Eihäute ließen sich nicht lösen, außerdem verblieben im Uterus noch erhebliche Fruchtwassermengen. Nach antibiotischer Versorgung wurden Uterus und Bauchwand verschlossen. Der geschlossene Cervicalkanal konnte durch Oestrogengaben (Retalon oleosum und aquosum) am 2. postoperativen Tag zur Eröffnung gebracht werden, worauf ein langsamer Abfluß des restlichen Fruchtwassers (ca. 120 l) erfolgte. Die Eihäute ließen sich erst nach weiteren 3 Tagen lösen. Nach entsprechender antibiotischer und symptomatischer Therapie besserte sich das Allgemeinbefinden, und das Tier konnte 14 Tage post operationem geheilt entlassen werden. J. Wollrab. 7275.

4-64/09-0413 Fugl, B. Om delvist fremfald af en draegtig bør gennem rectum hos en so. **(Teilweiser Vorfall einer trächtigen Gebärmutter durch das Rectum bei einer Sau.)** Medlemsbl. danske Dyrlaegeforen. **47** (1964) Nr. 4. S. 124-126. – 2 Abb.

Im ventralen Teil des Rectums, etwa 15 cm vor dem Anus fand sich bei einer Sau eine Ruptur, durch welche sich die Uterushörner durch den Anus hindurch ca. 50 cm nach außen fortgesetzt hatten. Der sichtbare Teil des Uterus in der Nähe des Anus enthielt 17 ausgetragene und ein mumifiziertes Ferkel. E. Lehnert. 7275.

4-64/09-0414 Strande, Anders; Oslo, Veterinaerhøjskole, Inst. for Kirurg. Et tilfelle av hydrometra hos geit. **(Ein Fall von Hydrometra bei der Ziege.)** Medlemsbl. norske Veterinaerforen. **15** (1963) Nr. 1. S. 3-4. – 2 Lit.

Vf. beschreibt einen Fall von Hydrops uteri bei einer Ziege, wobei der Uterusinhalt etwa ein Drittel des Körpergewichtes betrug. Hysterektomie wurde mit gutem Ergebnis ausgeführt. E. Lehnert. 7275.

4-64/09-0415 Heerden, Karel Malherbe van. Investigations into the cause of abortions in Angora goats in South Africa. **(Untersuchungen über die Abortursachen bei Angoraziegen in Südafrika.)** Onderstepoort J. veterin. Res. **30** (1963) Nr. 1. S. 23-84. – 11 Abb., 8 Tab., 93 Lit.

Die Untersuchungsbefunde beziehen sich auf die Ursachen der häufigen Aborte bei Angoraziegen in der östlichen Kapprovinz Südafrikas. Die Verlammungen treten bereits seit vielen Jahren auf, und ihr Ausmaß bedroht die Wirtschaftlichkeit der Mohair-Industrie. Die Aborte kommen nur bei Angoraziegen und nicht bei Boerziegen vor, wenn diese gemeinsam mit Angoraziegen geweidet werden. Es wird also ein habitueller Abort angenommen, und man hat außerdem festgestellt, daß die Aborthäufigkeit direkt proportional dem Angorablutanteil ist. Die Anpaarung von Angoraziegen an Boerziegenböcke verändert die Abortfrequenz nicht. Die Beteiligung eines Infektionserregers konnte mikroskopisch, kulturell und im Übertragungsversuch ausgeschlossen werden. Das gleiche gilt für alle anderen möglichen Erkrankungen, insbesondere die epizootiologischen Merkmale der einschlägigen Infektionskrankheiten. Mineralstoff- und Vitaminmangel kommen ursächlich aufgrund der Befunde von Fütterungsversuchen und Blutanalysen ebenfalls nicht in Frage. Typisch für die abortierenden Ziegen ist eine deutliche Regression des Corpus luteum graviditatis und ein Erlöschen der acidophilen Zellen des HVL, die nach den bisherigen Auffassungen für die Inkretion des luteotropen Hormons zu sorgen haben. Gleichzeitig wurde die Aktivität der basophilen Zellen des HVL beobachtet, von denen man annimmt, daß sie die Bildung des Follikelreifungs- und des Luteinisierungshormons bewirken. Synchron mit diesen Befunden kam es zur Follikelbildung und zur Zeit der Aborte zu Brunsterscheinungen. Daher werden die Aborte einem erblichen Defekte des HVL im Hinblick auf die Funktionstüchtigkeit des Corpus luteum graviditatis und die Störung der Inkretion des luteotropen Hormons zugeschrieben. Aus der Zuchtgeschichte der Angoraziegen in Südafrika geht hervor, daß seit etwa 60 Jahren verstärkt Inzucht getrieben wurde und man es unterließ, Ziegen mit ständiger Abortbereitschaft von der Zuchtbenutzung auszuschließen. Umweltfaktoren kommt hierbei nur die Rolle von Begleitfaktoren zu. Praktisch kann das Problem nur durch ein Zuchtprogramm, das die Tilgung der Merkmalsträger vorsieht, gelöst werden.

H. Busse. 7275.

4-64/09-0416 Riedel, P.; Themar, Kreis Hildburghausen, Staatl. Tierarztprax. **Der Hydrocephalus congenitus internus als Geburtshindernis beim Pferd.** Mh. Veterinärmed. **18** (1963) Zusatz-H. S. 27-28. — 2 Abb., 4 Lit.

Bei einer 9jährigen Kaltblutstute, die im 8. Monat verfohlte, traten Geburtsschwierigkeiten infolge eines Hydrocephalus congenitus des Fohlens ein. Durch eine unvollständige Kopfbrusthaltung war der ballonartig veränderte Schädelteil in die straffe Cervix eingepreßt, während der Gesichtsteil dem Beckenboden anlag. Weitere Fetalteile waren zunächst nicht zu fühlen. Nach Spaltung der blasigen Schädelhöhle mittels Skalpell entleerten sich 3-4 Liter seröser Flüssigkeit. Daraufhin konnten der Kopf und die in Carpalbeugehaltung vorliegenden Vordergliedmaßen in den Geburtsweg eingeleitet und die Frucht durch Zug entwickelt werden. Die Eihäute folgten unmittelbar nach. Außer der Kopfmißbildung waren an der Frucht, die der Entwicklungszeit entsprechend ausgebildet war, keine Veränderungen festzustellen.

J. Wollrab. 7285.

4-64/09-0417 Lensch, J. **Komplikationen beim Kaiserschnitt am stehenden Rind unter klinischer Sicht.** Tierärztl. Umschau **19** (1964) Nr. 2. S. 55 bis 60.

Nach mehrjähriger Durchführung des Kaiserschnittes beim Rind an ca. 400 Patienten lassen sich die Quellen der Komplikationen einigermaßen übersehen. Ein Teil betrifft das durch eine zu hohe Dosierung bei der Extraduralanästhesie und Verwendung von Tranquillizern bedingte Niederlegen während der Operation; immerhin aber ist schon normalerweise mit ca. 8% solcher Zwischenfälle zu rechnen. Bei etwa 2% läßt sich überhaupt keine Extraduralanästhesie setzen. — Der Schnitt selbst erfolgt nach paravertebraler Infiltration und führt streng etwa 10 cm von den Proc. transversi entfernt in 10 cm Abstand parallel der letzten Rippe 30-40 cm weit nach unten. Störend wirkt der volle oder tympanische Pansen. Bei rechtstragenden Tieren mit großen Kälbern treten oft Schwierigkeiten auf; es steht aber der intraperitonaealen Eröffnung des tragenden Hornes nichts im Wege, um Einrisse zu vermeiden. Die Uterusnaht kann bei genügendem Tonus fortlaufend und einschichtig ausgeführt werden. — Die Prognose scheint bei Eihautwassersucht sehr schlecht zu sein; bei der Torsio uteri treten Nahtschwierigkeiten auf. Entgegen der Lehrmeinung sollte die Sectio auch bei emphysematösen Kälbern erfolgen. — Das Erfassen von Darmteilen usw. mit Tüchern ist wegen der dadurch verursachten Läsionen des Serosadeck-

epithels mit Neigung zu Verwachsungen zu unterlassen. Absichtliche oder zufällige Verletzungen des Uterus sind im allgemeinen ungefährlich, jedoch im Bereich des Corpus uteri schwer zu nähen. Bei stärkerem Blutverlust ist alsbald 1 l Flüssigkeit zu transfundieren. Die Wundnaht soll mehrschichtig, jedoch ohne Höhlenbildung angelegt werden; der Teeranstrich entfällt zugunsten eines Plastiksprays. Nachgeburtsverhaltungen sind in frischen Fällen unter 10%, in verschleppten bis 30 und mehr Prozent vorhanden. Selten tritt ein totaler Verschluß der Cervix vorzeitig mit Zurückhaltung der Lochialsekretion usw. ein; bei 10% liegt eine Atonie p. o. vor. Gelegentlich entwickeln sich puerperale Störungen schwerer Art mit Ikterus usw., und zuweilen wird eine sekundäre akute diffuse Peritonitis diagnostiziert. Hautemphyseme sind in ca. 3% zu erwarten; sie verschwinden nach 3-4 Wochen wieder. — Die Fruchtbarkeit schwankt nach dem Eingriff um 70-80%.
F. Schaetz. 7375.

4-64/09-0418 Rižnar, S. und Jakovac, M.; Zagreb, Veterin. Fak. Sveučilišta, Inst. za Zootehn. i Hig. Carski rez u krava kod dvojaka. **(Der Kaiserschnitt bei Zwillingsgeburten der Kuh.)** Veterin. Arh. [Zagreb] **33** (1963) Nr. 5/6. S. 148-150. — 8 Lit. Zus. in Engl., Franz.

Bei 2 Kühen mit Zwillingsträchtigkeit wurde der Kaiserschnitt nach Vandeplassche und Paredis durchgeführt. In beiden Fällen war die Cervix geschlossen. Zunächst erfolgte die Eröffnung des linken Uterushornes und die Entfernung des darin enthaltenen Kalbes, dann Wundverschluß und Reposition des Hornes. Anschließend wurde in gleicher Weise das rechte Horn eröffnet und reponiert. — Die Kühe erholten sich nach der Operation schnell und kalbten später bei Einzelträchtigkeiten ohne Komplikationen.
P. Schmidt. 7375.

4-64/09-0419 Hortig, H. R. **Mechanische Geburtshelfer.** Dtsch. tierärztl. Wschr. **70** (1963) Nr. 17. S. 490-491.

Vf. berichtet über seine Erfahrungen mit einem von ihm verwendeten mechanischen Geburtshelfer. Das Gerät und seine Wirkungsweise werden kurz dargestellt. Der Einsatz des Gerätes wurde unter den Verhältnissen in Kanada (Zugkräftemangel) bei Fleischrindern (schwere Hereford) notwendig. Bei Passageunmöglichkeit wird die Schnittentbindung durchgeführt. Erlaubt die Größe der Frucht im Verhältnis zu den Geburtswegen eine forcierte Extraktion, dann wird der Geburtshelfer angewandt. Die vorliegenden Extremitäten der Frucht werden mit Hanfbindfäden angeschlauft, um die Extraktionsmöglichkeit zu prüfen und Muttertier und Frucht vor Schäden durch überstarken Zug zu schützen. Vf. ist der Meinung, daß der Gebrauch eines gut konstruierten mechanischen Geburtshelfers zur Extraktion bestimmter Fälle von absolut und relativ zu großer Frucht unter den kanadischen Verhältnissen notwendig und auch tierärztlich zu vertreten ist. J. Wollrab. 7390.

4-64/09-0420 Konermann, H.; Hannover, Tierärztl. Hochschule, Richard-Götze-Haus, Klin. für Geburtshilfe und Gynäkol. des Rindes. **Prüfung und Beurteilung des HK-Geburtshelfers.** Dtsch. tierärztl. Wschr. **70** (1963) Nr. 17. S. 491-492.

In einer Stellungnahme zur Arbeit von Hortig „Mechanische Geburtshelfer" (vgl. vorst. Ref.) lehnt Vf. die Anwendung mechanischer Geburtshelfer — gleich welcher Konstruktion — als Kunstfehler ab, wofür folgende Gründe angegeben werden: 1. Gefahr der Anwendung solcher Geräte auch bei per vias naturalis nicht entwicklungsfähigen Früchten. 2. Einsatz nicht oder nur schwer zu beurteilender Zugkräfte, die über das normale Maß hinausgehen. 3. Erhöhte Gefahren für Muttertier und Frucht durch erhebliche Zugkräfte, die häufig Totalverluste oder zumindest eine Verminderung der weiteren

Fruchtbarkeit und Wirtschaftlichkeit des Geburtstieres bedingen. Auch die Anwendung mechanischer Geburtshelfer durch Tierärzte ist nicht vertretbar.
J. Wollrab. 7390.

4-64/09-0421 Hallgren, W. **Das Problem „Gebärparese".** Wiener tierärztl. Mschr. **50** (1963) Nr. 11. S. 965-971.
Die hypocalcaemische Gebärlähmung bzw. das Gebärkoma wird als die Folge einer Diskrepanz zwischen Angebot und Verbrauch an physiologisch aktivem Calcium angesehen, wobei der frischen Laktation post partum eine Schlüsselwirkung zukommt. Wesentlich ist die Erkenntnis, daß der Normalgehalt an Ca im Blut durch ein Gleichgewichtsverhältnis zwischen Blut- und Skelettcalcium, das von der Nebennierenrinde reguliert wird, seine Stabilisierung erhält. Der Mehrbedarf an Ca bei der Laktation wird aber aller Wahrscheinlichkeit nach aus dem Darmlumen resorbiert. Da bei der hypocalcaemischen Gebärparese die Beziehungen zwischen Blut- und Knochenkalk sowie die einschlägigen Funktionen der NNR-Hormone nicht gestört werden, beruht die Erkrankung mit Sicherheit auf einer Resorptionsstörung von Ca aus dem Darm. — Die näheren Vorgänge sind nicht endgültig geklärt, wie auch der Prophylaxekomplex noch gewisser Abstimmungen bedarf.
F. Schaetz. 7400.

4-64/09-0422 Egyed, M.; Bet Dagan, Veterin. Inst. Laboratory observations on parturitient paresis and related conditions in cows. **(Laboruntersuchungen bei Gebärparese und Beziehungen zur Kondition der Kühe.)** Refuah Veterinarith [Jerusalem] **19** (1962) Nr. 3. S. 175-173.
Bei 78 klinisch an Gebärparese erkrankten Kühen wurden Bestimmungen der Blutserumwerte von Calcium, Magnesium und Phosphor vorgenommen. Auf Grund der Befunde sind 5 Gruppen zu unterteilen: I. Hypocalcaemie mit normalem Magnesiumspiegel — 25 Fälle (32,1%), II. Hypocalcaemie mit Hypermagnesaemie — 5 Fälle (6,4%), III. Hypocalcaemie mit Hypomagnesaemie — 15 Fälle (19,2%), IV. normaler Calciumspiegel mit Hypomagnesaemie — 20 Fälle (25,6%), V. Normaler Calcium- und Magnesiumspiegel mit Hypophosphataemie — 13 Fälle (16,7%). Die Gruppen I, II und III äußern sich klinisch unter dem typischen Bild der Gebärparese. Gruppe IV verläuft klinisch atypisch als Gebärparese oder Milchtetanie. Gruppe V ist eine akute Hypophosphataemie, sie äußert sich klinisch als „milk lameness" oder „downer cow" Syndrom. Es ist wichtig, diese Befunde bei der Behandlung zu berücksichtigen. Hinweise für die Behandlung werden angeführt.
H.-J. Kuller. 7400.

4-64/09-0423 Mizrachi, M.; Kfar Warburg, „Hahaklait". The use of vitamin D, for the prevention of milk fever. **(Die Anwendung von Vitamin D zur Verhütung von Gebärparese.)** Refuah Veterinarith [Jerusalem] **19** (1962) Nr. 2. S. 108-106.
44 Kühe, die nach der letzten Geburt an Gebärparese erkrankt waren, wurden prophylaktisch mit insgesamt 20 Mill. E Vit. D_3 an 4 Tagen in der letzten Woche vor der folgenden Geburt behandelt. 43 dieser Tiere erkrankten nicht wieder, eine Kuh zeigte leichte Erscheinungen, die aber durch eine Calciumbehandlung rasch zum Abklingen gebracht werden konnten. Von sieben weiteren Kühen, die ebenfalls nach der letzten Geburt an Gebärparese erkrankten, erhielten 4 nur insgesamt 15 Mill. E und 3 nur insgesamt 10 Mill. E Vit. D_3. Von der ersten Gruppe kamen 2 und von der zweiten Gruppe alle 3 zum Festliegen, sprachen aber auf eine einzige Injektion von Calciumboroglukonat an. Es wurde jedoch festgestellt, daß ein beträchtlicher Prozentsatz der behandelten Kühe in der folgenden Laktationsperiode eine geringere Milchleistung brachte. Die Ursache hierfür konnte nicht geklärt werden.
H.-J. Kuller. 7400.

XVI. TRÄCHTIGKEITSDIAGNOSTIK, STERILITÄT, BESAMUNG

4-64/09-0424 Busch, W.; Berlin, Humboldt-Univ., Tierklin. für Geburtshilfe und Fortpflanzungsstör. **Die Durchführung der Vaginalbiopsie beim Schwein zur Trächtigkeitsfeststellung.** Mh. Veterinärmed. **18** (1963) Nr. 23. S. 904-907. – 10 Abb., 6 Lit.

Es wird ein Gerät zur Gewinnung von Biopsiematerial aus der Scheide des Schweines beschrieben und durch Abbildungen demonstriert. Es handelt sich um ein modifiziertes Uterusbiopsiegerät. Es ist kürzer als das Uterusbiopsiegerät gehalten, und das Innenrohr ist mittels eines kurzen Schlauches mit einer 200 cm^3-Spritze verbunden. Nach dem Einführen in die Scheide wird durch die Spritze über das Innenrohr ein Vakuum hergestellt, wodurch Scheidengewebe in die Fensterung des Gerätes eingezogen wird. Durch Zug am Innenrohr wird das eingetretene Gewebe abgeschnitten. Für die Entnahme der Biopsieproben sind 2-3 Personen nötig, die Erfahrungen im Umgang mit Schweinen haben. Mit diesen Hilfskräften können innerhalb einer Stunde von ungefähr 50 Tieren Proben entnommen werden. Die gewonnenen Exstirpate haben etwa die Größe einer Erbse und reichen für die Untersuchung des Funktionszustandes der Schleimhaut bzw. zur Stellung einer Trächtigkeitsdiagnose aus. Das gewonnene Material wird in einer 4-5%igen Formalinlösung fixiert. Die Aufbewahrungszeit ist ohne Einfluß auf die Beurteilung und die Ergebnisse. Für den Routinebetrieb empfiehlt sich die zeitsparende Aufarbeitung des Materials mit dem Gefriermikrotom und die HE-Färbung der Schnittpräparate. J. Wollrab. 7515.

4-64/09-0425 Lauermann, G. **Sterilität — ein Mineralstoffmangel?** Prakt. Tierarzt **45** (1964) Nr. 1. S. 8-9. – 4 Lit.

Mangelkrankheiten, insbesondere Fortpflanzungsstörungen, führen häufig zur sogenannten „symptomlosen Sterilität". Sie ist die Folge einer Disharmonie der endokrinen Funktionen. Die Dauer und die Intensität des Mangels beeinflussen die Entstehung von Zyklusstörungen ausschlaggebend. Es wird ein neues Mineralfutterbrikett der Firma Becker & Co., KG. Düsseldorf/Hafen, empfohlen, das angeblich keine Ballaststoffe enthält. In 100 g „bero-mikett-Brocken" sind 21,0 g P_2O_5 (9,2 g Phosphor) 11,7 g Natrium, 2,4 g Magnesium und 0,2 g Spurenelemente enthalten. Das Ca:P-Verhältnis liegt gut abgestimmt bei 1,5:1. Der Vitamingehalt beträgt je kg 300000 IE Vit. A, 60000 IE Vit. D_3 und 60 mg Vit. E. Auf diese Weise kann man dem geringen Carotingehalt im Winterfutter und dem Mangel an Carotin auf stark mit nitrathaltigen Düngemitteln gedüngten Weiden begegnen, wo durch die Nitratbildung das Carotin weitgehend zerstört wird. H. Busse. 7552.

4-64/09-0426 Abdel Salem Barr, Mohamed; Sirs El Layan, Veterin. Dep. Field investigations about infertility and sterility in cattle and buffaloes in the United Arab Republic. **(Untersuchungen über Unfruchtbarkeit und Sterilität in Rinder- und Büffelbeständen der Vereinigten Arabischen Republik.)** Zuchthyg., Fortpflanzungsstör. Besam. Haustiere **7** (1963) Nr. 6. S. 342 bis 348.

Von 2038 geschlechtsreifen Büffelkühen in ägyptischen Dörfern und Farmen sind ca. 23% tragend, über 29% zeigen ovarielle Hypofunktion, bei 20% finden sich Gelbkörper, bei 15% liegt Stillbrünstigkeit vor und bei ca. 13% lassen sich pathologische Veränderungen an den Genitalien feststellen. Von 1487 Kühen eigener und fremder Rassen sind 34,4% gravide, 25,5% weisen Eierstocksunterfunktionen auf, ca. 24% tragen Gelbkörper, 8,6% sind stillbrünstig und 7,1% haben krankhafte Erscheinungen an den Geschlechtsorganen. — Die getroffenen Feststellungen unterstreichen die Notwendigkeit der Verbesserung der Leistung durch eine organisierte Überwachung der Fertilität und Sterilität der Rinderbestände. F. Schaetz. 7552.

4-64/09-0427 Rommel, W. **Untersuchungen über die Endometritis des Rindes.** Leipzig, Ambulator. u. Geburtshilfl. Tierklin. Karl-Marx-Univ. Leipzig Plan-Nr.: 2154 27. 42 S. Abschlußber. (11/3. 1964).
Die Bearbeitung des Themas erfolgte in 4 Untersuchungsabschnitten an 111 Färsen und Kühen der Deutschen Schwarzbunten Rasse. Auf Grund der Ergebnisse wiederholter klinischer Kontrollen sowie 510 bioptischer, 577 bakteriologischer und 65 pathologisch-anatomischer Untersuchungen an den Geschlechtsorganen dieser Tiere werden aus zuchthygienischer sowie klinisch-diagnostischer und therapeutischer Sicht Feststellungen getroffen und Vorschläge unterbreitet. Es wird hervorgehoben, daß nicht alle Formen der Fortpflanzungsstörungen beim weiblichen Rind mit den Mitteln der klassischen klinischen Diagnostik bestimmt und ätiologisch geklärt werden können, daß der bakteriologische Befund am Genitalsekret für den Kliniker nicht immer stichhaltig ist, daß *Corynebacterium pyogenes* im Gegensatz zu *Micrococcus pyogenes albus* am intakten Genitale keine krankhaften Veränderungen hervorruft und daß die Endometritis puerperalis chronica mit Lugollösung am besten beeinflußt werden kann. Über die Pathogenese der Endometritis puerperalis wird eine Hypothese aufgestellt, die darauf fußt, daß das Selbstreinigungsvermögen des puerperalen Uterus in erster Linie von der funktionellen Aktivität des Hypothalamus-Adenohypophysen-Ovar-Systems bestimmt wird.
7555.

4-64/09-0428 Lagneau, F. L'infertilité des vaches à chaleurs normales. **(Die Unfruchtbarkeit bei Kühen mit normaler Brunst.)** Rev. Méd. vétérin. [N. S.] **26 (114)** (1963) Nr. 8/9. S. 578-595.
Die wirtschaftlichen Verluste durch Fruchtbarkeitsstörungen sind in letzter Zeit fast so hoch, wie die durch Tbc verursachten und betragen nahezu ein Viertel der Einkünfte aus der Rinderhaltung. Die weiblichen Tiere sind hiervon wesentlich stärker als die männlichen betroffen. Je nach den Umweltverhältnissen und der Jahreszeit nimmt man an, daß 18-30, ja teilweise bis 100% der Tiere unfruchtbar sind. Die Ursachen der Sterilität können selbst bei der Sektion manchmal nicht geklärt werden. Klinisch wird im Hinblick auf die Ätiologie die Diagnostik wie folgt umrissen. Bei dem Versagen einzelner Kühe dürfen accidentelle Ursachen nicht außer Betracht gelassen werden, wobei an eine Verletzung des Uterus oder der Ovarien zu denken ist. Sind mehrere Kühe im gleichen Stalle erkrankt, liegt zunächst der Verdacht auf eine genitale Infektionskrankheit vor (Scheideninfektionen, Trichomoniasis, Vibriosis). Bei negativem Befunde ist ein Versagen der kB in Betracht zu ziehen. Wenn schließlich der gesamte Bestand steril ist, kommen zwei Ursachen in Frage, entweder eine genitale Infektion, woran in erster Linie immer gedacht werden muß, oder, bei möglichem Ausschluß einer infektiösen Ursache, Mängel in der Ernährung. Entsprechend der Ätiologie und der Diagnose sind die Behandlungsmaßnahmen einzurichten. Antisepsis in einem, Besserung der Umwelt und Bereitstellung einer vollwertigen Ernährung im anderen Falle. Mit der Hormontherapie können Erfolge und Mißerfolge erzielt werden. Eine exakte Therapie ist äußerst schwierig und Maßnahmen „auf gut Glück" fallen nicht hierunter. H. Busse. 7557.

4-64/09-0429 Goossens, J. M. M., Hermans, K. H., Maanen, P. H. A. M. van, Riet, C. W. J. M. van der und Roppe, L. J. J. A. Behandeling van stornissen in de geslachtscyclus bij het rund met nymfalon. **(Behandlung von Störungen des Geschlechtszyklus beim Rind mit Nymfalon.)** Tijdschr. Diergeneeskunde 88 (1963) Nr. 20. S. 1294-1297. — 1 Tab., 4 Lit. Zus. in Engl., Franz., Dtsch.
Unter Praxisbedingungen wurden 54 Rinder, die an Nymphomanie litten, sowie 29 Rinder, die unregelmäßige Zyklen zeigten und nicht trächtig wurden, mit Nymfalon (125 mg Progesteron kombiniert mit 3000 IE luteinisierendem

Hormon) i. v. behandelt. Bei 51 der 54 Rinder mit Nymphomanie und 27 der 29 Rinder mit unregelmäßiger Brunst wurde normaler Oestrus und Zyklus bzw. Trächtigkeit erreicht. 40 Rinder der 1. Gruppe (72,5%) und 27 Rinder der 2. Gruppe (70,3%) wurden nach Besamung wieder trächtig. Einige Wochen nach der Behandlung waren bis auf einige Ausnahmen die Cysten verschwunden. Bei einigen Tieren war eine zweite Injektion erforderlich. Auf die Notwendigkeit, die Injektion i. v. durchzuführen, wird besonders hingewiesen, da bei s. c. und i. m. Injektion viel weniger gute Resultate erzielt werden. W. Wittig. 7557.

4-64/09-0430 Alderman, G. Mineral nutrition and reproduction in cattle. **(Mineralstoffzufuhr und die Fortpflanzung beim Rind.)** Veterin. Rec. **75** (1963) Nr. 40. S. 1015-1018. — 2 Tab., 21 Lit.
Bei Fruchtbarkeitsstörungen ohne nachweisliche infektiöse Ursache erhebt sich die Frage, in wieweit eine Mangelernährung zu ovariellen Funktionsstörungen beigetragen haben kann. In der Zeit nach dem 2. Weltkriege wurde in Südwales meist ein Kobaltmangel im Boden derartigen Erscheinungen zugrunde gelegt, später beobachtete man aber auch die Gehaltswerte an Cu und neuerdings an J. Im allgemeinen fallen beträchtliche Unterschiede in den Gehaltswerten von Mineralstoffen und Spurenelementen in den einzelnen Futtermitteln in das Auge. Besonders gilt dies für die Weidegräser und das Heu. Konzentratfuttermittel enthalten das 20fache an Co als Heu und das 10fache an J. Im Kohl ist der Kupfergehalt nur halb so groß wie im Weidefutter und beträgt nur ein Fünftel des Cu-Gehaltes in Konzentraten. In Gegenden, wo an einem bestimmten Element Mangel herrscht, fällt daher häufig eine Wechselbeziehung zwischen dem Ausmaß der Konzentratmischung und der Fruchtbarkeit des Bestandes auf. Es besteht dann die Tendenz, daß die Fruchtbarkeitsstörungen während der Weideperiode zu- und im Winter bei gesteigerter Konzentratfütterung abnehmen. Auch die Menge des in Mineralstoffgemischen beigefütterten Ca und P und die Wechselbeziehungen zu bestimmten Spurenelementen spielen eine Rolle, wenn derartige Gemische beigefüttert „oder den Tieren gänzlich vorenthalten werden. So bestehen Beziehungen zwischen Ca, P und Mn. Die Kalkung der Böden hat nicht nur die Steigerung des Ca-Gehaltes in den Pflanzen, sondern auch eine Minderung der Verfügbarkeit der Spurenelemente Mn, Co und J zur Folge. Häufig wurde festgestellt, daß zu den ersten Symptomen eines Kupfermangels ein Nachlassen der Fruchtbarkeit gehöre, das durch eine Cu-Therapie sofort behoben werden könne. Kohl enthält besonders wenig Cu (2-5 ppm). Anderwärts wurden bei Co-Mangel Fertilitätsstörungen und Aborte beobachtet, die bei Kobaltdüngung der Weiden graduell abklangen. Als unterster Grenzwert werden 0,1 ppm im Weidegras angesehen. Über den genauen Co-Bedarf des Rindes fehlen exakte Angaben. Zwischen Cu und Co bestehen ebenfalls Beziehungen, die bei Mangel an beiden Elementen Ausfallserscheinungen verursachen. Auch bei einem zu geringen Gehalte an serumproteingebundenem Jod kommt es zur Unfruchtbarkeit und zu Aborten. 0,1-0,2 ppm Jod in der Weidegrastrockenmasse werden als goitrogen angesehen.
H. Busse. 7557.

4-64/09-0431 Prachow, R., Belew, N., Nedjalkow, N. und Russew, E.; Sofia, Rat der Stadt, II. Tierheilanst. **Behandlung der postöstralen Metrorrhagien bei Kühen durch Bluttransfusion.** Wiener tierärztl. Mschr. **50** (1963) Nr. 9. S. 812-817. — 1 Tab., 5 Lit.
In Bulgarien sind in den letzten Jahren gehäuft blutige Ausflüsse während oder öfter einige Tage nach der Brunst beobachtet worden. Die Fruchtbarkeit bei metrorrhagischen Tieren ist deutlich niedriger. Vff. untersuchten die Wirkung der Transfusion von Eigenblut sowie von Blut trächtiger und nicht trächtiger Kühe und der Infusion speziell hergestellter Lösungen (100 ml

5%ige Natrium salicylicum-Lsg. + 100 ml 5%iger Natrium citricum-Lsg. + 100 g entwässerte Glukose gelöst in 300 ml Wasser) auf die Metrorrhagien und besonders auf die Fruchtbarkeitsleistung. Unbehandelte Tiere mit Brunstblutungen dienten als Kontrolle. Alle Versuchs- und Kontrolltiere wurden während 24 Std. viermal tief cervical besamt. Durch eine einmalige Transfusion von Blut mit vernichteter Blutgruppenzugehörigkeit konnte die Fruchtbarkeit bei den Versuchstieren gegenüber den Kontrolltieren um das Doppelte erhöht werden. Der Erstbefruchtungshundertsatz betrug bei den Kühen 80%, bei den Färsen 72,7%. Spätestens beim dritten Oestrus hatten alle Kühe und Färsen konzipiert. Der Besamungskoeffizient betrug bei den Versuchtieren mit Bluttransfusion 1,3, bei den Kontrolltieren dagegen 2,7. Ein Unterschied in der Wirkung zwischen Blut trächtiger und nicht trächtiger Kühe wurde nicht beobachtet. Die mit Natrium citricum- und Natrium salicylicum-Lösungen behandelten Tiere waren in der Fruchtbarkeit zwar besser als die Kontrolltiere, aber wesentlich schlechter als die mit Blut behandelten Tiere. Obwohl die Bluttransfusion wirksam und gefahrlos ist, bereitet ihre Anwendung in der Praxis meist Schwierigkeiten (Zeitaufwand, Hilfspersonal etc.). J. Wollrab. 7557.

4-64/09-0432 Shalash, M. R. und Nawito, M. **Beitrag zur Sterilität des weiblichen Kamels.** Dtsch. tierärztl. Wschr. **70** (1963) Nr. 18. S. 522-524. — 1 Tab., 6 Lit. Zus. in Engl.

Unter 1700 Schlachtkamelen mit unbekannter Vorgeschichte wurden an den untersuchten Genitalien bei 308 Tieren pathologische Veränderungen gefunden. Darunter befanden sich 85mal entzündliche Veränderungen im Uterus, 81mal infantiler Uterus, 44 hypoplastische und kleine Ovarien, 33 cystische Ovarien, teils mit Blutungen, 22 Cysten der Bursa ovarii, 17mal vorzeitiges Absterben der Feten sowie ein Eierstockstumor. Nicht alle der genannten Veränderungen riefen Unfruchtbarkeit hervor. Während von sämtlichen Kamelen 7,4% an einer Echinokokken-Infektion litten, waren es bei den Tieren mit totaler Ovarhypoplasie 16%, bei den partiellen Ovarhypoplasien 33%, bei Hydrobursitis 40% und bei den Endometritiden 26%. Die Unterfunktionen werden auf mangelhafte Ernährung zurückgeführt. W. Seffner. 7557.

4-64/09-0433 Ochi, Yuichi und Uchida, Kazuo; Tokyo, Univ., Fac. of Agric.; Nippon Veterin. and Zootechn. Coll. Studies on the treatment and prevention of reproductive failures in livestock. III. Studies on causal agent of bacterial endometritis. **(Untersuchungen über die Behandlung und Verhütung der Sterilität in Tierbeständen. 3. Mitt. Untersuchungen über die Ursachen der bakteriellen Endometritis.)** Jap. J. veterin. Sci. **25** (1963) Nr. 1. S. 21-27. — Orig.: engl., Ausz.: jap.

Für ihre experimentellen Untersuchungen verwendeten die Vff. weibliche Kaninchen im Gewicht von 2 bis 3 kg. Die Infektion der Uteri erfolgte mit einer Aufschwemmung einer *E. coli*-Kultur, welche aus dem Uterus eines an Endometritis erkrankten Rindes isoliert worden war. Es wurden 3 Versuchsreihen durchgeführt: 1. Ein weibliches Kaninchen wurde von einem sterilisierten Bock gedeckt. Drei Tage danach wurde das Tier laparotomiert und der Uterus mit 0,1 cm³ der Aufschwemmung infiziert. Am folgenden Tage wurde der Uterus untersucht. Als Kontrolle diente ein in gleicher Weise behandeltes, nicht begattetes Kaninchen. 2. Die Versuchsanordnung war die gleiche. Die Infektion erfolgte jedoch vom 6. bis zum 9. Tag nach der Begattung. Die Autopsie des Uterus wurde 15 und 24 Std. sowie 2, 3 und 7 Tage nach der Infektion vorgenommen. 3. Der Versuch wurde in der gleichen Weise wie Nr. 1. vorgenommen, nur war die Aufschwemmung stark verdünnt. Die Infektion erfolgte mit 0,1 cm³ der Verdünnung (enthielt etwa 800-1000 Keime). Autopsien erfolgten täglich, beginnend 24 Std. nach der Infektion. Zur Ergänzung wurden auch histopathologische Untersuchungen durchgeführt. Folgende Ergebnisse wurden erzielt: 1. Das Versuchskaninchen enthielt im Uterus eine geringe Menge Eiter, die Wand war ödematös und etwas gerötet. Das Kontrolltier zeigte keine Veränderungen. 2. Bereits 15 Std. nach der Infektion war deutlich eine Vermehrung der Keime festzustellen, welche sich in der folgenden Zeit steigerte. Zunächst bestand eine Rötung und Ödematisierung der Schleimhaut, und geringe Eitermengen waren vorhanden; diese vermehrten sich stark bis zum 3. Tag. Am 7. Tag waren die Erscheinungen erheblich abgeklungen, aber die Erreger waren noch nachweisbar. Bei den Kontrollen waren die Veränderungen nur gering, und der Uterus war am 3. Tag bakteriol. negativ. 3. Bei den Tieren, die am 2. Tag nach der Stimulation infiziert wurden, waren keine Veränderungen nachweisbar. Bei den Tieren, die nach dem 4. Tag infiziert wurden, waren deutliche Veränderungen zu erkennen. Alle Tiere hatten Corpora lutea an den Ovarien. Die histopathologischen Veränderungen am Uterus werden eingehend beschrieben. Vff. führen an, daß bei Untersuchungen sowohl von gesunden als auch kranken Uteri Keime nachweisbar sind. Sie schließen sich der Meinung anderer Autoren an, daß eine Endometritis nicht nur durch Bakterien allein bedingt wird. Es läßt sich nicht in jedem Falle durch künstliche Infektion eine Endometritis hervorrufen. — Nach Meinung der Vff. spricht der Uterus in der Follikelphase anders auf die Infektion an als in der Corpus luteum-Phase. Während eine Infektion des Uterus in der Follikelphase sehr schwierig ist, gelingt dies leichter in der Corpus luteum-Phase. Vff. folgern aus den Ergebnissen, daß die Geschlechtshormone den Uterus und seine Reaktion sehr stark beeinflussen. Allerdings ist nach Ansicht der Vff. die Ätiologie der Endometritis auch nicht ausschließlich von den hormonalen Einflüssen abhängig. Sie nehmen ursächlich eine Anzahl unbekannter Faktoren für dieses Leiden an.

H.-J. Kuller. 7562.

4-64/09-0434 Ringen, Leif und Frank, Floyd W.; Pullman, Washington State Univ., Coll. of Veterin. Med. Differentiation of Vibrio fetus and Vibrio bubulus based upon reactions in media containing ferrous sulfate. **(Die Differenzierung von Vibrio fetus und Vibrio bubulus auf der Grundlage ihres Verhaltens in einem eisensulfathaltigen Medium.)** J. Bacteriol. **86** (1963) Nr. 2. S. 344-345. — 2 Tab.

Die Untersuchungen wurden auf einem *Brucella*-Agar (Albimi Laboratories, Inc. Flushing N. Y.) mit einem Zusatz von 0,1% $FeSO_4 \cdot 7\,H_2O$ sowie mit oder ohne 1% Glycerin durchgeführt. Der Nährboden ist 4 Wo. haltbar. Mit Hilfe dieses Mediums wurden 38 *V. fetus*- und 6 *V. bubulus*-Stämme klassifiziert. Das für die Prüfung der H_2S-Bildung weniger empfindliche Eisensulfat-Medium mit oder ohne 1% Glycerin ermöglichte die klare Einteilung der untersuchten Vibrionen-Stämme in 3 Gruppen: *V. fetus var. intestinalis*, *V. fetus var. venerealis* und *V. bubulus*. Vergleichende serologische Untersuchungen an 14 Stämmen ergaben keine vollständige Übereinstimmung mit den biochemischen Untersuchungsergebnissen. E. Kunter. 7562.

4-64/09-0435 Hajsig, M., Setinski, Z. und Topolko, S.; Zagreb, Veterin. Fak. Sveučilišta, Inst. za Zarazne i Invazione Bolesti; Inst. za Zootehn. i Hig. Kvasnice i njima slične gljivice u genitalnim organima krva i junica. I. Istraživanja na klaoničkom materijalu. **(Hefen und hefenähnliche Pilze in den Genitalorganen von Kühen und Färsen. 1. Mitt. Untersuchungen an Schlachthofmaterial.)** Veterin. Arh. [Zagreb] **32** (1962) Nr. 9/10. S. 232-236. — 2 Tab., 24 Lit. Zus. in Engl., Dtsch.

Aus mykologischen und bakteriol. Untersuchungen an Uterus, Cervix, Portio und Vagina von 199 Kühen und Färsen mit entzündlichen Veränderungen der Genitalorgane läßt sich entnehmen, daß bestimmte pathologische Veränderungen primär oder sekundär durch Pilze hervorgerufen werden können.

Insgesamt konnten 111 Hefearten isoliert werden: Gattung *Candida* in 45, *Trichosporon* in 26, *Torulopsis* in 9 Fällen und *Rhodotorula* in einem Fall sowie Gattung *Debaryomyces* in 20 Fällen. — In der Regel kamen verschiedene Pilzarten nicht gemeinsam vor. P. Schmidt. 7562.

4-64/09-0436 Aehnelt, E. und Konermann, H.; Hannover, Tierärztl. Hochschule, Richard-Götze-Haus, Klin. für Geburtshilfe und Gynäkol. des Rindes. **Untersuchungsgang und Untersuchungsergebnisse bei Fortpflanzungsstörungen in Rinderherden.** Dtsch. tierärztl. Wschr. **70** (1963) Nr. 15/16. S. 426-433. — 5 Abb., 29 Lit.
Zur Bekämpfung der Herdensterilität ist die genaue Kenntnis aller in Frage kommenden Faktoren notwendig. Bei Stallhaltung müssen Belichtung, Belüftung, Feuchtigkeit und Temperatur des Stalles überprüft werden. Bei Weidegang sind die tägliche Weidedauer, die Häufigkeit des Umtriebes und die Zufütterung festzustellen. Die tägliche Futterration ist hinsichtlich Menge und Qualität zu beurteilen. Ferner sind der Zustand des Grünlandes und Art und Menge der verwendeten Düngemittel von Interesse. Die Milchleistung und der Verlauf der Laktationskurve verdienen ebenfalls Beachtung. Über den Verlauf von Geburt, Puerperium und Zyklus sowie über durchgeführte Besamungen und Behandlungen sind ausführliche Angaben einzuholen. Bei allen nicht sicher tragenden Rindern muß eine rectale und bei allen krankheitsverdächtigen Tieren eine vaginale Untersuchung durchgeführt werden. Im Falle eines Infektionsverdachtes sind Proben für die bakteriol. und serologische Untersuchung zu entnehmen. Auch die Möglichkeit erblich bedingter Fruchtbarkeitsstörungen ist in Betracht zu ziehen. In Betrieben mit natürlicher Paarung ist eine Untersuchung der Deckbullen durchzuführen. In Betrieben mit künstlicher Besamung ist das Sperma zu untersuchen und außerdem sind bei der Besamungsaußenstelle Erkundigungen über Aufbewahrung, Untersuchung, Transport und Einführung des Spermas einzuholen. J. Jürgens. 7575.

4-64/09-0437 Bühner, F. und Liebetrau, R.; Eisenach, Staatl. Tierarztprax.; Breitungen, Staatl. Tierarztprax. **Zur Therapie der großzystischen Eierstockdegeneration des Rindes unter Berücksichtigung einer verbesserten modernen Technik mit Gonabion.** Mh. Veterinärmed. **18** (1963) Nr. 23. S. 894 bis 900. — 4 Abb., 1 Tab., 35 Lit.
Nach einer einleitenden Besprechung der Behandlungsverfahren der großcystischen Degeneration der Eierstöcke beim Rind beschreiben Vff. ein von ihnen zur direkten Eierstocksbehandlung entwickeltes Ovarpunktions- und -injektionsgerät und berichten über ihre Erfahrungen bei der Cystenbehandlung mit dem HCG-Präparat Gonabion (VEB Arzneimittelwerk Dresden). Das Ovarpunktions- und Injektionsgerät nach Bühner besteht aus einem dickwandigen, stabilen Rohr mit engem Lumen und trägt am Vorderteil eine auswechselbare normale Schraubkanüle, die gegen ein vorzeitiges Einstechen in die Schleimhaut beim Einführen in die Vagina durch einen Stutzen mit Wulst geschützt ist. Am hinteren Teil fixieren zwei Haltefedern eine von den Klammern zentrisch geführte Injektionsspritze mit Veterinärkonusansatz, die nach dem Ablaufen der Cystenflüssigkeit zur Injektion durch Daumendruck in den Konusansatz des kanülentragenden Rohres geschoben werden kann. Das Gerät erlaubt eine schnelle und unkomplizierte Ovarpunktion und -injektion von der Vagina aus unter rectaler Kontrolle als Einmannmethode in einem Arbeitsgang. Von 27 mit Gonabion behandelten Tieren mit großcystischer Degeneration wurden 25 (32,6%) klinisch geheilt und 23 (85,1%) wurden bei einem Besamungsindex von 1,4 wieder tragend. Auf Grund von vergleichenden Untersuchungen wird die intracystöse Injektion von 500 IE bei der ersten und 1000 IE bei der zweiten Behandlung, auch bei Erkrankung beider Eierstöcke, für ausreichend angesehen. Zweit-

behandlungen sind in etwa 50% der Fälle erforderlich. Prognostisch scheint die Erkrankungsdauer und der Zeitraum zwischen letzter Geburt und Behandlung von Bedeutung zu sein. Bei den erfolgreich behandelten Patienten betrug der Zeitraum zwischen Geburt und Behandlung 4,5 Monate, bei den erfolglos behandelten 8 Monate. Das in wasserlöslicher Trockensubstanz vorliegende Gonabion hat sich im Vergleich mit anderen HCG-Präparaten bei der Behandlung der großcystischen Degeneration gut bewährt. J. Wollrab. 7580.

4-64/09-0438 Imori, T., Nakama, S., Murayama, K., Onodera, T., Kojima, H., Yada, S. und Saito, C.; Osaka, Univ., Fac. of Agric. Application of an ovine anterior pituitary extract preparation to ovarian cyst in dairy cows. **(Anwendung eines Hypophysen-Vorderlappenpräparates bei Milchkühen mit Ovarialcysten.)** J. Japan veterin. med. Assoc. **16** (1963) Nr. 2. S. 60-63. — Orig.: jap., Ausz.: engl.
50 Kühe und Färsen mit Ovarialcysten wurden mit einem unfraktionierten Hypophysenvorderlappenextrakt („Vetrophin Abbott") behandelt. 27 dieser Tiere hatten auf eine Behandlung mit Choriongonadotropin in den letzten Monaten nicht angesprochen. Das Präparat wurde i. v. verabfolgt. Von 47 Rindern, die 5 Ratteneinheiten erhalten hatten, wurden 42 geheilt. Bei einem Tier trat jedoch wieder ein Rezidiv auf. 4 weitere Kühe, die auf die 1. Injektion nicht reagierten, erhielten vom 8.-18. Tag nach der Behandlung nochmals 5 RE. Von diesen Kühen wurden 3 geheilt. Drei hochgradig erkrankten Rindern wurden 10 RE injiziert. Eines davon wurde geheilt, die beiden anderen erhielten nochmals 5 RE, wonach auch bei ihnen Heilung eintrat. Die Heilungsquote betrug im ganzen 90%. Von 33 behandelten Zuchtrindern betrug die Konzeptionsquote 81,8%. H.-J. Kuller. 7580.

4-64/09-0439 Keller, E. **Einige Fragen zum Thema: Therapie der Ovarialzysten bei Kühen mit Choriongonadotropin-Präparaten.** Tierärztl. Umschau 18 (1963) Nr. 11. S. 601-602. — 4 Lit.
Vf. zeigt einige Unklarheiten und Widersprüche bei der intracystösen Behandlung von Eierstockscysten auf, die ihm aus der Literatur, von Vorträgen und Mitteilungen von Praktikern bekannt geworden sind und die teilweise noch der wissenschaftlichen Klärung harren. Zunächst wird die Frage aufgeworfen, worauf die Einsparungsmöglichkeit an Choriongonadotropin bei der intracystösen Behandlung gegenüber der intramuskulären oder intravenösen Injektion beruht. Wirkt zum anderen, wie teilweise behauptet wird, die intraabdominale Choriongonadotropinresorption in gleicher Weise wie die intraovarielle Verabreichung? In welcher Weise beeinflußt das Stadium des pathologischen Prozesses am Ovar den Therapieerfolg? Unstimmigkeiten bestehen weiterhin über den Zeitpunkt der Nachuntersuchung und eventuellen Nachbehandlung (6-8 Tage oder 3 Wochen) sowie über die Frage von Zusatzbehandlungen (Uterusinfusionen, Vitamin-, Mineralsalzverabreichung etc.). Die Klärung dieser Fragen wäre für den Praktiker von Bedeutung, da Ovarialcysten bei Kühen in ständig zunehmender Zahl zur Behandlung anstehen. J. Wollrab. 7580.

4-64/09-0440 Schalk, C. Het gebruik van hormonen bij schapen tijdens het dekseizoen. **(Der Gebrauch von Hormonen bei Schafen während der Decksaison.)** Tijdschr. Diergeneeskunde 88 (1963) Nr. 21. S. 1366-1370. — Zus. in Engl., Franz., Dtsch.
Es wurden 2 Versuche zur Erhöhung der Fruchtbarkeit der Schafe durch Injektion von Hormonen durchgeführt. Im ersten Versuch erhielten 2 Gruppen von je 8 Mutterschafen Mitte Sept. eine einmalige Dosis von 0,75 ml Oestromensyl i. m.; die Schafe der einen Gruppe bekamen außerdem am 18. Tag 750 IE Gestyl s. c. und am 21. Tag 100 IE Pregnyl s. c. Im zweiten Versuch erhielten 3 Gruppen von je 6 Schafen einige Tage hintereinander Progesteron i. m. in unterschiedlicher Dosierung und 2 Tage nach der letzten Progesteron-

injektion 500 IE Pregnyl und Gestyl s. c. Nur 3 Schafe konzipierten schon bei der ersten Brunst; die mittlere Anzahl der geborenen Lämmer betrug im ersten Versuch 1,38 und im zweiten 1,05. Die in anderen Ländern festgestellten günstigen Resultate der Hormonbehandlung konnten nicht bestätigt werden. W. Wittig. 7590.

4-64/09-0441 Carroll, E. J., Ball, Lestie und Scott, James A.; Fort Collins, Colorado State Univ. Breeding soundness in bulls — a summary of 10940 examinations. **(Zuchttauglichkeit bei Bullen; Zusammenfassung von 10940 Untersuchungen.)** J. Amer. veterin. med. Assoc. **142** (1963) Nr. 10. S. 1105-1111. — 3 Abb., 14 Tab., 4 Lit.
Von 1954 bis 1962 wurden insgesamt 10940 Bullen, meist ambulant auf den Farmen (in Colorado), auf Geschlechtsgesundheit untersucht. Die Vatertiere gehörten vorwiegend Fleischrassen an (6836 Hereford, 2611 Aberdeen Angus, 469 Charolais u. a.). Neben der klinischen Untersuchung (unter besonderer Berücksichtigung der Geschlechtsorgane, der Augen und des Bewegungsapparates) wurden die meist durch Elektroejaculation gewonnenen Samenproben beurteilt. Bei 31 Bullen (0,57%) von 5397 war durch Elektroejaculation kein Sperma zu gewinnen. Außerdem wurde die künstliche Vagina oder die rectale Massage der accessorischen Geschlechtsdrüsen angewandt. Bei der Samenuntersuchung wurde die Dichte, der Prozentsatz lebender Spermien, die Motilität und die Morphologie der Samenfäden berücksichtigt. Entsprechend der Samenqualität erfolgte eine Einstufung der Bullen in 3 Gruppen: genügend, fraglich, ungenügend. 9070 (82,9%) Bullen wiesen normale (ausreichende), 1294 (11,8%) fragliche und 538 (4,9%) ungenügende Spermawerte auf. 38 (0,3%) der Vatertiere ließen sich nicht einstufen. An den Geschlechtsorganen wurden folgende Veränderungen (10940 Vatertiere) festgestellt. Am Penis und Präputium: Erektionsabweichungen (besonders nach lateral oder ventral bei 190 Tieren), Neubildungen (73); persistierende fibröse Bänder an der Unterseite des Penis verschiedenen Ausmaßes (von der Glans penis zur Umschlagstelle des Präputiums ziehend 57), Verletzungen (26), Urethralfisteln (Hypospadien, a. d. Ausmündung der Urethra 1-2 cm kaudal der Penisspitze, 19), Balanitiden (18), Ulcerationen (6). An den Hoden: Mangelhafte Größe (814), zu schlaffe Konsistenz (806), Hypoplasie (146), anormale Gestalt (104), Fibrose (vorwiegend bei älteren Bullen oder im Anschluß an entzündliche Prozesse 47), Kryptorchismus (14). An Nebenhoden und Samenleiter: Tumoren und Abscesse (52), Nebenhodenentzündungen (40). segmentale Aplasien oder Hypoplasien des Wolffschen Ganges (20). 7359 Bullen wurden rectal untersucht, wobei folgende Veränderungen nachzuweisen waren: vergrößerte Samenblasen (338), Samenblasenentzündungen (181) Scrotalhernien (17), vergrößerte Leistenringe (11). Am Bewegungsapparat und an den Augen wurden unter den 10940 Bullen folgende Veränderungen festgestellt: Mangelhafte Klauenpflege (b. 336 Vatertieren), interdigitale Fibrome (92), unspezifische Lahmheit (61), Panaritium (38), Arthritiden (35), Luxationen (17). — Papillome (209), Carcinome (84), Keratitiden (74), Conjunctivitiden (38) und Cornealulcerationen (16). Unter Berücksichtigung der Ergebnisse der klinischen und spermatologischen Untersuchungen konnten von den insgesamt 10940 Bullen 79,2% als zuchttauglich beurteilt werden. Bei den 12 bis 24 Mon. alten Vatertieren wurde ein höherer Prozentsatz fraglicher oder ungenügender Spermawerte ermittelt als bei älteren. Bei den achtjährigen und älteren Bullen traten klinische und spermatologische Beanstandungen offensichtlich vermehrt auf. J. Wollrab. 7610.

4-64/09-0442 Jacob, W. K.; Jena, Veterinäruntersuchungs- und Tiergesundheitsamt. **Beitrag zur Frage der Hodenerkrankungen bei Besamungsbullen.** Zuchthyg., Fortpflanzungsstör. Besam. Haustiere 7 (1963) Nr. 6. S. 371-381.

Innerhalb von wenigen Monaten treten in drei Besamungsstationen mit einem Gesamtbesatz von 97 Bullen bei 29 Tieren Störungen der Spermiogenese auf. An klinischen bzw. pathologisch-anatomischen Befunden ergeben sich Orchitiden, Epididymitiden und Hodendegenerationen. Bei 10 Tieren ist das klinische Bild kaum ausgeprägt. Nach dem Grad der Pathospermie ist zwischen Azoospermie, Oligospermie und Asthenospermie zu unterscheiden. Außerdem stellen sich noch morphologische Abweichungen anderer Art ein (Lymphocytose u.a.m.). In wenigen Fällen treten Allgemeinstörungen auf. Die Ursache kann nicht geklärt werden, doch weisen die Feststellungen auf infektiöse Noxen hin, ohne aber die Beteiligung alimentärer oder exogener toxischer Faktoren auszuschließen. 13 der Bullen müssen als unheilbar ausgemerzt werden. Die Endstadien der Hodenveränderungen sind entweder kleinknotige Degeneration, Fibrose oder Atrophie. F. Schaetz. 7620.

4-64/09-0443 Shepler, Virginia, Plumer, G. J. und Faber, John E.; College Park, Univ. of Maryland. Isolation of Vibrio fetus from bovine preputial fluid using Millipore filters and an antibiotic medium. **(Die Isolierung von Vibrio fetus aus Rinder-Präputialflüssigkeit unter Verwendung von Milliporfiltern und eines antibiotischen Mediums.)** Amer. J. veterin Res. **24** (1963) Nr. 101. S. 749-755. — 3 Abb., 1 Tab., 23 Lit.

Zur Isolierung von *V. fetus* erwies sich ein Zusatz einer Kombination von Bacitracin (15 E/ml), Polymyxin (1 E/ml) und Novobiocin (5 μg/ml) zu einem Basalmedium aus „brain-heart-infusion-agar" mit 10% Rinderblut und mikroaërophiler Bebrütung brauchbar. 56 Präputialproben infizierter Bullen wurden vergleichsweise durch Direktkultur auf diesem Wege und durch Kultur auf einem Antibiotica-freien Nährboden nach Filtration durch Milliporfilter (0,50-0,60 μ) untersucht. 35 Proben waren mit beiden Methoden positiv, mit dem Antibiotica-Medium wurde 43mal, mit dem Filterverfahren 41mal *V. fetus* isoliert. Durch Kombination beider Methoden konnten die Erreger in 88% aller Proben nachgewiesen werden. Das Antibiotica-Medium hemmte *Proteus* und andere Keime, mit Ausnahme von *Pseudomonas*. *Proteus* und *Pseudomonas* wurden durch die Filtermethode sicher eliminiert. *V. bubulus* zeigte auf dem Antibiotica-Nährboden kein Wachstum, war mit der Filtermethode dagegen häufig nachzuweisen. Chr. Lehnert. 7620.

4-64/09-0444 Haring, F. und Smidt, D.; Göttingen, Univ., Inst. für Tierzucht und Haustiergenetik. **Die Bedeutung der Fortpflanzung für Züchtung landwirtschaftlicher Nutztiere und für die wirtschaftliche Erzeugung tierischer Produkte.** Zuchthyg., Fortpflanzungsstör. Besam. Haustiere **7** (1963) Nr. 6, S. 326-341.

Die Begriffe Fortpflanzung und Fruchtbarkeit erfahren eine knappe, aber grundlegende Interpretation. Letztere gipfelt in der Auslegung der Bedeutung der Fruchtbarkeit für die Produktivität. Hierbei werden die verschiedenen Belange bei Rind, Pferd, Schwein, Schaf, Huhn und Kaninchen prägnant formuliert und in Relation zu den gegenwärtigen bzw. erwartbaren Leistungen gebracht. F. Schaetz. 7670.

4-64/09-0445 Hohn, Walter; Berlin-Dahlem, Univ., Veterinärmed. Fak., Klin. für Tiergeburtshilfe und Klauentierkrankh.; Mariensee/Trenthorst, Max-Planck-Inst. für Tierzucht und Tierernähr. **Untersuchungen über hormoninduzierte Ovulationen von zwei und drei Eizellen beim Rind.** Diss. Berlin-Dahlem **1963** 60 S. — 7 Abb., 5 Tab., 67 Lit.

Die Arbeit diente dem Ziel, die methodischen Voraussetzungen zur Erzeugung von Zwillingsgeburten beim Rind zu erarbeiten. Zwar ist es heute mit Hilfe von Sexualhormonen bei Haus- und Laboratoriumstieren durchaus möglich, die Zahl der Eier und zum Teil auch die Nachkommenzahl zu erhöhen, doch besteht eine erfolgversprechende Voraussetzung für die Erzeugung von Zwillingsgeburten beim Rind erst dann, wenn es auf diesem experimentellen Wege gelingt, die Zahl der ovulierten Eier nicht unbegrenzt und unkontrolliert zu vermehren, sondern lediglich auf zwei oder drei befruchtungsfähige Eizellen zu erhöhen. Im Versuch des Vf. kamen neben Anteron die PMS-Präparate Equoman und Predalon S zur Anwendung. Zur Ovulationsauslösung wurden die LH-Präparate Primogonyl und PLH-Armour verwendet. In der unter den verschiedenen Versuchsgruppen erfolgreichen Gruppe von 11 Tieren wurde PMS (Anteron) als Follikelreifungshormon s. c. eingesetzt. Die Tiere erhielten am 4. Zyklustag 1500 IE und erneut am 16. bis 18. Tag des gleichen Zyklus nach Enucleation 2000 IE. Die LH-Dosis in Höhe von 4000 IE wurde nach Beginn der Brunst gegeben. Es erschienen 4 Zwillings- und 4 Drillingsovulationen. Von 16 geborgenen Eizellen waren 13 befruchtet. Dieses Ergebnis entspricht der Zielsetzung der Arbeit. E. Wiesner. 7678.

4-64/09-0446 Brüggemann, J., Waldschmidt, M., Karg, H. und Schams, D.; München, Univ., Inst. für Physiol. und Ernähr. der Tiere. **Beiträge zur Physiologie der Reifung und des Alterns von Spermien. 2. Mitt. Versuche zur Charakterisierung der Veränderungen der Spermien zwischen Nebenhodenschwanz und Samenleiterampulle des Rindes unter besonderer Berücksichtigung von Sekreteinflüssen.** Zbl. Veterinärmed., R. A **10** (1963) Nr. 6. S. 463-474. — 1. Mitt. vgl. LZ. Abt. IV 8 (1963) Nr. 11. S. 2411.

In vorangegangenen Versuchen wird eine erhöhte aërobe und anaërobe Glykolyse der Ampullenspermien gegenüber Nebenhodenschwanzspermien (NHS-Spermien) in physiol. NaCl-Lösung festgestellt. Es stellt sich heraus, daß Ampullenspermien gegenüber Hypotonie viel empfindlicher sind als NHS-Spermien. Die Atmung und die Glykolyse sind bei Ampullenspermien in hypotonischen Lösungen stark herabgesetzt. Setzt man NHS-Spermien Ampullensekret zu, steigt deren Empfindlichkeit gegenüber hypotonischen Lösungen. In physiol. NaCl-Lösung gewaschene Ampullen- und NHS-Spermien lassen im Gegensatz zu Ejakulatspermien eine verringerte Atmung erkennen. Die Einschränkung der Atmung kann verhindert werden, wenn man dem Sperma vor dem Waschen Samenplasma zusetzt. Ein Zusatz von Phosphationen in Konzentrationen, wie sie im Ampullensekret vorkommen, aktiviert die Glykolyse von NHS-Spermien. Die bisher vorliegenden Ergebnisse deuten darauf hin, daß in der Ampulle verweilende Spermien über den Reifungsprozeß hinaus rasch altern. K. Rothe. 7680.

4-64/09-0447 Rothschild, Lord; Cambridge, Univ. Anaerobic fructolysis, lactic acid and heat production of bull spermatozoa. **(Anaërobe Fructolyse, Milchsäure- und Wärmeproduktion von Bullenspermien.)** Proc. Roy. Soc. Edinburgh, Sect. **B 159** (1964) Nr. 975. S. 291-296.

Nach der Samengewinnung werden die Dichte und der Prozentsatz toter Spermien ermittelt. Die Untersuchungen werden an gewaschenen Spermien vorgenommen. Als Verdünnerlösung verwendet man ein Gemisch aus KCl, $MgSO_4$, Na_2HPO_4, Fructose und Rinderplasmaalbumin. Nach der Verdünnung wird das Sperma nochmals einer dreimaligen Waschung mit der gleichen Verdünnerflüssigkeit unterzogen. Der Fructoseverbrauch liegt im Schnitt 19,5% höher als die Milchsäurebildung. Vergleicht man aber die beim Abbauprozeß der Fructose entstandene Milchsäure und Wärme mit der anaëroben Spermienwärmeproduktion, besteht eine durchschnittliche Differenz von 9,7%. Somit erscheinen also im Durchschnitt 19,5% der abgebauten Fructose nicht als Milchsäure. Diese 19,5% produzieren aber nur 9,2% mehr Wärme als die, die beim Umsatz der 80,5% Fructose in Milchsäure erzeugt wird. Die Schlußfolgerungen, die man aus diesen Resultaten ziehen kann, werden im Zusammenhang mit den anaëroben Stoffwechselvorgängen bei Bullensperma diskutiert. K. Rothe. 7680.

4-64/09-0448 Ramsey, H. A., Lodge, J. R., Graves, C. N. und Salisbury, G. W.; Urbana, Univ. of Illinois. Organic acids in fresh bovine semen. **(Organische Säuren in frischem Bullensperma.)** J. Dairy Sci. **46** (1963) Nr. 10. S. 1132-1134.
Das mit der künstlichen Vagina von Besamungsbullen frisch gewonnene Sperma wird auf seinen Gehalt an organischen Säuren mit Hilfe der Säulenchromatographie untersucht und mit den Blutwerten verglichen. In der Hauptsache werden Essig-, Ameisen-, Milch- und Citronensäure im frischen Sperma gefunden. Darüber hinaus kommen aber noch andere Säuren, besonders Buttersäuren und höhere Fettsäuren vor. Die Glykolsäure ist in hohem Maße im Bullensperma vorhanden. Ein Vergleich zwischen den Säurekonzentrationen im Sperma und Blut zeigt, daß, mit Ausnahme der β-Hydroxybuttersäure, alle anderen Säuren im Sperma in größeren Mengen vorkommen als im Blut. Die Differenzen bei Essig-, Milch- und Glykolsäure sind deutlich und lassen auf eine Bildung im männlichen Geschlechtstrakt bzw. Konzentration in den Geschlechtsanhangsdrüsen schließen. Daß β-Hydroxybuttersäure im Sperma in geringerer Konzentration als im Blut vorhanden ist, hängt wahrscheinlich mit einer veränderlichen Permeabilität zusammen.
K. Rothe. 7680.

4-64/09-0449 Lodge, J. R. und Salisbury, G. W.; Urbana, Univ. of Illinois. Factors influencing metabolic activity of bull spermatozoa. VI. Metabolic CO_2 and fructose. **(Stoffwechselbeeinflussende Faktoren beim Bullensperma. 6. Mitt. CO_2- und Fructosestoffwechsel.)** J. Dairy Sci. **46** (1963) Nr. 2. S. 140-144.
Eine Reihe von Faktoren, die den Sauerstoffverbrauch der Spermien beeinflussen, ist bereits bekannt. Dazu zählen Kälteschock, Incubation, Art der Ionen im Verdünner und Zellkonzentration. Humphrey und Mann haben gezeigt, daß Bockspermien in einer Atmosphäre von 95% O_2 und 5% CO_2 eine höhere Respirationsquote aufweisen als in reiner O_2-Atmosphäre. Anhand von 16 Samenproben und 17 Proben gewaschener Spermien wird nun der Einfluß von CO_2 und Fructose auf den aëroben Stoffwechsel im Bullensperma geprüft. Die Spermatozoen, die sich entweder im Samenplasma oder in salinischen Lösungen befinden, werden mit Salzlösungen oder salzhaltigen Fructoselösungen versetzt und bei 37 °C 4 Std. incubiert. Es wird die Sauerstoffaufnahme und die CO_2-Produktion in Dixon-Keilin-Flaschen festgestellt. Die Ergebnisse zeigen, daß die stoffwechselbedingte Kohlensäure die Sauerstoffaufnahme der Spermien nur bei Anwesenheit von Samenplasma stimuliert. Zugesetzte Fructose vermindert die O_2-Aufnahme während 4 Std. bei Anwesenheit von Plasma und in der ersten Stunde bei gewaschenen Samenzellen. K. Rothe. 7680.

4-64/09-0450 Arbeiter, K.; Hannover, Tierärztl. Hochschule, Richard-Götze-Inst., Klin. für Tiergeburtshilfe und -gynäkol.; Inst. für Haustierbesam. und -androl. **Untersuchungen über den Einfluß verschiedener Heuqualitäten auf die biologische Samenbeschaffenheit von Ziegenböcken.** Zuchthyg., Fortpflanzungsstör. Besam. Haustiere **7** (1963) Nr. 6. S. 349-362.
330 Ejakulate von 10 Jungböcken werden im Verlaufe von 5 Mon. daraufhin untersucht, ob eine Verbesserung der Heuqualität einen merkbaren Einfluß auf die Libido und die Qualität des Spermas ausübt. Es ergibt sich eine Verlängerung der Lebensdauer im verdünnten und unverdünnten Ejakulat sowie eine Steigerung der Vorwärtsbewegung des verdünnten und gelagerten Samens. Außerdem nehmen das Körpergewicht und die Hodenvolumina zu. Ejakulatgröße, Dichte, pH-Wert, Anteil der veränderten Samenzellen usw. bleiben unverändert. F. Schaetz. 7680.

4-64/09-0451 Melrose, D. R.; London, Pig Ind. Development Authority. Modern trends in animal health and husbandry. Artificial insemination in

the pig – a review of its development. **(Moderne Entwicklungstendenzen in der Tierhaltung und Landwirtschaft. Die künstliche Besamung beim Schwein — eine Darstellung ihrer Entwicklung.)** Brit. veterin. J. **119** (1963) Nr. 12. S. 532-543.
Innerhalb der letzten 8 Jahre hat sich in einigen Ländern eine ständige Entwicklung auf dem Gebiet der Schweinebesamung im Hinblick auf deren Ausbreitung und Verbesserung der Besamungsergebnisse bemerkbar gemacht. Konzeptionsraten von über 70% nach einmaliger Besamung werden beobachtet. Die Höhe der Resultate wird in erster Linie durch die sorgfältige Auswahl der zu besamenden Tiere und die sachgerechte Durchführung der Besamung bestimmt. Die Feststellung des optimalen Besamungszeitpunktes ist von außerordentlicher Wichtigkeit. Bei Abwesenheit eines Ebers kann das durch den sogenannten Reittest erfolgen. Die besten Erfolge werden von spezialisierten Besamungstechnikern erreicht, die die Prüfung der Muttertiere und die Samenübertragung sehr gut beherrschen. Die Kosten liegen relativ hoch, wenn man sie mit denen der Rinderbesamung vergleicht. Die Anwendung der Schweinebesamung erscheint nur dann ökonomisch, wenn damit ein züchterischer Nutzen verbunden ist. K. Rothe. 7687.

4-64/09-0452 Schäfer, W. und Baum, W.; Schönow bei Bernau, Inst. für Künstl. Besam. **Untersuchungen über den Einfluß der Dauer der Sexualpause auf die Spermabeschaffenheit bei Besamungshengsten.** Zuchthyg., Fortpflanzungsstör. Besam. Haustiere **7** (1963) Nr. 6. S. 382-386.
271 Ejakulate von 12 Hengsten werden makro- und mikroskopisch untersucht, verdünnt usw. Die vergleichenden Auswertungen zeigen, daß ein Sprungintervall von zwei bis drei Tagen optimale Befunde hinsichtlich Ejakulationsvolumen, Spermienkonzentration und Spermienzahl ergibt. Entsprechend den Ermittlungen ist für die Hengste in der künstlichen Besamung eine Deckpause von 1-2 Tagen zu empfehlen. F. Schaetz. 7700.

4-64/09-0453 Šic, R., Ščedrov, O. und Režek, A.; Zagreb, Veterin. Fac. Sveučilišta, Inst. za Morfol. i Fiziol. O pojavi anorganskog fosfata u nativnu bičjem ejakulatu i o njegovu biokemizmu. **(Zum Vorkommen und Biochemismus von anorganischem Phosphat in nativem Bullenejakulat.)** Veterin. Arh. [Zagreb] **32** (1962) Nr. 9/10. S. 237-241. – 1 Tab., 18 Lit. Zus. in Engl., Franz.
In frisch gewonnenem Bullensperma mit 85-96% lebenden Spermien schwankt der Gehalt an freiem anorganischem Phosphat zwischen 0 und 6,4 mg% bei einem Mittelwert von 1,4 mg%. Nach einstündiger Aufbewahrung des Spermas bei 20-22 °C (57-70% lebende Spermien) erhöhte sich die Phosphatmenge in 59,2% und sank in 14,8% der Proben. Nach weiteren 23 Std. Aufbewahrung ergaben sich ein Anstieg in 52% und ein Absinken in 20% der Proben. – Die geringe Zunahme der Phosphatmenge ist nicht durch enzymatische Hydrolyse von Lecithin oder Glycerylphosphorylcholin zu erklären. P. Schmidt. 7700.

4-64/09-0454 Birch-Andersen, Aksel und Blom, Erik; Copenhagen, Statens Seruminst.; State Veterin. Serum Lab. Concentrating ejaculated sperm for electron microscopy. **(Konzentration des ejakulierten Spermas für die Elektronenmikroskopie.)** Nature [London] **199** (1963) Nr. 4889. S. 201-203.
Bisher wurde 24-48 Std. alter Samen, der mit Eis gekühlt ist, zur elektronenoptischen Untersuchung verwendet. Da jedoch Teile der Zellmembran teils beschädigt waren, erfolgte die Spermienzentrifugation gleich an der Entnahmestelle, so daß eine Fixation schon 30 Min. nach der Gewinnung möglich war. Die Untersuchungen zeigten jedoch, daß eine andere präparative Technik nötig ist, da sich das Zentrifugieren sehr schädlich auf die Feinstrukturen der Spermien auswirken kann. Um diese schädigenden Einflüsse zu umgehen, tropfen Vff. Sperma auf Filterpapier. Nach 2-3 Min. ist das Seminalplasma

in die Poren des Papiers eingezogen, so daß die Fixation beginnen kann. Nach der Fixation folgen Entwässerung und Einbettung in „Vestopal-W". Mit dieser Methode ist es möglich, die schädigenden Einflüsse auf die Feinstrukturen der Spermien auszuschalten. W. Busch. 7700.

4-64/09-0456 Power, J. H. A study of canine semen: Physical factors which may effect the elctrolyte concentration in the ejaculate. **(Untersuchungen über das Hundesperma: Physikalische Faktoren, die die Elektrolyt-Konzentration im Ejakulat beeinflussen können.)** Irish veterin J. **17** (1963) Nr. 2. S. 226-231. 7700.

4-64/09-0457 Mäcke, Klaus; Berlin-Dahlem, Univ., Veterinärmed. Fak., Klin. für Geburtshilfe und Klauentierkrankh. **Vergleichende Untersuchungen über die Eignung von Glycerin und Eidotter als Zusatz zum Magermilch-Verdünner für Bullensamen und Beobachtungen über ihre individuelle Verträglichkeit.** Diss. Berlin-Dahlem **1963** 75 S. — 3 Abb., 14 Tab., 48 Lit.
Unter den in der Rinderbesamung zur Verfügung stehenden Verdünnern stehen der Magermilch-Eidotter-Verdünner und der Magermilch-Glycerin-Verdünner im Widerstreit der Meinungen. Beide Puffer unterscheiden sich lediglich durch die Anwesenheit von Glycerin bzw. Eidotter, sind jedoch dadurch chemisch wie biologisch außerordentlich verschiedene Stoffe. Durch die unterschiedlichen Zusätze entstehen zwei verschiedene Verdünnertypen, deren Konservierungsmechanismus erheblich voneinander abweichen dürfte. Es liegt in diesem Zusammenhang die Frage nahe, ob von seiten des Spermas eine individuelle Verträglichkeit des einen oder anderen Puffers zu beobachten ist. Vf. untersuchte in dieser Richtung 19 schwarzbunte Bullen einer Besamungsstation über einen Zeitraum von knapp 2 Mon. Die Vorwärtsbeweglichkeit war nach Magermilch-Eidotter-Verdünnung (MEV) bei 17 Bullen besser und die Verringerung der Vorwärtsbeweglichkeit bis zum 4. Untersuchungstage schwächer als nach Magermilch-Glycerin-Verdünnung (MGV). Ein Samen mit guter Ausgangsqualität verträgt nach MEV viertägige Lagerungszeit besser als Samen mäßiger Ausgangsqualität. Die Verhältnisse nach MGV liegen gerade umgekehrt. Hinsichtlich der return-Rate schloß die Hälfte der Versuchsbullen nach MGV besser ab, die andere Hälfte hingegen nach MEV. MGV liefert ein gutes Befruchtungsergebnis bei Samen mit guter mikroskopisch beurteilter Ausgangsqualität, MEV umgekehrt mit Samen mäßiger Anfangsqualität. Nach den Ergebnissen des Vf. müßten deshalb auf jeder Station zwei verschiedene Verdünner benutzt werden.
E. Wiesner. 7710.

4-64/09-0458 Filseth, Oddmund. Inseminasjonsforsøk med Illini variable temperature (IVT)-fortynningsvaeske for oksesaed. **(Besamungsversuche mit „Illini variable temperature" [IVT]-Verdünnungsmedium für Bullensamen.)** Medlemsbl. norske Veterinaerforen. **15** (1963) Nr. 12. S. 315-322. — 14 Lit.
Die Versuche umfassen 1516 einmalige Besamungen mit Bullensperma, das mit IVT verdünnt war, und 2689 einmalige Besamungen mit dem gleichen Bullensperma, welches mit 3proz. Natriumcitrat/Eigelb verdünnt war. Die Bereitung des IVT-Verdünners wird angegeben. IVT gab 5,2% bessere Resultate als 3proz. Natriumcitrat/Eigelb. IVT schien im Vergleich zu Natriumcitrat/Eigelb für den Transport geeigneter zu sein. E. Lehnert. 7710.

4-64/09-0459 Bergfeld, Jost; Dummerstorf, Inst. für Tierzuchtforsch. der Dtsch. Akad. der Landwirtsch.-Wiss. zu Berlin. **In vitro-Tiefgefrierversuche (—79 °C) mit Bullensperma unter Anwendung von unterschiedlichen Verdünnungsmedien und Gefriergeschwindigkeiten.** Zuchthyg., Fortpflanzungsstör. Besam. Haustiere **7** (1963) Nr. 6. S. 319-325.

50 geteilte Ejakulate bestimmter Ausgangsbeschaffenheit werden verschiedenen vergleichenden Prüfungen unterworfen. Es ist eindeutig festzustellen, daß der Eidottercitratverdünner dem Magermilchverdünner überlegen ist. Weiterhin ergibt sich, daß die Schnellgefriermethode nach Jakobsen nach eintägiger, einwöchiger und dreiwöchiger Aufbewahrung des Spermas beim Auftauen weitaus bessere Ergebnisse bringt als die Langsamgefriermethode. Aus diesem Grunde ist dieses Verfahren der Praxis zu empfehlen. — Für die Beurteilung des Tiefgefrierspermas eignet sich die einstündige Incubation bei 40 °C bei allen Aufbewahrungszeiten offensichtlich am besten. — Bei der Durchführung der Versuche stellt sich heraus, daß gewisse jahreszeitliche Faktoren die Konservierungsfähigkeit beeinflussen und insbesondere signifikante Unterschiede zwischen Herbst- und Wintersperma bestehen, die bei der Tiefgefrierung berücksichtigt werden müssen. F. Schaetz. 7710.

4-64/09-0460 Ließ, J. und Grove, D.; Hannover, Tierärztl. Hochschule, Richard-Götze-Haus, Inst. für Haustierbesam. und -androl. **Beitrag zur Inaktivierung von Ebersamen durch Begasung des unverdünnten Ejakulates mit Kohlendioxyd.** Dtsch. tierärztl. Wschr. **70** (1963) Nr. 15/16. S. 433-437.

Vor der Durchsprudelung des unverdünnten Spermas mit CO_2 werden diesem pro ml 250 IE Penicillin und 250 μg Dihydrostreptomycinsulfat zugesetzt. Die CO_2-Einleitung dauert durchschnittlich 4-6 Min. Bei entsprechend vorsichtiger Zugabe von CO_2 ist die Schaumbildung gering. Der End-pH-Wert beträgt etwa 6,4. Dann erfolgt die Abfüllung in 30 ml Ampullen. Die zugeschmolzenen Ampullen werden bei +18 °C stehend aufbewahrt. Die Kontrolle erfolgt 24, 48, 72 bzw. 48, 72 und 96 Std. nach dem Abfüllen. Der Inhalt der Ampulle wird in einen Erlenmeyerkolben gegossen und der Samen in einem Wasserbad von 40 °C unter manuellem Schwenken erwärmt und reaktiviert. Die Reaktivierungszeit beträgt etwa 20 Min. Außerdem wird eine Weiterverdünnung des reaktivierten Spermas mit einem Natriumcitratverdünner versucht. Nach einer Lagerungsdauer von 72 Std. besitzen noch 70-80% der Spermien eine gute Bewegungsaktivität. Allerdings ist der Anteil sich vorwärtsbewegender Spermien stark vermindert und der sich am Ort bewegenden Spermien stark erhöht. Bei Zugabe von Natriumcitratverdünner nach der Reaktivierung erhöht sich der Anteil vorwärtsbeweglicher Spermien. Besamungsversuche sollen folgen. K. Rothe. 7710.

4-64/09-0461 Kuprijanova, L. P. Nekotorye voprosy dlitel'nogo chranenija semeni barana. **(Fragen der Aufbewahrung von Schafbocksamen für lange Dauer.)** Trudy Vsesojuznogo naučno-issledovatel'skogo instituta životnovodstva, Moskva **24** (1962) S. 279-285. — 1 Abb., 2 Tab. 7710.

4-64/09-0462 Schwerdtner, H. und Bauer, W. **Zur Anwendung des Spermiodensimeters nach Karras.** Zuchthyg., Fortpflanzungsstör. Besam. Haustiere **7** (1963) Nr. 6. S. 363-370.

Das Spermiodensimeter nach Karras ist zur schnellen und zuverlässigen Bestimmung der Dichte der Ejakulate im Routinebetrieb größerer Besamungsstationen sehr geeignet. Die Abweichungen der Ergebnisse sind nicht größer als bei der Bürker'schen Zählkammer. Die vergleichenden Untersuchungen stützen sich auf 1872 Untersuchungen von 312 Ejakulaten, die von drei Laborantinnen durchgeführt wurden. F. Schaetz. 7720.

4-64/09-0463 Vinš, J.; Prag, ČSSR, Staatl. Verwalt. für Tierzucht. **Die mechanisierte Verrechnung der bei der künstlichen Besamung von Rindern erzielten Ergebnisse.** Int. Z. Landwirtsch. [Sofia/Berlin] **1963** Nr. 5. S. 69-72.

In der ČSSR werden 1962 insgesamt 2,4 Mill. Rinder besamt, das sind 84,8% des Gesamtbestandes. Die ständig wachsende Bedeutung der KB macht eine exakte und schnelle Auswertung der Ergebnisse nötig. Die Berichterstattung beruht in der ČSSR auf der Auswertung der Rinderkarteikarte, der täglichen Arbeitsberichte der Techniker und des Tagebuches des zentralen Besamungspunktes. Die Berichterstattung in der KB umfaßt sehr viele Daten, deren Bearbeitung ohne Verwendung von Rechenmaschinen sehr aufwendig ist. Aus diesem Grunde wird in der ČSSR seit 1961 eine mechanisierte Verrechnung eingeführt. Dazu ist allerdings die Eintragung der Werte in ein bestimmtes Lochkartensystem erforderlich. Die Richtigkeit der Lochung kontrolliert eine Kontrollmaschine. Die einzelnen Kennziffern richten sich u. a. nach den Werten der Erstbesamung, der Anzahl der Kühe- und Färsenbesamung, des Besamungserfolges usw. Das Verfahren hat darüber hinaus eine sehr große Bedeutung für die Ermittlung züchterischer Werte bei Zuchtbullen. W. Busch. 7750.

4-64/09-0464 *Salisbury, Glenn Wade* and *Demark, Noland Leroy van.* **Physiology of reproduction and artifical insemination of cattle.** San Francisco: Freeman. 1961. (XII, 639 S.) 8°. (1964 A 245)

4-64/09-0465 **Zvyšování plodnosti skotu.** (Die Erhöhung der Fruchtbarkeit der Rinder.) Praha. 1963. (20 S.) 8°. (SR 2716, 36)

4-64/09-0466 *Zavadovkij, M. M.* **Teorija i praktika gormonal'nogo metoda stimuljacii mnogoplodija sel'skochozjajstvennych životnych.** (Theorie und Praxis der hormonalen Methode zur Stimulierung der Vielfrüchtigkeit bei landwirtschaftlichen Nutztieren.) Moskva: Sel'chozizdat. 1963. (670 S.) (1964 A 153)

XVII. KRANKHEITEN DER MILCHDRÜSEN

4-64/09-0467 Neundorf, R.; Leipzig, Karl-Marx-Univ., Ambulator. und Geburtshilfl. Tierklin. **Zum gegenwärtigen Stand des Mastitisproblems.** Mh. Veterinärmed. **18** (1963) Sonderh. Nr. 1. S. 25-28.

Ohne Berücksichtigung der weiteren Schäden werden allein die durch die subklinischen und chronischen Mastitiden entstandenen effektiven Milchverluste mit durchschnittlich 25% angegeben. Das bedeutet, daß wir — auf unser Gebiet und das durchschnittliche Jahresaufkommen der letzten 5 Jahre bezogen — jährlich rund 1,5 Mill. Liter Milch hätten mehr erzeugen können. Die Gesamthäufigkeit der Mastitiden beträgt im internationalen Durchschnitt 17-20%, was auch für das Gebiet der DDR zutreffen könnte. Generell ist festzuhalten, daß international die Gesamthäufigkeit der Mastitiden zugenommen hat. Auf Grund der Praxisuntersuchungen des Institutes treten die Mastitiden nach Häufigkeit und Spezifität etwa wie folgt auf: Galtstreptokokken rund 30%, Mischinfektionen 25%, Staphylokokken 17%, *C. pyogenes* 11%, *E. coli* 8%, sonstige Erreger 9%. — Die derzeit stark verbreitete Antibioticatherapie der chron. Mastitiden wird vom Vf. kritisch beleuchtet und auf Schwierigkeiten aufmerksam gemacht. Es wird ferner darauf hingewiesen, daß bis zum heutigen Tage noch nicht exakt geklärt ist, wodurch eine Mastitis überhaupt entsteht. Das Krankheitssyndrom Mastitis basiert nach den heutigen Erkenntnissen auf einem ausgedehnten und äußerst vielseitigen Komplex, der sich im einzelnen aus den Faktoren Umwelt und Erbhygiene zusammensetzt. Als außerordentlich wichtige ätiologische Faktoren werden insbesondere angeführt einseitige und Mangelfütterung, Verdauungsstörungen, Störungen der Genitalfunktionen im weitesten Sinne und Melkmaschinen. H.-J. Kuller. 7800.

4-64/09-0468 Grommers, F. J.; Utrecht, Rijksuniv., Fac. der Diergeneeskunde, Zoötechn. Inst. Een overzicht van de betekenis van het machinaal melken in de aetiologie van mastitis. **(Beziehungen zwischen Maschinenmelken und Mastitisursachen.)** Tijdschr. Diergeneeskunde 88 (1963) Nr. 23. S. 1553-1558. — Zus. in Engl., Franz., Dtsch.

Bei der Entstehung von Mastitiden spielen eine große Anzahl von Faktoren eine Rolle. Bereits die Veranlagung zur Mastitis kann in nicht unerheblichem Maße erblich bedingt sein, hinzu kommen die verschiedenen Umwelteinflüsse. Vf. beschreibt ausführlicher die Einflüsse von Seiten der Kuh, der Maschine und des Melkers. Dabei stellt es sich heraus, daß Maßnahmen zur Verhütung von Mastitiden vor allem auf die Verbesserung aller Vorgänge des maschinellen Melkens gerichtet sein müssen. E. Wiesner. 7800.

4-64/09-0469 Righter, H. F., Hawk, H. W. und Brinsfield, T. H.; Beltsville, Md., A.R.C. Effect of experimental inflammation on vascular permeability in the mammary gland of the ewe. **(Die Wirkung der experimentell erzeugten Entzündung auf die Gefäßpermeabilität im Schafeuter.)** Amer. J. veterin. Res. **24** (1963) Nr. 100. S. 435-438.
Bei 24 nichtlaktierenden Schafen wurde jeweils eine Euterhälfte mit einer Aufschwemmung von *Staphylococcus aureus* infiziert. Die Schafe wurden in 8 Gruppen unterteilt, wobei in jeder Gruppe 1 Tier sich im Oestrus befand, 1 Tier in der Gelbkörperphase und das dritte ovariektomiert war. 20 Min. vor der Schlachtung wurde den Tieren eine Trypanblaulösung i. v. injiziert. Eine Gruppe wurde 1 Std., 4 Gruppen 2 Std., 1 Gruppe 3 Std. und 2 Gruppen 5 Std. nach der Infektion geschlachtet. Die Euter wurden sofort nach der Schlachtung abgetrennt. Bei den nach 1 Std. geschlachteten Tieren bestand zwischen der infizierten und der nicht infizierten Euterhälfte kein Unterschied. Dagegen war bei den nach 2-3 Std. geschlachteten Tieren ein deutlicher Unterschied vorhanden. Die infizierte Euterhälfte war wesentlich stärker gefärbt, besonders bei den Schafen im Oestrus und während der Gelbkörperphase, etwas weniger dagegen bei den ovariektomierten. Bei den 5 Std. nach der Infektion geschlachteten Tieren war der Unterschied bei den brünstigen Schafen und denen in der Gelbkörperphase nicht mehr so deutlich ausgeprägt, dagegen jetzt sehr deutlich bei den ovariektomierten. Es scheint, daß die Ovarialhormone die Gefäßdurchlässigkeit im Anfang der Infektion intensivieren. Gleichzeitig war mit der Steigerung der Permeabilität der Gefäßwände eine deutliche Zunahme der Leukocytenauswanderung festzustellen. H.-J. Kuller. 7815.

4-64/09-0470 Wollrab, J.; Berlin, Humboldt-Univ., Tierklin. für Geburtshilfe und Fortpflanzungsstör. **Über milchabflußbehindernde Veränderungen im Bereich der Euterzisterne und ihre röntgenologische Darstellung.** Mh. Veterinärmed. 18 (1963) Sonderh. Nr. 1. S. 28-32.
Im Vordergrund des klinischen Interesses stehen bei den milchabflußbehindernden Veränderungen die Zitzenverletzungen und -fisteln sowie die pathologischen Zustände am Zitzenverschlußapparat und an der Innenauskleidung des Hohlraumsystems der Zisterne. Alle diese Veränderungen rufen nicht selten eine erhebliche Beeinträchtigung des Milchabflusses hervor. Durch den Ausbau der Operationstechnik und die Verbesserung der Infektionsprophylaxe ist die Prognose der Behandlung von Zitzenverletzungen und -fisteln wesentlich günstiger geworden. Auch die Schwermelkbarkeit infolge von Stenosierungen im Bereiche des Strichkanals läßt sich meist, wenn auch nicht immer dauerhaft, erfolgreich beeinflussen. Vorsichtiger sind dagegen im allgemeinen die Veränderungen an der Schleimhautauskleidung der Zisterne und des Milchgangsystems zu beurteilen, die häufig nicht oder nur wenig überzeugend angegangen werden können. Im Bereich der Schleimhaut des Zitzenhohlraumsystems sind vor allem folgende krankhafte Zustände von Bedeutung: 1) Epithelmetaplasien, 2) Narbenbildungen, 3) chron.-hyperplastische Schleimhautentzündungen, 4) Obliterationen verschiedener Abschnitte oder des ganzen Hohlraumsystems, 5) Falten- und Scheidewandbildungen und 6) Stenosierung der Zisterne durch chronische Euterödeme. Das Ausmaß der Milchabflußstörung ist dabei natürlich abhängig vom Grad

und dem Sitz der pathologischen Veränderungen. Es wird ein Negativkontrastverfahren mit Hilfe von atmosphärischer Luft beschrieben, womit sich die angeborenen und erworbenen Veränderungen im Bereiche der Zisterne gut und relativ einfach röntgenologisch darstellen lassen. Die Technik des Verfahrens wird eingehend angegeben. Vf. geht dann auf die Ursache und die Entwicklung der erworbenen Veränderungen ein und beschreibt entsprechende Operationsverfahren für die einzelnen, den Milchabfluß behindernden Veränderungen. Der Text wird durch 9 Röntgenabbildungen erläutert. Abschließend wird kurz auf das Problem der sog. Pseudomilchfistel, ihrer röntgenologischen Darstellung, Bedeutung, Behandlung und Differenzierung von der echten Milchfistel hingewiesen. H.-J. Kuller. 7820.

4-64/09-0471 Brewer, R. L.; Urbana, Univ. of Illinois, School of Veterin. Med. Mammary vessel ligation for gangrenous mastitis. **(Unterbindung der Eutergefäße bei gangränöser Mastitis.)** J. Amer. veterin. med. Assoc. **143** (1963) Nr. 1. S. 44-46.

Die gangränöse Mastitis verläuft beim Rind akut und perakut. Die Mortalität ist sehr hoch. Die Krankheit überstehende Tiere haben eine lange Rekonvaleszenz. Als Erreger kommt insbesondere *Micrococcus pyogenes* in Betracht. In einzelnen Fällen wurden auch Streptokokken und Clostridien isoliert. Es werden das klinische Bild und die üblichen Behandlungsmethoden mit Antibiotica und Chemotherapeutica sowie Antihistaminica, Glukose, Bluttransfusionen usw. beschrieben. Über gute Erfolge mit hohen Dosierungen von 3 bis 9 Mill. E wäßrigem Procainpenicillin über 4-5 Tage wird berichtet. Diese Methoden sind z. T. recht unbefriedigend und sehr kostspielig. Außerdem erleiden die Tiere einen großen Gewichtsverlust. Heilung und Rekonvaleszenz dauern meist 9-16 Wochen. Mit der Ligatur der Eutergefäße wird die Resorption der Toxine aus dem erkrankten Euter unterbunden. Das erkrankte Gewebe stößt sich gewöhnlich nach 5-10 Tagen ab, und die Heilung dauert insgesamt ca. 4 Wochen. Es kommt auch nur zu geringem Gewichtsverlust, weil die Tiere bereits 12 Std. nach der Operation wieder mit der Futteraufnahme beginnen. Vf. hat in 8 Jahren 17 Tiere derart behandelt, wovon 12 zufriedenstellend ausheilten. Zur Operation werden den Tieren je nach Größe 50-100,0 ml eines 2%igen Anästheticums epidural injiziert. Die Tiere werden in Seitenlage gebracht, das erkrankte Euterviertel nach oben. Die Operationsstelle wird gereinigt und desinfiziert. Parallel zur Euterbasis, etwa 2-3 cm nach oben von ihr entfernt wird an der Grenze zwischen Vorder- und Hinterviertel ein etwa 20 cm langer Schnitt angelegt. Die Euterarterien und -venen werden stumpf freipräpariert und mit einem ca. ½ cm breiten Band im Abstand von 5 cm doppelt unterbunden. Danach werden die Gefäße durchtrennt. Die Hautwunde wird nicht vernäht. Die Nachbehandlung erfolgt täglich mit 3 Mill. E Penicillin 3-4 Tage lang. Fliegen sind von der Wunde fernzuhalten. H.-J. Kuller. 7820.

4-64/09-0472 Heidrich, H. J. und Mülling, M.; Berlin-Dahlem, Univ., Klin. für Tiergeburtshilfe und Klauentierkrankh. **Über die Euteramputation beim Schaf.** Berliner Münchener tierärztl. Wschr. **76** (1963) Nr. 12. S. 231-233. — 4 Abb.

Es wird der klinische Verlauf der infektiösen Mastitis beim Schaf beschrieben, welcher in der Regel sehr schwer ist. Als Erreger kommen vor allem der *Micrococcus ovinus* in Betracht, weiter das *Bacterium ovinum*, Pasteurellen, Clostridien, Streptokokken und *Coli-Aerogens*-Keime. Der unterschiedliche Verlauf wird nicht selten durch die Art des Erregers und seine Bösartigkeit dem Eutergewebe gegenüber bestimmt. Als Ursache für die unbefriedigenden therapeutischen Erfolge kommt — obwohl sich die meisten Sulfonamide und Antibiotica in vitro wirksam erwiesen haben — das zu späte Vorstellen der

erkrankten Tiere in Betracht. Es gelingt meist nur die Rettung des Tieres, während die erkrankte Drüse nach bakteriol. Heilung verödet. Ein bereits eingetretenes Gangrän ist jedoch nicht mehr aufzuhalten. In solchem Falle wäre die Amputation angezeigt. Die Entfernung einer Euterhälfte ist wohl immer zu empfehlen, zumal die Milchleistung der verbleibenden Euterhälfte fast stets ausreicht, auch zwei Lämmer großzuziehen. – Es wird abschließend die Operationstechnik der Euteramputation beim Schaf unter besonderer Anführung eines typisch für die Operation angezeigten Falles beschrieben.
H.-J. Kuller. 7820.

4-64/09-0473 Batis, J., Rebesko, B. und Drobnič, L.; Ljubljana, Veterin. Odjel Biotehn. Fak. Akutni mastitis na farmi mliječnih krava. **(Akute Mastitis in einer Rinderfarm.)** Veterin. Arh. [Zagreb] **33** (1963) Nr. 3/4. S. 75-80. – 2 Abb., 2 Tab., 5 Lit. Zus. in Engl., Dtsch.
Durch einjährige Untersuchungen in einem größeren Kuhbestand wurden in 236 Fällen (36,7% der Kühe) akute Mastitiden festgestellt. Am häufigsten traten sie in den Monaten Juli, August und Sept. auf. Etwa die Hälfte der beobachteten Fälle entfielen auf diese Monate. 45,8% der Mastitiden waren durch *Coli* verursacht, 23,3% durch verschiedene Streptokokken (hauptsächlich *Str. uberis*), 8,3% durch *Str. agalactiae*, 4,2% durch Staphylokokken und 2,5% durch Pilze. In 15,8% der Fälle waren bakteriologisches und mykologisches Ergebnis negativ. P. Schmidt. 7860.

4-64/09-0474 Kortum, Harald; Kiel, Inst. für Tiergesundh.; München, Ludwig-Maximilians-Univ., Tierärztl. Fak., Mikrobiol. Inst. **Antibiotika-Resistenz euterpathogener Streptokokken.** Diss. München **1963** 69 S. – 6 Tab., 111 Lit.
Einleitend wird ein Überblick über die Entdeckungsgeschichte und den chemischen Aufbau verschiedener Antibiotica gegeben. Einige Theorien über Entwicklung und Art der Antibioticaresistenz werden unter besonderer Berücksichtigung der anglo-amerikanischen Literatur aufgeführt. Es wurden 452 aus der Milch stammende Streptokokken-(Str-)Stämme auf ihre Resistenz gegenüber Penicillin, Streptomycin, Bacitracin, Neomycin, Leukomycin und Tetracyclin geprüft (322 aus Gruppe B, 55 aus Gruppe C, die übrigen aus weiteren Gruppen). Sehr gute Empfindlichkeit gegenüber Penicillin (P) wiesen die Str-Gruppen B und C auf, so daß P das Mittel der Wahl bei den häufigsten und wichtigsten Str-Mastitiden ist. Ein Stamm aus der Gruppe B erwies sich als P-resistent. Str der Gruppen D und N wiesen dagegen eine deutlich geringere P-Empfindlichkeit auf. Das Leukomycin (Chloramphenicol) ist ebenfalls sehr wirksam (mit Ausnahme der D-Str). Eine Resistenzquote von 5% ist bei Tetracyclin und von 11% bei Bacitracin vorhanden. Gegenüber Streptomycin erwiesen sich 30% der B-Str als resistent und 65% mäßig sensibel und 49% der C-Gruppe als resistent. Eine Resistenzquote von 55% zeigte Neomycin, das damit gegenüber Str am wenigsten wirksam ist.
W. Kötsche. 7860.

4-64/09-0475 Utpott, Jürgen; Berlin-Dahlem, Univ., Veterinärmed. Fak., Klin. für Tiergeburtshilfe und Klauentierkrankh. **Untersuchungen zum Problem der sogenannten Pyogenesmastitis.** Diss. Berlin-Dahlem **1963** 68 S. – 2 Abb., 115 Lit.
Im Einzugsgebiet einer schleswig-holsteinischen Molkerei wurden die auftretenden Fälle von Pyogenesmastitis gesammelt und hinsichtlich der den Kliniker interessierenden Fragen nach Ätiologie, Diagnose, Prognose, Therapie und Ausgang verfolgt. Bei den 222 Fällen lagen die Höhepunkte der Erkrankungen im März und November. Im Milcheinzugsgebiet Lübeck waren von 52 erkrankten Tieren 42 laktierend. 21,15% standen in der Colostralmilchperiode, 51,93% waren frischmilchend, 7,69% altmilchend und 11,54% standen trocken. Hinzu kamen 3 tragende und ein nichttragendes Jungrind

(7,69%). Das Allgemeinbefinden war in etwa der Hälfte der Fälle gestört, betroffen waren überwiegend die Hinterviertel. Bei Palpation waren die meisten der infizierten Viertel diffus verdichtet. Nur etwa ein Drittel der Milchproben war grobsinnig verändert (rötlichgelb bis grau-grün). Der typische stinkende Geruch wurde bei 41% der Sekretproben festgestellt. Von 53 behandelten Eutervierteln verödeten 20, bei 15 konnte eine teilweise und bei 10 eine völlige funktionelle Wiederherstellung erreicht werden. Die Pyogenesmastitis ist nicht immer eine „Weideseuche", sondern tritt genau so häufig als Stallinfektion auf. Bei der Infektionsentstehung scheinen erlittene Eutertraumen eine Rolle zu spielen. E. Wiesner. 7870.

4-64/09-0476 Mück, Horst; München, Univ., Gynäkol. und Ambulator. Tierklin. **Beziehungen zwischen akuten und chronischen Mastitiden bzw. latenten Keimbesiedlungen im Rindereuter.** Diss. München **1963** 47 S. — 14 Tab., 13 Lit.
In einem Praxisgebiet wurden 54 Bestände mit 416 Kühen systematisch mittels Schalm-Test, Hotis-Test, Blut- und TKT-Platte untersucht. 42,5% der Kühe wiesen eine Sekretionsstörung auf, 37,2% Keimbesiedlung. Als Ursache für die gehäuften Sekretionsstörungen werden die durchweg schlechten hygienischen Stallverhältnisse sowie die mangelhafte Melk- und Milchhygiene angesehen. Sekretionsgestörte Euter erwiesen sich gegenüber schweren akuten Mastitiden als besonders anfällig. Von den klinischen Mastitiden waren 23,25% durch Colibakterien bedingt. Herden mit starker Keimbesiedlung zeigten gegenüber Colimastitis eine besondere Anfälligkeit. W. Kötsche. 7890.

4-64/09-0477 Aleandri, M. und Pin, R.; Firenze, Univ., Ist. d'Ig. Isolamento ed identificazione di Cryptococcus neoformans da un caso di mastite bovine. **(Isolierung und Feststellung von Cryptococcus neoformans in einem Falle von Mastitis beim Rinde.)** Zooprofilassi [Rom] **19** (1964) Nr. 1. S. 15-28. — 6 Abb., 29 Lit.
In wiederholt entnommenen und untersuchten Proben einer Kuh mit Mastitis fanden sich in allen vier Vierteln ein mikroskopisch und physiologisch sowie durch Tierversuch identifizierter Stamm von *Cryptococcus neoformans*. 16 Monate vorher war bei der gleichen Kuh anläßlich einer aetiologisch nicht diagnostizierten Mastitis eine antibiotische Behandlung vorgenommen worden. K. Reinhardt. 7890.

4-64/09-0478 Hauke, H. und Schönherr, W.; Jena, Inst. für Bakterielle Tierseuchenforsch. der Dtsch. Akad. der Landwirtsch.-Wiss. zu Berlin. **Beitrag zur Mastitisschnelldiagnose mit oberflächenaktiven Detergentien.** Mh. Veterinärmed. **18** (1963) Nr. 24. S. 937-941. — 5 Tab., 27 Lit.
4 Detergentien der Leuna-Werke „Walter Ulbricht" wurden auf ihre Eignung für die Durchführung von Mastitis-Schnelltests im Sinne des Schalm-Tests geprüft. Das Alkylarylsulfonat ergab die besten Resultate, so daß sich die mitgeteilten Befunde auf dieses beziehen. 1125 Einzelmilchproben wurden vergleichend untersucht. Im Gegensatz zum Schalm-Test wird eine Unterteilung nur in 2 positive Reaktionsstufen vorgenommen und ein neuer Beurteilungsschlüssel aufgestellt, der zu einer besseren Übereinstimmung von Testreaktion und Zellzahl führt. Weitgehend korrelierten auch Chloridwert und Ausfall des Masitistests. Dagegen bestand zum Ergebnis der bakteriologischen Untersuchung nur geringe Übereinstimmung. Vff. halten daher den Schnell-Test mit Alkylarylsulfonat „Leuna" für geeignet als Herdentest zur Feststellung von mit Zellzahlerhöhung einhergehenden Reizzuständen des Euters und zur Kontrolle der zur Anwendung kommenden Melktechnik bei der maschinellen Milchgewinnung. W. Kötsche. 7925.

4-64/09-0479 Frank, Norma A. und Pounden, W. D.; Wooster, Ohio Agric. Exp. Stat. Preservatives and extended refrigeration effects on catalase,

California, and Whiteside mastitis tests. **(Die Wirkung von Konservierungsmitteln und längerer Kühlung auf Katalasebestimmung, California- und Whiteside-Mastitis-Test.)** J. Amer. veterin. med. Assoc. **142** (1963) Nr. 8. S. 878 bis 880. — 6 Tab.

Wegen der häufigen Anwendung der Katalasebestimmung sowie des California- und Whiteside-Mastitis-Testes zur Feststellung von Sekretionsstörungen im Euter wurden diese auf ihre Beeinflußbarkeit durch zugefügte Konservierungsmittel zu den Proben bzw. durch Abkühlung der Milch für einige Tage überprüft. Als Konservierungsmittel wurden Kaliumbichromat (eine der handelsüblichen Tabletten auf ½ Liter Milch) und Formalin (0,5 ml auf 10 ml Milch) verwendet. Die Tests wurden innerhalb einer Stunde nach Zusatz der Mittel durchgeführt. Der Zusatz von Kaliumbichromat mindert die Reaktionen wesentlich oder hebt sie bei allen 3 Tests völlig auf. Durch den Zusatz von Formalin wird die Gasbildung bei dem Katalasetest beachtlich herabgesetzt, während California- und Whiteside-Test weniger beeinflußt werden. Zur Bestimmung der Einwirkung der Abkühlung auf den Katalasetest wurden 457 Proben 1-6 Tage abgekühlt. Bei den Proben mit normaler Gasbildung (0-25%) war diese nach der Abkühlung — je nach Dauer derselben — vermindert, bei den Proben mit vermehrter Gasbildung am Tage der Entnahme der Proben (26-50%, 50% und darüber) war diese nach der Abkühlung vermehrt. Der Einfluß der Abkühlung war bis zum 5. Tag nur gering bei dem Whiteside- und kaum zu erkennen bei dem California-Mastitis-Test. H.-J. Kuller. 7935.

4-64/09-0480 Oklješa, B., Rako, A., Jakovac, M., Mikulec, K., Milunović, M. und Orlić, Nevenka; Zagreb, Veterin. Fac. Sveučilišta, Inst. za Zootehn. i Hig.; Veterin. Inst. Liječenje kroničnih kataraličnih mastitisa i njegovi efekti u proizvodnji mlijeka. **(Die Behandlung der chronisch-katarrhalischen Mastitis und ihr Einfluß auf die Milchleistung.)** Veterin. Arh. [Zagreb] **32** (1962) Nr. 9/10. S. 242-247. — 5 Abb., 8 Lit. Zus. in Engl., Franz.

An 109 Kühen mit chronisch-katarrhalischer Entzündung eines oder mehrerer Euterviertel wurde die Milchleistung des entzündeten Viertels vor und nach einer Behandlungskur mit Penicillin und Streptomycin mit der eines nicht entzündeten Viertels des betreffenden Tieres verglichen. — Vor der erfolgreichen Behandlung war für 76 Viertel die Milchmenge um 23,3% geringer als die der nichtbefallenen Viertel; nach 2monatiger Behandlung betrug die Differenz 10,7% und nach dem Kalben nur noch 2,3%. — Bei erfolgloser Behandlung vergrößerte sich die Differenz von 27,8% nach dem Kalben auf 42,2%. P. Schmidt. 7950.

4-64/09-0481 Cartmell, W. B., Murton, K. J. und Rule, A. W.; Havant, John Wyeth & Brother Limited. The efficacy of an oleandomycin/streptomycin combination in bovine mastitis, as demonstrated by two double-blind trials. **(Die Wirkung einer Kombination von Oleandomycin und Streptomycin bei der Mastitis des Rindes — geprüft in zwei unabhängigen Versuchsreihen.)** Brit. veterin. J. **119** (1963) Nr. 6. S. 274-280.

Oleandomycin ist ein Antibioticum, gewonnen aus *Streptomyces antibioticus*. Es ist wasserlöslich bei 20 °C. Es ist wirksam gegen grampositive Erreger wie Staphylokokken, Streptokokken, Corynebakterien, *Bacillus anthracis* und *Erysipelothrix*. Staphylokokken sind gegen Oleandomycin wenig resistent. Auf Grund der Wasserlöslichkeit wird es rasch resorbiert und sehr schnell auch wieder ausgeschieden. Durch die Kombination mit Streptomycin wird das Wirkungsspektrum des Präparates „Bovamast" auch auf gramnegative Keime wie *Klebsiella, Escherichia coli, Pseudomonas* und *Chromobacter* ausgedehnt. Das Präparat wurde mit einem Procainpenicillin-G-Neomycin-Streptomycingemisch und einer Oxytetracyclin-Eutersalbe in seiner Wirksamkeit verglichen. – Die erkrankten Viertel wurden 3 Tage lang mit je einer Tube der entsprechenden Präparate behandelt. Vor Beginn der Behandlung wurden Milchproben entnommen, die Erreger isoliert. 3 Tage nach Absetzen der Behandlung wurde die Milch auf das Vorhandensein von Resten des Medikaments geprüft und nach weiteren 14 Tagen die Proben nochmals bakteriologisch untersucht. In der ersten Versuchsreihe wurden 80 Viertel behandelt, davon 41 mit Bovamast und 39 mit dem Penicillin-G-Streptomycin-Neomycingemisch. In der zweiten Serie waren es 39, davon 20 mit Bovamast und 19 mit einem Oxytetracyclinpräparat. Obgleich nach 72 Std. bakteriol. mit Oxytetracyclin die meisten Heilungen mit 90% erzielt wurden, gegenüber 70% bei Bovamast und 69% bei dem Mischpräparat, waren klinisch die meisten Heilungen mit Bovamast mit 85%, gegenüber 75% bei Oxytetracyclin und 64% bei dem 3. Vergleichspräparat, zu beobachten. Beachtenswert ist ferner, daß Bovamast 72 Std. nach Absetzen der Behandlung in ca. 90% der Fälle aus dem Euter wieder ausgeschieden war, Oxytetracyclin nur in 80% und das Mischpräparat sogar nur in 73,5%. Bei der Nachkontrolle nach weiteren 14 Tagen waren bei den mit Bovamast behandelten Tieren wesentlich weniger Rezidive zu beobachten als bei den anderen Gruppen. H.-J. Kuller. 7950.

4-64/09-0482 Frank, Norma A. und Pounden, W. D.; Wooster, Ohio Agric. Exp. Stat. Mastitis tests of bulk tank milk and quarter samples from the same dairy herds. **(Mastitistests mit Sammel- und Viertelgemelkproben der gleichen Milchkuhherden.)** J. Amer. veterin. med. Assoc. **142** (1963) Nr. 12. S. 1390-1394.
Im Verlaufe von 7 Mon. wurden in 12 Herden ca. 100 Sammel- und Viertelgemelkproben der gleichen Kühe auf die gleiche Weise getestet. Es wurden die Katalasewerte bestimmt, der California-Mastitis-Test (CMT) und der Hotis-Test durchgeführt und die Proben bakteriologisch auf Blut-Tryptose-Agar-Platten untersucht. Bei der Katalasebestimmung wurden bei den Sammelgemelken etwa nur einhalb soviel positive Proben (17,8%) wie bei den Viertelgemelken (33,3%) gefunden. Im Gegensatz zur Katalasebestimmung waren bei den Sammelgemelken 1,64% gegenüber 1,5% bei den Viertelgemelken CMT-positiv. Beim Hotis-Test, der die Anwesenheit der Streptokokken anzeigt, reagierten bei den Sammelgemelken 31,6% positiv und bei den Viertelgemelken waren es nur 19,2%. Bei der bakteriol. Untersuchung wurden in einer ungeheuer großen Anzahl der Sammelgemelke (91,6%) Streptokokken gefunden und bei den Viertelgemelken dagegen nur in 40,9%. Bei den Sammelgemelken wurden bei der bakteriol. Untersuchung wesentlich mehr Streptokokken ermittelt als im Hotis-Test. Dagegen stimmten die gefundenen Werte der beiden Untersuchungen bei Viertelgemelkproben annähernd überein. Hämolysierende Staphylokokken wurden bakteriol. in 78,7% der Sammelgemelk- und in 39,8% der Viertelgemelkproben festgestellt. Auf Grund der Untersuchungsergebnisse wird gefolgert, daß die Untersuchung von Sammelgemelkproben etwa den Mastitisstatus einer Herde widerspiegelt. H.-J. Kuller. 7970.

XVIII. JUNGTIERKRANKHEITEN

4-64/09-0483 Andersen, Sigurd; København, Veterin.- og Landbohøjskole. Om opfedning af sodmaelkskalve og problemer forbundne hermed. **(Aufzucht von Süßmilchkälbern und die damit verbundenen Probleme.)** Medlemsbl. danske Dyrlaegeforen. **47** (1964) Nr. 4. S. 109-117. – 1 Abb., 10 Lit.
Um in möglichst kurzer Zeit Schlachtkälber mit spezieller Fleischqualität zu erzielen, tauchte in den letzten Jahren ein neuer Produktionszweig in der Landwirtschaft in Form der Aufzucht von Kälbern ausschließlich mit Süßmilch oder Süßmilchersatz auf. Dies erfordert besondere Vorsichtsmaßnahmen in der Pflege der Kälber, nicht zum wenigsten im Hinblick auf die verminderte

Resistenz der Tiere gegen Infektionen. Vf. gibt zur Orientierung der Tierärzte eine Übersicht über die Erfahrungen in der Aufzucht von Süßmilchkälbern und die in diesem Zusammenhang auftretenden Krankheiten (Diarrhöe, Bronchopneumonie, Organdystrophien) und deren Bekämpfung.
E. Lehnert. 8012.

4-64/09-0484 **Entwicklung hochwirksamer Impfstoffe und diagnostischer Verfahren zur Feststellung von Tierseuchen. Teilthema: Untersuchungen über die Wirkung von tierischen Gammaglobulinen bei der Bekämpfung von Jungtieraufzuchtkrankheiten.** Dessau, Forsch.-Inst. Impfstoffe Plan-Nr.: 26 90 15/3-13/2. Abschlußber. (11/3. 1964).
Es wird geprüft, inwieweit Rinder- und Schweinegammaglobuline, hergestellt aus Seren von Schlachttieren, geeignet sind, Jungtieraufzuchtkrankheiten zu verhüten. Die Erprobung der Gammaglobuline erfolgte in der Praxis. Im Mäuseschutzversuch und mit Hilfe der Agglutination (Widal) wurden die bakteriellen Antikörper der Gammaglobuline ermittelt. Auf Grund der großen therapeutischen Erfolge bei Kälberaufzuchtkrankheiten wurde Rindergammaglobulin in die Produktion aufgenommen. Für die Anwendung von Schweinegammaglobulin läßt sich nach den bisherigen Untersuchungsergebnissen noch keine sichere Indikation ableiten. 8030.

4-64/09-0485 Stellmacher, W. und Heydenreich, G.; Berlin, Staatl. Veterinärmed. Prüfungsinst.; Angern, Staatl. Tierarztprax. **Prophylaxe der Jungtierkrankheiten durch Dickmilch.** Mh. Veterinärmed. **19** (1964) Nr. 3. S. 89-90. — 7 Lit.
Vff. gehen davon aus, daß besonders in der wärmeren Jahreszeit durch Verfütterung von ansaurer Milch an die Ferkel und auch an andere Jungtiere sehr leicht Darmkatarrhe bei diesen Tieren auftreten können. Deswegen wurde in einigen Betrieben mit der Verfütterung von Dickmilch begonnen, wobei sich zwei Molkereien für die erste Herstellung dieser Milch aus Buttereikultur unter Hinzufügung von einigen Darmbakterienstämmen bereiterklärten. In den Betrieben wurde dann die Dickmilch auf die tägliche Rückliefermilch „überimpft“, so daß während der wärmeren Jahreszeit die Dickmilch über mehrere Tage ohne Neuanlieferung von „Säurewecker“ aus der Molkerei erfolgen konnte. Bei der Verfütterung an Kälber ist auf die Erwärmung zu achten. Der Übergang zur Dickmilchverfütterung muß in jedem Falle allmählich erfolgen. In den genannten Betrieben gingen nach Einführung dieser Fütterungsmethode die Verdauungsstörungen bei Jungtieren schlagartig zurück. — Die Verfütterung von Dickmilch ohne Zugabe bestimmter Darmbakterien halten Vff. für nicht so günstig. Weitere Untersuchungen müssen die Möglichkeit der Dickmilchverfütterung in der kälteren Jahreszeit klären, wobei besonders Wert auf die Erwärmung der Milch zu legen ist. E. Werner. 8030.

4-64/09-0486 Bain, A. M. Corynebacterium equi infections in the equine. **(Corynebacterium equi-Infektionen beim Pferd.)** Austral. veterin. J. **39** (1963) Nr. 4. S. 116-121. — 3 Tab., 10 Lit.
Bericht über 47 Fälle von *C. equi*-Infektionen beim Fohlen. Der Keim verursacht vorwiegend Pneumonien mit Absceßbildung in den Lungen; er kann auch ulcerative Lymphangitis, Abscesse und Pleuritis hervorrufen. Als Erreger uteriner Infektionen bei Stuten wird er selten gefunden, so daß es wenig wahrscheinlich ist, daß die Infektion der Fohlen davon herrührt. Der Keim ist ein Bodenkeim, und es ist anzunehmen, daß Wurmlarven in der Pathogenese eine Rolle spielen. Chr. Lehnert. 8055.

4-64/09-0487 Manta, A. D., Marian, P. und Dima, C. Cercetări preliminare asupra combaterii anemiilor la purcei prin administrarea unor globuline serice cu proprietăţi eritrostimulatoare. **(Vorversuche über die Bekämpfung der Ferkelanämie durch das Eingeben von Serumglobulinen mit die**

Blutbildung stimulierenden Eigenschaften.) Inst. agronom. „Dr. Petru Groza" Cluj, Lucrări ştiinţ. **18** (1963) S. 297-301. — 1 Tab., 9 Lit. Zus. in Russ., Engl.
Vff. unternehmen an 6 Wochen alten Ferkeln Versuche mit der zweiten Serumfraktion einiger Schafe, die mit Phenylhydrazin nach der Methode Dubert et al. anaemisch gemacht worden waren. Das Präparat ließ die Anzahl der Blutkörperchen um 36,7% und das Hämoglobin um 11,1% im Vergleich zum Anfangszustand ansteigen. V. Velican. 8142.

4-64/09-0488 Glawischnig, E.; Wien, Tierärztl. Hochschule, Lehrkanzel für Buiatrik. **Durchfälle bei Saugferkeln, verursacht durch die Ausscheidung von Streptokokken mit der Saumilch.** Wiener tierärztl. Mschr. **50** (1963) Nr. 12. S. 1065-1069. — 5 Lit.
Obwohl der prozentuale Anteil der durch bakterielle Infektionen bedingten Todesfälle bei Ferkeln in den ersten 7 Lebenstagen nicht sehr hoch ist, können teilweise ganze Würfe betroffen werden. Deswegen stellte Vf. Untersuchungen an, ob durch die Sauenmilch Bakterien mit ausgeschieden werden. Bei drei von sieben Sauen konnten aus den Milchproben β-hämolysierende Streptokokken kulturell nachgewiesen werden, obwohl teilweise weder die Milch noch das Gesäuge grobsinnliche Veränderungen zeigten. Die Milchproben wurden nach der Injektion von oxytocinhaltigen Mitteln unter weitestgehend sterilen Bedingungen entnommen und auch auf Zell- und Chlorgehalt mit untersucht. Bei gestorbenen Ferkeln konnten Streptokokken des gleichen serologischen Typs aus dem Herzblut nachgewiesen werden. Deswegen zieht Vf. die Schlußfolgerung, daß diese Erreger, wenn schon nicht als alleinige Ursache für die Durchfälle der Ferkel, so doch für die Schwere der Erkrankung und den häufigen letalen Ausgang verantwortlich gemacht werden können. E. Werner. 8145.

4-64/09-0489 Haugan, Arvid und Hagen, Olav; Oslo, Norges Veterinaerhøgskole, Inst. for Naeringsmiddelkontrol og Hyg. Colienterotoksemi hos gris. **(Colienterotoxämie bei Ferkeln.)** Nord. Veterinärmed. **15** (1963) Nr. 7/8. S. 557-572. — 51 Lit.
Vff. geben einen geschichtlichen Überblick über die mit „Colienterotoxämie" bezeichneten Krankheiten, eine Übersicht über Symptome nebst Krankheitsverlauf, pathologisch-anatomische Veränderungen, Ätiologie, Serologie, Toxikologie, Epidemiologie, Pathogenese und Therapie sowie Prophylaxe. Die Wichtigkeit einer Klärung derjenigen prädisponierenden Faktoren wird betont, welche die schnelle Entwicklung bestimmter Serotypen von *E. coli* herbeiführen. E. Lehnert. 8145.

4-64/09-0490 Hagen, Olav und Haugan, Arvid; Oslo, Norges Veterinaerhøgskole, Inst. for Naeringsmiddelkontrol og Hyg. Bacteriologiske og toksikologiske undersøgelser over colienterotoksemi hos gris. **(Bakteriologische und toxikologische Untersuchungen bei der Colienterotoxämie der Ferkel.)** Nord. Veterinärmed. **15** (1963) Nr. 7/8. S. 497-511. — 17 Lit.
In 105 von 117 Darmproben von Ferkeln mit Colienterotoxämie wurden hämolysierende *E. coli*-Keime nachgewiesen. Bei 87% der isolierten Stämme dominierten die Typen O 141:K 85 a, b K 85 a, c (b) und O 141:K 85 a, c (b), E 68 II bzw. E 145 (Ref. Weybridge); doch kamen auch O 138:K 81 (B) und O 139:K 82 (B), E 57 bzw. E 4 häufig vor. In 21 von 48 Kotproben von gesunden Ferkeln aus Beständen mit aufgetretener Colienterotoxämie wurden hämolysierende *E. coli*-Keime ermittelt. Die Flüssigkeit des Darminhalts von an Colienterotoxämie erkrankten Ferkeln erwies sich toxisch für Mäuse und Ferkel; ebenso verhielten sich zerriebene, hämolysierende *E. coli*-Keime. Weitere Untersuchungen zur Klärung der Beziehung von Colienterotoxämie zum akuten Herztod der Ferkel seien nötig. E. Lehnert. 8145.

4-64/09-0491 McLean, J. W., Thomson, G. G. und Lawson, B. M.; Canterbury, Lincoln Coll. A selenium responsive syndrome in lactating ewes.

(Ein auf Selen ansprechendes Syndrom bei laktierenden Mutterschafen.) New Zealand veterin. J. **11** (1963) Nr. 3. S. 59-60. – 1 Tab., 9 Lit.
In Neuseeland kommen eine Reihe von Schafkrankheiten vor, die sich ihrem Wesen nach durch Verabreichung minimaler Mengen von Se beeinflussen lassen. Sie betreffen jedoch meist Lämmer und Jungtiere. Nach neueren Berichten (Hartley und Grant 1961) können aber auch erwachsene Tiere an derartigen Erscheinungen erkranken. Die vorliegende Arbeit berichtet, daß Mutterschafe bei Beginn der Laktation in South Island infolge Nahrungs- oder anderer Umweltbelastungen an einem unter Abmagerung, Durchfall, erhöhter Parasitenbürde und vermehrter Sterblichkeit einhergehenden Syndrom erkrankten, das durch eine Selentherapie beeinflußt werden konnte (25 mg Phenothiazin feiner Partikelgröße und 5 mg Selen als Natriumselenat). Da die genannte Erkrankung normalerweise zum Beginn der Laktation, wenn der Nährstoffbedarf der Mutterschafe hoch ist, einsetzt, die Tiere aber bereits eine Nährstoffmangelperiode am Ende der Trächtigkeit hinter sich haben, liegt die Vermutung nahe, daß das Syndrom auf einer geringen Selenzufuhr im Futter beruht. Die zunehmende Parasitenbürde ist sicher von sekundärer Bedeutung. Es bedarf der Erwähnung, daß bei den fraglichen Erkrankungsfällen weder die angeborene noch die Spätform der weißen Muskelkrankheit bei den bei der Geburt nicht mit Selen behandelten Lämmern zu beobachten waren.
H. Busse. 8162.

4-64/09-0492 Ribe, Ottar. Muskeldystrofi hos lam. **(Muskeldystrophie bei Lämmern.)** Medlemsbl. norske Veterinaerforen. **15** (1963) Nr. **4.** S. 55-74. – 1 Abb., 47 Lit.
Nach einer Literaturübersicht berichtet Vf. über klinische Symptome, pathologische Anatomie und Histologie. Die geographische Verbreitung der Muskeldystrophie und die Futter- und Milieuverhältnisse in derartigen Distrikten werden betrachtet. Es wird darauf hingewiesen, daß nach regenreichen Sommern mit schlechter Heuqualität die Sicherstellung genügender Mengen von E-Vitamin und von Selenverbindungen zu beachten ist.
E. Lehnert. 8170.

XIX. FLEISCHBESCHAU, LEBENSMITTELÜBERWACHUNG

4-64/09-0493 Drieux, H. Inspection of meat in Europe. **(Die Fleischbeschau in Europa.)** Veterin. Rec. **75** (1963) Nr. 52. S. 1448-1452.
Die Fleischbeschau in Europa ist durch die Bildung der EWG und nicht zuletzt durch die Verhandlungen über den Beitritt Englands von aktuellem Interesse. In vorliegender Arbeit werden mit einigen Beispielen aus verschiedenen west- und südeuropäischen Ländern die Organisation in der Fleischbeschau (Flb.) (Gesetze und Richtlinien, Anzahl der öffentlichen und privaten Schlachtstätten), die Rolle der Veterinärmedizin (Ausbildung, Durchführung der Flb., Leitungstätigkeit), die Anzahl der in der Flb. beschäftigten Tierärzte mit ihren Arbeitsgebieten, die Rolle des vet. med. Hilfspersonals und die überall existierenden Bestimmungen und Verordnungen, die sich auf die Schlachtung und auf die Be- und Verarbeitung des Fleisches beziehen, besprochen. Ferner geht Vf. auf die Ausführung der Lebenduntersuchung und Flb., auf die Rechte der in der Flb. tätigen Personen (mit Hinweisen auf Ausführungsbestimmungen), Untersuchung des für Im- und Export bestimmtem Fleisches ein. In dem Abschnitt über weitere Funktionen der „meat inspectors" wird auf die Aufgaben in der Lebensmittelüberwachung, Beachtung verschiedener Gesetze und Bestimmungen, die Be- und Verarbeitung von Lebensmitteln tierischer Herkunft und auf die Zusammenarbeit mit Sachverständigen anderer wissenschaftlicher Berufe hingewiesen. Abschließend erwähnt Vf. eine von Spezialisten aus den 6 EWG-Staaten ausgearbeitete Direktive über den zwischenstaatlichen Austausch frischen

Fleisches, deren 8 Hauptpunkte in die Flb.-bestimmungen der jeweiligen EWG-Staaten aufgenommen werden sollen. Er kommt zu dem Schluß, daß im Gegensatz zu den meisten europäischen Ländern England und Wales auf dem Gebiete der Flb. weit zurück liegen. Es besteht jedoch die Hoffnung, daß durch Verwirklichung verschiedener Projekte diese Situation bald verändert wird. Vf. will mit dieser Arbeit einen Beitrag für die Bestrebungen zur Verbesserung der Organisation und Durchführung der Flb. in England liefern. H. Heimbürge. 8265.

4-64/09-0494 Staben, Peter; Berlin-Dahlem, Univ., Veterinärmed. Fak., Inst. für Fleischhyg. und Schlachthofkunde. **Der Einfluß des Abflammens mit dem Propangasbrenner auf den Oberflächenkeimgehalt der Schweine nach der Schlachtung.** Diss. Berlin-Dahlem **1963** 76 S. – 12 Tab., 88 Lit.
Da bei der Herstellung einiger Fleischprodukte, wie etwa bei Dosenschinken, auch die Schweinehaut mit verarbeitet wird, ist in solchen Fällen der Oberflächenkeimgehalt des zu verarbeitenden Fleischgutes von ganz besonders großer Bedeutung. Vf. stellte fest, daß ein mindestens zweiminütiges Abflammen der Schlachtschweine nach dem Brühen mit einem eigens dafür konstruierten Propangasbrenner den Oberflächenkeimgehalt verringert. Die vielen Reinfektionsmöglichkeiten (Kleidung des Schlachtpersonals, Geräte usw.) stellen jedoch die Erfolge des Abflammens in Frage. Nur dann, wenn nach dem Abflammen jede Berührung von Menschenhand vermieden wird, oder die Tierkörper nur noch einem bestimmten Personenkreis zugänglich sind, verspricht die Methode Erfolg. Daraus würde sich ergeben, daß nur eine strikte Trennung in eine unreine und reine Seite sowie eine damit verbundene Änderung der Schlacht- und Verarbeitungsmethoden einer erneuten Verkeimung entgegen wirken kann. E. Wiesner. 8275.

4-64/09-0495 Eymmer, H.-J.; Karl-Marx-Stadt, Rat der Stadt, Tierärztl. Hygienedienst. **Beanstandungen bei der Fleischbeschau des Schweines infolge fütterungsbedingter Geruchs-, Geschmacks- und Farbabweichungen.** Mh. Veterinärmed. **18** (1963) Nr. 24. S. 949-952.
Die Abweichungen in Farbe, Geruch und Geschmack, die bei Schweinen zu Beanstandungen führen, werden anhand von 220 Tieren einer LPG, die im Dezember 1961 geschlachtet wurden, beschrieben. Die Überprüfung der Fütterung ergab, daß neben Küchenabfällen, Getreideschrot, Grünfutter, Fettgrieben 800 g Fischsilage (17% der Futtermenge) gegeben wurden, 10 Wochen vor der Schlachtung wurde die Silage abgesetzt, Frischblut verabfolgt und der Küchenabfallanteil noch erhöht. Um weitere Verluste zu vermeiden, wurde Fischsilage sofort allgemein nicht mehr gereicht, dafür aber 2 kg Trockenschnitzel. Schlachtungen von Februar bis Mai 1962 ergaben aber keine Senkung der Beanstandungsquote. Kartoffeln und andere kohlenhydratreiche Futtermittel fehlten weiterhin. Die außer Fischsilage gereichten Futtermittel sind für sich allein schon imstande Beanstandungen hervorzurufen; sie können den reichlich gegebenen Fisch also nicht zurückdrängen. 1963 hingegen wurde aus der gleichen LPG unvermutet ein Teil des Schweinebestandes wegen akuter MKS geschlachtet, diese Tiere hatten bis dahin 250 bis 300 g je Tag und Tier Fisch erhalten, brauchten aber nicht beanstandet zu werden, weil Getreideschrot und Kartoffeln damals in ausreichender Menge verabfolgt wurden. Da in Zukunft Fisch und Fischprodukte noch mehr zum Einsatz gelangen werden, muß also darauf geachtet werden, daß nicht gleichzeitig stark fetthaltige pflanzliche oder tierische Mittel, sondern vielmehr hochwertige kohlenhydratreiche verwendet werden. Dann ist nicht erforderlich, längere Wartezeiten nach Absetzen der Fischfütterung vor der Schlachtung gesetzlich festzulegen oder exakte Fütterungsnormen für Fischprodukte aufzustellen. (? Rev.) W. Mathieu. 8280.

4-64/09-0496 Janetschke, P.; Erfurt, Rat des Bezirks, Tierärztl. Hygienedienst. **Betrachtungen über den Kryptorchismus beim Schwein.** Mh. Veterinärmed. **18** (1963) Zusatz-H. S. 15-19.
Nach Literaturauswertung über Binneneberentstehung und ihre Folgen werden die Untersuchungen an 110 BE, (das sind 0,065% der Gesamtschlachtzahl) die 1962/63 beim Fleischkombinat Erfurt ermittelt wurden, nach Zahl der Hoden, ihrem Sitz, ihrer Größe usw. beschrieben. Eine Beziehung zwischen Gewicht des Tieres, Gewicht der Hoden und Geruchsstärke ergab sich in keinem Falle. Die meisten BE waren in gutem Ernährungszustande. Die sachgemäß ausgeführte Bratprobe lieferte zuverlässigere Resultate als die Kochprobe. Das Fleisch aller BE mußte gemaßregelt werden, so daß 63 minderwertige und 47 untaugliche Tierkörper einen Schaden von rd. 38500 DM ergaben. Es werden die sehr erheblichen wirtschaftlichen Nachteile aufgeführt, die das Halten von Binnenebern zur Folge hat und Hinweise für die Operation gegeben. Es wird vorgeschlagen die Erbanlagenträger von der Zucht auszuschließen, BE zu kennzeichnen und einzeln zu halten, sie mit 50 kg Gewicht zu operieren und dann bis zur Schlachtreife weiter zu füttern. Auf Schweinehalter und -pfleger sowie Berufskastrierer ist beratend und aufklärend einzuwirken, wobei besonders auf die AO v. 27. 5. 57 hingewiesen wird, nach der Binneneberhaftigkeit ein verborgener Mangel ist und nach Feststellung zu Lasten des Erzeugers geht. W. Mathieu. 8280.

4-64/09-0497 Bartels, H. und Hadlok, R.; Gießen, Justus-Liebig-Univ., Inst. für Tierärztl. Nahrungsmittelkunde. **Die Untersuchung der Lymphknoten am Kopf des Schweines im Rahmen der amtlichen Fleischuntersuchung.** Fleischwirtschaft **44(16)** (1964) Nr. 3. S. 189-191. 8280.

4-64/09-0498 Kotter, L., Maurus, P. und Herrmann, Christine; München, Univ., Tierärztl. Fak., Inst. für Nahrungsmittelkunde. **Die Finnigkeit des Rindes, ein Problem der Bekämpfung der Taeniasis des Menschen.** Schlacht- u. Viehhof-Ztg. **63** (1963) Nr. 10. S. 381-386.
Finnigkeit des Rindes verläuft symptomlos, beeinträchtigt nicht das Gedeihen des Tieres, kann erst nach der Schlachtung festgestellt werden, schränkt z. Zt. den Erlös des Tierhalters nicht ein, die wirtschaftlichen Schäden durch Untauglichkeitserklärungen und durch Brauchbarmachung der übrigen Tiere gehen aber in die Millionen. Die Annahme, allein durch Maßnahmen bei der Fleischuntersuchung Finnigkeit der Rinder erheblich verringern zu können, hat sich als irrig erwiesen. Die Frage der Herstellung von Hackfleisch aus Gefrierfleisch und aus nachträglich eingefrorenem Hackfleisch sowie die Vernichtung noch unentdeckt gebliebener Finnen durch die Kleinheit der Wolfscheibenlöcher werden untersucht. Es muß der Entwicklungsgang von *Taen. saginata* gestört und dabei die Ausstreuung der Bandwurmeier verhindert werden. Das ist aber sehr schwierig, denn die Bandwurmträger müssen restlos erfaßt werden, was bei dem internationalen Personenverkehr ein Problem eigener Art ist, die Abwässer-, Kanalisations-, Berieselungsfragen und so manches andere sind zu regeln, so daß die Übertragung von Bandwurmeiern auf Futter gar nicht mehr stattfinden kann. Sichere allergische oder serologische Untersuchungsmethoden zur Erfassung finniger Rinder sind z. T. noch nicht vorhanden, sie bleiben auch stets zweitrangig. Mit der Währschaftsgesetzgebung kann eine grundlegende Änderung des jetzigen Zustandes bestimmt nicht erreicht werden. Ziel der engen Zusammenarbeit aller beteiligten Kreise auf internationaler Basis muß die Bekämpfung der Taeniasis beim Menschen und Verhinderung der Ansteckung von Rindern mit Bandwurmeiern sein, dann kommt es nicht zur Finnenbildung und dann fallen alle jetzt notwendigen Schutzmaßnahmen und damit auch die wirtschaftlichen Belastungen weg. W. Mathieu. 8282.

4-64/09-0499 McManus, Bodo; Erfurt, VEB (K) Schlachthof. **Untersuchungen über den Sarkosporidienbefall an Schlachtschweinen in Thüringen.** Angew. Parasitol. 4 (1963) Nr. 3. S. 140-150. — 10 Tab., 37 Lit.
Statistische Erhebungen über den Sarkosporidienbefall der Schlachtschweine am VEB (K) Schlachthof Erfurt in den Jahren 1953-57 zeigten einen Anstieg der Funde von Jahr zu Jahr (von 0,4 auf 1,5%) bei einer durchschnittlichen Schlachtzahl von 136000 Schweinen pro Jahr. In dem Zeitraum von 5 Jahren gingen der Volkswirtschaft allein an diesem Schlachthof 15088 kg Fleisch als untauglich und 234089 kg als minderwertig verloren. Der Befall der Schlachtschweine mit verkalkten Sarkosporidien wies in den Sommer- und Herbstmonaten mehr oder weniger deutliche Spitzen auf. Unterschiede im Befall mit verkalkten Sarkocysten bei Schweinen aus verschiedenen Lieferkreisen waren nicht zu beobachten. Zur Bestimmung der tatsächlichen Befallsquote mit Sarkosporidien aller erfaßbaren Entwicklungsstadien wurden 200 Schweine aus der laufenden Schlachtung sorgfältig untersucht (Proben aus Zwerchfellspfeiler, Schlund, Herz, Unterzungen- und Bauchmuskulatur). Hierbei waren 60% der Schweine Sarkosporidien- positiv, wobei der Zwerchfellspfeiler nur in rd. der Hälfte der Fälle zur Ermittlung der Sarkosporidiose dienen konnte. Es ist deshalb notwendig, zur Feststellung des Befalls mit Sarkosporidiencysten stets mehrere Muskelproben aus verschiedenen Körperteilen heranzuziehen. Eine eventuelle Änderung des Fleischbeschaugesetzes wird zur Diskussion gestellt. H. Heimbürge. 8282.

4-64/09-0500 Bergmann, G. und Staben, P.; Berlin-Dahlem, Univ., Veterinärmed. Fak., Inst. für Fleischhyg. und Schlachthofkunde. **Der Einfluß des Abflammens mit dem Propangasbrenner auf den Oberflächenkeimgehalt der Schweine nach der Schlachtung.** Schlacht- u. Viehhof-Ztg. **64** (1964) Nr. 1. S. 3-8.
Es wurden 3 Versuchsreihen zu je 40 Schweinen auf Oberflächenkeimgehalt überprüft. Reihe I bestand aus Tieren, die nur oberflächlich nach der Schlachtung abgeflammt waren und bei denen nach einem bestimmten Modus Abdrücke vor Verbringen in den Kühlraum entnommen wurden, Reihe II war überhaupt nicht abgeflammt, Reihe III nach Verlassen des Brühtroges sofort 2 Min. lang behandelt. Nach 15-20stündigem Kühlhausaufenthalt erfolgten nochmals Probenentnahmen. Auswertung ergab bei Serie 1 bei den nicht abgeflammten Tieren den höchsten, bei Reihe III den niedrigsten aëroben Keimgehalt bei den vor Kühlhausverbringung entnommenen Proben, wohingegen die Serie 2 eine Zunahme bei III, Abnahme bei II und ungefähren Gleichstand bei I erkennen ließ. Diese Gesetzmäßigkeit kam bei Anaërobiern nicht vor. Es zeigte sich also, daß ein mindestens 2 Min. dauerndes Einwirken der Gasflamme den Keimgehalt verringert, die Wirkung wird aber im Verlauf des weiteren Bearbeitungsganges aufgehoben. Länger dauerndes Abflammen ist nicht angängig, da es Verfärbung der Schweine zur Folge haben würde, was den Käufer abstößt; Abflammen vor Verbringung in den Kühlraum scheidet aus gleichem Grund aus. Möglichst niedriger Oberflächenkeimgehalt muß also durch beste allgemeine Hygiene erreicht werden.
W. Mathieu. 8304.

4-64/09-0501 Forschner, E.; Stade, Staatl. Veterinäruntersuchungsamt. **Zur unterschiedlichen quantitativen Antibiotikaempfindlichkeit von Salmonellenstämmen in verschiedenen Anreicherungsmedien.** Fleischwirtschaft **44(16)** (1964) Nr. 1. S. 39-43. — 2 Abb.
Die Verwendung antibiotischer Stoffe hat immer mehr Eingang in Infektionstherapie und -prophylaxe gefunden; gerade bei Krank- und Notschlachtungen muß also damit gerechnet werden, daß sie im Untersuchungsmaterial vorhanden sein könnten, so daß der Nachweis von Salmonellen und Milzbrandkeimen erschwert oder sogar unmöglich ist. 25 Salmonellenstämme, darunter 20mal

Salm. dublin, wurden in Bouillon, Selenitbrühe, Kaliumtetrathionatanreicherung nach Preuss und Natriumthiosulfat nach Müller auf quantitative Empfindlichkeit gegenüber Tetracyclinen und Chloramphenicol geprüft. Für jedem Stamm liegen innerhalb gewisser Grenzen die absoluten Hemmschwellen verschieden. Je länger die Medien bebrütet werden, desto höher die Hemmwerte. Beim lösungsstabilen Chloramphenicol ist nach etwa 24 Std. ein Endpunkt erreicht, nicht aber bei den lösungslabilen Tetracyclinen. Zwischen den Schwellenwerten in Selenitbrühe und den anderen Medien besteht ein deutlicher Unterschied. Beim Erstgenannten liegen die Werte für beide Antibiotica zu vergleichsweise geeigneten Zeiten erheblich niedriger als in allen anderen Medien. Bei Tetracyclinen liegen die in der Anreicherung nach Müller festgestellten Hemmschwellen weit über denen der anderen o. a. Substrate. W. Mathieu. 8308.

4-64/09-0502 Raschke, E. **Gedanken zur Reform des Fleischbeschaugesetzes.** Schlacht- u. Viehhof-Ztg. **63** (1963) Nr. 12. S. 474-479.
Die EWG hat Richtlinien herausgegeben mit dem Ziel, die z. Zt. noch recht unterschiedlichen fleischbeschaurechtlichen Vorschriften der Partnerstaaten einander anzugleichen. Die Deutsche Fleischbeschaugesetzgebung hat sich seit 6 Jahrzehnten bewährt; einige Änderungen sind aber dennoch notwendig. Anstelle der Hygieneverordnungen der einzelnen Länder der BRD muß anhand der EWG-Richtlinie eine bundeseigene Regelung für den innerdeutschen, den innergemeinschaftlichen und den internationalen Bereich treten. Das Wort „Fleischbeschaugesetz" muß fallen; es entspricht nicht den heutigen wissenschaftlichen Untersuchungen. Es wird vorgeschlagen: „Gesetz über die hygienische Gewinnung und Untersuchung von Fleisch der Schlachttiere (Fleischhygienegesetz, — FlHG)", was begründet wird. Wild und Geflügel gehören in besondere gesetzliche Bestimmungen. Einige Begriffe, z. B. Schlachttier, frisches Fleisch, zubereitetes Fleisch u. a. mehr, bedürfen der genauen Definition, die gegeben wird. Das Gesetz verhindert Gesundheitsschädigungen und Übervorteilung, es müssen also die bisher üblichen deutschen Bewertungen tauglich, untauglich, minderwertig und bedingt tauglich beibehalten werden. Bei Einfuhren sollte man nur zwischen einfuhrfähig und nicht einfuhrfähig unterscheiden, wobei unter letzterem alles beanstandenswerte oder aus anderen Gründen nicht zuzulassende Fleisch gehört. Verbesserungsbedürftig sind auch die Bestimmungen über Freibankverwertung. Der Käufer soll auch weiterhin über die Art usw. des dort vertriebenen Fleisches unterrichtet werden; es wird empfohlen zu prüfen, ob Freibankvollkonserven kleinen Formates, die durch Stanzung und Etikett deklariert sind, zum Einsatz gelangen können. Ein- und Ausfuhrregelung ist ebenfalls in einer Reihe von Punkten zu überarbeiten einschl. evtl. zu gestattender Ausnahmen. Alle diese Vorschläge werden ausdrücklich zur Diskussion gestellt. W. Mathieu. 8340.

4-64/09-0503 Schneidawind, H.; München, Städt. Veterinärwes. **Dringend notwendige Ergänzungen in der Fleischbeschaugesetzgebung.** Schlacht- u. Viehhof-Ztg. **63** (1963) Nr. 12. S. 480-481.
Aus genauem Studium des Gesetzes, mehr aber noch durch erlebte Fälle aus der Praxis ergibt sich die Erkenntnis, daß unsere als vorbildlich bekannte Fleischbeschaugesetzgebung Lücken aufweist, die unbedingt geschlossen werden müssen. Ihre Aufzählung erregt in der Tat zunächst Verwunderung! Sie sind dadurch verursacht, daß bestimmte Verbote nur in den AB.A enthalten sind; diese sind aber lediglich eine „Gebrauchsanweisung für das Gesetz" und nicht strafbedroht. Es handelt sich unter gewissen, dargelegten Umständen um Beiseiteschaffen von Konfiskaten oder Organen vor der Fleischbeschau, Hinterziehung ganzer Tierkörper, Verwendung der sog. Hautfleisches usw. Es werden Vorschläge gemacht, wie diese Lücken zu

schließen sind. Da die Gesetzgebung viel Zeit bis zu ihrer Verwirklichung beansprucht, sollten entsprechende Bestimmungen vorerst in die Schlachthofordnungen aufgenommen werden. W. Mathieu. 8340.

4-64/09-0504 Eiler, M. und Braun, S.; Stuttgart, Innenmin. Baden-Württemberg; Heilbronn, Schlacht- und Viehhof. **Sammeln, Aufbewahren und Verladen von Konfiskaten am Schlachthof Heilbronn und Entladen der Konfiskate in der Tierkörperbeseitigungsanstalt Kornwestheim.** Schlacht- u. Viehhof-Ztg. **63** (1963) Nr. 12. S. 471-474. — 4 Abb.
Aufbewahrung und Transport von Schlachtabfällen und Konfiskaten gehören zu den schwierigsten Aufgaben bei der technischen Verwertung dieser Rohstoffe. Die bisherigen Methoden werden dargelegt; Verbesserungen und Einschränkung der manuellen Tätigkeit sind dringend notwendig. Am Schlachthof Heilbronn wurde daher ein Hebegerät entwickelt, das die Kübel mit Konfiskaten über eine entsprechende Öffnung im Dach des Spezialtransportwagens bringt. Einrichtung des Raumes, Arbeitsweise des Hebers, Belüftung, Desinfektion und anderes werden beschrieben. Knochen werden gesondert gelagert und zweimal wöchentlich abgeholt. Hörner, Klauen und Unterfüße, die von der Tierkörperbeseitigungsanstalt nicht mehr abgenommen werden, übernimmt das städt. Tiefbauamt. Die Abwässer des Sanitätsschlachthauses, des Konfiskat- und des Schlachtabfallraumes können vor Passieren der Rotoranlage zur chemischen Entseuchung gesammelt werden. In der Tierkörperbeseitigungsanstalt Kornwestheim fährt das Abholfahrzeug rückwärts an die Entladerampe, durch Kippvorrichtung werden die Füllkarren nacheinander beladen, ohne daß viel Material auf den Boden fällt. Sie werden dann an den Fülltisch gefahren und elektrisch höher gebracht, dann entleert sich ihr Inhalt über dem Fülltisch in den Aufschließapparat. In wenigen Minuten können 5 bis 6 t in die Apparate gebracht werden, ohne daß dabei von Hand Behälter gehoben werden müssen oder gar mit Gabeln und Schaufeln gearbeitet wird. Das Ganze ist ein wichtiger Schritt zur Automatisierung und Rationalisierung im Schlachthof und in der Beseitigungsanstalt mit hohem hygienischem Effekt. W. Mathieu. 8360.

4-64/09-0505 Riemann, Hans; Roskilde, Danmark, Slagteriernas Forskningsinst. Levnedsmiddelbakteriologien, status og opgaver. **(Lebensmittelbakteriologie, Stand und Aufgaben.)** Medlemsbl. norske Veterinaerforen. **16** (1964) Nr. 2. S. 29-45. — 6 Abb.
Im Hinblick auf die Strukturänderung in der Lebensmittelindustrie, indem diese in immer größerem Maße fertigbereitete Eßwaren anstatt Rohwaren zu liefern bestrebt ist, dürfte die bakteriol. Sachkenntnis am Ort der Lebensmittelproduktion den besten Nutzen gewährleisten. Die am Produktionsort einzurichtende Kontrolle würde die bakteriol. Untersuchung von Rohwaren, die Hygiene der Räume, die Beschaffenheit des Falzes der Konserven und die Prüfung der Temperatur und der Zeit der Erhitzung (den Sterilisierungswert) umfassen. Vf. beleuchtet gewisse Mängel der bakteriol. Technik, wie z. B. die Unsicherheit betreffs der Probenentnahme und der Bakterienzählung. Zur Beurteilung des Reinheitszustandes an der Produktionsstätte wird eine einfache und schnelle Untersuchungsmethode angegeben. Diese besteht darin, daß mit einem Wattebausch die Oberfläche des Tierkörpers oder z. B. einer Wand abgerieben wird und eine nötige Anzahl von Schrägagarkulturröhren mit dem Bausch bestrichen wird. Eine Registrierung der Keimzahl-Logarithmen auf Wahrscheinlichkeitspapier ermöglicht die Durchschnittszahl sowie die Standardabweichung. Sodann beschreibt Vf. Verfahren zur Bestimmung der Bakterienanzahl mittels Reduktaseproben und bespricht die Entwicklung von Verarbeitungsmethoden für Lebensmittel sowie die damit verbundenen Aufgaben für Bakteriologen und Chemiker.
E. Lehnert. 8410.

4-64/09-0506 Thiel, W.; Krefeld, Staatl. Veterinäruntersuchungsamt. **Nachweis von Lebensmittelvergiftungen unter besonderer Berücksichtigung einer sachgemäßen Probenahme.** Schlacht- u. Viehhof-Ztg. **63** (1963) Nr. 12. S. 482-486.
Anhand praktischer Beispiele wird gezeigt, wie wichtig in Lebensmittelvergiftungsverdachtsfällen eine sachgemäße Ermittlung, eine zweckmäßige Probenentnahme und ein ordnungsgemäßer Begleitbericht sind, um andere Ursachen der Erkrankung auszuschließen und in so gelagerten Fällen unnötige erhebliche Spezialuntersuchungen in Untersuchungsämtern zu vermeiden, andererseits aber zum Erregernachweis so rasch als möglich zu kommen. Es werden die Untersuchungsgänge dargelegt und betont, daß mit Salmonellen infizierte Lebensmittel grobsinnlich keineswegs verändert zu sein brauchen, in erhitztem Material Sporenbildner und Toxinbildner vor allem in Frage kommen; auch auf die ersten Erscheinungen verschiedener Lm.-Vergiftungen wird eingegangen. Recht schwierig ist die sog. unspezifische Lm.-Vergiftung zu bearbeiten, was dargelegt wird. Zum Begriff „verdorben, aber noch genußtauglich" wird Stellung genommen. Er ist seit 1959 in der DDR nicht mehr zugelassen. Auf Lebensmittelvergiftungen durch chemische Gifteinwirkungen (z. B. Pflanzenschutzmittel) wird absichtlich nicht eingegangen. Bei Probenentnahmen in Verdachtsfällen gehören sie aber automatisch dazu. W. Mathieu. 8420.

4-64/09-0507 Seidel, G. und Schulz, Christa; Berlin, Magistrat, Veterinäruntersuchungs- und Tiergesundheitsamt. **Untersuchungen des Veterinäruntersuchungs- und Tiergesundheitsamtes Berlin über bakterielle Lebensmittelvergiftungen in den Jahren 1960-1962.** Arch. Lebensmittelhyg. **14** (1963) Nr. 8. S. 194-197. 8420.

4-64/09-0508 Kühn, Christa. **Hygiene der Lebensmittel tierischer Herkunft. Methodik der Keimzahlbestimmung in Lebensmitteln.** Leipzig, Inst. Lebensmittelhyg. Veterinärmed. Fak. Karl-Marx-Univ. Leipzig Plan-Nr.: 2154 29/3-10/2. 25 S. Abschlußber. (18/3. 1964). — 3 S. Anlage.
Bei indirekten Keimzahlbestimmungsmethoden sind die Aufwendungen an Material und Zeit sehr hoch. Dagegen besteht bei den direkten Methoden dieser Nachteil nicht, es ist aber eine Untersuchung von lebenden und toten Bakterien mit Schwierigkeiten verbunden. Nach dem Kammer- sowie nach einem modifizierten Breed-Verfahren wurde bei Untersuchungen von Salamiwurst ein hoher Keimgehalt ermittelt, der bei etwa 1028 Mill. Keimen pro Gramm Wurstmasse lag. 8420.

4-64/09-0509 Seidel, G. und Hultsch, M.; Berlin, Veterinäruntersuchungs- und Tiergesundheitsamt. **Salmonellafunde bei der bakteriologischen Fleischuntersuchung im Veterinäruntersuchungs- und Tiergesundheitsamt Berlin in den Jahren 1957-1962.** Arch. Lebensmittelhyg. **14** (1963) Nr. 7. S. 153-156. 8420.

4-64/09-0510 Hoffmann, G.; Berlin, Magistrat, Veterinäruntersuchungs- und Tiergesundheitsamt. **Funde von Staphylokokken in Fleisch- und Wurstwaren.** Mh. Veterinärmed. **18** (1963) Nr. 24. S. 952-954.
Die Feststellung der durch Staphylokokken hervorgerufenen Lebensmittelvergiftungen ist durch allgemeine Aufmerksamkeit und Verbesserung der Untersuchungsmethoden zahlenmäßig im Steigen begriffen. Zusätzliche Benutzung von Chapman-Agar, z. T. eigener Herstellung, ergab in etwa 14% aller untersuchten Proben *Staph. aureus*, wobei bemerkenswerterweise von 67 Schabefleisch- und Hackfleischproben 21 positiv waren. Dies erklärt sich daraus, daß sie im Hinblick auf Keimverminderung keinem Verfahren unterworfen werden, sondern vielmehr den Bakterien durch ihre Zerkleinerung besonders günstige Lebensbedingungen schaffen. Es ist nicht nötig, einen

Posten zu maßregeln, wenn in einer Planprobe einige Staphylokokken gefunden werden, aber man muß andererseits berücksichtigen, daß namentlich bei schlechter Aufbewahrung im Sommer eine starke Vermehrung der Bakterienflora eintritt. Besondere Aufmerksamkeit erfordern Angehörige der Phagengruppe III, da lt. Literatur gerade diese Keime zu Lebensmittelvergiftungen Veranlassung geben können. Die Stämme der Gruppen I und II sind wahrscheinlich humaner Herkunft und haben die Lebensmittel durch Kontakt infiziert. Allgemein muß darauf geachtet werden, daß Personen, die mit Wunden behaftet sind, nicht mit Fleisch- und Wurstwaren umgehen. Ein sachgemäßer Vorbericht bzw. Begleitbericht erleichtert die Arbeit.
W. Mathieu. 8420.

4-64/09-0511 Hempler, Poul; Odense, Veterin. Levnedsmiddelkontrol. Bestemmelse af psykrofile bakterier i naeringsmidler. **(Bestimmung psychrophiler Bakterien in Nahrungsmitteln.)** Nord. Veterinärmed. **15** (1963) Nr. 7/8. S. 573-609. — 119 Lit.
Vf. erörtert den Begriff der Psychrophilie, bespricht die Bakterienstämme psychrophiler Arten, ihre Zugehörigkeit und Bedeutung sowie die physiologischen und biochemischen Verhältnisse, die den Nachweis dieser Bakterienstämme und ihre Abtrennung von der mesophil wachsenden Flora beeinflussen. Ferner wird eine Übersicht über die Methoden zum Nachweis psychrophiler Bakterien gegeben. E. Lehnert. 8420.

4-64/09-0512 Cavrini, C., Berardi, P. und Gasparini, U.; Bologna, Univ., Ist. di Malattie Infettive Profilassi e Polizia Veterin. Sulla presenza di salmonelle nei polli da carne destinati al consumo. **(Über den Salmonellengehalt von Masthühnern, die zum Verzehr bestimmt sind.)** Zooprofilassi [Rom] **18** (1963) Nr. 12. S. 779-791. — 63 Lit.
Vff. isolierten bei der Untersuchung von 1000 zum Verzehr bestimmten Masthühnern, die vollständig oder nur teilweise ausgeweidet waren, Salmonellen fünf verschiedener Serotypen. Drei davon, *S. braenderup*, *S. schwarzengrund* und *S. haifa*, sind bisher bei Geflügel in Italien nicht festgestellt worden. Die Isolierung gelang hierbei aus Leber, Gallenblase und Bauchhöhlenflüssigkeit. Die Prüfung auf Antibiotica-Resistenz verlief in allen Fällen gleichmäßig, so daß das Vorhandensein resistenter Formen ausgeschlossen werden konnte. Vff. erörtern die Gefahren, die vom Geflügel als Salmonellenträger ausgehen können, wobei ausdrücklich darauf hingewiesen wird, daß eine Unterscheidung zwischen menschenpathogenen und tierpathogenen Erregern der Salmonella-Paratyphusgruppe wissenschaftlich nicht mehr aufrechterhalten werden kann. Nach der kürzlich formulierten Resolution des Internationalen Tierseuchenamtes (OIE) sind: 1) alle Salmonellen, die sich bei Tieren finden, heutzutage als potentiell pathogen für den Menschen anzusehen; 2) Tiere und vom Tier stammende Nahrungsmittel als natürliches Reservoir für die genannten Erreger zu betrachten. Die Schwere der Erkrankung kann unter dem Einfluß zahlreicher Faktoren unterschiedlich sein; sie ist nicht nur abhängig von der Pathogenität der einzelnen Stämme und von der die Infektion verursachenden Keimzahl, sondern auch von der Empfänglichkeit und der jeweils umweltbedingten Prädisposition des betroffenen Individuums. Die genannten Serotypen haben häufig Veranlassung zu menschlichen Erkrankungen nach Genuß von Hühnerfleisch oder Eiprodukten gegeben, wie an Hand einer reichhaltigen Literatur nachgewiesen werden kann. Die Sanitäts- und Veterinärbehörden haben alle Veranlassung, sich mit der gesamten Problematik zu befassen und wirksame prophylaktische Maßnahmen zu ergreifen, die sich nicht allein in der stichprobenweisen Untersuchung von aus dem Auslande eingeführten Tier- oder Fischmehlen und sonstigen Futtermitteln erschöpfen dürfen. Bei der Warenverteilung, der Lagerung, dem Verkauf und der Zubereitung sind eine Reihe hygienischer

Forderungen zu berücksichtigen, die sich aber auch schon auf die Haltung, die Schlachtung des Geflügels und seine Zubereitung zum Verkauf erstrecken müssen. K. Reinhardt. 8420.

4-64/09-0513 Albertsen, K. Variationer af kodfarver og deres årsagsforhold hos slagtesvin. **(Die Ursache von Veränderungen der Fleischfarbe bei Schlachtschweinen.)** Nord. Veterinärmed. **15** (1963) Nr. 12. S. 977-996. – 1 Tab., 16 Lit. Zus. in Engl., Dtsch.
Das Problem der Fleischfarbe ist für die Fleischindustrie und den Handel mit frischem Fleisch von wirtschaftlicher Bedeutung. Eine Änderung der Umweltverhältnisse am Schlachttag führt zu einer nervösen Spannung der Tiere, die eine anomal verlaufende postmortale Glykolyse einleitet. Die verschiedenen Phasen dieses Ablaufes sind folgende: Ungenügende Bewegung → schwache Adaptationsfähigkeit und niedrige Myoglobinkonzentration → nervöse Spannung → zunehmende Adrenalinwirkung → höhere Muskeltemperatur → verstärkte Glykolyse → postmortale Änderungen der Fleischfarbe und -qualität. Der Verlauf der Glykolyse wird schematisch dargestellt, und die sich durch die Einwirkung der verschiedenen Faktoren ergebende Fleischfarbe wird beschrieben. Die Erscheinungen lassen sich vermeiden durch eine Verbesserung der Adaptationsfähigkeit und Erhöhung der Myoglobinkonzentration, also im wesentlichen durch alle Maßnahmen, die zu einer gesünderen Haltung der Ferkel und Schweine beitragen. Es wird vorgeschlagen, die Bezeichnung „Muskeldegeneration" durch „Myoglobinkrankheit" zu ersetzen. E. Wiesner. 8440.

4-64/09-0514 Mirna, A. und Grünewald, Th.; Karlsruhe, Bundesforsch.-Anst. für Lebensmittelfrischhalt. **Untersuchungen über die Ursachen der Farbveränderungen von bestrahltem Fleisch.** Fleischwirtschaft **44(16)** (1964) Nr. 3. S. 196-198. 8440.

4-64/09-0515 Castagnoli, B. und Salerni, A. Il controllo batteriologico della carne confezionata in sacchetti di plastica sotto vuoto. **(Die bakteriologische Untersuchung von in Plastikbeuteln unter Luftleere verpacktem Fleisch.)** Zooprofilassi [Rom] **19** (1964) Nr. 1. S. 9-13. – 2 Tab.
Vff. untersuchten die Proben nach viertägiger Lagerung im Kühlraum bei 4 °C und fanden bei 33,3% der Proben Abwesenheit coliformer Keime in 0,1 g Substanz, Anwesenheit der gen. Keime bis zu 50 Stück in 46,66%, bis zu 100 Stück in 6,66% und über 100-500 Stück in 13,35% der Proben. Wiederholte Untersuchungen während der viertätigen Lagerung zeigten eine ständige Zunahme des Keimgehaltes. Die Abwesenheit von Coliformen und ein extrem niedriger Keimgehalt bei einer großen Anzahl anderer Proben legten die Vermutung nahe, daß bei der Zubereitung des zur Untersuchung gekommenen Fleisches nicht die unerläßlichen hygienischen Mindestforderungen erfüllt wurden und daß das Fleisch von Schlachttieren herrührte, die nicht die vorgeschriebene Nüchterungs- und Ruhezeit durchgemacht hatten. K. Reinhardt. 8450.

4-64/09-0516 Massi, Osvaldo; Roma, Stabilimento di Mattazione del Comune. La scomposizione proteica nei prosciutti quale indice del processo die maturazione. **(Die Proteinspaltung beim Schinken als Index für den Reifungsvorgang.)** Veterin. ital. **14** (1963) Nr. 12. S. 957-964. – 3 Lit. Zus. in Franz., Engl., Dtsch.
Unter der Voraussetzung, daß die mittels der Ninhydrinprobe nachgewiesene Menge an freien Aminosäuren im Muskelgewebe einen Index für die Reifung des Schinkens darstellt, kommt Vf. zu folgenden Schlußfolgerungen. Die Beschleunigung des Reifungsprozesses durch starkes Salzen und Wärmetrocknung, um dem Schinken eine gute Festigkeit und eine schöne Farbe zu verleihen, beeinflußt den enzymatischen Reifungsprozeß ungünstig,

indem sie ihn verzögert. Tatsächlich ist der Anteil an freien Aminosäuren am höchsten in den Schinken, die einen normalen Reifungsprozeß durchgemacht haben. Umgekehrt fehlen in Schinken, die einem beschleunigten Verfahren (Stuffatura = Treiben, Schwitzen) unterworfen wurden, bei der Untersuchung im Laboratorium alle Anzeichen für eine echte enzymatische Reifung, die höchstwahrscheinlich unentbehrlich ist, um das besondere Aroma, den köstlichen Geschmack, die Zartheit und Verdaulichkeit des Schinkens hervorzurufen. Der Zeitfaktor ist das bestimmende Element und unersetzbar beim Vorgang der Schinkenreifung. K. Reinhardt. 8450.

4-64/09-0517 Takács, J. Adatok a töltelékes huskészitmények higiénikus és mikrobiológiai minősitéséhez. **(Angaben zur hygienischen und mikrobiologischen Beurteilung von Wurstwaren.)** Magyar Állatorvosok Lapja [Ung. veterinärmed. Bl.] **18** (1963) Nr. 4. S. 159-163. – Aus: Ung. Agrar-Rdsch. **1964** Nr. 1.
Bei der Beurteilung von Wurstwaren ist vom Standpunkt der Genußtauglichkeit außer den mit Sinnesorganen feststellbaren Eigenschaften der mikrobiologische Zustand der Ware von besonderer Bedeutung. Vf. legt Richtlinien zur mikrobiologischen Beurteilung von Wurstwaren fest. Auf Grund von in 11 Jahren gesammelten Angaben wird tabellarisch über den Keimgehalt der einzelnen Wurstwaren berichtet. Würste, die durch Salzen und Räuchern konserviert wurden, entsprechen den mikrobiologischen Forderungen, falls keine Keime der Coli-Aerogenes-Gruppe aus ihnen isoliert werden können und falls in ihnen — bei einer Prüfung mit dem Koch'schen Plattengußverfahren – 1-2 Tage nach der Herstellung nicht mehr als 50000 Keime je g enthalten sind. Erzeugnisse im Handel, innerhalb der Garantiezeit untersucht, sollen nur dann beanstandet werden, wenn die Gesamtkeimzahl 100000 je g überschreitet. 8485.

4-64/09-0518 Brüggemann, J., Drepper, K., Franke, B., Kotter, L., Prändl, O. und Rolle, Biruta; München, Univ., Inst. für Physiol. und Ernähr.; Tierärztl. Fak., Inst. für Nahrungsmittelkunde; Wien, Tierärztl. Hochschule, Inst. für Fleischhyg. und Tierärztl. Lebensmittelkunde. **Ernährungsphysiologische Bewertung des Kollagens. Ein Beitrag zur Beurteilung des Kollagens in Fleisch- und Wurstwaren.** Fleischwirtschaft **44(16)** (1964) Nr. 1. S. 20-26. – 7 Tab.
Der Kollagengehalt ist zu einem Qualitätskriterium geworden, weil ein Übermaß den Genußwert herabsetzt und zugleich eine Verminderung bestimmter essentieller Aminosäuren zur Folge hat. Bei einer Reihe von Wurstsorten und Fleischgerichten ist aber sorgsam behandelte kollagene Substanz warentypisch und geschätzt. Sie werden ausdrücklich aufgeführt. Neben der Verdaulichkeit ist für eine ernährungsphysiologische Bewertung die Aminosäurenzusammensetzung von Bedeutung. In Versuchen an besonders ausgewählten Ratten wurde geprüft, welchen Einfluß ein teilweiser Ersatz von Muskelrohprotein durch Schwartenprotein ausübt und welche Wirkung zusätzliche Kollagengaben zu vollwertigen Rationen haben, was eingehend ausgewertet wird. Bis zu einem Gehalt von 20% Schwartenrohprotein im Gesamtrohprotein erfolgt durch einen Ersatz von Muskeleiweiß durch Kollagen kaum eine Beeinflussung der Gewichts- und N-Zunahmen sowie der Roh- und N-Verwertungszahlen. Wenn in einer vollwertigen Ration 4 Teile Muskelprotein und 1 Teil Getreideprotein vorlagen und zusätzlich Schwarte gegeben wurde, erhöhen sich Gewicht und N, sofern Schwarte nicht über 4% lag, anderenfalls bleiben die Zunahmen konstant oder gehen sogar zurück. Ein Unterschied zwischen roher, fein zerkleinerter und gekochter Schwarte wurde nicht ermittelt. Daß eine Vernachlässigung der Kollagenzufuhr unter bestimmten Bedingungen den Bindegewebsansatz im Körper stören kann, wurde also in gewisser Weise bestätigt; es sind jedoch noch weitere Versuche

auf breiter Basis erforderlich. Der Ansicht, wonach schieres Fleisch unter allen Umständen einem Fleisch mit mäßigen Gehalt an Sehnen- und Bindegewebe vorzuziehen ist, kann nicht beigepflichtet werden.

W. Mathieu. 8485.

4-64/09-0519 Wellhäuser, Robert; München, Univ., Tierärztl. Fak., Inst. für Nahrungsmittelkunde. **Untersuchungen über einige mikrobielle Vorgänge bei der Rohwurstherstellung. Beeinflussung von Muskelfarbstoff, Muskeleiweiß und Fett durch Rohwurstkeime.** Diss. München **1963** 57 S. – 2 Tab., 132 Lit.

Nach einer ausführlichen Besprechung der Literatur über die Umrötung und ihre mikrobielle Beeinflussung, die Einwirkung von Keimen auf die Rohwurstreifung und den Abbau von Fetten durch mikrobielle Fermente folgt die Beschreibung eigener Versuche. Für die Untersuchungen verwendete Vf. u. a. Keime der Gattungen *Micrococcus*, *Achromobacter*, *Escherichia*, *Sarcina* und *Streptococcus*, die z. T. selbst aus Rohwürsten isoliert wurden, z. T. aus anderen Untersuchungen stammten. Die Einwirkung verschiedener Keime auf den Muskelfarbstoff, ihr Verhalten auf verschiedenen Nährböden, ihre proteolytische und lipolytische Aktivität sowie die Aromabildung auf fettfreien und fetthaltigen Nährböden wurden geprüft. Aus den Versuchsergebnissen ist zu entnehmen, daß bestimmte Keime, insbesondere solche mit Nitrat- und Methylenblaureduktasen (z. B. Mikrokokken und Hefen) auf Grund ihrer fermentativen Eigenschaften geeignet sind, die Umrötung zu fördern. Überwiegend gram-negative Keime, fermentschwache Stämme und Oxydasebildner erzeugten keinen Farbumschlag. Ein Abbau des Fleischeiweißes konnte nur bei wenigen der geprüften Keimarten beobachtet werden. Unter 50 Versuchsstämmen zeigte nur ein Mikrokokkenstamm deutlichen Fleischabbau, während zahlreiche Keime lipolytische Aktivitäten aufwiesen (vor allem gram-negative Keime und ein großer Teil der Mikrokokkenstämme). Diese fettspaltenden Keime waren meist gleichzeitig Aromabildner. Die Bildung charakteristischer Aromastoffe erfolgte auf Fettagar weitaus intensiver als auf fettfreien Nährböden. H. Heimbürge. 8485.

4-64/09-0520 Skovgaard, Niels; København, Veterinaer- og Landbohøjskole. Kemiske og mikrobiologiske fund i normale og fejlbehaeftede pølser. **(Chemische und mikrobielle Befunde bei normal und fehlerhaft bereiteten Würsten.)** Nord. Veterinärmed. **15** (1963) Nr. 7/8. S. 512-526. – 1 Abb., 12 Lit.

Vf. bespricht die normalen chemischen Befunde bei Dauerwurstsorten, die chemischen Prozesse und deren Einfluß auf die Bakterienflora, den Gehalt der Würste an Bakterien und die Zusammensetzung der Flora sowie mikrobielle und chemische Fehler bei der Wurstfabrikation. E. Lehnert. 8485.

4-64/09-0521 Scheibner, G.; Berlin, Staatl. Veterinärmed. Prüfungsinst. **Zum Keimgehalt der Kochwurst.** Mh. Veterinärmed. **18** (1963) Nr. 24. S. 946-949.

150 Blut-, 100 Leberwürste in Natur- und Kunstdarm sowie 50 Sülzwürste aus verschiedenen Betrieben wurden am Herstelltage organoleptisch als normale Handelsware befunden und danach auf Keimgehalt überprüft. Es wurden aërobe Sporenbildner verschiedener Arten festgestellt, nur vereinzelt Mikrokokken und Keime aus der Familie der *Lactobacillaceae*, nur 2 Blutwürste wiesen gramnegative Keime auf. 279 Würste zeigten einen Keimgehalt von 10^3 bis 10^6 je Gramm Wurstmasse, 10 Stück blieben unter 10^3, 11 Würste kamen nicht ganz an 10^7 heran; höhere Werte wurden nicht ermittelt. Bei ordnungsgemäß hergestellten Kochwürsten dürfen theoretisch nur Sporenträger nachweisbar sein; werden andere Keime gefunden, dann liegt Kochungsfehler vor. Keimzahlen bis 10^6 je g sind bei Fehlen anderer Veränderungen kein Beanstandungsgrund. Bei 10^7 werden sich neben der

Keimzahlhöhe auch organoleptische Veränderungen zeigen. Unterschiede zwischen Sommer- und Winterware waren nicht feststellbar; es kamen im Sommer Würste mit relativ geringem, im Winter/ mit relativ hohem Keimgehalt vor. Die Keimzählung wurde in 24-Std.-Abstand bis zum 4. Tage fortgesetzt. Dabei ergab sich bei den im Kühlschrank bei +4 °C aufbewahrten Würsten weder Veränderung des Anfangskeimgehalts, noch des Aussehens, Geruchs und Geschmacks, wohingegen die bei Zimmertemperatur gehaltenen Vergleichsproben vom 2. Tage an einen höheren Keimgehalt aufwiesen, der am 4. Tage das 100- bis 1000fache betrug. Leberwürste in Naturdarm und Blutwürste zeigten bei Zimmertemperatur in der gleichen Zeit ohne Veränderung der Hüllen lediglich Vertrocknung und Verfärbung der Schnittflächen; Leberwürste in Kunstdarm aber bereits nach 24 Std. Verdunkelung des unmittelbar unter der Hülle liegenden Wurstgutes und z. T. Fettausschwitzung. Diese Veränderungen verstärkten sich alsbald. Ab 3. Tage schmeckten Blutwürste leicht alt, Leberwürste säuerlich, evtl. muffig und rochen ebenso auf frischem Bruch. Kochwurst muß also ab 2. Tag unbedingt bei einer Temperatur unter +15 °C aufbewahrt werden, um Vermehrung des Anfangskeimgehalts und andere Erscheinungen hintanzuhalten. W. Mathieu. 8485.

4-64/09-0522 Hamm, Reiner; Kulmbach, Bundesanst. für Fleischforsch., Inst. für Chem. und Physik. **Biochemische Faktoren der Fleischqualität und ihre Bedeutung bei der Verarbeitung von Rindfleisch.** Fleischwirtschaft **44(16)** (1964) Nr. 1. S. 9-14. — 1 Abb.
Bei der Bearbeitung von Rindfleisch spielen insbesondere Wasserbindungs- und Fettemulgierungsvermögen eine wesentliche Rolle. In vorhergehenden Arbeiten sind die Begriffe „fest gebundenes Hydratationswasser" und „freies Wasser" bereits abgehandelt. Fleisch, dessen Gewebe den Muskelsaft sehr festhält, vermag auch zugesetztes Wasser stark zu binden. Alter und Geschlecht spielen dabei auch eine Rolle, Kalbfleisch hat ein besseres Bindungsvermögen als das Fleisch älterer Tiere, Kuhfleisch bindet besser als Bullenfleisch. Nicht nur in verschiedenen Muskeln desselben Tieres, sondern sogar innerhalb der Teile des M. longissimus dorsi sind Unterschiede nachweisbar. Gesundheitszustand, Futter, Behandlung bei Transport, Aufstallung, Schlachtung usw. sind auch nicht ohne Einfluß. Nach der Schlachtung ist das Bindungsvermögen je nach Entwicklung des rigor mortis verschieden. (og. Warmfleisch für Brühwurst I. Qualität.) Neben dem pH-Wert sind auch noch andere Faktoren von Einfluß. Die Wasserbindung ist unabhängig von Wasser- und Eiweißgehalt des Fleisches. Steigender Fettgehalt scheint zunehmendes Wasserbindungsvermögen mit sich zu bringen, was aber noch weiterer Klärung bedarf. Auch die Lagerung muß beachtet werden. Je höher das Bindungsvermögen vor dem Gefrieren ist, desto höher ist es auch nach dem Auftauen, desto geringer also die Menge des Tropfsaftes. Langsames Gefrieren bedingt geringeres Wasserbindungsvermögen. Bei Rohwurst wird die Trocknungsgeschwindigkeit durch die hohe Salzkonzentration mehr beeinflußt als durch die Bindung von Wasser, die das Rohmaterial vor der Salzung zeigte, wobei osmotische Vorgänge eine Rolle spielen. Einflüsse durch Zerkleinern, Salzen, Pökeln, Erhitzen treten hinzu, sind aber nicht Gegenstand dieser Abhandlung. W. Mathieu. 8520.

4-64/09-0523 Langpap, Arnold; Gelsenkirchen, Schlacht- und Viehhof. **Ein Beitrag zur Frage des pH-Wertes in der Muskulatur von Schweinen bei Schlachtungen nach Transporten.** Schlacht- u. Viehhof-Ztg. **64** (1964) Nr. 1. S. 8-9. — 2 Tab.
1188 Schweine mit Knochenbrüchen, Zerrungen der Muskulatur durch Ausgleiten sowie Verdachtsfälle, ferner Kümmerer und Marktunfähige ohne sichtbare Krankheitserscheinungen wurden nach etwa 42-48 Std. in Nacken-,

Rücken- und Bauchmuskelproben mit Radiometer gemessen. Es ergab sich, daß der pH-Wert nach Transporten die kritische Grenze von 6,4 bis 6,5 in vielen Fällen erheblich überschritt. Eine zusätzliche Koch- und Bratprobe wird empfohlen, da bei schweren Knochenbrüchen Verletzungen der Harnwege und -organe vorkommen, die nach dem Ausschlachten schwer erkennbar sind; es treten auch Verfärbungen von Fleisch und Fett bei ausgedehnten Blutergüssen besser hervor. W. Mathieu. 8520.

4-64/09-0524 Herrmann, Christine; München, Univ., Tierärztl. Fak., Inst. für Nahrungsmittelkunde. **Über den Nachweis von hitzedenaturiertem Hühnereiklar in Fleischwaren mit Hilfe der indirekten Hämagglutination.** Diss. München **1963** 47 S. — 6 Abb., 18 Abb., 119 Lit.

Nach einer Besprechung der Literatur über die Entwicklung der biolog. Eiweißdifferenzierung werden eigene Versuche beschrieben, die in Anlehnung an die Hämagglutinationsreaktion nach Boyden durchgeführt wurden. Mit phys. Kochsalzlösung hergestellte Extrakte aus unterschiedlich erhitzten (70/75°, 80/85°, 95° und 105°) und unterschiedlich mit Hühnereiklar versetzten Brühwürsten (1, 2, 3, 5, 7, 10, 12 und 15%) wurden mit Antieiklarseren vom Kaninchen (Titer 2000 und 8000) untersucht und die Ergebnisse miteinander verglichen. Hieraus geht hervor, daß ein Serum mit einem Titer von 2000 zur Unterscheidung des Hühnereiklargehaltes bei auf 70 bzw 75° erhitzten Brühwürsten in mehreren Versuchsreihen geeignet ist. Schwieriger ist es bei höher erhitzten, unmöglich bei den auf 105° erhitzten Würsten. Etwas bessere, jedoch keineswegs befriedigende Ergebnisse erzielt man mit einem Antiserum mit einem Titer von 8000. Durch weitere Verdünnung mit phys. Kochsalzlsg. bei der Extraktion (1:2 bzw. 1:3) konnte auch bei den höher erhitzten Würsten eine Differenzierung ermöglicht werden. Die Schwierigkeiten, das koagulierte Eiweiß bei der Extraktion mit phys. NaCl-Lsg. in Lösung zu bringen, wurden in weiteren Versuchen mittels der Lyophilisation überwunden. Hierbei waren eindeutige Differenzierungen möglich. Abschließend kann gesagt werden, daß die indirekte Hämagglutinationsreaktion nach Boyden eine sehr spezifische und empfindliche serologische Untersuchungsmethode für den qualitativen und mit gewissem Vorbehalt auch für den quantitativen Nachweis von hitzedenaturiertem Hühnereiklar (70 bis 105°) in Brühwürsten ist. H. Heimbürge. 8520.

4-64/09-0525 Prudhomme, Maurice. Parasites et commensaux des coquillages. **(Parasiten und Mitbewohner der Muscheln.)** Rev. Méd. vétérin. [N. S.] **26(114)** (1963) Nr. 11. S. 757-761.

Bei der lebensmittelhygienischen Überwachung der Schalen- und Krustentiere fällt auf, daß die Muscheln häufig Träger einer reichhaltigen und verschiedenartigen Flora und Fauna sind. Dabei handelt es sich meist um „Trabanten" aus dem Tierreich, obgleich die äußerere Erscheinung oft auf pflanzliche Herkunft zu deuten scheint. Es sind keine Parasiten im zoologischen Sinne, sie stellen aber handelsmäßig einen berechenbaren Abfall dar und erschweren die Säuberung. Aus dem Pflanzenreich sind es vor allem die Braun-, Grün- und relativ seltenen Rotalgen. Aus dem Tierreich stammen Schwämme, Actinien, Crustaceae, Mollusken u. a. m., die Vf. in einer kurzen Übersicht aufführt. Ein derartiger Befall der Muscheln kann aber auch zu einer Qualitätsminderung führen, wie am Beispiel des winzig kleinen Zehnfüßlerkrebses, *Pinnotheres pisum* Penn., dargetan wird. Er kommt im Innereren von Muscheln an den Küsten des Ärmelkanals, besonders in Calvados, weit verbreitet vor und setzt den Wert der Muscheln vom Standpunkt des Konsumenten stark herab. *Crepidula fornicata* Lmk. befällt häufig die Muscheln der Nord- und Ostsee, wird aber auch auf der Jakobsmuschel gefunden, die bei starkem Befall weitgehend deformiert werden kann. K. Reinhardt. 8570.

4-64/09-0526 Weiser, M. und Otte, E.; Wien, Tierärztl. Hochschule, Inst. für Fischkunde; Med.-Chem. Inst. **Chemische und histologische Untersuchungen von Wild- und Teichforellen.** Wiener tierärztl. Mschr. **51** (1964) Nr. 2. 98-106. 8575.

4-64/09-0527 Ricca, Mario und Buccella, Raffaele. Pescara. Accorgimenti per prevenire le alterazioni che insorgono nel pesce congelato durante il magazzinaggio. **(Gesichtspunkte zur Verhütung der Veränderungen, die beim Gefrierfisch während der Vorratslagerung entstehen.)** Veterin. ital. **14** (1963) Nr. 11. S. 869-881. — 10 Lit.
Die Veränderungen, die Gefrierfisch während der Einlagerung erleiden kann, sind abhängig von der Einfriergeschwindigkeit und Temperaturtiefe, von der Luftfeuchtigkeit und von der Luftzirkulation sowie von dem Ablauf der Oxydationsvorgänge, aber auch von der Art der einzelnen Fische und von der mehr oder weniger sorgfältigen Behandlung vom Fang bis zum raschen Einfrieren. Entsprechende Maßnahmen werden an Hand der Weltliteratur eingehender erörtert. Tiefe Temperaturen ohne Schwankungen einzuhalten, eine erhöhte Luftfeuchtigkeit und möglichste Beschränkung der Luftzirkulation sowie eine Begrenzung der Einlagerungszeit gehören zu diesen Maßnahmen. Die Arbeit gibt entsprechend ihrem Umfange nur eine allgemeine Übersicht, ohne auf Einzelheiten mit Ausnahme der Temperaturfrage näher eingehen zu können. K. Reinhardt. 8585.

4-64/09-0528 Baumgart, Jürgen; Berlin-Dahlem, Univ., Veterinärmed. Fak., Inst. für Lebensmittelhyg. **Bakteriologische Untersuchungen von Mayonnaisen, die im kontinuierlichen Verfahren hergestellt wurden.** Diss. Berlin-Dahlem **1963** 88 S. — 6 Abb., 18 Tab., 136 Lit.
Zur Erzielung von hoher Qualität und ausreichender Haltbarkeit von Mayonnaise ist die Erforschung mikrobiologischer Vorgänge während der Herstellung und Lagerung unter den Bedingungen einer großtechnischen Fertigung von Bedeutung. 12 verschiedene konservierte und unkonservierte Mayonnaisen wurden 11 Mon. lang bakteriologisch untersucht. Die aus den End- und Ausgangsprodukten isolierten Laktobazillen erwiesen sich als *Lactobacillus plantarum* und *buchneri*. Von 15 differenzierten Hefen wurden 7 als *Debaryomyces kloeckeri*, 5 als *Pichia membranaefaciens* und 2 als *Rhodotorula mucilaginosa* bestimmt. Von 13 aëroben Sporenbildnern konnten 8 als *Bacillus megaterium* differenziert werden. Mayonnaisen müssen bei 4 °C gelagert werden, um nach einer Lagerzeit von 4 Wochen noch als einwandfrei bezeichnet zu werden. Zwischen der Haltbarkeit konservierter und unkonservierter Mayonnaise besteht kein Unterschied, so daß eine Verwendung von Konservierungsstoffen keine Vorteile bringt. E. Wiesner. 8600.

4-64/09-0529 Persiani, G.; Milano, Univ., Ist. die Anatomia Patol. Veterin. Indagine sulla composizione quantitativa e chimicobromatologica delle scatole di trippa del commercio. **(Untersuchungen über die quantitative und nahrungsmittel-chemische Zusammensetzung von handelsüblichen Kaldaunen [Flecken] in Büchsen.)** Clin. veterin. [Milano] **86** (1963) Nr. 6. S. 315-326.
Es ergaben sich große Verschiedenheiten in der quantitativen und chemischen Zusammensetzung des Gesamtinhaltes von handelsüblichen Büchsen mit Kaldaunen (Flecken) sowohl hinsichtlich der Proben von verschiedenen Herstellerfirmen als auch des Inhalts der Büchsen gleicher Herstellung. Der steigende Verbrauch und die Nachfrage nach billigen Fleischgerichten in Büchsen (in Mailand von 1955-1961 um das 1,7fache!) gaben Veranlassung zu diesen Untersuchungen von vorwiegend italienischem Interesse. K. Reinhardt. 8640.

4-64/09-0530 *Schoenherr, Wolfgang.* **Hygiene und Untersuchung von Lebensmitteln tierischer Herkunft.** Eine kurzgef. Anleitung zur Ausbildung v. veterinärmedizinisch-techn. Ass. u. Veterinärtechnikern. Leipzig: Hirzel. 1964. (X, 60 S. m. 21 Abb. u. 2 Taf.) = Praktikum für Fachschüler der Veterinärmedizin. T. 10. (1964 A 284, 10) .

XX. MILCHKUNDE

4-64/09-0531 Obiger, G.; Kiel, Inst. für Milchhyg. **Qualitätsverbesserung der Milch — eine tierärztliche Aufgabe.** Mh. Tierheilkunde **15** (1963) Nr. 9. S. 232-250.

Laut Milch- als auch Lebensmittelgesetz ist der Tierarzt für die hygienische Überwachung der Milch nicht zuständig. In dieser Hinsicht bedarf das Milchgesetz gewisser Korrekturen. Der Tierarzt sollte als qualifizierter Sachverständiger für die Überwachung der milchgesetzlichen Vorschriften sowie als Berater in allen milchhygienischen Fragen herangezogen werden. Dabei sollte die Hygienekontrolle, wie sie in den Vorzugsmilchbetrieben durchgeführt wird, auf alle Milchviehbestände ausgedehnt werden. Ebenso wichtig wie die gesetzliche Regelung des Verkehrs mit Milch ist die Erziehung und Belehrung des Milcherzeugers, wobei streng und gerecht verteilte Qualitätsprämien als ökonomischer Anreiz zur Gütesteigerung der Milch dienen. Das wichtigste Problem in milchhygienischer Sicht stellen zur Zeit die chronischen Mastitiden dar. Deshalb sind vor allem die §§ 3 und 4 der 1. VO zum Milchgesetz entsprechend abzuändern. Trinkmilch und Werkmilch sollten von gleich guter Qualität sein; Galtmilch darf nicht bevorzugt behandelt werden. Für die Begriffe „Euterentzündung, Eutererkrankung, Mastitis und Sekretionsstörung" sind klare Definitionen notwendig, ebenso wie die Bezeichnung „mikroskopisch nachweisbarer Eiter" neu festgelegt werden sollte. Kulturelle Milchuntersuchungen müßten obligatorisch sein und einheitlich ausgerichtet werden. — Es wird daran gedacht, besondere Milchhygiene-Tierärzte für diese Aufgabe anzustellen, da die Zahl der für diese Tätigkeit in Frage kommenden Amtstierärzte nicht für die in die Breite gehende milchhygienische Aufgabe ausreicht. Chr. Dietz. 8715.

4-64/09-0532 Wilson, C. D.; Weybridge, Centr. Veterin. Lab. Man, machines and mastitis. **(Menschen, Maschinen und Mastitis.)** Veterin. Rec. **75** (1963) Nr. 49. S. 1311-1317. — 28 Lit.

Alle Faktoren, die von wesentlichem Einfluß auf die maschinelle Milchgewinnung sind, werden diskutiert, insbesondere die wichtigsten Punkte in der Arbeitsweise der Melkmaschine mit den häufigsten Fehlerquellen. Seit dem letzten Krieg sind Staphylokokken die häufigsten Euterentzündungserreger geworden, ohne daß die Zahl der Streptokokkenmastitiden in der Antibiotica-Ära wesentlich zurückgegangen ist. Vf. macht den verstärkten Einsatz der Melkmaschinen für den Anstieg der Staphylokokkenmastitiden verantwortlich. Es werden weiter der Einfluß des Vakuums, der Pulsfrequenz und des Melkzeuges auf die Eutergesundheit diskutiert. Die Art und Beschaffenheit des Melkstrumpfes ist für das Mastitisgeschehen von großer Bedeutung. Schließlich werden die Aufgaben des Melkpersonals umrissen; ein grober und häufiger Fehler ist das Blindmelken. Die Euterwaschung kurz vor dem Ansetzen der Melkzeuge ist eine wichtige Voraussetzung für maximalen Milchertrag. W. Kötsche. 8725.

4-64/09-0533 Pfeiffer, Gottfried; München, Univ., Tierärztl. Fak., Inst. für Nahrungsmittelkunde. **Über den Einfluß von Desinfektionsmitteln auf die hygienische Beschaffenheit der Milch.** Diss. München **1963** 51 S. — 19 Tab., 41 Lit.

Die Lösungen von je einem hypochlorithaltigen Desinfektionsmittel, einer quaternären Ammoniumverbindung, einer Ampholytseife und einem phenolhaltigen Phosphat wurden jeweils zu 100 ml pasteurisierter Trinkmilch gegeben, wobei die Volumina der zugesetzten Desinfektionsmittel etwa gleichgehalten wurden und nur die Konzentrationen variierten. Nach sechsstündigem Stehen bei Zimmertemperatur wurden die Reduktaseprobe (Methode v. Pesch und Simmert, modifiziert n. Schönberg) und der Hemmstofftest (Neal und Calbert) vorgenommen sowie der Gesamtkeimgehalt (Kochsches Plattenverfahren) und der Säuregrad (n. Soxhlet-Henkel, hier Aufbewahrung der Milch für mindestens 18 Std bei 18 °C) bestimmt. Es ergab sich: 1. In niederen Konzentrationen können Desinfektionsmittel Wachstum, Reduktase- und Säurebildung der Milchbakterien stimulieren, weshalb das gründliche Nachspülen von desinfizierten Milchbehältern wichtig ist. 2. Mit der Resazurinprobe und dem Hemmstofftest können aus desinfizierten Milchflaschen stammende Desinfektionsmittelreste in Milch nicht sicher nachgewiesen werden. 3. Der mikrobiologische Nachweis von Desinfektionsmitteln in Milch ist ein Hinweis für grobfahrlässige oder vorsätzliche Verwendung dieser Mittel. 4. Zur Verschleierung hygienisch schlechter Milch bedarf es einer solchen Menge eines Desinfektionsmittels, daß es bereits grobsinnlich wahrzunehmen ist. Chr. Dietz. 8755.

4-64/09-0534 Masek, J. **Agar — als Nährboden bei der Herstellung von zur mikrobiologischen Betriebskontrolle benutzten „Mikrobitest-Papierstreifen“.** Milchwissenschaft **18** (1963) Nr. 12. S. 617-619.

Der in der Tschechoslowakei verwendete Mikrobitest-Papierstreifen (Patent Maxa-Hylmar Teply) zur Bestimmung der Coli-Aerogenes-Gruppe bietet den Vorteil, auch unter mangelhaften technischen und personellen Voraussetzungen mikrobiologische Kontrollen in Lebensmittelbetrieben durchführen zu können. Das Wesen dieses Tests ist die Reduktion von 2, 3, 5-Triphenyl-Tetrazoliumchlorid, die innerhalb von 12 Std. bei einer Temperatur von 37° an den Stellen stattfindet, die mit den genannten Bakterien infiziert wurden, wobei rote, scharf abgegrenzte Punkte erscheinen. Es kommt aber vor, daß die Papierstreifen von selbst rot werden oder mit rosafarbigen Fleckchen bedeckt erscheinen. — Es wurde der Einfluß der Zugabe von 0,1-2% Agar zum Nährboden bei der Herstellung der Test-Papierstreifen beobachtet. Bei der Zugabe von 1% Fleischpeptonagar mit TTC oder Ersatzbouillonagar wurden keine Rotfärbungen der Streifen beobachtet, und es genügten 5 Sek., um die maximale Flüssigkeitsmenge aufzusaugen; bei Verwendung von Natriumdesoxycholatagar mit TTC wurde die Rotfärbung nur verringert. Größere Agar-Zugaben unterdrücken zwar die Rotfärbung zuverlässig, verzögern aber die Zeit zum Aufsaugen wesentlich (15 Sek. bei 2% Agar).
Chr. Dietz. 8798.

4-64/09-0535 Kyrkjebo, Arne und Hagen, Olav; Oslo, Norges Veterinaerhøjskole, Inst. for Naeringsmiddelkontrol og Hyg. Penicillinutskillelse i melk efter jurbehandling. **(Penicillinausscheidung in die Milch nach der Euterbehandlung.)** Medlemsbl. norske Veterinaerforen. **15** (1963) Nr. 9. S. 226-233. — 1 Abb., 5 Lit.

Nach intramammärer Applikation verschiedener norwegischer Penicillinpräparate variierte die Ausscheidungszeit von 2½ bis zu 21 Tagen. Wegen dieser bedeutenden Variation in der Ausscheidungszeit sollte dieselbe für die verschiedenen Präparate deklariert werden. Auf die Bedeutung der Anwesenheit von Penicillin in der Milch als Allergieursache wird hingewiesen.
E. Lehnert. 8815.

4-64/09-0536 Garm, Otto, Lunaas, Torleiv und Velle, Veiert; Oslo, Veterinaerhøjskole, Inst. for Reproduksjonsfysiol. Pathol. Om årsaksforholdene ved besk (harsk) smak i melk. **(Die Ursachen des bitteren [ranzingen] Geschmacks der Milch.)** Medlemsbl. norske Veterinaerforen. **15** (1963) Nr. 5. S. 79-84. — 10 Lit.

Vff. teilen experimentelle Resultate mit, die die Theorie stützen, daß der bittere Geschmack der Milch durch oestrogene Hormone verursacht wird. Diese Hormone bewirken die Zunahme der Menge freier Buttersäure in der Milch, wodurch die Milch einen bitteren oder ranzigen Geschmack erhält.

Hierin liegt auch die Erklärung, daß die Milch von Kühen in der Brunst und von Kühen mit Nymphomanie bitter schmeckt. Vff. diskutieren, auf welche Weise die Oestrogene die Zunahme freier Fettsäuren in der Milch bewirken.

E. Lehnert. 8825.

XXI. TIERZUCHT, FÜTTERUNGSLEHRE

4-64/09-0537 Cairns, John. **Die Form und Reduplikation von Desoxyribonucleinsäure (DNS).** Endeavour 22 (1963) Nr. 87. S. 141-145. – 8 Abb., 1 Tab., 19 Lit.

In den Nucleinsäuren, insbesondere der Desoxyribonucleinsäure sind die genetischen Informationen verankert. Die Erbmerkmale eines Lebewesens sind die Folgen der chemischen Reaktionen, die in seinem Leben ablaufen und die Folgen der Strukturen, die es hervorbringen kann, und der Art, wie diese sich während des Lebens eines höheren Lebewesens entfalten. Das Molekül der DNS besteht aus zwei Desoxyribosephosphatketten, die sich spiralenförmig um eine gemeinsame Achse winden. An jede Desoxyribose ist eine Purinbase (Adenin, Guanin) oder eine Pyrimidinbase (Thymin oder Cytosin) gebunden. Die beiden Ketten halten durch Wasserstoffbrücken aneinander, die sich zwischen den 2 Purinpyrimidinbasenpaaren Adenin-Thymin und Guanin-Cytosin ausbilden können. Die Information eines DNS-Moleküles soll in der genauen Reihenfolge der Basenpaare verlaufen, also die genetische Botschaft A-T, T-A, G-C, C-G lauten. Durch die Beschränkung der Basenpaare auf A-T und G-C wird durch die Reihenfolge in der einen Kette die Reihenfolge in der anderen absolut bestimmt. Dadurch ist gewährleistet, daß die beiden Ketten sich zu trennen vermögen und jede die Rolle der Matrize für den Aufbau der anderen Kette übernehmen kann. Das ursprüngliche DNS-Molekül stellt also für jedes Tochtermolekül eine Kette zur Verfügung, und dieses ist also ein Hybrid aus einer Elternkette und einer neu synthetisierten Kette. Diese Hypothese hat sich bisher bestätigt. Die DNS-Menge variiert in den verschiedenen Organismen. Viren enthalten 2000-50000 genetische Informationen (Worte aus 3 Basenpaaren = 3 Buchstaben), Bakterien 10^6-$2 \cdot 10^6$, Säugetierzellen etwa $2 \cdot 10^9$. Das DNS-Molekül von Viren ist groß. Jedes Virus besteht aus einem einzigen DNS-Molekül. Bei bestimmten Bakterien ist das genetische Material ebenfalls in einer einzigen Kette enthalten. Diese tritt in der Form eines Kreises auf. Eine der vorstechendsten Eigenschaften isolierter größerer Moleküle ist ihre Fragilität. Den Nachweis hierüber führt man mit dem Elektronenmikroskop oder autoradiographisch. Bevor sich eine Zelle teilen kann, muß sie ihre DNS verdoppeln, damit jede Tochterzelle den vollen Satz genetischer Informationen mitbekommt. Bei Tierzellen dauert das Stadium der DNS-Synthese nur kurze Zeit, die zwischen zwei aufeinanderfolgenden Zellteilungen liegt, d. h. zu einem beliebigen Zeitpunkt produzieren die meisten Zellen keine DNS. Dagegen erzeugen die sich schnell vermehrenden Bakterien während des gesamten Teilungszyklus DNS. Kaum ist eine Reduplikation beendet, beginnt schon die nächste. Obwohl sich in komplexen Zellverbänden bei Pflanzen und Tieren die DNS auf mehrere Chromosome verteilt, ist die gesamte DNS-Menge in jedem dieser Chromosomen meist größer als in einem Bacterium. Aufgrund der Beobachtungen und Berechnungen wird für Bakteriophagen, Bakterien und menschliche Chromosomen eine universelle Reduplikationsgeschwindigkeit angenommen. In den Riesenchromosomen der Speichelzellen von Dipteren laufen mehrere DNS-Synthese-Prozesse ab, ohne daß die Produkte ausgeschieden werden. So enthalten sie mit Sicherheit mehr als ein Molekül. Unbekannt sind die Kräfte, die die DNS-Moleküle mit den sehr ähnlichen Basenfrequenzen zwingen, sich auszurichten und die Einzelstränge auszutauschen. Dieser Vorgang ist ein

Kernpunkt der genetischen Rekombination. Wie ähnliche Moleküle einander identifizieren und warum danach eine Tendenz zur Wechselwirkung besteht, ist ebenfalls ungeklärt. H. Busse. 8920.

4-64/09-0538 Weber, W.; Bern, Univ., Inst. für Tierzucht. **Grundsätzliche Betrachtungen über die Pathogenetik.** Schweiz. Arch. Tierheilkunde **105** (1963) Nr. 12. S. 672-678. – 3 Abb., 4 Lit. Zus. in Engl., Franz., Ital.
In der Schweiz werden nur 2,4% der Rinder künstlich besamt. Daher sind die bisherigen Fortschritte in der Nachkommenschaftsprüfung auch relativ gering. Von den beiden Hauptrassen wurden nur 7 Tiere getestet. Im Interesse einer leistungsfähigen Rinderzucht sollten in Zukunft nicht nur Besamungsbullen, sondern auch die im natürlichen Deckgeschäft eingesetzten Vatertiere in das Prüfprogramm einbezogen werden. Anlaß müßte die Tatsache sein, daß den Erbfehlern eine wesentliche Bedeutung zukommt und der herkömmlichen Selektion der Bullen beträchtliche Mängel anhaften können. Die meisten Fehlbildungen entstehen durch Gen-Mutationen, die sich in der Folge weiter vererben. Ferner können sie auf Chromosomen-Mutationen, Inversionen, Duplikationen und Defizienz von Chromosomenstücken beruhen. Sie werden weiter vererbt, sind aber bei unseren Haustieren cytologisch noch nicht nachgewiesen worden. Beim Menschen sind die sog. Trisomien bekannt geworden, d. h. die dreifache Ausbildung des gleichen Chromosoms. Diese Fehlbildungen kommen anläßlich der Reduktionsteilung zustande. Beim Menschen gehören hierzu die mongoloide Idiotie, die männliche Intersexualität, der Infantilismus, kombiniert mit Kleinwuchs. Die Anlage zu diesen Entwicklungsbildungen wird nicht weiter vererbt. Dominante Erbfehler manifestieren sich ohne Rücksicht, ob das Gen in einfacher Dosis, heterozygot oder in doppelter Dosis homozygot vorhanden ist. Die Eliminierung dominanter Erbfehler ist daher einfach. Wenn der Züchter die behafteten Tiere von der Weiterzucht ausschließt, wird die Population wieder frei von unerwünschten Merkmalen. Die meisten Erbfehler sind jedoch rezessiv bedingt. Etwa 40 Mißbildungen beim Rind folgen diesem Erbgang. (Zwergwuchs, verkürzter Unterkiefer, Aplasie der Euterviertel, Osteochondrodystrophie, Zwischenklauenwulst). Rezessiv bedingte Eigenschaften werden nur bei homozygoten Merkmalsträgern manifest. Bei Paarungen von zwei Heterozygoten entsteht die betreffende Fehlbildung mit einer Wahrscheinlichkeit von 25%. Inzucht wirkt als Detektor für rezessive, heterozygote Gene. Die Eliminierung eines rezessiven unerwünschten Genes aus einer Population stellt daher ein langwieriges schwieriges Problem dar. H. Busse. 8920.

4-64/09-0539 Sittmann, K.; Davis, Univ. of California. Note on the double cervix condition in cattle. **(Bericht über das Merkmal „Cervixreduplikation" beim Rind.)** J. Heredity **54** (1963) Nr. 3. S. 112. 115. 120. – 3 Tab., 7 Lit.
In einer früheren genetischen Analyse war nur eine unzulängliche Übereinstimmung zwischen der beobachteten und der erwarteten Häufigkeit des erwähnten geschlechtsbegrenzten Merkmals unter den Töchtern der damit behafteten Bullen und Kühe festgestellt worden. In der vorliegenden Studie wurden mit Hilfe zweier in der Human-Genetik entwickelter prinzipieller Methoden zur Korrektur von Familien mit geringer Größe (Individuenzahl) die ursprünglichen Daten erneut analysiert. Die „a priori-Methode" hat bei Menschen sowohl zur Analyse rezessiver als auch dominanter Faktoren verbreitet Anwendung gefunden, wird aber von der sog. „Wahrscheinlichkeitsmethode" durch deren größere Leistungsfähigkeit übertroffen. Unter Anwendung der Finneyschen Tabellen wurde für 16 Familien in 3 Wiederholungen ein Wahrscheinlichkeitskoeffizient von $p = 0{,}287 \pm 0{,}99$ errechnet. Die Ergebnisse sprechen eindeutig für die Hypothese des Vorliegens eines rezessiven Gens. Die hohe Genfrequenz in beiden untersuchten Herden weist darauf hin, daß einige Bullen und ein Teil der Kühe für das Gen tatsächlich

homozygot und die angenommenen Werte für die „Cervix duplex" bei Färsen zu gering waren. Daher fehlen hiermit behaftete Töchter in der Nachkommenschaft normaler Merkmalsträgerinnen und besonders unter den Nachkommen damit behafteter Kühe. Das Gen ist von unvollständiger Penetranz. Die Geburt, mütterliche Einflüsse, Totgeburten und Aborte sind hierfür wahrscheinlich nicht die Ursachen. Die exaktere Analyse bestärkt jedoch die Vorstellung, daß es sich bei der Cervix duplex um einen rezessiven Erbgang handelt. H. Busse. 8930.

4-64/09-0540 Lauvergne, J. J., Vissac, B. und Perramon, A.; Jouy-en-Josas, Seine-et-Oise, Centre Nat. de Rech. Zootechn. Étude du caractère culard. I. Mise au point bibliographique. **(Untersuchungen über das Merkmal „Doppellender". 1. Mitt. Bibliographische Übersicht.)** Ann. Zootechnie **12** (1963) Nr. 2. S. 133-156. – 3 Abb., 6 Tab., 34 Lit. Zus. in Engl.
Man versteht hierunter Tiere, die insbesondere an der Hinterhand eine Muskelhypertrophie aufweisen. Diese bedingt teilweise Geburtserschwernisse, andererseits ist auch die geographische Verteilung des Merkmales von Interesse. Es werden in der Arbeit die Morphologie, Morphopathologie, die genetischen und physiologischen Aspekte der Doppellender behandelt. Die bei aller Muskelfülle vorhandenen Muskelrinnen erklären sich teilweise mit dem Fehlen des subcutanen Fettgewebes. Weiterhin sind Knochen und Haut der Tiere fein, und es kommt leicht zur Ausbildung eines Bauches. Das Merkmal tritt mit folgenden Mängeln gekoppelt auf: Fetaler Dystocie, Rachitis, Makroglossie, mangelnder Vitalität der Kälber, Unfruchtbarkeit, verringertem Wuchs und geringer Milchleistung beim erwachsenen Tier. Die einzelnen Merkmale können verschieden stark ausgeprägt auftreten. Die erwähnten Nachteile der Doppellender werden durch moderne Aufzucht- und Fütterungsverfahren teilweise gemildert. Bis zum Alter von 15-18 Mon. weisen die Tiere günstigere Masteigenschaften auf als die normalen. Den bisherigen Ausschlachtungsversuchen nach sind sie als Idealtyp für die Produktion reichlicher Mengen Magerfleisches anzusehen. Über den Erbgang herrschen bisher widerspruchsvolle Meinungen. Einzelne sind der Auffassung, das Merkmal werde durch ein einziges, dominantes Gen bedingt, andere halten einen rezessiven Erbgang für vorliegend. Auf jeden Fall handelt es sich um ein Merkmal mit unvollständiger Penetranz und variierender Expressivität. Man könnte dazu neigen, die Variationen mit der Entstehung der Dominanz zu deuten. Dort, wo das Merkmal als wirtschaftlich vorteilhaft angesehen wird (Piemont) und eine hierfür günstige Selektion erfolgt, zeigt es Tendenzen zur Dominanz. Bei Milchrassen und amerikanischen Fleischrinderrassen tendiert es zur Rezessivität. Die mögliche Entstehung des Merkmals wird unter dem Gesichtspunkt der Entwicklung seiner Frequenz in den verschiedenen Rinderrassen, speziell unter dem Gesichtspunkt nach dem einheitlichen Ursprung oder der reccurierenden Mutation, untersucht. Die bezüglich der physiologischen Ursachen des Merkmals geäußerten Hypothesen orientieren sich auf Modifikationen bestimmter Teile des Stoffwechsels (Mineralstoff- und Fettstoffwechsel) als Folgen eines gestörten endokrinen Gleichgewichts. H. Busse. 8930.

4-64/09-0541 Adam, Dieter; Berlin-Dahlem, Univ., Veterinärmed. Fak., Klin. für Tiergeburtshilfe und Klauentierkrankh. **Untersuchungen auf Hyperthelie und Hypermastie unter Berücksichtigung der Euter- und Zitzenformen bei Rindern der Höhenfleckviehrasse.** Diss. Berlin-Dahlem **1963** 30 S. – 11 Abb., 41 Lit.
700 Höhenfleckviehkühe wurden vor der Schlachtung auf das Vorkommen von Hypermastie, auf Formfehler des Euters und auf solche der Zitzen und Zitzenkuppen untersucht. Nur 31 Tiere (4,4%) gaben keinen Grund zur Beanstandung. Nebenzitzen wurden bei 378 Tieren (54%) gefunden, und

zwar eine Nebenzitze bei 192 Tieren, 2 Nebenzitzen bei 175 und 3 bei 11 Kühen. Die meisten Nebenzitzen lagen postponiert (97,7%). Bei 350 Kühen (50%) waren die Euterformen zu beanstanden: Etageneuter (171), Ziegeneuter (101), Hängeeuter (41), Kugeleuter (8), Mischformen (29). Bei 563 Rindern (80,4%) wurde die Zitzenform beanstandet: zu lang (218), zu kurz (155), seitlich abgewinkelt (101), tütenförmig (23), milchbrüchig (66). Die Zitzenkuppenform wurde bei 531 Rindern (75,9%) beanstandet: spitz (487), flachrund (28), tellerförmig (7), trichterförmig (5), taschenförmig (4). Da alle diese unerwünschten Anlagen erblich sind, sollten sie züchterisch beachtet werden. Es muß jedoch gesagt werden, daß die offensichtlich bisher als unerwünscht geltenden spitz zulaufenden Zitzenformen idelaer zu sein scheinen als die erwünschten Rundformen. E. Wiesner. 8930.

4-64/09-0542 Goswami, S. K. und Bhattacharya, S.; Mohanpur Post, Nadia District, West Bengal, Centr. Livestock Res. and Breeding Stat. Secondary sex ratio and twinning rate in Hariana cattle. **(Das sekundäre Geschlechterverhältnis und der Anteil der Zwillingsgeburten beim Hariana-Rind.)** Indian veterin. J. **40** (1963) Nr. 7. S. 416-421. — 3 Tab., 10 Lit.

Es wurden das sekundäre Geschlechterverhältnis und die Zwillingsrate bei insgesamt 3271 normalen Abkalbungen der Hariana-Rasse im Zeitraum von 1949-50 in der zentralen Versuchsstation Haringhata, Westbengalen, untersucht. Die Gesamtrelation in dem nach dem Abkalbemonat, den Bullen und der Häufigkeit der Abkalbung gruppenweise aufbereitetem Material lag bei 101,3, 113,8 und 100,4% Bullenkälbern gegenüber 100% weiblichen Kälbern. Die Abweichungen im Geschlechterverhältnis von dem theoretisch geschätzten Werte waren statistisch nicht gesichert. Hiernach besteht kein Einfluß des Bullen auf das Geschlechterverhältnis in der Herde. Die meisten Abkalbungen wurden am Ende der ersten Abkalbeperiode beobachtet. Mit zunehmendem Alter der Mutter nahm diese Zahl ab. In einer 10jährigen Zuchtperiode wurden 6 Zwillingsträchtigkeiten bzw. eine Zwillingsrate von nur 0,18% gefunden. H. Busse. 8935.

4-64/09-0543 Bonsma, J. C. **Betrachtungen über das Tier und seine Umwelt.** Züchtungskunde **35** (1963) Nr. 9/10. S. 404-411. Zus. in Russ., Engl., Franz.

Anhand der Untersuchungsergebnisse in Südafrika werden die Einflüsse der Umwelt auf die tierischen Leistungen demonstriert. Stoffwechsel und Ernährung rangieren unter den genannten Faktoren an der Spitze. Die Wirkung meteorologischer Faktoren (Temperatur, Sonneneinstrahlung, Licht und Luftfeuchte) sowie des Bodens auf die tierische Produktion werden erörtert. Die Bekämpfung von Krankheiten, hervorgerufen durch innere sowie äußere Parasiten, gehört mit dazu. Besondere Bedeutung kommt den Wechselwirkungen zwischen den einzelnen Umweltfaktoren zu. Als Maßstab für die Anpassungsfähigkeit der Kühe unter südafrikanischen Bedingungen gilt das Absatzgewicht der von ihnen am Euter ernährten Kälber und ein möglichst geringer Gewichtsverlust der Kühe während der Säugephase. Die Selektion auf Futterverwertung sollte in Zeiten des Futtermangels erfolgen. Als weibliche Zuchttiere werden Rinder vorgeschlagen, die im Alter von 2 Jahren ein Kgw. von 320-400 kg haben, nach dortigen Begriffen also gut entwickelt sind. Diese sind mit Bullen zu paaren, deren Mütter regelmäßig schwere Kälber abgesetzt haben. H. Busse. 8940.

4-64/09-0544 Bronsch, K. **Die Gesunderhaltung unserer Rinderbestände bei hohen Leistungen.** Züchtungskunde **35** (1963) Nr. 9/10. S. 443-453. — 2 Abb., 1 Tab., 11 Lit. Zus. in Russ., Engl., Franz.

Hohe Leistungen, Langlebigkeit und regelmäßige Fruchtbarkeit lassen sich bei unseren Rinderrassen durchaus kombinieren. Zwischen beiden Merkmalen

besteht eine positive Korrelation. Darüber hinaus bestehen weitere Leistungssteigerungsmöglichkeiten. Um Tiere mit ständig steigenden Leistungen halten zu können, muß der Tierhalter hierfür die optimalen Umweltbedingungen schaffen. Diese Feststellung beruht auf bekannten biologischen Gesetzmäßigkeiten. Um die gesteckten Ziele zu erreichen, gilt es vor allem, die Qualität der Futtermittel, insbesondere die der wirtschaftseigenen Futterstoffe, zu verbessern. Einer sinnvollen Anwendung von Mineralstoffen, Vit. A und Konzentraten kommt dabei höchste Bedeutung zu. Auch die hygienischen Verhältnisse müssen verbessert werden, d. h. die Weideparasiten sind zu bekämpfen und Krankheiten aller Art unter Kontrolle zu stellen. Durch diese Maßnahmen vermag der Mensch die genetischen Faktoren im Interesse der von ihnen abhängigen Merkmale zur Auswirkung gelangen zu lassen.
H. Busse. 8940.

4-64/09-0545 Levantin, D. L. und Guneeva, Ė. K. Vlijanie raznogo urovnja kormlenija na rost i razvitie molodnjaka krupnogo rogatogo skota. **(Der Einfluß der verschiedenen Ernährung auf Wachstum und Entwicklung der Jungrinder.)** Trudy Vsesojuznogo naučno-issledovatel'skogo instituta životnovodstva, Moskva **24** (1962) S. 40-48. — 8 Tab., 7 Lit. 8940.

4-64/09-0546 Jöchle, Wolfgang; Berlin-West, Schering AG. **Umwelteinflüsse auf neuroendokrine Regulationen: Wirkungen langfristiger, permanenter Beleuchtung auf jugendliche und erwachsene Ratten (Beiträge zur Konstitutionsforschung und zur Biogenese der Sexualfunktionen).** Zbl. Veterinärmed., R. A. **10** (1963) Nr. 8. S. 653-706.
Die Befunde wurden an 123 weibl. Tieren eines Sprague-Dawley-Inzuchtstammes sowie an 52 weibl. und 47 männl. Tieren eines Wistar-Inzuchtstammes erhoben. Neben der Erfassung der psychischen Reaktionslage durch Beobachtungen wurden tägl. NNR-Funktionsproben durchgeführt (Eosinophilenzahl nach i. v. Injektion von 0,5 IE ACTH pro 100 g Kgw. nach i. p. Prämedikation von 0,5 ml 20%iger Urethanlösung pro 100 g Kgw.), der Blutstatus bestimmt und bei den weibl. Tieren Vaginalabstriche entnommen. Es wurde in mehreren Gruppen jeweils die eine Hälfte der Ratten bei konstanter, die andere bei rhythmischer Lichtzufuhr gehalten. Dauerbeleuchtung zeigte anfänglich eine Wachstumsbeschleunigung. In höherem Lebensalter (bis 700 Tage) konnten haltungsbedingte Unterschiede nicht mehr ermittelt werden. Bis auf das Nebennierengewicht waren die Organgewichte (Herz, Leber, Milz) nicht signifikant beeinflußt. Das Nebennierengewicht war z. T. um über 100% höher als bei den Kontrolltieren. Die Keimdrüsen männl. Tiere waren bei Dauerbeleuchtung anfangs mäßig schwerer, später geringfügig leichter geworden. Weibl. Gonaden waren anfänflich bis 30% leichter. Später glichen sie denen der Kontrollen. Die Psyche dauerbelichteter Tiere war gekennzeichnet durch lebhafte Reaktionen (Aktivitätsphasen über den ganzen Tag verteilt). Dauerbelichtete Tiere zeigten einen um 50% verringerten Anfangseosinophilenwert und reagierten stärker auf ACTH als die Kontrollen. Die Erythrocytenzahl war verringert, jedoch Hb-Wert, Färbeindex und Leukocytenwerte blieben weitgehend von den Lichteinwirkungen unbeeinflußt. Die Haut dagegen zeigte Turgor- und Elastizitätsverlust an und wurde struppig, so daß der Eindruck eines vorzeitigen Alterns entstand. Nach einer deutlich verkürzten Pubertät traten bei diesen Tieren bis zum 60. Versuchstag Zyklusverkürzung und Oestrusverlängerung auf, nach dem 80. Versuchstag meist Daueroestrus, der unregelmäßig unterbrochen wurde. Eine Wiederaufnahme zyklischer Oestren konnte gehäuft um den 150., 300., 360. und 420. Tag registriert werden. Einzelheiten über die einzelnen Versuchsdurchgänge und über die Morphologie der Scheidenabstriche sind den zahlreichen Tab. und Abb. zu entnehmen. Bei Verlust der geschlechtsspezifischen Funktionsrhythmik (Sexualzyklus) konnte in der Regel die Funk-

tion selbst, die Fortpflanzungsfähigkeit, aufrechterhalten werden. Funktionsstörungen traten gehäuft bei jugendlichen Individuen auf, während alte Tiere teilweise normalzyklische Sexualfunktionen beizubehalten vermochten. Hauptangriffspunkt der Störungen bei „Verlust des äußeren Zeitgebers" soll der Steroid-Rückkoppelungsbereich sein, wo es zu Fehlschaltungen im Zwischenhirn, dem Kommunikationsorgan zwischen Umwelt und Organismus (Koppelung des „inneren und äußeren Zeitgebers"), kommt. Physiologische Funktionen, desgleichen die Konstitution, sind demnach in höherem Maße umweltabhängig als bisher angenommen wurde. Als Maßstab der Konstitution erscheinen daher Funktionen geeignet zu sein, die unter extremen Umweltveränderungen die Funktionen aufrechtzuerhalten vermögen. Dieser Tatsache ist in der Konstitutionsforschung Rechnung zu tragen.
S. Willer. 8940.

4-64/09-0547 Ziel, Ralf; Berlin-Dahlem, Univ., Inst. für Tierzucht und Erbpathol. **Zur Frage der Prüfung der hormonalen Konstitution bei Rindern durch ACTH-Belastung. 3. Teil.** Diss. Berlin-Dahlem **1963** 56 S. – 14 Tab., 53 Lit.
Die Konstitution unserer Nutztiere ist eines ihrer wichtigsten Merkmale, ohne daß es bisher eine Möglichkeit gäbe, sie in irgendeiner Weise objektiv zu erfassen. In letzter Zeit wurde die Verringerung der Zahl der eosinophilen Granulocyten im strömenden Blut nach ACTH-Belastung auch bei Tieren verfolgt, wobei der Umfang dieser durch die Funktion der Nebennierenrinde ausgelösten Reaktion Hinweise auf die konstitutionellen Eigenschaften dieser Tiere geben soll. Vf. hat insgesamt 296 weiblichen Rindern jeweils 40 IE. ACTH injiziert und 4 und 6 Std. später den Abfall der eosinophilen Granulocyten gemessen. Nach den Ergebnissen bezweifelt er, daß der Thorntest einen Einblick in die Nebennierenrindenfunktion und damit möglicherweise in die konstitutionellen Eigenschaften der Rinder geben kann.
E. Wiesner. 8960.

4-64/09-0548 Kočenov, D. A. Vlijanie različnych srokov kastracii na rost i mjasnye kačestva molodnjaka krupnogo rogatogo skota. **(Der Einfluß verschiedener Kastrationstermine auf das Wachstum und die Fleischqualität bei Jungrindern.)** Trudy Vsesojuznogo naučno-issledovatel'skogo instituta živodnovodstva, Moskva **24** (1962) S. 49-58. – 1 Abb., 7 Tab., 4 Lit. 8970.

4-64/09-0549 Melrose, D. R.; London, Pida House, Pig Ind. Development Authority. The pig industry development authority – its function and association with veterinary research. **(Der Beratungsdienst für die Entwicklung der Schweineproduktion, seine Funktionen und Beziehungen zum veterinärmedizinischen Versuchswesen.)** Veterin. Rec. **75** (1963) Nr. 36. S. 904-905.
Der Anlaß für die Gründung eines solchen Dienstes war die Notwendigkeit zur Senkung der Produktions-, der Transport- und der Verteilungskosten, zur Qualitätsverbesserung und zur Erhöhung der Konkurrenzfähigkeit gegenüber dem Auslande, ohne Subventionen durch die Regierung zu beanspruchen. Der Einrichtung stehen mehrere tierärztliche Beratungskomitees zur Verfügung, die sich besonders mit den Fragen der Tierhaltung und betriebswirtschaftlichen Problemen zu befassen haben. Die Dienststelle selbst hat in verschiedenen Fragen der Schweinehaltung Selbstversuche in die Wege geleitet, die sich insbesondere mit folgenden Hauptgesichtspunkten zu befassen haben: 1. Krankheiten und ihre Bekämpfung; 2. Haltungsstudien; 3. Physiologische Untersuchungen; 4. Die Weiterentwicklung der k. B. und Untersuchungen über die Fortpflanzung beim Schwein. 1958 wurde mit dem Programm begonnen. Anfangs waren Spezialisten, insbesondere solche auf dem Gebiete der Schweinehaltung, knapp. Inzwischen sind jedoch Fortschritte erreicht. H. Busse. 9030.

4-64/09-0550 Haring, F., Gruhn, R.; Smidt, D. und Scheven, B.; Göttingen, Univ., Inst. für Tierzucht und Haustiergenetik. **Züchtung eines Miniaturschweines als Versuchs- und Laboratoriumstier.** Zbl. Bakteriol., Parasitenkunde, Infektionskrankh. Hyg., I. Abt., Orig. **189** (1963) Nr. 4. S. 521-537. – 11 Abb. Zus. in Russ., Engl., Franz., Span.
Das Schwein steht hinsichtlich der Verdauung und der Beschaffenheit seiner Haut, Wärmeregulation durch Schweißdrüsen, der Behaarung und der pharmakologischen Ansprechbarkeit des Integuments dem Menschen relativ nahe. Außerdem gibt es eine Reihe menschlicher Krankheitserreger, von denen einige (z. B. Adenoviren) bisher nur auf das Schwein übertragen werden konnten. Die Größe des Schweines, seine Unhandlichkeit, der Raum- und Erhaltungsfutterbedarf der Tiere sprachen bisher gegen den Einsatz dieser Tierart für Laboratoriumszwecke. Daher ist die Züchtung eines Miniaturschweines als kleines Versuchstier eine vordringliche Aufgabe. Neben der Kleinwüchsigkeit ist Widerstandsfähigkeit, Fruchtbarkeit und vor allem die weiße Farbe im Zuchtziele zu verankern. Das Institut für Tierzucht und Haustiergenetik der Universität Göttingen hat seit 1960 die Verwirklichung dieses Zuchtzieles mit Hilfe der Kombinationszüchtung angestrebt. Diese hatte folgende Ausgangspopulationen zur Grundlage: 1. Das Vietnamesische Hängebauchschwein mit genetisch verankertem Zwergwuchs, Frühreife, Fruchtbarkeit, aber schwarzer Farbe, und sehr lebhaftem Temperament. 2. Das im Hormel-Institut, Austin, Minnesota gezüchtete Miniaturschwein im Sus scrofa ferus-Typ. Dieses weist zwar eine beträchtliche Größen- und Farbvariation auf, ist aber handlich und umgänglich. 3. Das DvL zur Erzüchtung dominant weißer Zwerglinien. Die Arbeit behandelt weiterhin die Bedeutung der einzelnen Ausgangspopulationen für das Zuchtprodukt, die angewandten Selektionsmaßstäbe, die weiter geplanten Zuchtmaßnahmen, die Bestandentwicklung und die Eigenschaften der bisher in Göttingen vorhandenen Miniaturschweine. H. Busse. 9030.

4-64/09-0551 Lamond, D. R., Wells, K. E. und Miller, S. J.; Armidale, New South Wales, Pastoral Res. Lab.; Longreach, Queensland, Dep. of Agric. and Stock. Study of a breeding problem in Merino ewes in Central Queensland. **(Untersuchungen über Züchtungsprobleme bei Merinomutterschafen in Mittelqueensland.)** Austral. veterin. J. **39** (1963) Nr. 8. S. 295-298. – 1 Abb., 2 Tab., 17 Lit.
In Abhängigkeit von der Regenzeit und dem anschließenden Weidewachstum im Sommer werden in Queensland die Schafherden im Herbst zum Bock gebracht. In der Lammzeit im Frühjahr vermögen die Mutterschafe ihr Körpergewicht jedoch nicht zu halten. Die Verluste wegen Schwangerschaftstoxämie und die Sterblichkeit der neugeborenen Lämmer sind groß. Daher würde eine Ablammung im Herbst viele Haltungsprobleme günstiger lösen helfen. Mit fortschreitender Trächtigkeit während der Laktation stünde den Mutterschafen reichlich Grünfutter zur Verfügung. Es würden weniger Lämmer eingehen, und die Neugeborenen hätten günstigere Entwicklungsbedingungen. Die Untersuchungen sollten die Fortpflanzungsbereitschaft von Mutterschafen in den Frühjahrsmonaten exakt klären. Folgende Ergebnisse sind zu berichten: 1. Mit Progesteron konnte die Brunst im Sept. besser als im Okt. unterdrückt werden. 2. Die Länge des Anoestrus wies bei den Muttertieren erhebliche Unterschiede auf. 3. Wurde eine Gruppe von Mutterschafen ohne Böcke, die andere Gruppe für jeweils 18 Tage mit Böcken und anschließend 12-13 Tage ohne Böcke gehalten, war in den Eierstocksfunktionen ein deutlicher Effekt durch die Zuführung der Böcke zu beobachten.
H. Busse. 9070.

4-64/09-0552 Spielberger, Ulrich; München, Univ., Tierärztl. Fak., Inst. für Physiol. und Ernähr. der Tiere. **Harnstoff in der Rindermast.** Diss. München **1962** 74 S. – 2 Abb., 94 Lit.

An 32 Jungbullen des Höhenfleckviehs wurde in 4 Gruppen über 112 Tage geprüft, wie sich proteinäquivalente Zulagen von Sojaschrot, eines Harnstoff-Melasse-Aethylalkohol-Gemisches und einer Kombination dieser beiden zu einer proteinarmen Grundfutterration auf Zunahme und Futterverwertung auswirken. Bei entsprechendem Stärkewertausgleich ist die Harnstoffmast der Jungbullen gleich zu beurteilen wie die Mast mit Sojaschrot. Der Rest-N-, Harnstoff-N- und Ammoniak-N-Gehalt in Blutplasma und Pansensaft wurde durch die Harnstoffütterung nicht signigikant beeinflußt. Bei den proteinarm gefütterten Kontrollgruppen waren hingegen alle Rest-N-, Harnstoff-N- und Ammoniak-N-Konzentrationen zum Teil erheblich niedriger. Die verfütterten Harnstoffmengen beliefen sich bei einem durchschnittlichen Anfangsgewicht von 325 kg auf 100 g je Tier und Tag während der gesamten Versuchsdauer. E. Wiesner. 9160.

4-64/09-0553 Marx, D.; Hohenheim, Landwirtsch. Hochschule, Inst. für Tierheilkunde. **Experimentelle Untersuchungen über die Biertreberfütterung an Zuchtbullen.** Berliner Münchener tierärztl. Wschr. **76** (1963) Nr. 21. S. 431-436. — 1 Abb., 3 Tab., 13 Lit.

Zur Prüfung der Auswirkung der Biertreberfütterung auf Zuchtbullen wurden entsprechende Fütterungsversuche an 2 Jungbullen (20 und 15 Mon. alt) durchgeführt. Die Bullen erhielten zunächst 4 Mon. bzw. 4 Wochen Tagesrationen von 2 kg Hafer, 2 bzw. 1,5 kg Bullenkonzentrat, 0,75 kg Schnitzel, 6,5 kg Heu und 150 g Mineralstoffmischung mit einem Eiw.: StW.-Verhältnis von 1:4,7 bzw. 1:5,0. Diese Rationen wurden beim ersten Bullen für 5 Mon., beim zweiten Bullen für 9 Wochen bei gleicher Heu- und Mineralstoffgabe verändert auf je 15 kg frischen Biertreber, 1 kg Hafer, 1 bzw. 0,5 kg Bullenkonzentrat und 0,5 kg Schnitzel; Eiw.: StW.-Verhältnis 1:4,5 bzw. 1:4,7. Während der Treberfütterung wurden die Bullen in halbwöchigen Abständen 45 bzw. 19 mal abgesamt. Geschlechtslust und Deckreflexe wurden bei beiden Bullen nicht verändert. Die vorher durchschnittliche Spermaqualität des ersten Bullen verschlechterte sich jedoch erheblich hinsichtlich Lebensdauer und Erhaltung der Vorwärtsbewegung. Durch Zugabe von 0,5- oder 1% igen Kochsalzlösungen konnte die erloschene Spermabeweglichkeit wieder hervorgerufen werden. Ursächlich wird eine Veränderung des Seminalplasmas durch funktionelle Störungen im Bereich der Nebenhoden, Samenleiterampullen oder accessorischen Geschlechtsdrüsen infolge der Biertreberfütterung vermutet. — Die vorher schon schwankende Samenqualität des zweiten Bullen mit Hodenasymmetrie und einseitig fehlerhaftem Cremasterreflex wies bei bleibender Labilität eine leichte Tendenz zur Verbesserung auf, doch ist ein alleiniger Fütterungseinfluß nicht gesichert. E. Krause. 9160.

4-64/09-0554 Spedding, C. R. W.; Hurley, Berks., Grassland Res. Inst. The feeding of sheep at pasture. **(Die Fütterung der Schafe auf der Weide.)** Veterin. Rec. **75** (1963) Nr. 45. S. 1153-1157. — 1 Tab., 43 Lit.

Die jahreszeitlichen Schwankungen im Wachstum der Weidenarbe, denen die wechselnden Bedürfnisse der Schafe gegenüber stehen, machen eine Abstimmung erforderlich, verbieten jegliche Futterverschwendung und lassen die rechtzeitige Konservierung überschüssigen Grases als Heu und Silage geboten erscheinen. Im Zuge einer Weiterentwicklung der Fütterungstechnik ist der Grad der Trennung der Mutterschafe und der Lämmer in einem frühzeitigen Stadium von Interesse. Die künstliche Aufzucht der Lämmer mit Milchersatzstoffen hat zwar im Hinblick auf die Entwicklung der Jungtiere befriedigende Aussichten, verbietet sich aber gegenüber der wesentlichen billigeren Aufzucht am Euter des Muttertieres aus Gründen der Aufzuchtkosten. Lämmer, denen die Mutter verloren ging, oder überzählige Mehrlingslämmer lassen sich aus dem Tränkeimer gut aufziehen. Sie sollten danach aber nicht in die Herde zurückgebracht werden, sondern in geringer Besatzdichte mit erwachsenen Rindern weiden. Diese halten die Weidenarbe kurz, ohne die Lämmer durch Parasiten zu gefährden. Das frühe Absetzen der Lämmer kann, nur wenn die Muttermilch nicht ausreicht, bereits im Alter von 2 Wochen erfolgen. Das Alter von 3 Wochen oder besser ein Körpergewicht von 25 bis 30 Pfund sind der geeignete Zeitpunkt hierfür. Solche Lämmer werden mit Heu und Konzentratfuttermittel ebenso wie die künstlich aufgezogenen im Stalle gemästet oder sollten beim Weidegang vor einer Parasiteninvasion geschützt werden. Die Weidenarbe für Schafe sei dicht und blattreich, Weißklee steigert bei Lämmern die Zunahmen. *Lolium perenne*, das perennierende Ryegras, hat gegenüber anderen Spezies einen hohen Nährwert und größere Verdaulichkeit. Im jungen Stadium des Wachstums (bis zu 4 Wochen) sind alle Gräser von Wichtigkeit. Für die Zuwachsleistung je Schaf kommt dem täglichen Verzehr an Weidegras jedoch größte Bedeutung zu. Dieser ist mit der Bestandsdichte je Flächeneinheit stark korreliert. Die je Schaf verfügbare Futtermenge hängt daher von der Weidefläche je Tier und der darauf wachsenden Grasmenge ab. Die Kunst der Schafhaltung basiert daher auf der optimalen Verwertung des gewachsenen Futters bei minimaler Beeinträchtigung der Leistung des Einzeltieres durch Krankheit oder gedrosselte Futteraufnahme. H. Busse. 9160.

4-64/09-0555 Wackernagel, Hans; Basel, Zool. Garten. **Was füttern die Flamingos ihren Jungen?** Int. Z. Vitaminforsch. [Bern] **34** (1964) Nr. 1. S. 141-143. 9160.

4-64/09-0556 Maronde, E.; Eichhof, Bad Hersfeld, Staatl. Lehr- und Versuchsanst. für Grünlandwirtsch. und Futterbau. **Mineralstoffe im Milchviehstall.** Mitt. dtsch. Landwirtsch.-Ges. **79** (1964) Nr. 1. S. 10-13. – 5 Tab.
Neben bedarfsgerechter Nährstoffermittlung sollte in einer Futterration auch deren Mineralstoffgehalt tabellarisch errechnet werden. Die bloße 100-150 g Mineralstoffgabe je Ration genügt nicht zum Ausgleich der stark schwankenden Grundfutterwerte. Entsprechend dem Erhaltungsbedarf einer Kuh von 30 g Ca und 20 g P und je kg Milch von 2,5 g Ca und 2 g P sollte im Futter stets ein Ca:P-Verhältnis von 1,5:1 angestrebt werden. P-Mangel im Grundfutter kann durch P-reiche Mineralstoffgaben oder Kleien aufgebessert werden. Kleie enthält etwa 12 g P und 1-2 g Ca je kg; das entspricht einer Mineralstoffgabe von 100 g mit 24% P_2O_5. Dadurch kann mit Kleie eine P-Anreicherung der Ration und eine Einengung des Ca:P-Verhältnisses auf den Bedarf einer Milchkuh erfolgen. Auch Verfütterung von Ca-reichem Klee erfordert eine P-Ergänzung. – Trockenschnitzel enthalten je kg Trockenmasse 9,2 g Ca und nur 1 g P. Bei Verabreichung an Milchkühe kommt es ohne P-Ausgleich zu Fruchtbarkeitsstörungen. Neben der Aufwertung durch wirksame Mineralstoffträger in Form von Kleien, Getreideschroten oder zweckmäßigen Mineralstoffgemischen wird auch eine Verbesserung des Grundfutters durch optimale Düngungs- und Konservierungsmaßnahmen gefordert. E. Krause. 9172.

4-64/09-0557 Chaney, C. H. und Barnhart, C. E.; Lexington, Univ. of Kentucky. Effect of iron supplementation of sow rations of the prevention of baby pig anemia. **(Die Wirkung der Eisenbeifütterung in Rationen von Muttersauen bei der Verhütung der Saugferkelanämie.)** J. Nutrit. [Philadelphia] **81** (1963) Nr. 3. S. 187-192. – 6 Tab., 7 Lit.
In vorliegender Arbeit wurde die Möglichkeit der Verhütung der Saugferkelanämie durch Verabreichung relativ hoher Konzentrationen von Eisenfumarat an trächtige und laktierende Sauen geprüft. Das Eisenfumarat wurde dabei in einer Konzentration von 0, 346, 691 und 1382 mg Eisen/kg Futter angewendet. Von jeder Versuchsgruppe mit unterschiedlicher Eisen-

beifütterung der Muttersau wurde nach der Geburt jeweils 1 Ferkel getötet und die Beeinflussung der fetalen Eisendepots anhand einer Analyse des Eisengehaltes von Milz und Leber ermittelt. Dabei wurde festgestellt, daß selbst bei der hohen Eisendosierung bei der Muttersau keine Stimulierung des Eisentransports in die Feten über die Plazenta erfolgte. Dagegen konnte durch Verabreichung des Eisenfumarats während der Laktation ein erhöhter Eisenspiegel in der Muttermilch aufrechterhalten werden. Während der Eisengehalt 12-18 Std. nach der Geburt relativ einheitlich war (222-267 γ pro 100 ml), lag er nach 10 Tagen ohne Eisenbeifütterung bei 123 γ/100 ml, bei der hohen Eisendosierung dagegen bei 203 γ/100 ml. Im Alter von 22 Tagen lag der Hämoglobingehalt ohne Eisenbeifütterung an die Muttersau bei den Ferkeln bei durchschnittlich 6,2 g/100 ml; demgegenüber wiesen bei Muttersauen mit Fe-Beifütterung gehaltene Ferkel einen Gehalt von 9 bzw. 9,2 g/100 ml auf. Aus den Untersuchungen geht hervor, daß Eisenfumarat in einer Konzentration von 1382 mg Eisen/kg Futter die Saugferkelanämie verhindert. E. Kolb. 9182.

4-64/09-0558 Dynna, Olav und Havre, Gustav N.; Oslo, Veterin. Coll. of Norway. Interrelationship of zinc and copper in the nutrion of cattle. A complex zinc-copper deficiency. **(Die Beziehungen von Zink und Kupfer in der Nahrung beim Rind.)** Acta veterin. scand. **4** (1963) Nr. 3. S. 197-208. – 1 Abb., 2 Tab., 14 Lit. Zus. in Dtsch.

Es wird die komplexe Form einer Zinkkupfermangelerkrankung bei Jungrindern beschrieben. Hierbei ist das Allgemeinbefinden gestört, die Zunahmen sind verringert und die behaarte Haut um die Augen erblaßt. Gelegentlich treten Hautveränderungen am Nasenrücken und am Übergang zwischen Nase und Maul auf. Dieses Syndrom hat eine gewisse Ähnlichkeit mit der Parakeratose. In den betreffenden Mangelgebieten wurden in Heu und Gras ein verminderter Kupfer- und Zinkgehalt, d. h. Werte unter 5 bzw. 40 ppm festgestellt. Durch Kupferbehandlung kann eine leichte Besserung eintreten, die aber auch gelegentlich ausbleibt. Wird dem Futter ein Kupferzinkgemisch als Sulfat oder Acetat zugesetzt, ist die Wirkung beträchtlich. 30 mit Erfolg behandelte Fälle sind nachweisbar. Ein Versuch an 4 Jungbullen stellte unter Beweis, daß bei einer ausschließlichen Kupferbeifütterung die Zunahmen ähnlich oder etwas höher als bei den mit Heu aus dem Mangelgebiet gefütterten Kontrolltieren waren. Die alleinige Zufuhr von Zinksulfat oder -acetat führte bald nach Beginn zu einem Wachstumsstillstand. Die kombinierte Anwendung von Kupfersulfat und Zink bewirkte eine sofortige Steigerung der Wachstumsintensität. H. Busse. 9182.

4-64/09-0559 Velle, Veiert; Oslo, Norges Veterinaerhøjskole, Inst. for Reproduksjonsfysiol. og -pathol. Hormonbehandling av dyr og helsemessige problemer. **(Hormonbehandlung von Tieren und Gesundheitsprobleme.)** Medlemsbl. norske Veterinaerforen. **16** (1964) Nr. 1. S. 10-15. – 18 Lit.

Vf. behandelt in dieser Übersicht den Gebrauch von Oestrogenen und anderen Hormonen zur Steigerung der Produktion und des Wachstums von Haustieren und bespricht die möglichen Schäden im Gefolge dieser Behandlung. E. Lehnert. 9185.

4-64/09-0560 Satapathy, N. und Panda, B.; College Park, Univ. of Maryland, Coll. of Agric. Urea in ruminant nutrition – a review. **(Harnstoff in der Wiederkäuernahrung; ein literarischer Überblick.)** Indian veterin. J. **40** (1963) Nr. 4. S. 228-236. – 2 Abb., 40 Lit.

Über die Verwertung des Harnstoffs durch Wiederkäuer wird folgendes berichtet: 1. Ein niedriger Protein- und ein hoher Stärkegehalt begünstigen die Harnstoffverwertung. 2. Leicht verdauliches und leicht wasserlösliches Protein im Futter verschlechtert die Harnstoffverwertung. 3. Mono-, Disaccharide und Cellulose sind der Stärke in der Harnstoffverwertung unterlegen. 4. Bei einem Mangel an Energie und/oder einem Mangel an essentiellen Mineralstoffen kommt es zu einer Verschlechterung der Harnstoffverwertung. 5. Harnstoff wird gut verwertet, wenn er bis ein Drittel des Proteingehaltes der Ration oder ungefähr 3% des zugeführten Konzentrates bzw. 1% der Gesamtration ausmacht. H. Busse. 9187.

4-64/09-0561 Berg, Ove, Larsson, Stig und Nilsson, Torsten. Utfordringsförsök på svin med aminosyraberikad spannmål. **(Fütterungsversuche bei Schweinen mit Getreide, das einen Zusatz von Aminosäuren enthält.)** Medlemsbl. Sveriges Veterinärforbund **14** (1962) Nr. 21. S. 606-607. — 7 Lit.

Als wachstumsfördernde Mittel wurden dem Futter Lysin und Methionin zugesetzt. Im Vergleich zu reinem Getreidefutter ließ sich hiermit eine markante Steigerung im Wachstum bei Ferkeln erzielen. E. Lehnert. 9187.

4-64/09-0562 Wilson, R. K.; Castleknock, Dublin, Agric. Inst. An attempt to induce hypomagnesaemia in wethers by feeding high levels of urea. **(Versuch zur Auslösung der Hypomagnesämie bei Hammeln durch Verfütterung größerer Harnstoffmengen.)** Veterin. Rec. **75** (1963) Nr. 27. S. 698-699. — 1 Abb., 1 Tab., 10 Lit.

Die aufgenommene Harnstoffmenge wurde bei den Tieren von 0-60 g täglich gesteigert. Hierdurch war eine Erhöhung der Ammoniakkonzentration im Pansen von 9 mg je 100 ml auf 80 mg je 100 ml zu beobachten. Es kam jedoch nicht zu einer Hypomagnesämie. Der Magnesiumgehalt des Harnes behandelter und unbehandelter Tiere zeigte keine Unterschiede. Die Aufnehmbarkeit des in der Nahrung enthaltenen Mg änderte sich nicht.
H. Busse. 9190.

4-64/09-0563 Haynes, N. Bruce. „Silo filler's disease" in dairy cattle. **(Die „Silofüllerkrankheit" beim Milchvieh.)** J. Amer. veterin. med. Assoc. **143** (1963) Nr. 6. S. 593-594. — 2 Lit.

Etwa 25% einer aus 48 Schwarzbunten Holstein-Friesen-Kühen bestehenden Herde wurden im Februar von der Erkrankung befallen. Diese bestand aus einem auskultatorisch nicht zu klärenden Husten, Dyspnoe, Speichelfluß, Temperaturanstieg, erhöhter Puls- und Atemfrequenz und in einem Falle in einem s. c. Emphysem im Genick und am Rücken. Da die Vaccinierung mit *Corynebacterium*-Pasteurellenvaccine im Okt. und Jan. hierbei keinen Heilerfolg auswies, wurden jeweils 10 cm³ je Tier eines Steroidantibioticum (Azimycin, Schering, Bloomfield, je cm³ 0,5 mg Dexamethoson, 10,0 mg Chlorpheniraminmaleat, 250,0 mg Dihydrostreptomycin und 200000 IE Procainpenicillin G) bei den meisten Tieren mit Erfolg angewandt. Auch Antihistaminica wurden gelegentlich appliziert. Durch Weglassen der fraglichen Maissilage kam die Erkrankung endgültig zum Stillstand. Das Krankheitsgeschehen ähnelt der Silofüllerkrankheit beim Menschen, die mit einer Bronchiolitis fibrosa obliterans einhergeht und auf der Inhalation der der frischen Silage entströmenden N-Oxyde beruht. Neben der durch Inhalation entstehenden toxischen Wirkung kann es durch die bei der Verdauung der Silage entstehenden Giftstoffe beim Rinde zu Schädigungen kommen. Hierbei spielen schwere Störungen der Pansenmikroorganismen-Funktionen eine wesentliche Rolle. Bei dem fraglichen Silo bleibt zu erwähnen, daß er unmittelbar nach der Füllung mit einer Plastikfolie abgedeckt und so die Entstehung und das Abströmen der giftigen Gärungsgase verhindert wurde.
H. Busse. 9190.

4-64/09-0564 *Schellner, Gottfried.* **Untersuchungen über die Wirkung von Mengenelementen, Spurenelementen, Vitaminen und Antibiotica auf die Wirtschaftlichkeit der Schweinemast, durchgeführt in einem VEB für Mast von Schlachtvieh.** Diss. Landwirtsch. Fak. Jena. 1962. (111 S.) 4°. (Diss. 9498)

XXII. PARASITOLOGIE

4-64/09-0565 Mühlpfordt, H.; Hamburg, Bernhard-Nocht-Inst. für Schiffs- und Tropenkrankh. **Über die Bedeutung und Feinstruktur des Blepharoplasten bei parasitischen Flagellaten. 1. Mitt.** Z. Tropenmed. Parasitol. **14** (1963) Nr. 3. S. 357-398. — 44 Abb., 19 Tab. Zus. in Engl.

Verschiedene Arten der Gattungen der Familie *Trypanosomidae* wurden auf Blepharoplastverlust untersucht. Mit Ausnahme der Blutform bei *Trypanosoma cruzi,* wurden blepharoplastlose Exemplare bei allen zur Verfügung stehenden Arten gefunden. Blepharoplastlose Formen konnten bei Trypanosomen der *evansi*- und *brucei*-Gruppe, *T. congolense, L. stenocephali, L. brasiliensis, L. donovani, L. enrietti, L. tropica, E. schaudinni* (Kulturformen) und in 2 Stämmen von *T. cruzi* festgestellt werden. Durch Trypaflavineinfluß konnte bei *T. gambiense, T. brucei, T. evansi* und *T. equiperdum* (Kultur- und Blutformen) Blepharoplastlosigkeit erreicht werden. In Kulturformen ließen sich diese jedoch nicht lebensfähig erhalten. Eine Ausnahme bilden hierbei Trypanosomen der *brucei*- und *evansi*-Gruppe. Obgleich die Blepharoplasten den gleichen Grundbauplan aufweisen, zeigen sie Unterschiede im Erscheinungsbild. Während die Kulturformen von *T. cruzi, T. lewisi* und *T. duttoni* einen voluminösen Blepharoplasten mit kräftiger Zentralstruktur besitzen, ist dieser bei der *evansi*- und *congolense*-Gruppe kleiner und von wenig ausgeprägter Zentralstruktur. Der Blepharoplast besteht aus einer ihn begrenzenden Doppelmembran, von der breite, schlauchförmige Bildungen ausgehen. An diese Membran schließt sich in verschiedener Ausdehnung eine Zone feingranulärer Massen an. Im Zentrum befinden sich lamellär angeordnete *Feulgen*-positive Strukturen. Gehen diese verloren, kann der Blepharoplast nicht mehr gefärbt und somit lichtmikroskopisch nicht dargestellt werden. Begrenzungsmembran und feingranuläre Massen bleiben erhalten. Bei blepharoplastlosen Exemplaren ist der Blepharoplast als abgewandeltes Organ vorhanden. In diesem Fall wird die Bezeichnung atypischer Blepharoplast vorgeschlagen. R. Jungmann. 9262.

4-64/09-0566 Mühlpfordt, H.; Hamburg, Bernhard-Nocht-Inst. für Schiffs- und Tropenkrankh. **Über die Bedeutung und Feinstruktur des Blepharoplasten bei parasitischen Flagellaten. 2. Mitt.** Z. Tropenmed. Parasitol. **14** (1963) Nr. 4. S. 475-501. — 23 Abb., 120 Lit. Zus. in Engl. 1. Mitt. vgl. vorst. Ref.

In der vorliegenden Arbeit wird die Funktion des Blepharoplasten und seine Beziehungen zu anderen Zellorganen geprüft. In Schnitten konnte nachgewiesen werden, daß der Blepharoplast ein scheibenförmiges Organ mit eingesenktem Zentrum ist. Trypanosomen mit voluminösem Blepharoplasten haben im Gegensatz zu denen mit kompaktem einen geringeren Sauerstoffverbrauch. Bei allen Vertretern der Familie *Trypanosomidae* ist ein kontinuierlicher Übergang der Blepharoplastenmembran in die Wandstruktur eines durch die Zelle führenden Kanalystems zu erkennen. Während bei den Vertretern der *evansi*- und *brucei*-Gruppe keine typischen Mitochondrienstrukturen vorhanden sind, konnten diese bei *T. lewisi, T. duttoni* und *T. cruzi* (Blut- und Kulturform) nachgewiesen werden. Diese Unterschiede beruhen auf einem voneinander abweichenden Stoffwechsel (Citronensäurezyklus). Lebensfähige Trypanosomen-Stämme mit atypischem Blepharoplast sind nach Trypaflavineinwirkung nur dann herauszuzüchten, wenn die Exemplare ohne Mitochondrienstruktur und ohne gebundenen Citronensäurezyklus sind. Die im Blepharoplast enthaltene DNS-Struktur ist für die Ausbildung der Mitochondrien und der an sie gebundenen Enzyme erforderlich. Bei 4 Parasitenarten konnte gefunden werden, daß ein Kontakt unter Auflösung der Membran zwischen Kern und Blepharoplast besteht, der auf einen Stoffaustausch hindeutet. Auf diese Weise werden dem Blepharoplast Substanzen zugeführt, die ihn zur Bildung von Mitochondrien befähigen. Sind solche Kontakte nicht vorhanden, so ist der Blepharoplast nicht befähigt, Mitochondrien zu bilden (ständige Züchtung im Trypanosomen-Stadium). R. Jungmann. 9262.

4-64/09-0567 Ewing, S. A.; Stillwater, Oklahoma State Univ., Coll. of Veterin. Med. Observations on leukocytic inclusion bodies from dogs infected with Babesia canis. **(Untersuchungen über leukocytäre Einschlußkörperchen bei Hunden, infiziert mit Babesia canis.)** J. Amer. veterin. med. Assoc. **143** (1963) Nr. 5. S. 503-506. — 7 Abb., 11 Lit.

Mit dem Blut eines infizierten Hundes wurden insgesamt 7 Hunde infiziert, die alle klinisch erkrankten. Bei allen 7 Tieren traten neben den *Babesia* Trophozoiten in einigen Erythrocyten Einschlußkörperchen im Cytoplasma von Leukocyten (Lymphocyten, Monocyten, neutrophile Granulocyten) auf. Im allgemeinen erschienen die ersten *Babesia*- Trophozoiten 2-3 Tage p. i. im Blut, während die leukocytären Einschlußkörperchen 1-2 Wochen p. i. und annähernd 5 Tage nach dem Verschwinden der Trophozoiten auftraten, verbunden mit deutlichen Schwankungen der Körpertemperatur. Wenige Stunden danach waren wieder Trophozoiten zu beobachten, deren Zahl kurz vor dem Tode des Wirtstieres beträchtlich abnahm. In diesem Zeitraum waren mit einigen Unterbrechungen auch Einschlußkörperchen nachweisbar. Die Herkunft und Bedeutung der Einschlußkörperchen blieb ungeklärt. Lediglich der Zeitpunkt ihres Auftretens war regelmäßig und vorherzubestimmen. E. Kunter. 9262.

4-64/09-0568 Balis, J.; Farcha, Rép. du Tchad, Serv. d'Entomol. Recherches sur les facteurs nécessaires à la culture „in vitro" de Trypanosoma evansi. **(Untersuchungen über die zu einer in vitro-Kultur von Trypanosoma evansi nötigen Faktoren.)** Rev. Élevage Méd. vétérin. Pays trop. [N. S.] **16** (1963) Nr. 2. S. 151-157. — 42 Lit. Zus. in Engl., Span.

Trypanosoma evansi besitzt im Gegensatz zu anderen Trypanosomen (Tr.) weder Pepsin, noch Trypsin oder Lipase und kann aus Mangel an Carbohydrasen keine Reserven von Glykogen bilden. Vf. schließt daraus, daß ein für *Tr. evansi* geeigneter Nährboden auch für andere weniger anspruchsvolle Tr. geeignet sein muß. Nährböden werden mit Blut einer stark mit Tr. befallenen Ratte beimpft. Zu defibriniertem Pferdeblut als Nährboden wird entweder nur das infizierte Blut oder infiziertes Blut mit Vit. C, oder mit Vit. C + Glukose, oder mit Vit. C + 25% Glycerin, oder mit Glycerin, oder mit Glukose zugesetzt. Auf den Glukosenährböden überlebten 9,2 bis 11,6 Tr. noch nach 13 Std. in einem Gesichtsfeld. Zweiphasische Nährböden (flüssig + Gelose) erwiesen sich besser als einphasische. Der Zusatz von Pferdeblut ist wegen eines darin enthaltenen Wachstumsfaktors erforderlich. Die Tr. produzieren im Glukosestoffwechsel Milchsäure, die am besten mit Phosphatpuffer neutralisiert wird, da sie sonst die Tr. schädigt. Erhitzen des Blutserums auf 80° bessert etwas die Erhaltung der Tr. Der beste Nährboden zum Überleben von Tr. müßte aus einer flüssigen Phase (Pferdeblut 20,0 + Flüssigkeit Roche 2,0 + aq. dest 180,0 — 1 Std. Hämolyse bei Laboratoriumstemperatur + Fischautodigestat [Nuoc mam] 4,0 + Kaliumphosphat 2,0 + Glukose 4,0 + Calciumchlorid [1:100] 2,0) und einer festen Phase aus Gelose und koaguliertem Pferdeserum bestehen. Dieser Nährboden bewirkt nur ein bestmögliches Überleben der Tr., nicht eine Vermehrung. K. Preißler. 9262.

4-64/09-0569 Feldmann, E.; Bonn, Univ., Zool. Inst. **Die Vermehrungsweise von Trypanosoma brucei im Versuchstier (Maus und Ratte).** Z. Tropenmed. Parasitol. **14** (1963) Nr. 3. S. 317-356. — 13 Abb., 13 Tab., 44 Lit. Zus. in Engl.

Die vorliegende Arbeit stellt einen Beitrag zur Kenntnis der Trypanosomen-Vermehrung in Mäusen und Ratten dar. Als Versuchstiere dienten Inzuchtmäuse (Stamm G 57 BR/cd Jax/F 101) und Inzuchtratten (Stamm Sprague Dawley). Die Infektionsdosis betrug 10000 in einer modifizierten Ringerlösung aufgeschwemmte Trypanosomen. Das aus der Schwanzspitze entnommene Blut wurde in einer Erythrocytenpipette im Verhältnis 1:200 mit physiol. NaCl-Lösung verdünnt und in einer Zählkammer bestimmt. Die Zählungen erfolgten stündlich bzw. alle 6 Std. Histologische Präparate und Blutausstriche wurden nach Heidenhain-Fixierung, modifizierter Giemsa-Färbung nach Schulemann und Wurmbach bzw. nach Giemsa aufbereitet. Es standen herkömmlich 2 verschiedene *Trypanosoma brucei*-Stämme und 1 *Trypanosoma lewisi*-Stamm zur Verfügung. Die Versuche wurden mit blepharoplasthaltigen und blepharoplastlosen Exemplaren durchgeführt. Experimentell erfolgte die Ausschaltung des Blepharoplast durch Behandlung mit Trypaflavin in 8 Mäusepassagen. Es konnte festgestellt werden, daß blepharoplasthaltige Trypanosomen in Mäusen ihre Anzahl alle 6 Std. verdoppeln, während bei blepharoplastlosen Exemplaren eine vorzeitige Verdoppelung einsetzt. In stündlichen Auszählungen konnte festgestellt werden, daß die Vermehrung nicht regelmäßig, sondern unregelmäßig verläuft. Bei Ratten wurden ähnliche Ergebnisse beobachtet; die Verdoppelung erfolgte hierbei noch unregelmäßiger. Beim Arbeiten mit Mischkulturen von blepharoplastlosen und blepharoplasthaltigen Trypanosomen konnte kein eindeutiges Überwiegen der verdoppelten Formen festgestellt werden. In täglichen Untersuchungen ließ sich nachweisen, daß die Trypanosomen-Infektion in adulten und jungen Ratten normal, verlängert-progressiv, relativ-rückläufig und absolut rückläufig verlaufen kann.

R. Jungmann. 9262.

4-64/09-0570 Hammond, Datus M., Andersen, Ferron L. und Miner, Merthyr L.; Logan, Utah State Univ. The occurrence of a second asexual generation in the life cycle of Eimeria bovis in calves. **(Das Vorkommen einer zweiten ungeschlechtlichen Generation im Lebenszyklus von Eimeria bovis beim Kalb.)** J. Parasitol.[Lancester] 49 (1963) Nr. 3. S. 428-434. — 15 Abb., 1 Tab., 12 Lit.

Vff. infizierten 3 Kälber, mit je 2 Mill. Coccidienoocysten (zu 95% *Eimeria bovis*) und töteten die Tiere 15 Tage post infect. Die aus den Blinddärmen isolierten Merozoiten wurden auf drei andere, 3-5 Wochen alte Kälber direkt in das Caecum übertragen, so daß jedes Versuchstier etwa 0,5 bis 1 Billion der Stadien verabreicht bekam. 6 bis 72 Std. post infect. wurden die Kälber 3- bis 4mal der Blinddarmbiopsie unterzogen. 1 Kalb wurde 80 Std. post infect. getötet und der Darmkanal parasitologisch ausgewertet. Die beiden anderen Kälber blieben am Leben zur Bestimmung der am 5.-7. Tage nach der Parasitenübertragung ausgeschiedenen Oocysten. Bei den histologischen Auswertungen der bei den Biopsien entnommenen Blinddarmproben wurden im Gewebe zahlreiche unreife Schizonten 6-36 Std., zahlreiche reife Schizonten 42-48 Std., viele junge Gametocyten 48 Std. und weiter entwickelte Gametocyten 72-80 Std. post infect. gefunden. In den Schnittpräparaten betrug die Größe der Schizonten im Durchschnitt $8{,}9 \times 10\ \mu$, und sie enthielten 30 bis 36 Merozoiten, 1,2-3,5 μ groß. Die verabreichten Merozoiten wiesen eine Größe von 5,7 bis 6,8 μ, im Mittel 6,2 μ auf. Diese Ergebnisse zeigen, daß die Entwicklung von *Eimeria bovis* über eine zweite ungeschlechtliche Generation in den Epithelzellen des Caecum und Colon verläuft.

S. Nickel. 9305.

4-64/09-0571 Sha, Harish L.; Urbana, Univ. of Illinois, Coll. of Veterin. Med. Coccidia (Protozoa: Eimeriidae) of domestic sheep in the United States, with descriptions of the sporulated oocysts of six species. **(Coccidien [Proto-**

zoa: Eimeriidae] von Hausschafen in den Vereinigten Staaten, mit Beschreibung der versporten Oocysten von 6 Arten.) J. Parasitol. [Lancaster] **49** (1963) Nr. 5. S. 799-807. – 6 Abb., 1 Tab., 35 Lit.

Bei 153 meistens aus Illinois stammenden, koprologisch untersuchten Schafen konnten bei 69% der Tiere Coccidien-Oocysten gefunden werden. Davon entfielen 24% auf *Eimeria* (E.) *ahsata*, 53% auf E. *arloingi*, 24% auf *E. crandallis*, 6% auf *E. faurei*, 4% auf *E. granulosa*, 7% auf *E. intricata*, 1% auf *E. ninakohlyakimovae*, 6% auf *E. pallida*, 5% auf *E. parva*, 1% auf *E. punctata* und 1% auf *Isospora sp.* Es handelte sich um Schafe unterschiedlichen Alters und Geschlechts. Das Material wurde von 33 Sektionen parasitologisch ausgewertet; die restlichen Proben wurden rectal entnommen. Bei keinem der Tiere waren Anzeichen einer klinisch manifesten Coccidiose vorhanden. Jede der 153 Proben kam zur Versporung für etwa 1 Woche in eine 2,5%ige Kaliumbichromat-Lösung und danach in Kühlschrankaufbewahrung. Zur Untersuchung wurden die Proben mit Zuckerlösung flotiert und angereichert und mikroskopisch mit einem Leitz Ortholux/Apochromat untersucht. Die Arbeit enthält ausführliche morphologische Angaben über die Arten *Eimeria granulosa, Eimeria intricata, Eimeria ninakohlyakimovae, Eimeria pallida, Eimeria punctata* und *Isospora sp.* Bei der letztgenannten Art handelt es sich um den ersten Bericht über eine *Isospora sp.* beim Schaf. Sie hat große Ähnlichkeit mit der in England bei Sperlingen vorkommenden Art *Isospora lacazei*, und es wird angenommen, daß es sich hierbei um keinen echten Parasiten des Schafes handelt. R. Jungmann. 9305.

4-64/09-0572 Hammond, Datus M., Andersen, Ferron L. und Miner, Merthyr L.; Logan, Utah State Univ. The site of the immune reaction against Eimeria bovis in calves. **(Die Form der Immunitätsreaktion gegen Eimeria bovis bei Kälbern.)** J. Parasitol. [Lancaster] **49** (1963) Nr. 3. S. 415-424. – 9 Abb., 6 Tab., 11 Lit.

84 Bullenkälber, etwa 10 Tage alt und in 10 Versuchsgruppen aufgeteilt, wurden teilweise mit 25000, 50000, 60000 sowie mit 0,5 und 1 Mill. Coccidienoocysten immunisiert. Die Oocysten, zu 90% *Eimeria bovis*, bekamen die Kälber mit der Flasche oral verabreicht. Ein Teil der Tiere verblieb als Kontrollen unbehandelt. Etwa einen Monat nach der Immunisierung erhielten alle Versuchskälber 0,5 bis 1 Mill. versporte Oocysten. In 9 der Versuchsgruppen wurden von den Kälbern, vom 13. bis 18. Tag post infect. täglich mit einer Kanüle Proben aus dem Caecum entnommen und die Anzahl der in 1 ml Blinddarminhalt befindlichen Merozoiten quantitativ bestimmt. So konnten bei 14 nicht immunisierten Kälbern im Mittel 401300 Merozoiten/ml gegenüber 53000 der Stadien/ml bei 12 Versuchstieren, die mit 25000 bis 60000 Coccidienoocysten immunisiert worden waren, nachgewiesen werden. Bei 8 mit 0,5 bis 1 Mill. Oocysten immunisierten Kälbern wurden im Durchschnitt 1000 Merozoiten in 1 ml Blinddarminhalt im Gegensatz zu 179900 Stadien/ml bei 5 Kontrolltieren gefunden. 15 bis 18 Tage post infect. erfolgte die Tötung der meisten Versuchstiere. Ein anfänglich merklich geringeres Schizontenvorkommen im Dünndarm der immunisierten Kälber wurde bei den am 17. und 18. Tag post infect. getöteten Versuchstieren nicht mehr beobachtet. Durch die histologische Auswertung des Dickdarmes konnte bei den immunisierten Kälbern ein merklich niedrigerer Prozentsatz an infizierten Epithelzellen nachgewiesen werden als bei den nichtimmunisierten Kontrolltieren. Deutliche Unterschiede im zeitlichen Auftreten der Schizonten, Merozoiten und der Geschlechtsstadien wurden nicht ermittelt. Die getätigten Befunde beweisen, daß Immunreaktionen im Dünndarm und besonders ausgeprägt im Dickdarm auftreten, auf die Zahl der Parasiten einwirken, aber nicht den zeitlichen Ablauf der Entwicklung beeinflussen.

S. Nickel. 9305.

4-64/09-0573 Cantrell, William und Moss, W. Glen; Bethesda, Md., Nat. Inst. of Allergy and Infectious Diseases; Nat. Inst. of Health. Partial hepatectomy and Plasmodium berghei in rats. **(Partielle Leberentfernung und Plasmodium berghei bei Ratten.)** J. infect. Diseases **113** (1963) Nr. 1. S. 67-71. — 8 Abb., 4 Lit.

130-169 g schwere, *Bartonella*-freie weibliche Albinoratten (Osborne-Mendel Stamm) wurden mit einem bisher in Mäusen gehaltenen NYU-2-Stamm von *Plasmodium berghei* in einer Menge von 0,2 oder 0,25 ml künstlich infiziert. Unter Aethernarkose erfolgte die partielle Entfernung von $^2/_3$ des Lebergewebes; die Splenektomie erfolgte unter ähnlichen Bedingungen. Es konnte festgestellt werden, daß die partielle Leberentfernung eine Intensivierung der Parasitämie hervorruft. Diese wird auf die Entfernung eines großen Teiles des RES zurückgeführt. Bei gleichzeitiger Splenektomie und Leberentfernung erhöhte sich die Parasitämie beträchtlich. Die Auswirkung der Splenektomie allein scheint komplizierter und paradoxer Natur zu sein, da angenommen werden muß, daß zwar ein gewisser Schutz bei den jungen Ratten besteht, aber die Ausbildung einer Latenz verhindert wird.

R. Jungmann. 9306.

4-64/09-0574 Watkins, Robert G.; Coral Gables, Fla., Watkins Med. Lab. A concentration and staining technique for diagnosing equine piroplasmosis. **(Eine Anreicherungs- und Färbetechnik zur Diagnose der Piroplasmose des Pferdes.)** J. Amer. veterin. med. Assoc. **141** (1962) Nr. 11. S. 1330-1332. — 2 Lit.

Das Anreicherungsverfahren und die Untersuchung mittels dicken Blutausstriches zum Nachweis von Piroplasmen (*Babesia caballi*) in Pferdeblut wurde modifiziert mit dem Ziel, die Diagnostik zu vereinfachen und zu verbessern. Die Technik beruht darauf, daß die mit den Parasiten befallenen Erythrocyten leichter sind als normale Erythrocyten und sich deshalb in Blutproben langsamer absetzen. J. Beer. 9307.

4-64/09-0575 Enigk, K. und Friedhoff, K.; Hannover, Tierärztl. Hochschule, Inst. für Parasitol. und Veterinärmed. Zool. **Zur Wirtschaftsspezifität von Babesia bigemina (Piroplasmidea).** Z. Tropenmed. Parasitol. **14** (1963) Nr. 4. S. 502-506. — 14 Lit. Zus. in Engl.

Mit einem aus Larven der Zecke *Boophilus microplus* aus dem tierärztlichen parasitologischen Institut in Yeerongpilly (Australien) herkommenden Stamm von *Babesia bigemina* wurde die Wirtsspezifität vorerwähnter Babesien-Art beim Rothirsch, Damhirsch, Soemmering-Gazelle, Hausschaf und Hausziege überprüft. Die Übertragung erfolgte nach vorheriger Entmilzung durch intravenöse Injektion unterschiedlicher Mengen babesienhaltigen Citratblutes. Es wurde festgestellt, daß die Soemmering-Gazelle empfänglich für die Art *Babesia bigemina* ist. Klinische Erscheinungen traten trotz positiven Blutbefundes (18.-103. Tag p. infect.) nicht auf. Die Infektion beim Rothirsch und Damhirsch ging dagegen nicht an. Die in der Literatur vorhandenen Mitteilungen über die Unempfänglichkeit von Hausschaf und Hausziege für *Babesia bigemina* konnten bestätigt werden. Mit dem vorliegenden Versuch gelang es erstmalig, die Soemmering-Gazelle als empfänglich für *Babesia bigemina* festzustellen. R. Jungmann. 9307.

4-64/09-0576 Schaeffler, Wilhelm; Urbana, Univ. of Illinois, Coll. of Veterin. Med. Serologic tests for Theileria cervi in white-tailed deer and for other species of Theileria in cattle and sheep. **(Serologische Tests zum Nachweis von Theileria cervi beim Virginia-Hirsch und einiger anderer Arten von Theileria bei Rind und Schaf.)** Amer. J. veterin. Res. **24** (1963) Nr. 101. S. 784-791. — 6 Abb., 3 Tab., 14 Lit. Zus. in Esperanto.

Vf. beschreibt einen Kapillar-Agglutinations-Test zum Nachweis von *Theileria* unter Verwendung eines Antigens, gewonnen von Erythrocyten eines

Virginia-Hirsches (*Dama virginiana*), der mit *Theileria cervi* befallen war. Auf dieses Antigen reagierende Antikörper konnten nach künstlichen Infektionen mit *T. cervi* beim Hirsch, mit *T. parva*, *T. annulata* und *T. lawrencei* beim Rind sowie mit *T. recondita* im Serum des Schafes nachgewiesen werden. Im Süden Illinois wurden Serumproben von 115 erlegten Hirschen mit dem Kapillar-Agglutinations-Test geprüft. Es verliefen 4 Reaktionen positiv. Bei zwei Tieren konnte im Blutausstrich *T. cervi* gefunden werden. Seren von Tieren mit überstandenem Infektionshöhepunkt schienen besser im Test zu reagieren als Seren, die vor oder während der akuten Phase der Erkrankung den Tieren entnommen worden waren. Mit der Fluoreszenz-Antikörper-Technik von Dubert et al. (1953) und dem Gel-Diffusions-Verfahren von Murty und Hanson (1961) konnten keine Antikörper bei mit *Theileria* befallenen Hirschen und Kälbern nachgewiesen werden, wohl aber bei Kaninchen, die gegen *T. cervi* hyperimmunisiert worden waren. S. Nickel. 9307.

4-64/09-0577 Werner, H.; Berlin, Robert-Koch-Inst. **Biologie, Übertragungswege und Nachweis von Toxoplasma gondii.** Internist **4** (1963) Nr. 10. S. 421. 9308.

4-64/09-0578 Schmidtke, L.; Berlin, Robert-Koch-Inst. **Serologie der Toxoplasmose.** Internist **4** (1963) Nr. 10. S. 425. 9308.

4-64/09-0579 Robertson, A., Bannister, G. L., Ruckerbauer, G. M. und Boulanger, P.; Hull, Quebec, Canada Dep. of Agric., Animal Diseases Res. Inst. Toxoplasmosis. II. Studies of animal sera using complement-fixation tests. **(Toxoplasmose. Untersuchungen von Tierseren durch die Verwendung der Komplementbindungs-Reaktion.)** Canad. J. comparat. Med. veterin. Sci. **27** (1963) Nr. 7. S. 169-175. — 1 Abb., 2 Tab. Zus. in Franz. 1. Mitt. vgl. 4-64/01-0300.

Zur Gewinnung von Immunseren wurden die später zu untersuchenden Tiere intraperitonaeal bzw. oral infiziert. Die Antigen-Gewinnung erfolgte modifiziert nach Nobuto. Für die serologischen Untersuchungen standen Meerschweinchen, 1 Schaf, 1 Ziege und 2 Schweine zur Verfügung. Die direkte Komplementbindungs-Reaktion (KBR) eignet sich für den Nachweis von Antikörpern im Meerschweinchenserum, Ziegen- und Schafserum. Die modifizierte KBR, bei der dem Komplement eine normale Rinderserum-Fraktion zugeführt wurde, war für die Untersuchung von Rinderserum notwendig. Der Antikörpernachweis im Schweineserum gelang mit Hilfe der indirekten KBR oder durch den direkten Nachweis nach vorausgegangener pH-Veränderung im Serum. Durchgeführte Intradermaltests führten zu allergischen Hautveränderungen; diese Reaktionen waren jedoch zu gering und traten verhältnismäßig spät nach erfolgter Infektion auf, so daß sie für die allgemeine Anwendung in der Praxis nicht geeignet erscheinen. Eine Verbesserung und Standardisierung des hierzu verwendeten Antigens wird für notwendig erachtet. R. Jungmann. 9308.

4-64/09-0580 Robertson, A., Appel, M., Ruckerbauer, G. M., Bannister, G. L. und Boulanger, P.; Hull, Quebec, Canada Dep. of Agric., Animal Diseases Res. Inst. Toxoplasmosis. III. Studies using the complementfixation test and fluorescence-inhibition test with sera of experimentally exposed birds. **(Toxoplasmose 3. Mitt. Untersuchungen über die Verwendung der Komplementbindungs-Reaktion und des Fluoreszenz-Hemmungs-Tests mit Seren experimentell infizierter Vögel.)** Canad. J. comparat. Med. veterin. Sci. **27** (1963) Nr. 8. S. 189-192. — 4 Tab., 11 Lit. 2. Mitt. vgl. vorst. Ref.

Mit dem *Toxoplasma gondii* RH-Stamm wurden Küken, Tauben und Puten oral künstlich infiziert. 11 Tage p. i. wurden den Tauben Sulfonamide zur Reduzierung der Verlustziffer verabreicht. Die Blutentnahme erfolgte vor der Infektion sowie 2, 4, 6 und 8 Wochen danach. Das Antigen wurde modifiziert nach Nobuto aus der Chorioallantois infizierter, bebrüteter Hühnereier gewonnen. Die direkte Komplement-Bindungsreaktion erwies sich geeignet für die Untersuchung von Taubenserum, der indirekte Nachweis dagegen nur bei Küken- und Putenserum. Der Nachweis mit Hilfe des Fluoreszenz-Hemmungs-Tests war weniger empfindlich als die Komplement-Bindungs-Reaktion. R. Jungmann. 9308.

4-64/09-0581 Seidel, G.; Berlin, Veterinäruntersuchungs- und Tiergesundheitsamt. **Kurze Mitteilung über orientierende serologische Untersuchungen auf Toxoplasmose.** Mh. Veterinärmed. **18** (1963) Zusatz-H. S. 33-34.

4056 Serumproben aus dem Einzugsgebiet eines Tiergesundheitsamtes wurden im Verlaufe von 4 Jahren mit Hilfe des Sabin-Feldman-Testes oder der KBR routinemäßig auf Toxoplasmose-Antikörper untersucht. Die Ergebnisse wurden in tabellarischer Form zusammengestellt, wobei Vf. Titer von 1:4 und höher als positiv wertete. Es zeigte sich, daß etwa 32% der untersuchten Schafe, 27% der Schweine, 24% der Rinder und Kälber, 22% der Hunde sowie 21% der Enten Träger von Toxoplasmose-Antikörpern sind. Diese Befunde und verschiedene Beobachtungen über ein örtlich gehäuftes Auftreten positiver Titer führten den Vf. zu dem Schluß, daß der Toxoplasmose unter den einheimischen Tierbeständen mehr als bisher Beachtung zu schenken sei. G. Train. 9308.

4-64/09-0582 Rommel, M. und Müller, I.; Berlin-Dahlem, Univ., Veterinärmed. Fak., Inst. für Parasitol. **Serologische Studien an Mäusen nach experimenteller Infektion mit einem Toxoplasmastamm vom Hund.** Z. Parasitenkunde **23** (1963) Nr. 4. S. 360-366. — 4 Abb., 20 Lit.

Es wurde der Antikörper-Titer-Verlauf bei der Komplementbindungs-Reaktion und im Sabin-Feldmann-Test an NMRI-Mäusen nach intraperitonealer, oraler und connataler Infektion sowie bei passiver Antikörperübertragung durch die Muttermilch untersucht. Als Infektionsmaterial stand ein aus einem Hund (klinisch gesund) isolierter Toxoplasmose-Stamm mit geringer Virulenz zur Verfügung. Wegen des nur in geringen Mengen zur Verfügung stehenden Blutes erfolgte die Anwendung der sog. „Kleinen Komplementbindungsreaktion" (Einheit 0,04 ml Blut). Darüber hinaus wurden histologische Untersuchungen der nach PAS-Färbung dargestellten Toxoplasmacysten vorgenommen. Die Versuchsdauer betrug 313 Tage. Bei intraperitonaealer und oraler Infektion traten 7-12 Tage post infectionem Krankheitssymtome mit anschließenden Todesfällen auf; im Sabin-Feldmann-Test konnten vom 8. Tage an Titer, die in Abhängigkeit vom Infektionsgeschehen anstiegen, gefunden werden. Bei der Komplementbindungsreaktion wurden nach Verschwinden der Krankheitserscheinungen am 14. Tag p. infect. Titer gefunden. Von den klinisch gesund erscheinenden Nachkommen latent infizierter Mäusemütter waren 27,6% connatal infiziert. Bei allen serologisch positiven Tieren konnten im Gehirn *Toxoplasma*cysten nachgewiesen werden. R. Jungmann. 9308.

4-64/09-0583 Kobayashi, Akio und Jacobs, Leon; Bethesda, Md., U. S. Dep. of Health, Education and Welfare, Public Health Serv., Nat. Inst. of Health; Nat. Inst. of Allergy and Infectious Diseases. The effect of irradiation on Toxoplasma gondii. **(Die Wirkung der Bestrahlung auf Toxoplasma gondii.)** J. Parasitol. [Lancaster] **49** (1963) Nr. 5. S. 814-818. — 4 Tab., 23 Lit.

Es wurden Trophozoiten und Cysten im Gehirn Toxoplasma-infizierter Mäuse bestrahlt, um festzustellen, ob ein Einfluß auf die Infektiosität der Erreger besteht. Das Infektionsmaterial (Peritonaealexsudat, intaktes Gehirn, in physiol. Kochsalz-Lösung zerriebener Gehirnbrei) wurde in Plastikschalen von Abmessungen 50 mm Durchmesser, 12 mm Tiefe in physiol. Kochsalz-Lösung aufbewahrt, so daß der Boden der Schalen 5 mm hoch mit Flüssigkeit bedeckt war. Die Bestrahlung erfolgte bei Raumtemperatur von 22 °C mit Elektronenstrahlen, erzeugt von einem FD Van de Graaff Accelerator. Die Bestrahlungsdosen wurden mit einem Fricke-Eisensulfat-Dosimeter bestimmt. Das bestrahlte Material erhielten Mäuse intraperitonaeal appliziert. Als Kriterien der Beurteilung des Bestrahlungseffektes wurde die Todesrate und Überlebungszeit der infizierten Mäuse gewertet. Versuchstiere, die in einer Beobachtungszeit von 4 Wochen starben, wurden auf infiziertes Peritonaealexsudat untersucht. Darüber hinaus erfolgte die Anfertigung von Abklatschpräparaten der Lunge und Leber. Den überlebenden Mäusen wurde 4-6 Wochen nach dem Tierversuch aus dem Orbitalsinus Blut entnommen und serologisch im Farbtest geprüft. Auch das Gehirn dieser Tiere gelangte zur Untersuchung auf Cysten. Als *Toxoplasma*-Material standen RH und *Beverly*-Stämme zur Verfügung. Es konnte festgestellt werden, daß ein totaler Verlust der Infektiosität des Materials eintrat, wenn eine Bestrahlung mit 15400 und 12700 Dosen vorgenommen worden war. Zur Abtötung von Gehirn-Cysten (Beverly-Stamm) waren annähernd 14900 Bestrahlungsdosen notwendig. Für die Abtötung von Cysten im intakten Gehirn reichten 22000 Bestrahlungsdosen noch nicht aus.

R. Jungmann. 9308.

4-64/09-0584 Birová-Volosinovičová, V. Predbežná zpráva o štúdiu epizootológie Heterakis gallinarum (Schrank 1788) a Ascaridia galli (Schrank 1788) u kury domácej. **(Vorläufiger Bericht über das Studium der Epizootiologie von Heterakis gallinarum [Schrank 1788] und Ascaridia galli [Schrank 1788] beim Haushuhn.)** Veterinární Med. **8(36)** (1963) Nr. 4. S. 231-236. – 23 Lit. Zus. in Russ., Dtsch.

Auf Grund von 1100 vollständigen und unvollständigen helminthologischen Sektionen wurde in verschiedenen slowakischen Gebieten die geographische Verbreitung der Heterakidose und Askaridiose sowie der Befall des Haushuhnes durch die betreffenden Helminthen in verschiedenen Jahreszeiten verfolgt. Gleichzeitig wurde auch die Entwicklung der Helmintheneier unter Natur- und Laboratoriumsbedingungen untersucht. Im Laufe des Jahres erhöht sich der Helminthenbefall, und zwar im Sommer (Sept.) und am Ende des Winters bzw. zu Frühjahrsbeginn. Die Eier entwickeln sich im Juli und August am schnellsten, und ihre Lebensfähigkeit geht selbst im Winter und unter der Schneedecke nicht verloren. Die Eier von *H. gallinarum* erwiesen sich in Laboratoriumsversuchen als resistenter gegen niedrige und höhere Temperaturen, gegen das Austrocknen und gegen die Ultraviolettstrahlen. Die Optimaltemperatur für ihre Entwicklung war 26-28 °C, die Temperatur von über 55 °C wirkte vernichtend auf sie. Auf Grund dieser Feststellungen wurden die in Auslaufhaltungen gehaltenen Hennen durch die Verabreichung von Phenothiazin und Piperazinadipat versuchsweise behandelt. Diese Entwurmung sollte 2× im Jahre stattfinden, und zwar gegen Ende Sept. und März, außerdem sollte während der Sommermonate die Chemoprophylaxe einmal wöchentlich vorgenommen werden.

ČSSR/ÚVTI. 9330.

4-64/09-0585 Hasslinger, Martin-Albrecht; Berlin-Dahlem, Univ., Veterinärmed. Fak., Inst. für Veterin.-Parasitol. **Untersuchungen an Schlachtpferden über Vorkommen und Sitz verschiedener kleiner Strongyliden-Arten.** Diss. Berlin-Dahlem **1963** 45 S. – 19 Abb., 1 Tab., 50 Lit.

Strongyliden spielen als Parasiten beim Pferd eine nicht unwesentliche Rolle, wobei man zunächst nur die Bedeutung der großen Palisadenwürmer untersucht hat. Die pathogene Bedeutung auch der kleinen Strongyliden wurde erst später erkannt. Zur Schaffung gewisser Grundlagen für Therapieversuche untersuchte Vf. Vorkommen und Sitz von kleinen Strongylidenarten. In Caecum und Colon von 100 Schlachtpferden wurden 11 Trichonema-Arten festgestellt: *Cylicocercus caticatum*, *C. goldi*, *C. pateratum*, *Cylicocyclus insigne*, *C. leptostomum*, *C. nassatum*, *Cylicostephanus calicatum*, *C. longibursatum*, *C. minutum*, *Trichonema coronatum* und *T. labiatum*. Morphologische Einzelheiten dieser Untergattungen wurden ergänzt. Trotz vielfacher Wurmtherapie waren 93% der untersuchten Schlachtpferde Träger von kleinen Strongyliden. E. Wiesner. 9340.

4-64/09-0586 Schulz, Hans-Peter; Berlin-Dahlem, Univ., Veterinärmed. Fak., Inst. für Parasitol. **Versuche zur in vitro-Züchtung von Oesophagostomum venulosum.** Diss. Berlin-Dahlem **1963** 35 S. — 6 Abb., 2 Tab., 54 Lit.

Die exogene Phase der Entwicklung parasitischer Nematoden bis zur infektionstüchtigen Larve des III. Stadiums ist in allen Einzelheiten bekannt. Um die verschiedenen Wachstumsstufen und Stoffwechselvorgänge im Wirtstier kennen zu lernen, war man bisher lediglich auf klinische Beobachtungen und pathologisch-anatomische sowie -histologische Untersuchungen angewiesen. Neuerdings versucht man jedoch, die bisher nur im Wirtstier selbst sich entwickelnden Larven IV und Larven V in vitro zu züchten, zumal gerade diesen Larven sowohl eine besondere pathogene als auch immunisierende Bedeutung beigemessen wird. Vf. versuchte erstmals die Züchtung der parasitischen Entwicklungsformen des Schafnematoden *Oesophagostomum venulosum* in vitro. Dabei erreichten infektionstüchtige, entscheidete Larven nach einer Häutung das IV. Stadium. Für die Kultur war am günstigsten ein Medium aus je 22 ml Kükenembryoextrakt, Natriumcaseinat, Leberextrakt und Schafserum, 12 ml Hefeextrakt sowie einem Zusatz von 1500 IE Vitamin A, 8 IE Vitamin E und 0,075 mg Vitamin C.
E. Wiesner. 9340.

4-64/09-0587 Goldberg, Aaron und Lucker, John T.; Beltsville, Md., U. S. Dep. of Agric., A. R. S. Survival on pasture of larvae of gastrointestinal nematodes of cattle. III. Fall contamination. **(Die Lebensfähigkeit der Larven von Magen-Darm-Nematoden des Rindes auf der Weide. 3. Mitt. Die Herbstverseuchung.)** J. Parasitol. [Lancaster] **49** (1963) Nr. 3. S. 435 bis 442. — 6 Tab., 3 Lit.

Vff. verseuchten im Herbst (Okt./Nov.) vier verschiedene Weideflächen mit bestimmten Eimengen von Magen-Darm-Nematoden des Rindes und prüften deren Weiterentwicklung zu infektiösen Larven durch Untersuchung von Weidegrasproben, deren Entnahme zu verschiedenen Zeitpunkten bis Mitte des folgenden Jahres erfolgte. Außerdem wurden parasitenfreie, etwa 4 bis 9 Mon. alte Kälber für verschiedene Zeitspannen auf die Weiden aufgetrieben, regelmäßig koprologisch überwacht und der parasitologischen Sektion unterzogen. Weiterhin registrierten Vff. die Niederschlagsmengen und die Temperaturen auf den einzelnen Flächen während der Versuchsdauer. Vergleichende Untersuchungen zu unbeweideten Kontrollflächen ergänzten die Erhebungen. Bei den im Okt. begonnenen Versuchen begünstigte das kühle, feuchte Wetter die Entwicklung von *Cooperia oncophora*, *Ostertagia ostertagi* und *Trichostrongylus axei*, wirkte sich aber nachteilig auf *Haemonchus contortus* und *Oesophagostomum radiatum* aus. Das Infektionsmaximum lag zwischen dem 2. und 4. Mon. post infect. der Weide vor. Larven von *C. oncophora* und *O. ostertagi* überlebten gut bis in den April des folgenden Jahres. Die beobachtete Infektiösität von *Nematodirus helvetianus* war nur gering bis mittelmäßig. Bei den im Nov. begonnenen Versuchsreihen behinderten die vorherrschenden niedrigen Temperaturen die Entwicklung der Larven der meisten Nematodenarten. Die Eiausscheidung des auf die Flächen aufgetriebenen Testkalbes blieb gering. Die Entwicklungsquote

zu den infektiösen Larven lag im Vergleich zu den Okt.-Versuchen, mit Ausnahme von *N. helvetianus*, erheblich niedriger. Die Erhebungen zeigten, daß bei der Herbstverseuchung der Weide eine längere Entwicklungsdauer, aber eine bessere Lebensfähigkeit der Larven gegeben ist im Vergleich zu entsprechenden im Frühjahr und Sommer durchgeführten Versuchen.
S. Nickel. 9344.

4-64/09-0588 Herlich, Harry und Merkal, Richard S.; Auburn, Ala., U. S. Dep. of Agric., A. R. S. Serological and immunological responses of calves to infection with Trichostrongylus axei. **(Serologische und immunologische Reaktionen der Kälber bei Infektionen mit Trichostrongylus axei.)** J. Parasitol. [Lancaster] **49** (1963) Nr. 4. S. 623-627. — 3 Abb., 1 Tab., 15 Lit.
Vff. verabreichten einmalig oder wiederholt an Kälber, die nur einen *Strongyloides*-Befall aufwiesen, Labmageninhalt von Kälbern mit a) infektiösen Larven, b) einer Mischung aller parasitären Stadien und c) adulten Würmern der Art *Trichostrongylus axei* zur Bildung von zirkulierenden Antikörpern im Wirtsorganismus, deren Nachweis durch den indirekten Hämagglutinations-Test möglich ist. Ein Kalb verblieb uninfiziert zur Kontrolle. 12 Wochen post infect. wurden an alle Versuchskälber je 32000 bis 34000 infektiöse Larven von *T. axei* verabreicht. 49 Tage nach dieser Larvengabe erfolgte die Tötung der Kälber, die regelmäßig koprologisch überwacht worden waren, zur parasitologischen Sektion. Laufende Blutuntersuchungen ergänzten die Erhebungen. Durch die *Trichostrongylus*-Infektionen kam es zu einer Erhöhung des Anteils der γ-Globuline. Auf Grund der bei den Sektionen gefundenen Wurmmengen, ihrer Körpergröße, des Grades der Entwicklungshemmung bei den Würmern und des Fehlens von Präzipitinen im Serum konnte in Verbindung mit den Hämagglutininen und dem erhöhten γ-Globulinspiegel kein Anhalt für das Vorhandensein einer schützenden Funktion gegen die Larveninfektion festgestellt werden. Es lagen nur einige Anzeichen für Beziehungen zwischen der Höhe der zirkulierenden Antikörper und der Zahl der im Kot gefundenen Eier vor, die sich etwa umgekehrt proportional verhielten.
S. Nickel. 9344.

4-64/09-0589 Puisségur, Juan Adolfo. Un tratamiento eficaz contra la habronemosis cutanea. **(Eine wirksame Behandlung der Sommerwundenkrankheit.)** Gac. veterin. [Buenos Aires] **25** (1963) Nr. 160. S. 492-495.
9347.

4-64/09-0590 Mikačić, D.; Zagreb, Veterin. Fak. Sveučilišta, Inst. za Zarazne i Invazione Bolesti. Prilog poznavanju rasta velikog metilja u jetri ovce. **(Beitrag zur Kenntnis des Wachstums des großen Leberegels in der Schafleber.)** Veterin. Arh. [Zagreb] **33** (1963) Nr. 3/4. S. 88-92. — 1 Abb., 1 Tab., 6 Lit. Zus. in Engl., Franz.
Künstlich mit *F. hepatica* invadierte Schaflämmer wurden 10, 15, 21, 26, 45, 52 und 60 Tage nach der Invasion geschlachtet und die Größe der Parasiten des jeweiligen Invasionsstadiums bestimmt. Neben der Organentwicklung kann für die Altersbestimmung die Länge der jungen Leberegel herangezogen werden. Die erhaltenen Werte für die Länge einzelner Altersgruppen schwanken relativ wenig und sind daher gut verwertbar: 10. Tag = 0,88 bis 1,21 mm, 15. Tag = 1,66 — 1,98 mm, 21. Tag = 1,68 — 2,94 mm, 26. Tag = 2,10 — 3,70 mm, 45. Tag = 4,80 = 9,00 mm, 52. Tag = 5,00 — 10,00 mm und 60. Tag = 7,00 — 15,00 mm.
P. Schmidt. 9372.

4-64/09-0591 Mikačić, D., Winterhalter, M. und Mijatović, I.; Zagreb, Veterin. Fak. Sveučilišta Inst. za Zarazne i Invazione Bolesti, Inst. za Patol. i Terapiju. Liječenje metiljavosti junadi u tovu intramuskularnom aplikacijom carbonei tetrachloridum (CCl_4) u mješavini s vegetabilnim i parafinskim uljima uz dodatak hijaluronidaze. **(Therapie der Leberegelkrankheit**

der Jungmastrinder durch intramuskuläre Applikation von Tetrachlorkohlenstoff [CCl_4] in Mischung mit Pflanzen- und Paraffinöl unter Anwendung von Hyaluronidase.) Veterin. Arh. [Zagreb] **33** (1963) Nr. 3/4. S. 81-87. — 1 Tab., 5 Lit. Zus. in Engl., Dtsch.

Die Behandlungsversuche erfolgten an 60 Simmentaler Jungrindern. Die CCl_4-Dosis lag zwischen 0,0327 und 0,0512 cm^3/kg Kgw., das Verhältnis CCl_4:Öl bei 3:1. Unmittelbar vor der Applikation des CCl_4 erhielten die Rinder je 150 IE Hyaluronidase („Apertase", Merck). Durch koprologische Untersuchungen konnte am 2. Tag nach der Behandlung ein starker Rückgang der Zahl der Leberegeleier festgestellt werden; 3 Mon. nach der Behandlung war sie ebenfalls erheblich niedriger als vor der Behandlung. Verträglichkeit und Wirksamkeit des CCl_4 sind gut. P. Schmidt. 9372.

4-64/09-0592 Grétillat, S. und Lacan, A.; Dakar-Hann, République du Sénégal, Lab. Nat. de l'Élevage et de Rech. Vétérin.; Min. de la Santé de la République du Sénégal. Sur une opération pilote de prophylaxie antibilharzienne réalisée avec le dimethyldithiocarbamate de zinc (zirame). **(Über ein richtungweisendes Vorgehen bei der Vorbeugung gegen die Bilharziose [Schistosomiasis] mit Zink-Dimethyldithiocarbamate [Zirame].)** Rev. Élevage Méd. vétérin. Pays trop. **16** (1963) Nr. 2. S. 175-189. — 8 Abb., 8 Lit. Zus. in Engl., Span.

Die Urogenitalbilharziose des Menschen ist in der Republik Senegal weit verbreitet und wird durch *Schistosoma curassoni* Brumpt verursacht. Dieser Saugwurm ist dem Menschen und den Hauswiederkäuern gemeinsam. Als Zwischenwirt dienen Sumpfschnecken, *Bulinus guernei*, *B. ionoseaumi*, *B. truncatus* rohlfsi. Da mit einer Behandlung des Einzelmenschen oder Einzeltieres nicht die Seuche als solche bekämpft wird, muß der Zwischenwirt, die Schnecke, vernichtet werden. Die Schnecken halten sich im warmen Wasser von flachen Seen oder Sümpfen auf, das den Menschen zum Trinken, Baden, Waschen und zum Fischfang dient. Deshalb wurde ein großangelegter Vorversuch unternommen, um eventuelle schädliche Folgen der Schneckenvernichtung im kleinen Rahmen zu erkennen. Entsprechend der Ökologie der Schnecken, die vor dem saisonbedingten Austrocknen der Sümpfe sich unerreichbar in den Schlamm zurückziehen, muß der Termin der Behandlung der Seen richtig gewählt werden. Als Schneckenvernichtungsmittel wurde Zink-Dimethyldithiocarbamate (Zirame) und in nur einem Fall Bayer 73 (Baylucide) verwendet. Bei Zirame haben 90% der Teilchen einen Durchmesser unter 10 μ, es besteht zu 90% aus der Wirksubstanz, ist in 20 kg-Säcken verpackt, ist maximal mit 65 mg in einem Liter Wasser löslich, wirkt nur auf Schleimhäute und Augen reizend, wirkt abtötend auf Schnecken in 1-2:1 Mill., wirkt in 5-10:1 Mill. 3-4 Wochen nach, verteilt sich dank der kleinen Partikel (10 μ) auch in mit Wasserpflanzen bewachsenem Wasser und tötet die Larven von *Culex*. Die Wassermenge der Seen und Sümpfe wurde geschätzt und z. B. bei 60000 m^3 60 kg Zirame, also 1:1000000 am Rande verteilt, das sich schnell dem ganzen Wasser vermischte. Auf den Zuflüssen der Sümpfe wurde Zirame von einem Schlauchboot aus verteilt. Im Verhältnis 2 bis 3:1 Mill. dem Teichwasser zugesetzt, wurden alle Schnekken getötet. Die Abtötung in den Zuflüssen war nicht ganz vollständig, es blieben einige Schnecken in krankem Zustand übrig. Die Flora wurde nicht beeinflußt, einige junge Fische und die Kaulquappen zeigten sich empfindlich. Das Präparat Bayer 73 tötet auch zu 100% die Schnecken ab, muß aber besser verteilt werden, da es schwächer diffundiert. Die Bewohner der Ufer zeigten sich von dem sichtbaren Erfolg mit am Ufer angeschwemmten toten Schnecken überzeugt. Eine jahrelange Durchführung dieser Sanierungsmaßnahmen erscheint angebracht, um die Bilharziose zu unterdrücken. K. Preißler. 9376.

4-64/09-0593 Uilenberg, G.; Tananarive, Serv. d'Entomo-Protozool. Résistance à l'hexachlorocyclohexane d'une souche de la tique Boophilus microplus (canestrini) à Madagascar — essais préliminaires sur sa sensibilité à quelques autres ixodicides. **(Resistenz eines Stammes von Boophilus microplus gegenüber Hexachlorcyclohexan in Madagaskar. Vorversuche über die Empfindlichkeit gegenüber einigen anderen Zeckenmitteln.)** Rev. Élevage Méd. vétérin. Pays trop. [N. S.] **16** (1963) Nr. 2. S. 137-146. — 3 Tab., 14 Lit. Zus. in Engl., Span.

In Madagaskar wurde 1962 dem Vf. von einem Farmer gemeldet, daß die Zeckenvernichtung mit Hexachlorcyclohexan (HCH) keine befriedigenden Resultate gegeben hätte, obwohl die Rinder dreimal in einer Woche behandelt worden wären. Das Medikament erwies sich aber gegen Zecken aus anderen Rinderbeständen wirksam, die von Schlachtrindern im Schlachthof gewonnen wurden. Mit beiden Zeckenstämmen, dem anscheinend resistenten und dem von den Schlachtrindern anderer Herkunft, wurden Vergleichsversuche angestellt. Nüchterne Larven von *Boophilus microplus* wurden nach Fiedler in mit einem Vaselinerand abgedichtete Petrischalen gebracht, in denen vorher eine Insekticid-Acetonlösung verdampfte und kristallisiertes Insekticid auf dem Boden und der Innenseite des Deckels zurückgeblieben war. Die Zeit bis zur Unbeweglichkeit der eingebrachten Larven galt als Kriterium der Empfindlichkeit gegen die verwendeten Mittel: HCH/Lindan, Dieldrine, Malathion, DDT und Sevin. Zur Prüfung der Empfindlichkeit wurden auch erwachsene weibliche Zecken 5 Min. in die verschiedensten Insekticidlösungen, HCH (Cooper), Dieldrine, Toxaphen, Endrin, DDT, Malathion, Levin, Polychlorcamphan, Arseniklösung getaucht. Wie erwartet, wurde eine Resistenz von Larven und weiblichen erwachsenen Zecken aus dem Bestand des Farmers gegen HCH und Dieldrine festgestellt, während die Larven und Zecken von den Schlachtrindern von HCH und Dieldrine schnell unbeweglich gemacht wurden. Das HCH muß also in Madagaskar durch ein anderes Insekticid, das gleichzeitig *Amblyomma variegatum*, den Überträger des Herzwassers, vernichtet, ersetzt werden. Auch eine Wirkung auf die Hautstreptothrichose (Senkoboräude) wird als erstrebenswert erachtet. Z. Z. werden statt HCH angewendet Sevin, Malathion (Organ. Phosphorpräparat) und das Polychlorcamphane oder Mischungen von verschiedenen Insekticiden. K. Preißler. 9405.

4-64/09-0594 Uilenberg, G.; Tananarive, République Malgache, Serv. d'Entomo-Protozool. Existence de Ornithodorus porcinus Walton, 1962 (argasidae) à Madagascar. **(Vorkommen von Ornithodorus porcinus Walton 1962 [Argaszecken] in Madagaskar.)** Rev. Élevage Méd. vétérin. Pays trop. [N. S.] **16** (1963) Nr. 2. S. 147-150. — 4 Lit. Zus. in Engl., Span.

Walton hat 1962 gezeigt, daß die Zecke *Ornithodorus moubata* (Murray 1877) in Wirklichkeit aus vier Arten besteht. *O. moubata, O. compactus, O. apertus, O. porcinus. O. porcinus* wiederum besteht aus zwei Unterarten: *O. p. porcinus, O. p. domesticus*. Bisher wurde auf Madagaskar *O. moubata* als Überträger von Recurrensfieber des Menschen betrachtet. An Hand des bis ins Einzelne gehenden anatomischen Vergleiches von 15 in einem Schweinestall auf Madagaskar vorgefundenen Zecken, 6 Zecken aus einer Sammlung auf Madagaskar und 5 Zecken aus der Sammlung der Vet. Med. Fakultät in Utrecht, wurde festgestellt, daß alle Zecken aus Madagaskar der Art *O. porcinus* im Sinne Waltons, dagegen die Zecken aus Utrecht der Art *O. mobouta* nach Walton zugehören. Die meisten morphologischen Merkmale der madegassischen Zecken entsprechen der Unterart *O. p. domesticus*. Nur die Existenz eines dorsal und apical gelegenen Höckers auf den Metatarsi I bei den weiblichen und der Mehrzahl der männlichen Zecken entspricht nicht *O. porcinus*, was auf eine Sonderentwicklung infolge geographischer

Isolierung auf der Insel zurückgeführt wird. Ein experimenteller Beweis der Übertragung des Rückfallfiebers durch *Ornithodorus* ist für Madagaskar noch nicht erbracht, wobei aber die Krankheit seit einigen Jahren ihre Wichtigkeit verloren hat und seither nicht mehr gemeldet wurde.

K. Preißler. 9405.

4-64/09-0595 Cerineo, José Maria de, Bocalandro, Alberico G. und Pizarro, Ismael C. Nuestros puntos de vista a las consideraciones formuladas a un trabajo sobre „Los garrapaticidas fosforados". **(Unsere Gesichtspunkte zu Untersuchungen, die in einer Arbeit über Phosphor-Zeckenmittel angestellt wurden.)** Gac. veterin. [Buenos Aires] **25** (1963) Nr. 160. S. 467-477.

9420.

4-64/09-0596 Le Gac, Paul und Arquié, Émile. Le rôle de la puce du lapin de garenne Spilopsyllus cuniculi (Dale, 1878) dans la conservation du virus de la fièvre exanthématique boutonneuse méditerranéenne. **(Die Rolle des Flohes des Wildkaninchens [Spilopsyllus cuniculi] [Dale 1878] für die Erhaltung des Virus des Mittelmeerfiebers [Rickettsiose] des Menschen.)** C. R. hebd. Séances Acad. Sci. **257** (1963) Nr. 16. S. 2355-2356. — 2 Lit.

Das exanthematische Mittelmeerfieber (nicht das Maltafieber) ist eine Rickettsiose, deren Erreger *Rickettsia corni* durch den Stich der Zecke *Rhipicephalus sanguineus* auf den Menschen übertragen wird. Diese Krankheit wütete endemisch an der ganzen Mittelmeerküste und ist seit ungefähr 10 Jahren verschwunden. Die Myxomatose vernichtete das Wildkaninchen (*Oryctolagus cuniculus*) und unterdrückte damit ein Reservoir des Erregers des Mittelmeerfiebers. Obwohl die Jagdgesellschaften jedes Jahr Hunderte von Kaninchen von anderen Departements an die Mittelmeerküste importieren, ist das Mittelmeerfieber (Rickettsiose) noch nicht wieder ausgebrochen, weder nach Zeckenstichen noch nach Zeckenbekämpfungen bei Jagdhunden. Das stellt die dem Hund und der Zecke zugeschriebene Rolle des Reservoirs des Virus in Frage und läßt einen anderen Überträger vermuten. Da der Kaninchenfloh nur ausnahmsweise den Bau und immer und sofort das Kaninchen nach dem Abschuß verläßt, kann man nur bei der Frettchenjagd versuchen, Lager, Kaninchen und damit die Flöhe in einen Kopfkissenbezug zu stecken. So wurden genügende Mengen von *Spilopsyllus* gefangen. Die Flöhe wurden fein verrieben, mit der Mischung von Macchiavello gefärbt und Rickettsien festgestellt. Durch Absorption der Agglutinine konnten noch schneller Resultate erhalten werden. Die Vff. sind der Meinung, daß das Kaninchen erst dann Virusreservoir wird, wenn es durch seinen Floh *Spilopsyllus cuniculi* angesteckt worden ist, der vorher über einen noch unbekannten Mitbewohner des Kaninchenbaues, wahrscheinlich eine Feldmausart, infiziert wurde.

K. Preißler. 9435.

4-64/09-0597 Itard, J., Finelle, P. und Rickenbach, A.: Bambari, Bouar, Centres de Rech. contre le Trypanosomiases Animales, Inst. d'Élevage et de Méd. Vétérin. des Pays Trop.; Bangui, Office de la Rech. Sci. et Techn. Contribution à l'étude des tabanidae (Diptera) d'Afrique Centrale. Les tabanidae de la République Centrafricaine. **(Beitrag zum Studium der Tabaniden [Diptera] von Zentralafrika. Die Tabaniden der Zentralafrikanischen Republik.)** Rev. Élevage Méd. vétérin. Pays trop. [N. S.] **16** (1963) Nr. 2. S. 159-172. — 16 Abb., 18 Lit. Zus. in Engl., Span.

In der Zentralafrikanischen Republik sind 3 Zentren zur Erforschung der Trypanosomiasis bei Tieren gegründet und von diesen Einrichtungen mehr als 1000 Tabaniden (Stechfliegen) gesammelt worden. Die Klassifizierung wurde nach Oldroyd durchgeführt. Die Zentralafrikanische Republik liegt zwischen dem 3. und 11. Grad nördlicher Breite und dem 15. und 27. Grad östlicher Länge. Das Klima ist tropisch bis äquatorial. An Hand von 16 Karten der Republik werden die Orte des Vorkommens der einzelnen Arten der

Tabaniden aufgezeigt: Genus *Hippocentrum* (Austen), Genus *Haematopota* (Meigen), Genus *Ancala* (Enderlein), Genus *Euancala* (Enderlein), Genus *Atylotus* (Osten-Sacken), Genus *Chrysops* (Meigen). Die einzelnen Arten werden hinsichtlich ihrer Verteilung auf die botanischen Zonen, auf die Klimazonen und auf das Auftreten zu bestimmten Jahreszeiten beschrieben. 54 verschiedene Arten Tabaniden sind in der Republik gefunden worden, darunter 10 bisher nur in anderen, näher oder weiter entfernten Gebieten festgestellte. K. Preißler. 9452.

4-64/09-0598 Rosenberger, G.; Hannover, Tierärztl. Hochschule, Klin. für Rinderkrankh. **Bekämpfung der Hypodermosis.** Dtsch. Akad. Landwirtsch.-Wiss. Berlin, Tagungesber. **1962** Nr. 57. S. 35-44. — 23 Lit. Zus. in Russ., Engl.

Vf. legt kurz die in den letzten 30 Jahren gewonnenen Erkenntnisse und Fortschritte in der Dasselbekämpfung unter besonderer Hervorhebung der Anwendungsmöglichkeiten und der Wirksamkeit der einzelnen Mittel dar. Die Brauchbarkeit des Rotenon der Derriswurzel, die Möglichkeit der vorbeugenden Behandlung mit Kontaktinsektiziden auf der Weide sowie die Behandlung der Rinder gegen die Wanderlarven mit systemisch wirkenden Stoffen finden Erwähnung. So wurde mit dem Phosphorpräparat L 13/59 (Dipterex, Neguvon), 3mal in 4wöchigem Abstand von Dez. bis Febr. oral verabreicht, eine Minderung der Beulenzahl, also eine Vernichtung der Wanderlarven auf wenigstens 1% erreicht. Etwa entsprechende Wirkungen werden von dem Präparat ET 57 (Trolen, Etrolene, Rolen) berichtet. 1957 erkannte man die Wirksamkeit des Präparates Bayer 21/199 (Muskatox, Asuntol, Co-Ral) und des Neguvon durch die Haut bei äußerlicher Anwendung gegen die Wanderlarven. Die Sprühbehandlung im Spätherbst/Winter, die einmalige Rückenwaschbehandlung im Herbst oder Frühjahr wurden mit der Verbesserung der Wirksamkeit der Mittel durch die „Pour-on" oder „Aufgieß"-Methode, bei der durch Aufgießen einer besonderen Zubereitung des Mittels längs der Medianlinie des Rückens auf den Parasiten eingewirkt wird, abgelöst. Erste Erfahrungen mit Präparaten, die intramuskulär injiziert oder mit dem Futter verabreicht werden, liegen bereits vor. Auf die Verträglichkeit, Wiederausscheidung der Phosphorpräparate aus dem Körper sowie auf die Vorteile des neuen Mittels für die Durchführung der Dasselbekämpfung wird eingegangen. Vf. fordert von dem Mittel der neuzeitlichen Dasselbekämpfung neben einer hohen Wirksamkeit eine gute Verträglichkeit sowie eine einfache Verabreichung und hält die Tilgung der Dasselplage bei organisierter Zusammenarbeit aller Beteiligten — Staat, Landwirtschaftswesen und Veterinärwesen — für möglich. S. Nickel. 9460.

4-64/09-0599 Delak, M., Mijatović, I. und Mikačić, D.; Zagreb, Veterin. Fak. Sveučilišta, Inst. za Morfol. i Fiziol. Prilog suzbijanju fascioloze ovaca heksaklorofenom. **(Beitrag zur Behandlung der Fasciolose des Schafes mittels Hexachlorophen.)** Veterin. Arh. [Zagreb] **33** (1963) Nr. 3/4. S. 68-74. — 2 Tab., 8 Lit. Zus. in Engl., Franz.

An 24 durch *F. hepatica, D. lanceatum, Protostrongylus* und *Dictyocaulus filaria* invadierten Schafen wurden Behandlungsversuche mit Hexachlorophen (15 mg/kg) und Hexachloretan (0,3 mg/kg Kgw.) durchgeführt. — Hexachlorophen erwies sich dabei als wirksameres Mittel gegen *F. hepatica.* Die übrigen Parasitenarten wurden durch keins der Mittel beeinflußt. Bei 2 mit Hexachlorophen behandelten Tieren traten vorübergehende Verdauungsstörungen auf. P. Schmidt. 9480.

4-64/09-0600 Schobert, Wolfgang; Berlin-Dahlem, Univ., Inst. fürVeterin.-Parasitol. **Untersuchungen über die Wirkung von Thiabendazol auf Magendarmwürmer des Schafes.** Diss. Berlin-Dahlem **1963** 17 S. — 2 Tab., 25 Lit.

In der Bekämpfung der bei Rindern und Schafen sehr verbreiteten Magenwürmer galt bis vor kurzem Phenothiazin als Mittel der Wahl. Es hat eine gute anthelminthische Wirkung, zumindest gegen im Labmagen schmarotzende *Haemonchus* und *Ostertagia*. Neben der sich allmählich entwickelnden Phenothiazinresistenz dieser Wurmarten gaben seine unbefriedigende Wirksamkeit gegen die im vorderen Teil des Dünndarms parasitierenden *Trichostrongylus* und *Cooperia* sowie sein Versagen gegenüber *Nematodirus* Veranlassung, andere wirksamere Anthelminthica zu erarbeiten. In diesem Zusammenhang prüfte Vf. die Wirkung von Thiabendazol gegen die verschiedenen Trichostrongyliden des Schafes. 50 mg/kg Kgw. entfernten nicht nur die im Labmagen schmarotzenden *Haemonchus contortus*, *Ostertagia ostertagi* und *Trichostrongylus axei* vollständig, sondern auch die durch andere Wurmmittel nur ungenügend zu beeinflussenden Darmparasiten *Trichostrongylus colubriformis*, *Nematodirus filicollis*, *Cooperia curticei*, *Oesophagostomum venulosum* und *Chabertia ovina*. Thiabendazol war unwirksam gegen *Bunostomum* und *Trichuris*. E. Wiesner. 9480.

4-64/09-0601 Hatch, C. und Baxter, J. T.; Dublin, Trinity Coll., School of Veterin. Med. Hookworms in dogs. Clinical trials with disophenol. **(Hakenwürmer bei Hunden. Klinische Versuche mit Disophenol.)** Irish veterin. J. 17 (1963) Nr. 2. S. 221-225. 9480.

4-64/09-0602 *Pavlov, P.* **Diagnostika na protozojnite bolesti po selskostopanskite životni.** (Diagnostik von Protozoenkrankheiten der landwirtschaftlichen Nutztiere.) Sofija: Zemizdat. 1963. (250 S. m. 90 Abb. u. 13 Tab.) (NRB/ZSNTI)

XXIII. HAUTKRANKHEITEN

4-64/09-0603 Ožegović, L. und Grin, E. I.; Sarajewo, Jugoslawien, Inst. für Haut- und Geschlechtskrankh. **Epidemiologische Bedeutung der animalen Dermatophyten in Jugoslawien.** Wiener tierärztl. Mschr. **50** (1963) Nr. 12. S. 1037-1044. — 3 Abb., 19 Lit.

Aus der Reihe der animalen Dermatophyten wurden bisher in Jugoslawien bei Mensch und Tier folgende Arten festgestellt: *T. verrucosum*, *T. mentagrophytes*, *T. quinckeanum*, *T. equinum*, *M. gypseum* und *M. canis*, aus der Erde *K. ajelloi*. Auf Grund von epidemiologischen Untersuchungen konnten keine Zusammenhänge zwischen den endemischen favösen Erkrankungen des Menschen (*T. schoenleini* und *T. violaceum*) und der Rindertrichophytie (alleiniger Erreger *T. verrucosum*) festgestellt werden. Demgegenüber verursachen die durch *T. verrucosum* erkrankten Rinder in bestimmten Gegenden des Landes kleinere oder größere menschliche Epidemien, die nach einigen Passagen wegen der besondern biologischen Verhältnisse im menschlichen Organismus erlöschen. In bestimmten Gegenden beträgt der Anteil der menschlichen *T. verrucosum*-Infektionen bis zu 70% aller Isolate. Die Rindertrichophytie hat in größeren Herden einen ungünstigeren Verlauf, die klinischen Manifestationen sind ausgeprägter, und die Infektion hat alle Merkmale einer Herdenkrankheit. Die zunehmende Anzahl der *T. mentagrophytes*-Infektionen der Menschen in der Landwirtschaft konnte nicht mit Befunden an Haustieren in Einklang gebracht werden, so daß ihr Infektionsmodus immer noch ungeklärt ist. *T. mentagrophytes* konnte nur bei 2 von 500 untersuchten Pferden und einem Hundewelpen von mehreren hundert klinisch kranken oder gesunden Hunden und Katzen isoliert werden. Jedoch konnten bei 3% der untersuchten klinisch gesunden Feldmäuse *T. mentagrophytes* nachgewiesen werden, die somit eine der Ursachen dieser *T. mentagrophytes*-Infektionen darstellen. Im Verlaufe einer Epidemie wurden bei Mensch und Mäusen *T. quinckeanum* nachgewiesen. *M. canis*, das vereinzelt beim Menschen auftrat, wurde bei Tieren nicht gefunden. P. Kielstein. 9650.

4-64/09-0604 Dorssen, C. A. van, Vries, G. A. de und Smidt, A. C.; Utrecht, Fac. der Diergeneeskunde, Inst. voor Bacteriol.; Baarn, Centr. Bureau voor Schimmelcult. Een geval van dermatitis bij een paard door Determatophilus sp. in Nederland. **(Eine durch Dermatophilus sp. bei einem Pferd in den Niederlanden verursachte Dermatitis.)** Tijdschr. Diergeneeskunde 88 (1963) Nr. 23. S. 1748-1759. — 4 Abb., 16 Lit. Zus. in Engl., Franz., Dtsch.

Ein 7jähriger Hannoverscher Apfelschimmel verlor an vielen Körperstellen die Haare, und es zeigte sich ein eitriges Exsudat. Es erfolgte daraufhin eine Behandlung mit Sulfonamidpuder. Aus drei der Eiterherde konnten mikroskopisch grampositive Ketten ermittelt werden, und auf Serumagarplatten wuchsen bereits nach einem Tag deutlich sichtbare Kolonien, deren mikroskopische und biochemische Eigenschaften beschrieben werden. Als Erreger der Veränderungen wurde erstmalig auf dem europäischen Festland *Dermatophilus* ermittelt. E. Wiesner. 9650.

XXIV. GEFLÜGELZUCHT, GEFLÜGELKRANKHEITEN

4-64/09-0605 Mérat, Ph.; Jouy-en-Josas, Seine-et-Oise, Centre Nat. de Rech. Zootechn. Proportion des sexes (sex-ratio) chez les volailles. I. Résultat global et considérations théoriques. **(Das Geschlechterverhältnis beim Geflügel. 1. Mitt. Zusammenfassende Ergebnisse und theoretische Betrachtungen.)** Ann. Zootechnie 11 (1962) Nr. 3. S. 225-229. — 10 Lit. Zus. in Engl.

Für das sog. Geschlechterverhältnis beim Geflügel gibt es verschiedene Begriffe. Im Interesse einer exakteren Begriffsbestimmung sollte man von einem primären Geschlechterverhältnis, das bei der Befruchtung festgelegt wird, von einem sekundären Geschlechterverhältnis, das bei dem Schlupfe zu ermitteln ist, und einem tertiären, das später vorliegt, sprechen. — Das primäre Geschlechterverhältnis ist von genetischen und nicht genetischen Faktoren abhängig. Bei 150.000 Küken verschiedener Rassen und Herdbuchbeständen lag das Geschlechterverhältnis im Alter von 8 Wochen insgesamt dicht bei 1:1. Bei 16 Familien mit 100% Schlupfergebnis (Verhältnis der geschlüpften Tiere: Eieinlage) waren die Ergebnisse etwa die gleichen und trafen auch für die Verhältnisse im Alter von 8 Wochen zu. Das Geschlechterverhältnis beim Schlupfe ist, vorausgesetzt, daß die betreffende Familie ein 100%iges Schlupfergebnis hat, repräsentativ für das sog. Geschlechterverhältnis der Population und nicht für deren primäres Geschlechterverhältnis, das sich insgesamt nicht mit der gleichen Sicherheit schätzen läßt. Für die im späteren Alter ermittelten Zahlenverhältnisse gilt das gleiche.
H. Busse. 9710.

4-64/09-0606 Mérat, Ph.; Jouy-en-Josas, Seine-et-Oise, Centre Nat. de Rech. Zootechn. Proportion des sexes (sex-ratio) chez les volaillies. II. Différences entre souches et entre familles. **(Das Geschlechterverhältnis beim Geflügel. 2. Mitt. Unterschiede zwischen Stämmen und Familien.)** Ann. Zootechnie 12 (1963) Nr. 2. S. 105-123. — 6 Tab., 26 Lit. Zus. in Engl. 1. Mitt. vgl. vorst. Ref.

Das Geschlechterverhältnis im Alter von 8 Wochen wurde bei 172000 Herdbuchküken verschiedener Zuchtstämme und Rassen untersucht. Zur Feststellung der Unterschiede zwischen den Stämmen, Jahren und Familien wurde das vorliegende Material im X^2-Test geprüft. Die Geschlechtsbestimmung erfolgte mit 10 Wochen und wurde in einigen Zweifelsfällen mit 6 Mon. noch einmal nachgeholt. Zwischen den Stämmen und zwischen den Jahren innerhalb der Stämme lagen hochsignifikante Unterschiede vor. ($P<0{,}01$ bzw. $P<0{,}03$) Eine Deutung der vorhandenen Differenzen ist in Anbetracht der Vielzahl einwirkender Faktoren schwierig. Innerhalb der Stämme und Jahre wurde die Variabilität zwischen Halbbrüdern und Halbschwestern bzw. zwischen Vollgeschwistern nachgeprüft. Insgesamt und besonders bei zwei Familien wurde eine hochgesicherte Heterogenität zwischen den von demselben Vater stammenden Halbgeschwisterfamilien festgestellt. Die zwischen den Müttern innerhalb der Väter bestehende Heterogenität erreichte nur den 5%-Bereich der Signifikanz. Der F-Wert der zwischen den Vätern innerhalb der Stämme, Jahre und zwischen den Müttern innerhalb der Väter bestehenden Heterogenität bringt insgesamt und besonders für einige Stämme eine hohe Signifikanz zum Ausdruck (P$\neq$0,01), die überwiegend auf den Vätern beruht. In gesicherter Häufigkeit kommen mehr Hähne als erwartet vor, bei denen in signifikantem Maße die männlichen oder die weiblichen Nachkommen an Zahl überwiegen. In der Geflügelzucht in Jouy gibt es jedes Jahr Stämme mit überwiegend männlicher, überwiegend weiblicher Nachkommenschaft oder solche mit einem intermediären Geschlechterverhältnis. Die Unterschiede sind weder durch das Schlupfergebnis noch durch die Kükensterblichkeit zu erklären. Die Annahme wird zum Teil durch die Geschlechterfeststellung bei den am 18. Tage nach der Eieinlage abgestorbenen Embryonen bestärkt. Die beobachtete Heterogenität kann dann nicht als eine zwischen den Familien bestehende Variation des Geschlechterverhältnisses in der embryonalen oder postembryonalen Überlebensrate angesehen werden. Die Veranlagung einiger Elterntiere zu einem Überschuß an männlichen oder weiblichen Nachkommen in der eigenen Nachkommenschaft wird anscheinend nicht auf die nächste Generation übertragen. Elterntiere, die aus Familien mit einem nach der einen oder anderen Seite verschobenen Geschlechterverhältnis stammen, haben selbst in ihrer eigenen Nachkommenschaft ein Geschlechterverhältnis von fast 1:1. Die Ergebnisse der Arbeit deuten darauf hin, daß das vorliegende Geschlechterverhältnis repräsentativ für das genetisch bedingte Geschlechterverhältnis z. Zt. der Befruchtung ist. Die Veränderungen Störungen an den Genen oder den Chromosomen zuzuschreiben, liegt keine Berechtigung vor. Eine hypothetische Klärung der Differenz mit familiären Unterschieden in der Zahl der ein X-Chromosom enthaltenden oder nicht enthaltenden Eier liegt nahe. Eine Beeinflussung der Eier während der Meiosis durch Umweltfaktoren käme aufgrund früherer Untersuchungen in Frage. Die anscheinend auf den Vätern beruhende Varianz läßt eine Beeinflussung der Eier in der Meiose durch das nächstgelegene Spermium für möglich erscheinen. H. Busse. 9710.

4-64/09-0607 Havermann, H. **Die Sicherung hoher Leistungen und guter Gesundheit beim Geflügel durch Fütterung und Haltung.** Züchtungskunde 35 (1963) Nr. 9/10. S. 428-442. — 5 Tab., Zus. in Russ., Engl., Franz.

Erst das Zusammenwirken von Verbesserungen auf den vier Gebieten: Züchtung, Fütterung, Haltung und Krankheitsbekämpfung kann zur Verbesserung der Erzeugungsleistungen von Eiern und Geflügelfleisch beitragen. Zur Erzielung hoher Leistungen wird die erbliche Veranlagung an 1. Stelle erwähnt. Anschließend wird in den Abschnitten Küken-, Junghennen- und Legeperiode auf die optimalen Fütterungs- und Haltungsformen eingegangen und ihre Auswirkung auf Wachstum, Futterverwertung, Vitalität, Eigewicht und -zahl erörtert. Im Hinblick auf die Kükenperiode bestehen in der Haltungsform kaum noch Variationen, im Vordergrund stehen lediglich die Fütterung, insbesondere der Protein- und Wirkstoffgehalt im Alleinfutter. Für die Haltungsmethoden in der Junghennenperiode gilt annähernd das gleiche wie für die Kükenperiode. Lediglich die Beeinflussung von Beleuchtungsprogrammen bedarf noch einer endgültigen Klärung. In der Legeperiode werden die Probleme der Stallheizung im Winter, die Haltung von Hennengruppen in Käfigen und auch die günstigsten Fütterungsrationen betreffs des Protein- und Energiegehaltes besprochen. M. Richter. 9710.

4-64/09-0608 Patzschke, D.; Halle/S., Martin-Luther-Univ. Halle-Wittenberg, Inst. für Kleintierzucht. **Kokzidiostatika in der Kükenaufzucht und Broilermast.** Dtsch. Landwirtsch. **14** (1963) Nr. 12. S. 611-612. — 1 Tab., 2 Lit.
Von den verschiedenen Coccidienarten finden der Erreger der Blinddarmcoccidiose (*Eimerai tenella*) und der Erreger der Dünndarmcoccidiose (*Eimeria necatrix*) besondere Erwähnung. Eine Sterblichkeit erkrankter Bestände bis zu 80% führt zu großen volkswirtschaftlichen Schäden. Die Verabreichung von Coccidiostatica verhindert diese Verluste und bewirkt eine begrenzte Prämunität. An Hand eigener Versuche mit Nitrofurazon, in einer Konzentration von 110 g/t Mischfutter verabfolgt, werden die ausgezeichneten Erfolge beschrieben. Die Vermischung der Coccidiostatica mit dem Futter bereitet den Betrieben große Schwierigkeiten, da diese genau und exakt durchgeführt werden muß, weil es bei geringfügiger Überdosierung zu Wachstumsdepressionen kommen kann. Eine zu geringe Dosierung (unter 110 g) verliert ebenfalls ihre Wirkung. An die Herstellerbetriebe in der DDR wird die Forderung gestellt, Coccidiostatica in ausreichender Menge bereitzustellen und in gemischter Form an die Verbraucherbetriebe zu liefern.
M. Richter. 9710.

4-64/09-0609 Hofferber, Eva; Berlin-Dahlem, Univ., Veterinärmed. Fak., Inst. für Tierzucht und Tierernähr. **Beitrag zur Wirkungsweise von Anabolica beim Geflügel.** Diss. Berlin-Dahlem **1963** 45 S. — 5 Abb., 6 Tab., 33 Lit.
Anabolica gehören zu den Stoffen mit Sonderwirkungen und führen bei geeigneter Dosierung zu einer erhöhten Stickstoffretention im Säugetierkörper. Über die Wirkung der Anabolica beim Geflügel war bisher nichts Prinzipielles bekannt. Vfn. hat aus diesem Grunde zwei anabole Steroide in ihrer Wirkung auf das Wachstum und den Kohlenhydratstoffwechsel des Junggeflügels untersucht. Nach einmaliger Injektion von 50 mg Primobolan-önanthat (P) bzw. Testosteron-önanthat (T) war eine wochenlang anhaltende Verminderung der Gewichtszunahme erkennbar, und zwar nach T>P. Wöchentlich wiederholt 0,5 mg P ergab keinen Effekt; nach T unter gleichen Bedingungen war eine Steigerung der Wachstumsgeschwindigkeit feststellbar. Der Angriffspunkt anaboler Steroide wird in der Glukoneogenese vermutet.
E. Wiesner. 9710.

4-64/09-0610 Brüggemann, Johs., Merkenschlager, M. und Niesar, K.-H.; München, Univ., Inst. für Physiol. und Ernähr. der Tiere. **Bilanzstudien mit C-14-Chlortetracyclin an der Legehenne unter den Bedingungen der Antibiotikafütterung.** Zbl. Veterinärmed., R. B **10** (1963) Nr. 7. S. 631-648. — 1 Abb., 6 Tab., 12 Lit. Zus. in Engl., Franz., Span.
Einjährige Legehennen erhielten über einen Zeitraum von 15 Tagen jeweils täglich 50 mg eines mit ^{14}C-markierten Chlortetracyclins. Die täglich anfallenden Exkremente und Eier sowie das CO_2 der Exspirationsluft wurden quantitativ aufgefangen und eine Radioaktivitäts- sowie mikrobiologische Aktivitätsbestimmung durchgeführt. Bei gleicher Antibioticumaufnahme war der Umfang der Ausscheidung bei den Tieren unterschiedlich. Tiere mit geringerer Ausscheidung besaßen einen erhöhten Einbau in die Organe, besonders in das Skelett und die Eischalen. Von den Legehennen wurden in den ersten 24 Std. bereits 46-62% der in diesem Zeitraum aufgenommenen Antibioticummenge im Harn und in den Faeces ausgeschieden. Die Ablagerung der Tetracycline in kalkhaltigen Geweben ist bei verschiedenen Tierarten wiederholt festgestellt worden und ist durch Chelatbildung bedingt. Während das Verhältnis von antibakterieller Aktivität zur radioaktiven Aktivität — ausgedrückt in Gewichtseinheiten — in den Faeces bei 1:3 lag, betrug es in den Organen 1:50. Die mikrobiologisch feststellbaren Aktivitäten lagen in

den inneren Organen an der Nachweisgrenze und nahmen in der Reihenfolge Niere, Leber, Serum ab. Die insgesamt verabreichte ^{14}C-Aktivität wurde in einem Fehlerbereich von $\pm 4\%$ wiedergefunden. Fluoreszenzerscheinungen wurden weder am Skelett noch an den Eischalen ermittelt; zur Erzielung einer solchen sind offenkundig höhere Antibioticummengen erforderlich.
E. Kolb. 9710.

4-64/09-0611 Prohászka, L.; Budapest, Ung. Akad. der Wiss., Veterinärmed. Forsch.-Inst. **Untersuchungen über die Ätiologie der Enzephalomalazie der Küken.** Mh. Veterinärmed. 18 (1963) Zusatz.-H S. 25-27. – 2 Abb.
Bis zur Einführung der Mischfutter war die Encephalomalacie der Küken in Ungarn unbekannt. Sog. toxische Mischfutter weisen eine hohe Peroxydzahl auf, die bedingt ist durch das Ranzigwerden von Fettstoffen im Futter. Das Ranzigwerden der Fette ist ein Autooxydationsprozeß der nicht gesättigten Fettsäuren. Die Peroxyde vernichten sowohl im Futter als auch im Tierkörper die oxydationsempfindlichen Vitamine wie Vitamin A und E sowie die Carotinoide. Daher liegt oft neben der Encephalomalacie eine A-Avitaminose vor. Die erstere tritt im Alter von 3-6 Wochen auf. Bei Küken mit Encephalomalacie sind die Vitamin E-Werte in der Leber nicht herabgesetzt, aber es fehlen die Lipochrome. Die Küken entnehmen die Lipochrome den Eiern. Die Bruteier von vielseitig gefütterten Hühnern sind reich an Lipochromen. Lipochrome sind gegenüber Peroxyden besonders empfindlich. Vermutlich sind sie gegenüber einer Oxydationswirkung empfindlicher als das Vitamin E. Küken mit wenig Lipochromen sind daher für die Encephalomalacie besonders prädestiniert. Das Mischfutter wird durch Verhinderung der Peroxydbildung stabilisiert, wenn ihm 0,015% Aethylmethylenhydrochinolin als Antioxydans zugesetzt wird. Dies verhindert auch den Abbau von Vitamin A. Weiterhin ist es notwendig, nur solche Eier zur Brut zu verwenden, die reich an Lipochromen sind. Die Zuchthühner müssen mit an Lipochromen reichen Futtermitteln gefüttert werden wie Grünfutter, Möhren und Luzernegrünmehl. E. Tempel. 9740.

4-64/09-0612 Guarda, Franco; Torino, Univ. degli Studi, Ist. di Patol. Gen. ed Anatomia Patol. Veterin. Studio anatomo-istopatologico di una forma granulomatosa a sede muscolare, epatica e peritoneale osservata nel pollo. **(Anatomisch-histologische Untersuchungen über eine besondere Form von Granulomen in Muskulatur, Leber und Bauchfell einer Legehenne.)** Ann. Fac. Med. Veterin. Torino **12** (1962) S. 183-196. – 15 Abb., 15 Lit.
Eine im Institut gehaltene Livornohenne verendete und zeigte pathologisch-anatomisch in der gesamten Muskulatur zahlreiche weißliche, harte Knötchen unterschiedlicher Größe. Ähnliche Veränderungen, wenn auch von kleinerer Ausdehnung wiesen die Leber und das Bauchfell auf. Bei histologischer Untersuchung wurden die Veränderungen in der Muskulatur als interstitielle granulomatöse Myositis erkannt, die Veränderungen in der Leber als kleinste Nekrosen und die im Bauchfell als fibrös-hyperplastisch. Die Ursache der pathologischen Erscheinungen konnte nicht geklärt werden. Differentialdiagnostisch muß u. a. an Salmonellose, Coligranulomatose und Leukose gedacht werden. E. Wiesner. 9740.

4-64/09-0613 Kapp, P. Adatok a tyuk osteopetrosisához. **(Über die Osteoporose der Hühner.)** Magyar Állatorvosok Lapja [Ung. veterinärmed. Bl.] **18** (1963) Nr. 5. S. 190-195. – Aus: Ung. Agrar-Rdsch. **1964** Nr. 1.
Eine eingehende pathologisch-anatomische und histopathologische Untersuchung des Knochensystems von 9 Tieren (7 Hähnen und 2 Hennen) zeigte verschiedene Formen der Osteoporose. Bei sieben jüngeren Tieren zeigte sie sich in Hyperostose und Sklerose, bei 2 älteren aber erinnerte sie an eine mit Knochenabbau verbundene Osteodystrophia fibrosa bzw. deren porotische Form. Mit Ausnahme einiger Knochen erkrankte das ganze Knochen-

system an Osteoporose. Die Erkrankung des Knochengewebes wurde durch chronische Veränderungen des Knochenmarks und des Periost begleitet. Bei den meisten Tieren konnte auch eine Hyperplasie der Nebenschilddrüsen beobachtet werden. Leukose wurde bei den Tieren nicht festgestellt. In den an Osteoporose erkrankten Knochen konnten auch Teilveränderungen festgestellt werden, die bei bestimmten Erkrankungen der Knochen von Menschen und Tieren bekannt sind. 9740.

4-64/09-0614 Betke, P. und Gräfner, G.; Schwerin, Veterinäruntersuchungs- und Tiergesundheitsamt. **Wachstumsstörungen beim Geflügel infolge Vitamin B-Mangel durch Ursocin S.** Mh. Veterinärmed. **19** (1964) Nr. 2. S. 75-77. — 4 Abb., 15 Lit.

In der Literatur finden sich verschiedentlich Angaben über Mängel der Coccidiostatica, die auf geringe Überdosierungen und Vitaminantagonismus zurückgeführt werden. In einzelnen Kükenaufzuchtbetrieben treten nach prophylaktischer Verabreichung von 1% Ursocin S im Futter Störungen des Allgemeinbefindens, struppiges Gefieder, verzögertes Wachstum, Zehenverkrümmungen und Lähmungserscheinungen auf. Wegen des niedrigen Tryptophangehaltes des Maises entsteht infolge des hohen Maisanteiles im Aufzuchtfutter eine Unterbilanz innerhalb des Vitamin B_2-Komplexes, die durch den Nachmehlanteil noch verstärkt wird. Die Küken weisen damit schon eine Vitamin B-Unterbilanz auf, die durch die Behandlung mit Ursocin S noch erhöht wird. Durch Zufütterung von Vitamin B-Trägern wie Grünfutter, Betapan oder 5% Hefe verschwinden die Krankheitserscheinungen. Weiterhin wird empfohlen, das Coccidiostaticum nicht 12 Wochen lang in der prophylaktischen Dosis zu verabreichen, sondern nur vom 16. bis 26. und vom 34. bis 42. Lebenstag. E. Tempel. 9740.

4-64/09-0615 Polster, J.; Merbitz, Inst. für Geflügelwirtsch. **Versuche zur Anwendung von Vitamin C in der Geflügelpraxis. 1. Mitt. Zur Ätiologie und Therapie der Batteriekrankheit des Huhnes.** Mh. Veterinärmed. **18** (1963) Zusatz-H. S. 34-37. — 22 Lit.

Bedingt durch die Intensivhaltung, sind in den letzten Jahren bei Hühnern mehr Stoffwechselstörungen als Krankheitsursachen aufgetreten. Sie veranlassen vor allem bei Legehennen in Käfigbatterien relativ hohe Verluste und beeinträchtigen damit die Rentabilität. Außer den typischen Vitaminmangelerscheinungen treten Lähmungserscheinungen mit Atrophie der Skelettmuskulatur auf. Sie beginnen 3-4 Mon. nach dem Einsetzen in die Käfige. Die Verabreichung der Vitamine A, D_3, E und des B-Komplexes wirkt sich weder prophylaktisch noch therapeutisch erfolgreich aus. Auch die Verfütterung von Selen hat keinen Einfluß. Bei frühzeitiger Erkennung der Krankheitssymptome haben sich 2 i. m. Injektionen von je 100 mg Ascorvit im Abstand von 2 Tagen bewährt. Im fortgeschrittenen Stadium ist eine 3-5malige Behandlung notwendig. Da die erkrankten Tiere in den Käfigen nicht mehr stehen können, müssen in der kurzen Behandlungszeit die Futter- und Tränkgefäße in die Käfige hineingestellt werden. In Feldversuchen in 2 Batteriehaltungen mit 13000 Hühnern ist der Erfolg der Vitamin C (Ascorvit)-Injektionen bestätigt worden. E. Tempel. 9740.

4-64/09-0616 Carlton, W. W. und Henderson, Wilson; Lafayette, Ind., Purdue Univ., School of Veterin. Sci. Cardiovascular lesions in experimental copper deficiency in chickens. **(Cardiovasculäre Veränderungen bei experimentellem Kupfermangel bei Hühnchen.)** J. Nutrit. [Philadelphia] **81** (1963) Nr. 3. S. 200-208. — 7 Abb., 2 Tab., 20 Lit.

Neuere Untersuchungen zeigen, daß bei Kupfermangel des Huhnes neben der Anämie noch innere Verblutungen infolge einer Ruptur größerer Blutgefäße häufig auftreten. Cardiovasculäre Veränderungen bei Kupfermangel wurden kürzlich auch beim Schwein festgestellt. In vorliegenden Untersuchungen wurde der Einfluß eines Kupfermangels auf die Entwicklung der Gefäße bei Hühnchen nach dem Schlüpfen untersucht. Der Kupfergehalt der Mangeldiät lag bei 0,7 ppm, der bei der Kontrollgruppe bei 8 ppm. Nach 4-6wöchiger Versuchsdauer starben rund 50% der Tiere an Gefäßruptur. Die degenerativen Veränderungen betrafen in den Gefäßen hauptsächlich die Tunica media der Aorta abdominalis, waren aber auch in der Aorta thoracica, der A. brachiocephalica, der A. carotis, der A. femoralis und in kleinen Eingeweidearterien nachweisbar. Neben der Aneurysmabildung kam es zu einem Verlust an elastischen Fasern, zu einer Fibrosis der Media und zur Ablagerung eines amorphen, eosinophilen Materials im proliferierten Bindegewebe. Dem Zerreißen der Intima ging eine Ruptur der Media und der Adventitia voraus. Eine Ergänzung der Kupfermangeldiät mit Ascorbinsäure reduzierte das Auftreten von Arterienrupturen nicht. E. Kolb. 9740.

4-64/09-0617 Leach jun., R. M. und Nesheim, M. C.; Ithaca, N. Y., Cornell Univ. Studies on chloride deficiency in chicks. **(Untersuchungen über Chloridmangel beim Huhn.)** J. Nutrit. [Philadelphia] **81** (1963) Nr. 3. S. 193 bis 199. — 1 Abb., 7 Tab., 11 Lit.

Untersuchungen über die Folgen einer chloridarmen Kostform (190 mg Chlorid pro kg) beim Hühnchen wurden durchgeführt. Die Tiere wiesen eine starke Hemmung des Wachstums und einen hohen Grad von Sterblichkeit auf. Im Verlaufe der Mangelernährung entwickelte sich eine Hämokonzentration, eine Dehydratation und ein Absinken des Chloridgehaltes im Blut. Charakteristisch waren Funktionsstörungen des zentralen Nervensystems, die mit Krämpfen und Lähmungen verbunden waren. Durch eine Kost mit einem Gehalt von 500 mg Chlorid pro kg konnten die nervösen Symptome verhindert werden; für optimales Wachstum erwies sich eine Konzentration von 1200 mg Chlorid als notwendig. Ein Überschuß an Kalium und an Natrium erhöhte bei Chloridmangel die Sterblichkeit und die Intensität der nervösen Symptome. Eine Zulage von Bromid (676-1352 mg pro kg Futter) beseitigte die Folgen des Chloridmangels im Wasserhaushalt, verhinderte jedoch nicht die nervösen Störungen. Ein Jodidzusatz (537-1074 mg pro kg) setzte das Wachstum stark herab, ohne jedoch die typische Wachstumskurve nach Chloridgaben zu beeinflussen. Die Verabreichung von Fluorid in einer Dosierung von 268 mg pro kg beeinflußte die Folgen des Chloridmangels nicht. E. Kolb. 9740.

4-64/09-0618 But'janov, D. D. Sinusit utjat i gusjat. **(Die Sinusitis der Enten und Gänse.)** Veterinarija, Moskva **40** (1963) Nr. 5. S. 40-41.

In zwei Kolchosen wurde die Sinusitis bei Enten und Gänsen im Alter von 20-30 Tagen beobachtet. Eine gegenseitige Ansteckung von Ente zu Gans und umgekehrt erfolgte nicht. Das Krankheitsbild ist bei beiden Species analog: serös-eitriger Nasenausfluß, Conjunctivitis, Keratitis, erschwerte Atmung, Appetitlosigkeit, unkoordinierte Bewegungen durch Erkrankung des Nervensystems. Der Sektionsbefund stimmt mit den klinischen Erscheinungen überein. Die untersuchten Proben sind bakteriologisch negativ. Zur Tilgung der Erkrankung müssen die kranken von den gesunden Tieren isoliert werden. Therapieversuche mit Jod, Urotropin, Norsulfol und salicylsaurem Natrium im Trinkwasser oder Futter zeigten, daß Urotropin die besten Heilerfolge erzielt; es ist auch günstig in der Prophylaxe anzuwenden. Für Gänse empfiehlt sich auch Formalin 1:1000 im Trinkwasser.

E. Wittmann. 9740.

4-64/09-0619 Tucker, J. F.; Huntingdon, Houghton Poultry Res. Stat. The chemotherapy of avian salmonellosis with particular reference to furaltadone. **(Die Chemotherapie der Geflügel-Salmonellose unter besonderer Be-**

rücksichtigung des Furaltadon.) Brit. veterin. J. **119** (1963) Nr. 12. S. 544 bis 548. – 4 Tab., 17 Lit.

Unter 28 verschiedenen Präparaten zeigten 12, darunter Nitrofurazon 0,06% und Sulfafurazol keine Wirkung bei künstlich infizierten Küken. 15 weitere Präparate, darunter Chlormycetin, Chlortetracyclin, Zink-Bacitracin, Polymyxin B und Sulphadimidin 0,45%, zeigten eine Wirkung, die aber der des Furazolidon unterlegen war. Furaltadon 0,04% erwies sich bei Pullorum-Infektion hinsichtlich der klinischen Heilung als dem Furazolidon ebenbürtig und hatte darüber hinaus den Vorteil, daß unter den Überlebenden nur 1% Bakterienausscheider gegenüber 10% bei der Furazolidon-Behandlung gefunden wurden. Im Gegensatz zu Furazolidon kann Furaltadon auch über das Trinkwasser angewandt werden. Bei der Infektion mit *Salmonella typhimurium* erwies sich Furazolidon als wirksamer. W. Seffner. 9768.

4-64/09-0620 Harbourne, J. F., Williams, B. M., Parker, W. H. und Fincham, I. H.; London, Min. of Agric., Fisheries and Food. The prevention of fowl typhoid in the field using a freeze-dried 9 R vaccine. **(Vorbeugung gegen Hühnertyphus in Feldversuchen mittels Anwendung einer gefriergetrockneten 9 R-Vaccine.)** Veterin. Rec. **75** (1963) Nr. 34. S. 858-861. – 1 Tab., 7 Lit.

Aus 50 Geflügelfarmen in Mid-Wales, West Midland, Yorkshire und Cornwall werden 9 mit *Salmonella gallinarum* infizierte Bestände mit insgesamt 3063 Tieren herausgefunden. Die Hälfte der Junghühner in den einzelnen Herden wird mit einer 9 R-Vaccine gegen Hühnertyphus geimpft, während die andere Hälfte als Kontrolle verbleibt. Das Alter der Impftiere beträgt 3 bis 20 Wochen. Die Verluste durch Hühnertyphus werden bis zu 32 Wochen nach der Vaccination mittels genauer Laboratoriumsuntersuchung festgestellt. Von den vaccinierten Hühnern sterben insgesamt 58, von den unvaccinierten 248 Tiere, bei denen kulturell *S. gall.* nachgewiesen wird. In allen Herden sind die Verluste unter den geimpften Tieren geringer als unter den Kontrolltieren. E. Wojaczek-Steffke. 9768.

4-64/09-0621 Colusi, Arnaldo D. und Menchaca, Estala S.; Buenos Aires, Fac. Agronomia y Veterin., Cátedra de Enfermedades Infecciosas. Catastro epizootiologico de la enfermedad cronica respiratoria en la zona avicola Argentina. **(Epizootiologie der chronischen Erkrankung der Atmungsorgane im Geflügelzuchtgebiet Argentiniens.)** Rev. Med. veterin. [Buenos Aires] **44** (1963) Nr. 4. S. 255-259. 9774.

4-64/09-0622 Guarda, Franco und Rossi, Carlo; Torino, Univ. degli Studi, Ist. di Patol. Gen. ed Anatomia Patol. Veterin. Osservazioni e ricerche su di un focolaio di epatite infettiva aviare comparsa in Italia. **(Beobachtungen und Untersuchungen über einen Herd von Infektiöser Hepatitis bei Küken in Italien.)** Ann. Fac. Med. Veterin. Torino **12** (1962) S. 95-109. – 12 Abb., 30 Lit.

Anfangs des Jahres 1962 wurden in Italien die ersten Fälle von Infektiöser Leberentzündung festgestellt. Obwohl es nicht gelang, die Erreger, gramnegative Vibrionen, auf Blutagarplatten, auf Blutplatten auf Bacto-thiol, auf Thioglykolat mit Serum oder auf flüssigem PPLO-Nährböden zu züchten, konnte die Diagnose durch die pathologisch-anatomischen und pathologisch-histologischen Veränderungen gesichert werden. (Noch 1958 vermutete man zunächst ein Virus als Erreger.) Die leicht vergrößerten und stark entzündeten Lebern zeigten Blutungen und etwa stecknadelkopfgroße, grauweiße nekrotische Herde, die ihrerseits wieder zu größeren Herden mit etwa 1 cm Durchmesser zusammenflossen. Herz, Nieren, Milz, Darm und Gehirn waren mehr oder minder stark entzündet. E. Wiesner. 9775.

4-64/09-0623 Schabinski, G. und Urbach, H. (unter techn. Mitarb. von Urbach, R.); Jena, Friedrich-Schiller-Univ., Hyg.-Inst. **Serodiagnostik der Ornithose mit verschiedenen Antigenpräparaten.** Z. Immunitäts- u. Allergieforsch. **125** (1963) Nr. 5. S. 405-411. – 3 Abb., 1 Tab., 7 Lit. Zus. in Engl., Franz., Span.
Der Aussagewert des zum Nachweis von Ornithose-Virus angesetzten Tierversuches kann dadurch erhöht werden, daß Sammelproben von überlebenden Mäusen auf das Vorkommen von komplementbindenden Antikörpern untersucht werden. Da der spezifische Wert der Komplementbindungsreaktion von der Qualität des verwendeten Antigens abhängig ist, wurden verschiedene Antigene vergleichsweise auf ihre Brauchbarkeit geprüft. Dabei erwies sich ein unter Abänderung der Technik von Wagner, Meiklejohn, Kingsland, Hickish (1955) selbst hergestelltes und an bekannten Humanseren geprüftes Antigen als gut geeignet. Es besaß eine größere Erfassungsbreite als das Ornithose-Antigen „Dessau" und zeigte weniger Kreuzreaktionen als das Antigen „Marburg". Versuche, Mitreaktionen von *Diplococcus mucosus*-Antikörpern durch Kaliumperjodat-Behandlung des Antigens auszuschalten, blieben jedoch erfolglos. Auch in der Agargel-Präzipitation traten solche Reaktionen auf, wenn *Diplococcus mucosus*-Antigen gegen Kaninchen-Ornithose-Hyperimmunserum geprüft wurde. Mit den drei verschiedenen Ornithose-Antigenen ergaben sich spezifische Präzipitationslinien, die gruppen- und offenbar auch typenspezifisch waren. Die Agargel-Präzipitation dürfte daher gut geeignet sein, um Ornithose-Antigene auf ihre Stammspezifität zu prüfen. K.-D. Jentzsch. 9784.

4-64/09-0624 Larski, Z. und Janowska, I. Zmienność zjadliwego szczepu wirusa rzekomego pomoru kur pod wpływem hemologicznych surowic odpornosciowych. **(Die Variabilität des pathogenen Virusstammes der Pseudo-Hühnerpest unter dem Einfluß hämatologischer Resistenzseren.)** Med. doświadczalna Mikrobiol. [Warszawa] **15** (1963) Nr. 3. S. 263-272. – 3 Tab., 12 Lit.
Bei der Benutzung von Selektionspassagen des Virus wurden Veränderungen seiner Empfänglichkeit nachgewiesen; in den letzten Passagen weist es eine größere Widerstandsfähigkeit als das Ausgangsvirus auf. Für die einschichtigen Gewebekulturen und für die Hühnerembryonen wurden keine wesentliche Veränderungen der Virulenz des Virus festgestellt. Die Selektionspassagen des Virus lieferten im Effekt ein erhebliches Absinken seiner Virulenz für die Hühner bereits in der 15. Passage. Es gibt keinen Unterschied in der Stufe des Rückgangs der Virulenz während der Selektionspassagen in den Gewebekulturen und in den Hühnerembryonen. Weil jedoch ein erhebliches Absinken der Virulenz auch bei den Kontrollpassagen in den Hühnerembryonen festgestellt wurde, kann man die beobachteten Veränderungen nicht als eine Folge der Einwirkung des Antiserums ansehen. Hingegen wurde bei den Selektionspassagen des Virus in den Gewebekulturen ein Verlust der Virulenz in dieser Linie nicht von einem Verlust der Virulenz in den Kontrollpassagen begleitet, und deshalb kann man die in diesem Fall beobachteten Veränderungen als Ergebnis der Einwirkung des Antiserums betrachten. Aus den obigen Angaben kann man den Schluß ziehen, daß bei den Versuchen dieses Typs die Gewebekulturen bessere Eigenschaften besitzen, weil sie Bedingungen gewährleisten, in denen das eigentliche Passagieren auf die Virulenz des Virus keinen Einfluß ausübt. PRL/CBR. 9785.

4-64/09-0625 Strižačenko, N. M. Kul'tivirovanie virusa psevdvočumy ptic v različnych tkanevych kul'turach i izučenie biologičeskich svojstv ego kul'tural'nych variantov. Soobščenie I. Kul'tivirovanie virusa psevdočumy ptic v različnych tkanevych kul'turach. **(In verschiedenen Gewebekulturen gezüchtetes Virus der atypischen Geflügelpest und das Studium der biologischen**

Eigenschaften ihrer Kulturvarianten. 1. Mitt. In verschiedenen Gewebekulturen gezüchtetes Virus der atypischen Geflügelpest.) Trudy Vsesojuznogo instituta ėksperimental'noj veterinarii, Moskva **29** (1962) S. 154 bis 165. — 6 Tab., 17 Lit.

Vier verschiedene Stämme des Virus der atypischen Geflügelpest wurden in Kulturen aus Ferkelnieren-, Affenherz-, Kälbernieren- und menschlicher Amnion-Zellen zur Vermehrung gebracht. Nachdem das Virus an die verschiedenen Gewebearten angepaßt ist, ruft es eine cytopathischen Effekt hervor. Bis es zu dieser Erscheinung kommt, muß das Virus 15-20 Passagen auf Gewebekulturen durchgemacht haben. E. Wittmann. 9790.

4-64/09-0626 Drjagalin, N. N. Sravnitel'noe izučenie nekotorych štammov virusa atipičnoj čumy ptic (ńjukastl'skoj bolezni) v kul'ture tkani. **(Vergleichende Untersuchungen verschiedener Stämme des Virus der atypischen Geflügelpest [Newcastle Disease] in Gewebekulturen.)** Trudy Vsesojuznogo instituta ėksperimental'noj veterinarii, Moskva **29** (1962) S. 133-140. — 4 Tab. 14 Lit.

Auf embryonalen Hühnerfibroblastenkulturen nach Dulbecco gezüchtet, wurden drei verschiedene Stämme der atypischen Geflügelpest zur Vermehrung gebracht. Es handelt sich im wesentlichen um einen an die Gewebekultur angepaßten Stamm (H), einen Praxisstamm (W_1) und einen sehr virulenten epizootischen Stamm. Einige Stämme riefen einen cytopathischen Effekt hervor und zwischen Stamm W_1, H und T konnten auch Interferenzerscheinungen beobachtet werden. E. Wittmann. 9790.

4-64/09-0627 Sokkar, Ibragim Mochamed Chassan; VAR. Uskorennyj metod diagnostiki atipičnoj čumy ptic. **(Beschleunigte Methode zur Diagnose der atypischen Geflügelpest.)** Trudy Vsesojuznogo instituta ėksperimental'noj veterinarii, Moskva **29** (1962) S. 141-153. — 2 Tab., 6 Lit.

Vf. befaßte sich mit den verschiedenen Möglichkeiten der Anwendung der KBR zum indirekten Nachweis der atypischen Geflügelpest. Er versuchte, die Diagnose aus Gehirnmaterial und Serum von Hennen zu stellen, die an Geflügelpest erkrankt oder verendet waren. Durch die einfache Reinigung und Vorbereitung des Gehirnantigens sowie die Gewinnung der spezifischen Immunseren von Meerschweinchen und Kaninchen konnte der Vf. die Methode für die praktische Diagnosestellung innerhalb von 6-8 Stunden ausarbeiten. Er empfiehlt noch umfangreiche Versuche unter Laboratoriumsbedingungen. E. Wittmann. 9790.

4-64/09-0628 Trenchi, Herbert; Pando, Uruguay, Centro de Investigaciones Veterin. Forma de difusion de la enfermedad de Newcastle. **(Art der Verbreitung der Newcastle-Krankheit.)** Rev. Med. veterin. [Buenos Aires] **44** (1963) Nr. 4. S. 261-269. 9790.

4-64/09-0629 Schneider, B. und Bengelsdorff, H. J.; Marburg/L., Behringwerke AG. **Newcastle Disease-Immunisierungsprogramme und Empfänglichkeit der Küken immuner Hennen.** Berliner Münchener tierärztl. Wschr. **76** (1963) Nr. 18. S. 371-375. — 3 Abb., 22 Lit.

In vergleichenden Untersuchungen über die Höhe der ausgebildeten Immunität werden Küken im Alter von 5 Tagen und nochmals nach 3 Wochen oral mit Lebendvaccine vom Stamm B_1 (Hitchener) immunisiert. Nach weiteren 10 Wochen folgt eine dritte Impfung. Bei dieser Boosterung wird eine Gruppe der Junghühner zum drittenmal mit B_1-Impfstoff, eine zweite Gruppe mit 1 ml und eine dritte Gruppe mit 2 ml Traubscher Adsorbatvaccine geimpft. 14 Tage p. v. sind die HAH-Titer in allen 3 Gruppen sehr hoch, sinken aber bereits eine Woche später wieder schnell ab. Bei einer Testinfektion bleiben aber alle Tiere immun. Nach weiteren 4 Wochen ist der HAH-Titer wiederum stark abgefallen, ist aber bei den mit Absorbatvaccine geimpften Tieren noch etwa dreimal so hoch (1:90 bis 1:102) wie bei den nur mit Lebendvaccinen versehenen Impflingen. Die kombinierte Impfmethode erweist sich demnach als wirksamer und länger anhaltend. In einer zweiten Versuchsreihe werden Küken hochimmuner Hennen auf humorale Antikörper hin untersucht. Dabei stellt sich heraus, daß noch in der dritten Lebenswoche, bei einer Testinfektion, die passiven Antikörper bei 93% der Küken eine ausreichende Imumnität gewähren. Eine orale B_1-Impfung führt trotz des Vorhandenseins passiver Antikörper zur deutlichen Ausbildung von aktiven Antikörpern. E. Wojaczek-Steffke. 9790.

4-64/09-0630 Bengelsdorff, H.-J. und Schneider, B.; Marburg/L., Behringwerke AG. **Weitere Untersuchungen über Möglichkeiten einer Kombinationsimpfung gegen Newcastle-Disease und Geflügelpocken bei Küken.** Berliner Münchener tierärztl. Wschr. **76** (1963) Nr. 13. S. 255-258. — 1 Abb., 1 Tab., 4 Lit.

Um die Reaktion der Impflinge auf eine Mischvaccine gegen Hühnerpocken und Newcastle Disease zu prüfen und das Verhalten der beiden Impfviren bei gemeinsamer Verimpfung zu klären, werden weitere Untersuchungen durchgeführt. Es ergibt sich, daß eine Mischvaccine aus B_1-Virus (Hitchener) und abgeschwächtem Hühnerpockenvirus (Stamm HP-B) nach der Wing-Web-Methode appliziert, für Küken unschädlich ist und bei einem Doppelstich zu einer vollausgebildeten Pockenimmunität führt. Ein zureichender Schutz gegen Newcastle Disease wird jedoch erst nach zweimaligem Doppelstich erreicht. Sind die Küken allerdings bereits mit B_1-Virus vorgeimpft, so wird durch die Mischvaccine auch bei einmaligem Doppelstich ein hoher Hämagglutinationshemmungs-Titer erreicht wie nach einer B_1-Wiederholungsimpfung. Diese Befunde lassen gute Ergebnisse bei der Verbindung einer Pockenimpfung mit einer zweiten oder dritten B_1-Impfung erwarten. Dabei wird neben der Erzeugung eines hohen Impfschutzes gegen beide Krankheiten die Zahl der prophylaktisch notwendigen Impfungen herabgesetzt. E. Wojaczek-Steffke. 9790.

4-64/09-0631 Bauditz, R.; Hannover, Tierärztl. Hochschule, Inst. für Tierhyg. und Geflügelkrankh. **Mikropräzipitationstest für die Diagnose der infektiösen Bronchitis des Huhnes.** Dtsch. tierärztl. Wschr. **70** (1963) Nr. 21. S. 605-607. — 1 Abb., 20 Lit. Zus. in Engl.

Woernle hat durch die Einführung des Agar-Gel-Präzipitationstests in die Bronchitisdiagnostik den Virusnachweis wesentlich vereinfacht, beschleunigt und verbilligt. In eigenen Versuchen wird geprüft, ob eine spezifische Präzipitation mit Serum erkrankter Tiere im flüssigen Medium häufiger festgestellt werden kann. Durch Ultrazentrifugation virushaltiger Allantoisflüssigkeit (eiadaptierter Beaudette-Stamm) wird das Testantigen für den Nachweis präzipitierender Antikörper im Serum infizierter Hühner gewonnen. Die technischen Einzelheiten werden genau beschrieben. Die Reaktionen werden makroskopisch, mit der Lupe und phasenoptisch abgelesen. Die Untersuchung auf präzipitierende Antikörper im Serum infizierter Tiere wird 3 Wochen in 2 Versuchsgruppen durchgeführt. Der Nachweis gelingt am 6. Tag p. i. Der Höhepunkt liegt zwischen dem 12.-14. Tag p. i. Folgende Vorzüge des Mikropräzipitationsverfahrens werden hervorgehoben: Zeitersparnis, Einfachheit der Durchführung, Eindeutigkeit der Beurteilung, größte Empfindlichkeit und schnelles Ergebnis. E. Tempel. 9791.

4-64/09-0632 Urušadze, A. Ja.; Staatl. Wiss. Inst. für Veterinärmed. Arzneimittelprüf. Vyraščivanie virusa infekcionnogo laringotracheita pticy v kul'ture tkanej. **(Das an die Gewebekultur angepaßte Virus der infektiösen Laryngotracheitis der Vögel.)** Veterinarija, Moskva **40** (1963) Nr. 5. S. 41 bis 44. — 2 Abb., 2 Tab.

Das Virus der infektiösen Laryngotracheitis der Hühner kann auf Nierenkulturen von Küken und Enten zur Vermehrung gebracht werden. Bei den Versuchen konnte stets ein cytopathischer Effekt beobachtet werden (Riesenzellbildung, grobe Granulation und Vacuolenbildung). Der an Nierengewebekulturen von Enten und Küken angepaßte Stamm hat bei Verimpfung auf Küken eine immunisierende Wirkung; er ist als Produktionsstamm für die Herstellung einer Vaccine gegen die infektiöse Laryngotracheitis der Hühner geeignet. E. Wittmann. 9791.

4-64/09-0633 Piraino, F., Okazaki, W., Burmester, B. R. und Fredrickson, T. N.; East Lansing, Mich., U. S. Dep. of Agric. Bioassay of fowl leukosis virus in chickens by the inoculation of 11-day-old embryos. **(Bioversuch des Hühnerleukose-Virus bei Küken durch Inoculation von 11 Tage alten Embryonen.)** Virology **21** (1963) Nr. 3. S. 396-401. — 2 Abb., 2 Tab., 14 Lit.

11 Tage alte Embryonen und 14 Tage alte Küken werden i. v. vergleichend mit folgenden Leukosevirus-Stämmen RPL 12, RPL 25, RPL 26 und RPL 29 infiziert. Die meisten infizierten Embryonen werden in einem Zeitraum von 46 Tagen p. inf. gehalten, die 14 Tage alten Küken 77 Tage p. inf. Die technischen Einzelheiten werden genau beschrieben. Bei Embryonen, die hohe Dosen von Leukosevirus erhalten haben, entsteht sehr schnell Erythroblastose. Die Mortalität steigt rapide an. Bei vielen Küken werden neben der Erythroblastose verschiedene Tumoren wie Fibrosarkome, Endotheliome, Nephrome und Chondrome festgestellt. Außerdem treten in allen Organen Blutungen auf. Wenn Embryonen und 14 Tage alte Küken mit niedrigen Virusdosen infiziert werden, entwickelt sich nach einer langen Latenzperiode (mehr als 100 Tage) viscerale Lymphomatose. Die erzielten Ergebnisse stehen mit der angewandten Virusdosis in direkter Beziehung. Gleichwertige Ergebnisse liegen bei den Infektionsversuchen an Embryonen höher als bei denen an Küken, d. h. bei Embryonen rufen kleinere Virusmengen deutlichere Erscheinungen von Erythroblastose hervor als bei infizierten 14 Tage alten Küken. E. Tempel. 9792.

4-64/09-0634 Doroško, I. N. und Smijan, Ju. P.; Ukrain. Inst. für Geflügelzucht. Virusnyj gepatit utjat. **(Die Virushepatitis der Enten.)** Veterinarija, Moskva **40** (1963) Nr. 5. S. 38-40.

Die Virushepatitis erfaßt die Enten von den ersten Lebenstagen bis zum Alter von 15-30 Tagen. In sehr schlechten Wirtschaften kann sich die bereits getilgte Krankheit im folgenden Jahr wiederholen. Es ist ratsam, Enten aus gesunden Zuchten nachzukaufen. Für die Diagnosestellung ist die Züchtung auf Gewebekulturen nicht nötig; für die Prüfung der Virulenz des Erregers ist sie sehr geeignet. Zu diesem Zwecke kann man das Virus auf Hühnerembryonen 2-3mal passagieren. E. Wittmann. 9794.

4-64/09-0635 Bülow, V. v.; Tübingen/N., Bundesforsch.-Anst. für Viruskrankh. **Untersuchungen über die aviäre Encephalomyelitis (AE) mit besonderer Berücksichtigung der Möglichkeiten einer aktiven Immunisierung.** Berliner Münchener tierärztl. Wschr. **77** (1963) Nr. 1. S. 11-16. — 3 Tab., 21 Lit. Zus. in Engl.

Untersuchungen der letzten Jahre haben ergeben, daß die aviäre Encephalomyelitis (AE) in der Deutschen Bundesrepublik außerordentlich weit verbreitet ist, aber nur gelegentlich in einer Herde seuchenartig auftritt. Infolge der natürlichen Durchseuchung sind die meisten Herden immun, und die Eier der immunen Hennen enthalten soviel Antikörper, daß die Küken im empfänglichen Alter von 4-8 Wochen vor einer natürlichen Ansteckung geschützt sind. Wenn Küken nur aus Eiern von natürlich immunen Herden erbrütet würden, brauchte man keine Ausbrüche von AE zu befürchten. Sicherer ist allerdings die Anwendung einer Schutzimpfung. Die Vaccinierung mit inaktiviertem Virus in Form der β-Propriolacton-Vaccine ist zwar ausreichend wirksam und unschädlich, aber viel zu teuer und infolge der weiten Verbreitung der AE aussichtslos. Wesentlich brauchbarer erscheint ein Lebendimpfstoff für perorale Verabreichung (Methode nach Calnek und Mitarb.). Die Technik wird eingehend beschrieben. Das AE-Virus ist sowohl neurotrop als auch enterotrop. Die beiden Virus-Stämme AE-2 (29. Kükenpassage) und 37020 (embryoadaptiert) haben ihre enterotropen Eigenschaften verloren, sind dafür aber um so stärker neurotrop. Sie sind damit für eine perorale Immunisierung von Hühnern ungeeignet. Dagegen erweist sich der Stamm C 2653 als ausgesprochen apathogen, d. h. er ist enterotrop und kaum noch neutrop. Er ist aber gleichzeitig hochkontagiös und gut immunogen. Bei einer Dosierung von 100 Küken-MID ist er für die perorale Vaccinierung erwachsener Hennen und 4 Wochen alter empfänglicher Küken sehr geeignet. Auf Grund der hohen Kontagiosität des Virus-Stammes C 2653 reicht die Vaccinierung von 1% der Hühner einer Herde mit 100 Küken-MID für die Immunisierung der ganzen Herde aus. Die Wirksamkeitsprüfung der AE-Vaccine nur durch Virustitrierung in empfänglichen Eintagsküken reicht nicht aus. Es ist zweckmäßig, statt der Eintagsküken 2-4 Wochen alte empfängliche Küken mit abgestuften Impfvirus-Verdünnungen (10^{-2} bis 10^{-5}) in der Dosis von 1.0 ml zu behandeln und zu je 4 mit jeder Virusverdünnung geimpften Tieren gleichzeitig 4 empfängliche Küken als Kontaktkontrollen zu setzen. Nach 3-4 Wochen wird die Immunität durch intracerebrale Testinfektion geprüft. E. Tempel. 9795.

4-64/09-0636 Woernle, H. und Brunner, A.; Stuttgart, Staatl. Tierärztl. Untersuchungsamt. **Über das Vorkommen von CELO-Virus-Infektionen des Huhnes und ihre Diagnose mit Hilfe des Agar-Gel-Präzipitationstestes.** Mh. Tierheilkunde **15** (1963) Nr. 10. S. 262-270. — 4 Tab., 12 Lit.

Seit 1952 ist aus Eikulturen ein Virus isoliert worden, das von Yates und Fry als „Celo"-Virus (chicken embryo lethal orphan virus) bezeichnet worden ist. Es kann in Bruteiern vorhanden sein, ohne die Embryonen zu schädigen. Erst bei Stoffwechselstörungen durch andere Einflüsse beeinflußt es die Entwicklung des Embryos ungünstig. Mit Hilfe von 3 fremden und einigen eigenen „Celo"-Virus-Stämmen werden Seren von 490 Hühnern aus verschiedenen Zucht- und Legebetrieben sowie infizierter Hühner im Agar-Gel-Präzipitationstest in der für die infektiöse Bronchitis angegebenen Technik untersucht. Dabei erweisen sich 133 = 27,1% von 490 Tieren als Reagenten. Der höchste Prozentsatz an Reagenten wird zwischen dem 8. und 18. Tag nach experimenteller Infektion ermittelt. Bei Celo-Virus-Feldinfektionen wird ein verhältnismäßig hoher Prozentsatz Dauerreagenten beobachtet. Auch Serumneutralisationsteste mit Feldseren und Seren von Versuchshühnern verlaufen positiv. Wenn auch eine gewisse Parallelität zwischen der Stärke der Präzipitationsstreifen und dem Neutralisationsindex besteht, so muß aber keine proportionale Abhängigkeit vorhanden sein. Aus Darm- und Kotproben von Hühnern werden zahlreiche Celo-Virusstämme isoliert, die sich als hoch contagiös erweisen. Da das Celo-Virus auch in der BRD weit verbreitet ist, muß bei der Prüfung von Laborvirusstämmen, Lebendimpfstoffen sowie diagnostischen Routineuntersuchungen besonders sorgfältig vorgegangen werden. E. Tempel. 9795.

4-64/09-0637 Horton-Smith, C.; Huntingdon, Poultry Res. Stat. Immunity to avian coccidiosis. **(Die Immunität bei Geflügelcoccidiose.)** Brit. veterin. J. **119** (1963) Nr. 3. S. 99-109. — 61 Lit.

Die neuen Erkenntnisse über das Immunitätsgeschehen bei der Coccidiose werden an Hand der Literatur und erweitert durch eigene Ergebnisse dargelegt. Einzelne Entwicklungsphasen der Coccidien sind von verschiedener Bedeutung für die Ausbildung einer Immunität. So findet, wie am Beispiel von *Eimeria tenella* gezeigt wird, während der Schizogonie eine stärkere Stimulierung der Immunitätsausbildung statt als während der Gametogonie. Die Immunität ist meist nur partiell, da klinisch immune Tiere in den Blinddärmen noch infektionsfähige Coccidien beherbergen, die sich im Darmgewebe, wenn auch in geringem Maße, vermehren können. Die Dauer der Immunität scheint vom Immunisierungsmodus sowie von den Reinfektionen abzuhängen, ist aber meist von kurzem Bestand. Bei ständiger leichter Infektion mit Oocysten wird meist eine derartige Immunität entwickelt. Der komplizierte Mechanismus der Immunitätsbildung ist nach neuen Erkenntnissen weitgehend abhängig von der Ausbildung humoraler Antikörper, über welche noch keine genügende Kenntnis besteht. Perorale Vaccinierungen gegen Coccidiose mit Suspensionen aus abgeschwächten Oocystengemischen, wie sie bereits gelegentlich in den USA durchgeführt werden, sind sehr umstritten, da sie nicht genau dosierbar sind und möglicherweise fremde Coccidienarten in den Bestand einschleppen. — Diskussionsbeitrag von Sackmann: In einer erweiterten Besprechung der Literatur werden einzelne Punkte im Immunitätsgeschehen noch eingehender behandelt. Antikörper sollen, in fast allen Fällen von Coccidiose, ausgebildet werden und können nur aus technischen und quantitativen Gründen noch nicht nachgewiesen werden. Die Makrophagen, welche die Sporozoiten zum Teil im Gewebe weiter transportieren, beginnen mit der Antikörperbildung. Bei der Coccidiose ist die Immunität eng mit der Infektion und sehr wahrscheinlich mit dem Vorhandensein humoraler Antikörper verkettet, wobei alle 3 Faktoren nur eine kurze Lebensdauer haben. Eine Reinfektion ist vermutlich immunologisch unwirksam, solange noch Reste einer vorangegangenen Infektion vorhanden sind. Da nach jeder Infektion ein Tier erneut empfänglich werden kann, kann eine Reinfektion, besonders wenn neue Antigene hinzukommen, auch eine akute Erkrankung verursachen. Die bei den einzelnen Tieren immer wieder auftretenden ungeschützten Intervalle sollten durch den Einsatz von Coccidiostatica überbrückt werden. Virulente und abgeschwächte Vaccinen erfüllen nur dann ihren Zweck, wenn durch sie keine klinischen Symptome hervorgerufen werden und wenn sie außerdem die gleiche Antigenstruktur aufweisen wie spätere Infektionen. Die Frage der Wirksamkeit toter Oocysten- und Schizontenantigene wird aufgeworfen. Dabei werden Vergleiche mit dem Immunitätsgeschehen bei bakteriellen und bei Viruskrankheiten gezogen.

E. Wojaczek-Steffke. 9810.

4-64/09-0638 Sommerer, Manfred Gg.; München, Univ., Tierärztl. Fak., Inst. für Tierpathol.; Hannover, Tierärztl. Hochschule, Inst. für Tierhyg. und Geflügelkrankh. **Ein Beitrag zur Bekämpfung der Dünndarmkokzidiose.** Diss. München **1963** 71 S. – 5 Abb., 16 Tab., 60 Lit.

Es wurden die Möglichkeiten einer wirksamen Dünndarmcoccidiose-Bekämpfung untersucht. Bei den in der Zeit von April-Sept. 1959/60 aus dem Raum Bayern zur Sektion gelangten 583 Junghühnern, konnte zu 16,5% Dünndarmcoccidiose festgestellt werden. Sie kann perakut, akut, subakut und chronisch verlaufen; typische klinische Symptome fehlen. Bei einem hohen Prozentsatz war die Dünndarmcoccidiose primäre Todesursache. In den meisten Fällen handelte es sich um Mischinfektionen mit *E. maxima*, *E. necatrix*, *E. brunetti*, *E. acervulina* und *E. mitis*, wobei *E. maxima* und *E. necatrix* am stärksten pathogen waren. Es wurden in sog. Käfig- und Feldversuchen an insgesamt 1827 Tieren die Präparate Sulmet (2-sulfanilamido-4,6-dimethylpyrimidin), Nococcin (16%ige Sulfachinoxalin-Lösung), Codrinal (Na-Salz des p-Toluolsulfonyl-β-methoxy-aethylurethan, Milchzucker, Hostacyclin, Na-bisulfit), Furacin W (5-Nitro-2-furaldehydsemicarbacon), Formocibazol (50%ige Sulfathiazol-Lösung, Formaldehyd), Amprolmix (1-[4-amino-2-Npropyl-5-pyramidinylmethyl]2-picolinium) an natürlich und künstlich infizierten Tieren geprüft. In 6 Versuchsgruppen, von denen eine nichtinfizierte, unbehandelte und eine infizierte, unbehandelte Kontrollgruppe einbezogen waren, wurde mit der Therapie 72 Std. nach der künstlichen Infektion (200000 Oocysten/Tier) begonnen. Die Kriterien der Beurteilung bestanden in Oocystenauszählungen (gruppenweise), individullen Gewichtsbestimmungen (zweimal wöchentlich), Futterverbrauchskontrollen und histologischen Untersuchungen. Darüber hinaus wurde in weiteren Versuchen durch eine Zweitinfektion mit abermals 200000 Oocysten/Tier 18 Tage nach der Erstinfektion die Ausbildung der Immunität überprüft. Es konnte festgestellt werden, daß der klinische Verlauf durch die Verwendung o. g. Präparate in unterschiedlicher Intensität und Zeit günstig beeinflußt wird. Die besten Ergebnisse zeigten im Feldversuch Sulmet, Nococcin und Furacin W, im Käfigversuch Sulmet und Nococcin. Die Wirkung auf die einzelnen Coccidienarten war unterschiedlich. Trotz Therapie und Wechsel in der Medikation kommt es zu keiner Immunitätsreaktion. Dieses beruht auf der Tatsache, daß durch die genannten Präparate die hierfür verantwortlichen Schizontenstadien vernichtet werden. Bei den derzeitig zur Verfügung stehenden Therapeutica ist eine wirksame medikamentelle Bekämpfung der Dünndarmcoccidiose nur dann erfolgreich, wenn gleichzeitig durch Einstreu- oder Auslaufwechsel die Neuinfektion unterbunden wird. R. Jungmann. 9810.

4-64/09-0639 Pellérdy, L.; Budapest, Ung. Akad. der Wiss., Veterinärmed. Forsch.-Inst. **Untersuchungen über den Zusammenhang zwischen der Vitamin A-Versorgung und der Blinddarmkokzidiose der Küken.** Angew. Parasitol. **4** (1963) Nr. 3. S. 129-133. — 1 Abb., 5 Lit. Zus. in Russ., Engl., Ung.
Nach Angaben in der Literatur kommt der prophylaktischen Verabreichung von genügend Vit. A bei spontan entstandenen Blinddarmcoccidioseepidemien eine besondere Bedeutung zu. Auch bei der Bekämpfung der Blinddarmcoccidiose hat die Vit. A-Verabreichung eine günstige Wirkung auf den Verlauf. In 21 Versuchen wird geprüft, wie sich die zusätzliche Verabreichung von Vit. A bei künstlicher Infektion mit versch. Mengen von *Eimeria tenella*-Oocysten auf die Morbidität und Mortalität auswirkt. Bei Zugabe von 5000 bzw. 30000 IE Vit. A wird eine Infektion mit 100000 Oocysten günstig beeinflußt, und zwar um so stärker, je mehr Vit. A die Küken erhalten. Die Absorption von Vit. A erfolgt schnell, d. h. eine reichliche Versorgung mit Vit. A zur Zeit der Infektion ist ebenso wirksam wie das 3 Tage vor der Infektion verabfolgte Vit. A. Eine besonders starke Infektion mit Oocysten läßt sich nur bis zu einem gewissen Grade durch Vit. A günstig beeinflussen. Daraus folgt, daß eine Blinddarmcoccidiose wohl durch hohe Vit. A-Gaben günstig beeinflußt, aber nicht bekämpft werden kann.
E. Tempel. 9810.

4-64/09-0640 Klimeš, B.; Brno, Czechoslovakia, Veterin. Fac. Coccidia of the domestic goose (Anser anser Dom.). **(Coccidien der Hausgänse [Anser anser Dom.].)** Zbl. Veterinärmed., R. B. **10** (1963) Nr. 5. S. 427-448. — 15 Abb., 3 Tab., 20 Lit. Zus. in Franz., Span., Dtsch.
An experimentell infizierten Gänsen im Alter von 2-3 Wochen wurde der Entwicklungszyklus, die Pathogenität, die Lokalisation und andere Faktoren der Arten *Eimeria truncata*, *Eimeria anseris* und *Eimeria nocens* untersucht. In 132 Oocysten-positiven von 244 untersuchten Kotproben ließen sich zu 65,9% Oocysten von *Thyzzeria anseris*, zu 22,7% von *Eimeria nocens*, zu 17,4% von *Eimeria anseris* und zu 12,1% von *Eimeria stigmosa* nachweisen. Von 84 klinisch erkrankten Gänsen waren 13% Oocysten-positiv, wobei 100% auf *Eimeria anseris*, 36,3% auf *Eimeria nocens* und 9% auf *Eimeria stigmosa* entfielen. Coccidiose war die Todesursache bei 36 Gänsen; darüber hinaus kamen 272 Gänse zur Sektion. Folgende Arten wurden gefunden:

Eimeria anseris 96,2%, *Eimeria nocens* 44,4%, *Eimeria stigmosa* 11,1% und *Eimeria truncata* 3,6%. *Eimeria anseris* hat keine spezifische Lokalisation, ist jedoch von beträchtlicher Pathogenität und führt schnell zu einer Immunität. Die endogene Entwicklungsphase von *Eimeria nocens* dauert 9 Tage. Die Lokalisation im Darm ist nicht begrenzt. Die Immunität ist schwächer als bei *Eimeria anseris*. Die Oocysten entwickeln eine große Widerstandsfähigkeit in ihrer exogenen Entwicklungsphase. Die Entwicklungsformen und Veränderungen in den Nieren bei der *Eimeria truncata*-Coccidiose werden beschrieben. *Eimeria stigmosa* wird als neue Art definiert. Die endogene Phase beträgt 5 Tage. Ansiedlungsort ist der Dünndarm. Sie ist apathogen und entwickelt eine nur geringe Immunität. Es konnte nachgewiesen werden, daß *Eimeria parvula* mit *Thyzzeria anseris* identisch ist. Die Bezeichnung *Thyzzeria parvula*, Kotlan (1938) nom. nov. wird daher vorgeschlagen.
R. Jungmann. 9810.

4-64/09-0641 Klimeš, B.; Brno, Veterinärfak., Inst. für Geflügelkrankh. **Ein neues Kokzidiostaticum 6-Azauracil.** Berliner Münchener tierärztl. Wschr. **76** (1963) Nr. 15. S. 298-299. — 2 Tab., 2 Lit.
Die Verträglichkeit und coccidiostatische Wirksamkeit von 6-Azauracil (3,5-Dioxo-2,3,4,5-tetrahydro-1,2,4,triazin) wurde an 14-20 Tage alten Küken geprüft. Mengen von 0,002-0,100% Azauracil, über 10 Tage mit dem Futter verabreicht, führten zu keinen Anzeichen von Intoxikation; die Gewichtszunahmen lagen, mit den Kontrollen verglichen, in einer Ebene. Mit 50000 *Eimeria tenella*-Oocysten infizierten Küken wurden die vorerwähnten Mengen Azauracil vom 1. Tag nach der Infektion über weitere 4 Tage appliziert. Zur Beurteilung der Wirksamkeit wurde die Mortalität im Zeitraum von 10 Tagen, der Grad der pathologisch-anatomischen Veränderungen hinsichtlich des Dilatationsausmaßes der blutgefüllten Blinddärme, das Gewicht und vom 7.-9. Tag die Ausscheidung der Oocysten mit den Faeces herangezogen. Die Ergebnisse zeigen, daß durch Zufütterung von 0,011% 6-Azauracil die Verlustziffer coccidienbefallener Küken erheblich vermindert werden konnte; bei 0,02-0,1% konnte sie völlig unterbunden werden. Trotz des bisher relativ geringen Tiermaterials lassen die Ergebnisse die Meinung aufkommen, daß es sich beim 6-Azauracil um ein wirkungsvolles Coccidiostaticum handelt, das eine große therapeutische Breite, gute Verträglichkeit besitzt und selbst bei Dosen von 0,1% die Gewichtszunahmen nicht beeinflußt.
R. Jungmann. 9810.

4-64/09-0642 Krone, Gerda; Berlin-Dahlem, Univ., Veterinärmed. Fak., Inst. für Parasitol. **Untersuchungen über den Einfluß unterschiedlicher Vitamin-A-Dosen im Kükenalleinfutter auf die Heterakis gallinae-Infektion.** Diss. Berlin-Dahlem **1963** 43 S. — 4 Abb., 8 Tab., 39 Lit.
Eine in jeder Hinsicht vollwertige Fütterung hat entscheidenden Einfluß auf die Steigerung der natürlichen Abwehrkraft des Organismus, wodurch auch der Ablauf von Schmarotzerinfektionen dahingehend beeinflußt werden kann, daß diese klinisch überhaupt nicht in Erscheinung treten. Zu einer vollwertigen Ernährung gehört nicht zuletzt eine optimale Versorgung mit Vitaminen. Vf. hat den eventuellen Einfluß des Vitamin A auf den Befall mit *Heterakis gallinae* an 300 Hühnerküken bei unterschiedlichen Dosen im Futter geprüft und gleichzeitig die Gewichtsentwicklung der Tiere beobachtet. Vitamin A erhöhte die Abwehrkraft gegen *Heterakis gallinae*. Dies zeigte sich in dem häufigen Auftreten von Blinddarmentzündungen, in deren Verlauf die Parasiten in den Entzündungsprodukten eingeschlossen wurden. Bei gleichem Vitamin A-Angebot erreichten jedoch nichtinfizierte Tiere durchschnittlich höhere Endgewichte als infizierte. Mit steigenden Vitamin A-Gaben korrelierten in den einzelnen Gruppen höhere Endgewichte.
E. Wiesner. 9810.

4-64/09-0643 Zajíček, D. Patogenní působení některých druhů motolic v zažívacím traktu ptáků. **(Pathogene Wirkung bestimmter Drehwurmarten im Verdauungstrakt der Vögel.)** Veterinární Med. **8(36)** (1963) Nr. 4. S. 263 bis 266. – 4 Abb., 15 Lit. Zus. in Russ., Engl.

Bei der Verfolgung der Entwicklungszyklen von Drehwürmern, die zu den Hausenten in Beziehung stehen, fand man oft Invasionsstadien des Drehwurms *Cotylurus cornutus* bei Schnecken und des Drehwurms *Herpobdella atomaria* bei Blutegeln. Die befallenen Schnecken und Blutegel wurden versuchsweise an Jungenten und Tauben verfüttert, und man verfolgte bei letzteren die klinischen Symptome und den Sektionsbefund nach der Schlachtung (zwischen dem 10.-16. Tag). Am 3. Tag nach der Verfütterung zeigte sich Diarrhoe mit den ersten Drehwurmeiern im Kot, später stellten sich Schläfrigkeit, Niedergeschlagenheit, Federsträuben, Appetitlosigkeit und erhöhte Wasseraufnahme ein. Dieser Zustand dauerte etwa 3 Tage, und wenn keine weiteren Invasionsstadien aufgenommen wurden, blieb es nur bei dem Ausscheiden von Eiern. Die Sektion ergab eine stärkere Durchfeuchtung und Durchblutung der Schleimhäute, besonders im Dünndarm, und im Sekret befanden sich zahlreiche weiße Drehwurmkörper. Die Drehwurmer befallen vor allem die Darmzotten, die sie auflösen; sie zerstören die Blutgefäße und verursachen bei starkem Befall eine Entzündung der Darmschleimhaut, wodurch sie evtl. Infektionen den Weg bahnen. Die beiden Drehwurmarten parasitieren im Organismus bis 30 Tage lang. ČSSR/ÚVTI. 9810.

4-64/09-0644 Mijatović, I.; Zagreb, Veterin. Fak. Sveučilišta, Inst. za Patol. i Terapiju; Inst. za Zarazne i Invazione Bolesti. Rijedak nalaz oboljenja kokoši od ehinostomidoze. **(Ein seltener Befund, Echinostomidosis bei Hühnern.)** Veterin. Arh. [Zagreb] **33** (1963) Nr. 5/6. S. 158-159. – 14 Lit. Zus. in Engl., Dtsch.

Bei 8 Hühnern konnten bei der Sektion massenhafte Invasionen von *Echinostoma revolutum* festgestellt werden. Als pathologisch-anatomische Veränderungen der Echinostomidose lagen katarrhalische, teilweise hämorrhagische und diphtheroide Entzündungen am aboralen Drittel des Dünndarms, an den Blinddärmen und am Rectum vor. P. Schmidt. 9810.

4-64/09-0645 Scheinpflug, Kurt E. **Erfahrungen bei der Hühnerektoparasiten-Bekämpfung.** Angew. Parasitol. **4** (1963) Nr. 3. S. 138-140. – Zus. in Russ., Engl.

Seit der Massenhühnerhaltung hat der Befall mit Vogelmilben (*Dermanyssus gallinae*) und Hühnerflöhen (*Ceratophyllus gallinae*) stark zugenommen. In den Holzbaracken für 500 Hühner ist die Bekämpfung noch verhältnismäßig einfach, da man die Sitzstangen entfernen und zur Reinigung überallhin gelangen kann und außerdem die Hühner sich inzwischen im Auslauf aufhalten. Mit Hilfe einer 10-16-l-Spritze mit möglichst langem Schlauch kann das flüssige Bekämpfungsmittel in alle Ritzen und Ecken versprüht werden. Die Kükenaufzuchtställe müssen vor der Besetzung mit Küken nicht nur desinfiziert, sondern auch desinsektiziert werden. Dabei dürfen die Bretter zwischen den einzelnen Buchten dort, wo sie zusammengesetzt sind und auf dem Boden aufstehen, nicht vergessen werden. Die größten Schwierigkeiten bestehen in den großen Intensivgeflügelställen mit den breiten Kotbunkern, die meist nur einmal im Jahre geräumt werden. Diese bilden neben Ritzen und Ecken eine ideale Brutstätte für Milben, Flöhe und anderes Ungeziefer. Die Desinfektion muß mehrere Male im Jahre und besonders gründlich beim Wechsel der Hühner durchgeführt werden. Es wird vorgeschlagen, nunmehr von der Holzbauweise abzukommen und zur Verwendung von Platten oder festem Mauerwerk überzugehen, das innen verputzt wird. Sitzstangen sind aus Kunststoff herzustellen, Kotbretter und Legenester aus gefugten Platten. Die Kotbunker sind durch ein Förderband zu ersetzen. Zur Entlastung der Geflügelbetreuer ist die Reinigung immer mehr zu mechanisieren. E. Tempel. 9810.

4-64/09-0646 Dams, R., Bussiéras, J. und Euzéby, J.; Lyon, École Nat. Vétérin. Prophylaxie de la trichomonose du pigeon par le métronidazole. **(Prophylaxe der Trichomoniasis der Taube mit Metronidazol.)** Bull. Soc. Sci. vétérin. Méd. comparée Lyon **65** (1963) Nr. **3**. S. 141-143. – 1 Lit.
Die früheren Untersuchungen über die Prophylaxe bzw. Bekämpfung der Trichomoniasis der Tauben werden vom Okt. 1961 bis Dez. fortgesetzt. Dazu dienen die bereits früher im Versuch gewesenen 10 Taubenpaare sowie **3** junge Paare, die von den ersteren abstammen. Bei den Nachkommen der Paare 4, 8 und 11 treten Todesfälle auf. Durch die Sektion werden Nekrosen in der Leber festgestellt. Trichomonaden finden sich im Pharynx. Nach Behandlung der jungen Tauben mit 250 mg Metronidazol für 10 Tauben mittlerer Größe hören die Todesfälle bis zum Ende der Beobachtungen im Febr. 1963 auf. Die Tabletten werden zerkleinert einem leicht angefeuchteten Getreidegemisch beigefügt und 5 Tage verabreicht. E. Tempel. 9810.

4-64/09-0647 Menchaca, Estela S. Trichomoniasis en pavos. **(Trichomoniasis bei Puten.)** Rev. Med. veterin. [Buenos Aires] **44** (1963) Nr. 4. S. 247-253. 9810.

4-64/09-0648 *Mészáros, János.* **Baromfiegészségtan.** (Geflügelhygiene.) Budapest: Mezög. kiadó. 1963. (359 S.) 8°. (1964 A 74)

XXV. KRANKHEITEN DER TIERE ZOOLOGISCHER GÄRTEN, DER PELZTIERE, DES WILDES, DER FISCHE

4-64/09-0649 Grünberg, W. und Kutzer, E.; Wien, Tierärztl. Hochschule, Inst. für Pathol. und Gerichtl. Tierheilkunde; Inst. für Parasitol. und Allg. Zool. **Infektionen mit Plasmodium praecox bei Humboldt-(Spheniscus humboldti) und Brillenpinguinen (Spheniscus demersus).** Zbl. Bakteriol., Parasitenkunde, Infektionskrankh. Hyg., I. Abt., Orig. **189** (1963) Nr. 4. S. 511 bis 520. – 6 Abb., 1 Tab. Zus. in Russ., Engl., Franz., Span.
Im Wiener Tiergarten Schönbrunn verendeten zahlreiche Pinguine an einer durch Plasmodien hervorgerufenen Malariaepidemie. Ähnliche Fälle wurden auch in anderen Tiergärten bzw. Zoologischen Gärten des In- und Auslandes beobachtet. Nach Reichenow sind heute 16 verschiedene Plasmodienarten bekannt. Als natürliche Wirte und Reservoire gelten vor allem Sperlingsvögel, Hühnervögel und Eulen. Überträger sind *Culex*-Arten. Klinisches Bild wenig ausgeprägt: Inappetenz, Somnolenz, progressive Kachexie. Pathologisch anatomische Veränderungen: Stauungshyperämie und hochgradige Schwellung der parenchymatösen Organe; teilweise ikterische Verfärbung der Unterhaut. Histologisches Bild: im RES von Leber, Milz und Lunge lassen sich massenhaft Entwicklungsformen nachweisen. In den Zellen anderer Organe, wie z. B. Gehirn, Niere und Herz, sind Entwicklungsformen nur bei älteren Infektionen zu finden. Auf die Übertragung, den Entwicklungszyklus und die Bedeutung der Infektion bei Pinguinen wird ausführlich eingegangen. R. Jungmann. 9862.

4-64/09-0650 Wesselinoff, W.; Sofia, Akad. der Landwirtsch.-Wiss., Veterinärmed. Inst. für Tierseuchen und Lebensmittelhyg. **Über Salmonella-spezies bei Reptilien.** Zbl. Bakteriol., Parasitenkunde, Infektionskrankh. Hyg., I. Abt., Orig. **190** (1963) Nr. 4. S. 558-560. – 1 Tab., 4 Lit.
Im Rahmen der Untersuchungen von Kaltblütern auf pathogene Enterobakterien werden Kotproben von 28 Kreuzottern (*Vipera ammodytes ammodytes*) aus einem Seruminstitut mit Hilfe der üblichen Methoden darauf untersucht. Diese Giftschlangen sind nach ihrem Fang über 7 Mon. gemein-

sam in einem Käfig gehalten worden. Aus 22 Kreuzottern (78,4%) werden 2mal *S. münster* und **44** Arizona-Stämme gezüchtet. Auf Grund der serologischen und biochemischen Eigenschaften gehören sie 18 Arizonatypen an (*almonella subgenus* III). Darunter befinden sich 5 ganz neue Typen: 1) Arizona 5:28:29, 2) A. 7ac:27:31:38 (H-Antigen in 3 Phasen), 3) A. 19:22:28 (Indol negativ), 4) A. 19:22:28 (Indol pos.), 5) A. 34:28:33.
E. Tempel. 9862.

4-64/09-0651 Kunst, Lj. und Fijan, N.; Zagreb, Veterin. Fak. Sveučilišta, Inst. za Zarazne i Invazione Bolesti. O pilularis bolesti akvarijskih riba kod nas. **(Zur Pillularis-Krankheit bei Aquarienfischen.)** Veterin. Arh. [Zagreb] **33** (1963) Nr. 3/4. S. 63-67. — 2 Abb., 5 Lit. Zus. in Engl., Franz.
In 5 Fällen beobachteten Vff. die Pillularis-Krankheit bei Aquarienfischen, wobei es sich um erstmalige Feststellungen in Jugoslawien handelt. — Durch ein Kurzbad in 3%iger NaCl-Lösung wird der Erreger abgetötet, ohne daß die Lösung für die Fische schädlich ist. — Längere Bäder in Malachitgrün (0,1 mg/l) und Methylenblau (0,2 mg/l) töten den Erreger zwar ab, wirken aber gleichzeitig auf einige Cryptocorynaarten toxisch.
P. Schmidt. 9862.

4-64/09-0652 Kraft, H. **Der europäische Seehund als Jagdwild und seine medizinischen Probleme.** Dtsch. Jäger **81** (1963/64) Nr. 23. S. 487-489. — 2 Abb.
Nur von der Mutter verlassene junge Seehunde (*Phoca vitulina*) werden zu „Heulern". Es ist sicher unrichtig, daß auch Seehunde ihre Jungen wie manche Landsäugetiere „ablegen". Auf jeden Fall sollten verwaiste Jungtiere („Heuler") künstlich aufgezogen werden. Bei sehr vielen Seehunden findet man Herzfilarienbefall. Die Seehundjäger werden angeregt, pathologisch veränderte Seehundorgane an tierärztliche Untersuchungsinstitute einzusenden, damit wir unser Wissen über die Krankheiten unseres einzigen jagdbaren Meeressäugetieres erweitern können.
A. Kuntze. 9880.

4-64/09-0653 Otte, Elmar; Wien, Tierärztl. Hochschule, Inst. für Fischkunde. **Die heutigen Ansichten über die Ätiologie der „Infektiösen Bauchwassersucht" der Karpfen.** Wiener tierärztl. Mschr. **50** (1963) Nr. 11. S. 995 bis 1005.
Über die Ätiologie der IB bestehen z. Zt. mehrere Ansichten. Es werden einerseits ungünstige Umwelteinflüsse, andererseits ein Virus und drittens spezifische Erreger als Ursachen angesehen. Das Für und Wider wird sehr ausführlich dargelegt, jedoch reicht keine Theorie gänzlich zur Klärung aus. Vf. kommt daher zu dem Schluß, daß evtl. überhaupt keine ätiologisch einheitliche Krankheit vorliegt, sondern ein Komplex, der unter dem Begriff IB zusammengefaßt wurde. Widrige Umwelteinflüsse (ungünstige Fütterungsverhältnisse, Transportschäden, Überbesetzung, vernachlässigte Teiche und anderes) begünstigen das Haften und Vermehren verschiedener unspez. Mikroben, die dann den Tod der Tiere herbeiführen. Daneben müssen aber bisher nicht ermittelte, ungünstige Umweltfaktoren mitwirken, und gerade diese festzustellen und auszuschalten ist die Hauptaufgabe weiterer Forschungen.
W. Mathieu. 9890.

4-64/09-0654 Rezac, Eduard. **Bekämpfung der Infektiösen Bauchwassersucht des Karpfens mit Dihydrostreptomycinsulfat.** Wiener tierärztl. Mschr. **50** (1963) Nr. 11. S. 1005-1007.
Die Krankheit entwickelt sich entweder aus latenter Infektion oder durch neu oder massenhaft eingedrungene virulente und fremde Typen von *Pseudomonas punctata*; Hauptgefahr besteht somit im Frühling. Vf. berichtet über die prophylaktische Behandlung von 75000 zweisömmerigen Karpfen mit Dihydrostreptomycinsulfat der Fa. Biochemie, 10 mg pro kg Kgw. i. p.

im 0,5 ml aqu. dest mittels automatischer Spritze. Gewicht der Tiere muß genau festgestellt werden, da Überdosierung toxisch wirkt. In der Std. können 500-800 Tiere behandelt werden. Das Sterben im April/Mai hörte schlagartig auf, nachweislich erkrankte Tiere zeigten glatte Ausheilung, sogar Unfälle durch mechanische Beschädigungen beim Abfischen, Transport usw. gingen zurück. – Karpfen mit einem Aussetzungsgewicht von 200 g erreichten 3 kg und mehr. Ordnungsgemäße Fütterung, Boden- und Teichpflege muß gewährleistet sein. Der Donaukanal ist für längeres Hältern der Abwässer wegen ungeeignet. Man sollte die Karpfen vielmehr aus eigener Aufbewahrung erst kurz vor der Vermarktung abstoßen.

W. Mathieu. 9890.

4-64/09-0655 Zwillenberg, L. O. und Zwillenberg, Helga H. L.; Bern, Univ., Anatom. Inst. **Elektronenmikroskopische Untersuchungen an Regenbogenforellen mit infektiöser Nierenschwellung und Leberdegeneration.** Arch. ges. Virusforsch. [Wien] 14 (1963) Nr. 3. S. 319-331. 9890.

4-64/09-0656 Dyk, V. und Lucký, Z. Parazitózy užitkových ryb v jihomoravských vodách. **(Nutzfischparasitosen in südmährischen Gewässern.)** Veterinářství **13** (1963) Nr. 9. S. 416-418. – 3 Abb., 1 Tab., Zus. in Russ.,, Dtsch.

4-64/09-0657 *Schäperclaus, Wilhelm.* **Merkblatt zur Bekämpfung der Bauchwassersucht des Karpfens.** 3. neubearb. Aufl. Radebeul; Berlin: Neumann. 1949. (19 S. m. 5 Abb.) 8°. (DA 1738)

XXVI. ZOONOSEN

4-64/09-0658 Parnas, J., Lazuga, K., Uminski, J., Mardarowicz, C., Hencner, Z., Jakubczynski, Vrabetz, Z. und Popielewicz, K.; Lublin, Polen, Witold Chodzko Inst. für Arbeitsmed. und Hyg. **Untersuchungen, betreffend die anthropozoonotischen Infektionen bei Melkerinnen.** Z. ges. Hyg. Grenzgebiete **10** (1964) Nr. 1. S. 76-81.

3034 Melkerinnen aus 17 Wojewodschaften Polens wurden serologisch auf das Vorkommen der folgenden Zoonosen untersucht: Brucellose, Leptospirose, Tuberkulose, Toxoplasmose, Q-Fieber und Infektionen mit Staphylokokken und Streptokokken Gruppe A. Auf Grund der Anamnesen wurden bei 3,6% Rheumatismus, bei 0,9% Hautkrankheiten, bei 0,29% Melkerknoten und 0,6% andere Krankheiten festgestellt. In einigen Rinderställen wurden Tuberkulose, MKS und Kuhpocken beobachtet. Die serologischen Untersuchungen hatten folgendes Ergebnis: 170 Melkerinnen = 5,6% wiesen Brucelloseantikörper auf. 262 = 8,6% hatten einen Streptolysintiter. 265 = 8,7% zeigten eine Antistaphylosinreaktion. Die KBR auf Tuberkulose war bei 4 Melkerinnen = 0,13%, auf Toxoplasmose bei 60 Personen = 1,9% positiv. Leptospirenantikörper waren 5mal (0,15%) nachweisbar. Die KBR auf Q-Fieber war in allen Fällen negativ.

L. Stoll. 9900.

4-64/09-0659 Leopold, P.-G.; Schkeuditz bei Leipzig, Kreiskrankenhaus „Bergmannswohl". **Berufliche Infektionen auf Schlachthöfen unter besonderer Berücksichtigung der Brucellose, Leptospirose und Ornithose.** Mh. Veterinärmed. 18 (1963) Nr. 23. S. 912-918.

Referat über Infektionsmöglichkeiten von Beschäftigten auf Schlachthöfen. Die größte Bedeutung hat der Morbus Bang, da je nach Bezirk 2-20% der Rinderbestände in der DDR mit Brucellen verseucht sind. Das vielgestaltige klinische Bild der menschlichen Brucellose wird kurz beschrieben. Für die Beurteilung des Krankheitsstadiums ist die Kontrolle der serologischen Befunde von Wert. Negative Agglutinationen bei klinischem Verdacht auf Brucellose können durch blockierende inkomplette Antikörper bedingt sein. Niedrige Titerwerte ohne klinische Anzeichen können beim Menschen noch nicht Anlaß zur Begutachtung im Sinne der Berufskrankheitenverordnung sein. Besonders gefährdet sind Tierärzte. Vf. macht daher den Vorschlag, daß u. a. bei der Fleischuntersuchung, insbesondere des Euters, Gummihandschuhe getragen werden. Von den Leptospirosen sind in der DDR der Morbus Weil und das Feldfieber von Bedeutung. *L. icterohaemorrhagiae* wird, bedingt durch die Ratten, häufig bei Beschäftigten der fischverarbeitenden Industrie gefunden. Ein weiterer Weilherd ist das Gebiet um Leipzig. Für das Feldfieber sind Herdbildungen im Spreewald und im Raum Oschersleben beobachtet worden. Erwähnung der menschlichen Klinik nach dem Schema von Gsell. Positive serologische Reaktionen sind nicht vor der zweiten Krankheitswoche zu erwarten. Zur Vermeidung von Leptospireninfektionen auf Schlachthöfen ist eine permanente Rattenbekämpfung erforderlich. Serologische Kontrolle des Schlachthofpersonals wird als notwendig erachtet. Es werden die Voraussetzungen erläutert, die für eine Anerkennung als Berufskrankheit gegeben sein müssen. — In den letzten Jahren ist in der DDR, als Folge vermehrter Geflügelschlachtungen, eine erhebliche Zunahme von menschlichen Ornithoseerkrankungen beobachtet worden. Die Klinik wird beschrieben. Komplementbindende Antikörper sind vom 12. Krankheitstage an nachzuweisen. Ein Titer von 1:80 gilt als beweisend. Wildvögel in der Nähe von Zucht- und Mastbeständen stellen ein gefahrvolles Virusreservoir dar. Zum Schutz gegen menschliche Infektionen sind in Geflügelschlachtstellen u. a. die folgenden Arbeitsschutzmaßnahmen einzuhalten. Beim Töten des Geflügels ist ein Atemschutz erforderlich. Das Geflügel ist bei 60 °C zu brühen, beim Rupfen ist das Geflügel feucht zu halten. Ornithoseverdächtiges Geflügel ist stets gesondert zu schlachten. Tauben sollen nicht in zentralen Schlachtstätten geschlachtet werden. Ständige betriebsärztliche Überwachung des Personals ist erforderlich. Bei Neueinstellung soll eine serologische Untersuchung auf Ornithose vorgenommen werden, gleichfalls bei der Entlassung. L. Stoll. 9900.

4-64/09-0660 Hallmann, Manfred; Berlin, Humboldt-Univ., Veterinärmed. Fak., Inst. für Lebensmittelhyg. **Anthropozoonosen bei Hunden in Fleischereien des Demokratischen Berlin unter besonderer Berücksichtigung lebensmittelhygienischer Forderungen an die Art und Weise der Hundehaltung in fleischverarbeitenden bzw. -bearbeitenden Betrieben und Fleischverkaufsstellen.** Diss. Berlin **1963** 84 S. — 1 Tab., 89 Lit.

Von März bis Dezember 1960 wurden 66 in Fleischereien und Fleischverkaufsstellen gehaltene Hunde einer mehrmaligen bakteriologischen Kotuntersuchung auf Salmonellenausscheidung, einer blutserologischen Listeriose-(Serum-Langsam-Agglutination) und Leptospirosen- (Agglutination-Lysis-Reaktion) und einer einmalig durchgeführten blutserologische Toxoplasmose-(Sabin-Feldman-Test), Tuberkulose-(Komplement-Bindungs-Reaktion) und Brucellose-Untersuchung (Komplement-Bindungs-Reaktion, Serum-Langsam-Agglutination) unterzogen. Dabei konnten bei 4 Hunden (= 5,6%) aus jeweils einer Kotprobe Salmonellen isoliert werden. 27,7% der Hunde reagierten Leptospirose-positiv (*L. icterohaemorrhagica* 3,1%, *L. canicola* 24,6%), 13,6% Toxoplasmose-positiv, 10,6% Tuberkulose-positiv und alle Hunde Listeriose-negativ. Diese Resultate nähern sich weitgehend den Ergebnissen gleichartiger Untersuchungen zahlreicher anderer Autoren. Wegen des relativ hohen Verseuchungsgrades dieses Haustieres wird es als sehr wahrscheinlich bezeichnet, daß Hunde auch über direkt oder indirekt durch sie verunreinigte Fleischwaren Salmonellosen, Leptospirosen, Toxoplasmose und Tuberkulose auf den Menschen übertragen können. In der Epidemiologie der Brucellose und Listeriose hat der Hund vermutlich eine erheblich geringere Bedeutung. Die Hunde- und auch Katzenhaltung wird deshalb insbesondere in städtischen Fleischereien als eine Gefahr für die Einhaltung der an den Verkehr mit Lebensmitteln zu stellenden hygienischen Forderungen bezeichnet. Es wird eine Ergänzung der Lebensmittelgesetzgebung vorgeschlagen, die eine Hunde- und Katzenhaltung in fleischbearbeitenden bzw. -verarbeitenden Betrieben und Fleischverkaufsstellen nur bei Erfüllung weiterer, konkret formulierter Bedingungen zuläßt. Ihre Durchsetzung würde bedeuten, daß Hunde und Katzen aus den Fleischereien der Innenstädte verschwinden, weil denen in der Regel die Voraussetzungen für die Einhaltung erwähnter Bedingungen fehlen. E. Wiesner. 9900.

4-64/09-0661 Wiesner, Winfried-Maria; Berlin-Dahlem, Univ., Klin. für Tiergeburtshilfe und Klauentierkrankh. **Die Brucellose als Anthropozoonose. Ein Beitrag zur Statistik der Berufskrankheiten des Tierarztes.** Diss. Berlin-Dahlem **1963** 137 S. – 9 Abb., 4 Tab., 212 Lit.

Unter den Zoonosen, die vorwiegend den Tierarzt betreffen, spielt die Brucellose eine dominierende Rolle. Sie ist in den letzten Jahrzehnten besonders stark in Erscheinung getreten, wobei die Morbiditätssteigerung wahrscheinlich in erster Linie auf eine bessere Erfassung und Diagnostik zurückführen ist. Die Übertragung der Brucellose auf den Menschen erfolgt vorzugsweise auf percutanem und conjunctivalem Wege. Der Krankheitsverlauf kann akut oder chronisch sein, auch die latente Form ist möglich. Organmanifestationen können in sämtlichen Organen auftreten. Die Erkrankung des Menschen beginnt mit grippeähnlichen Erscheinungen. In etwa 40% von 139 Fällen, deren Akten gesichtet wurden, wurde das Symptom Hepato-Splenomegalie mit anschließender Lebercirrhose, bei den Patienten mit Herzbeschwerden die Symptome der toxischen Myocarditis festgestellt. Sehr häufig sind die Veränderungen an den Genitalien (Orchitis, Epididymitis, Prostatitis). Magen- und Darmbeschwerden treten als Durchfall oder Verstopfung auf. Vereinzelt kommen Schädigungen am zentralen und peripheren Nervensystem vor, Beschwerden im Bewegungs- und Stützapparat zeigten sich bei etwa 8% der Fälle. Die Agglutinationstiter schwankten zwischen 1:20 und 1:80000 und waren bei der Wiederholungsuntersuchung meist höher als bei der Erstuntersuchung. Ihre Höhe ist für die weitere Beurteilung des Krankheitsverlaufes nicht entscheidend. Für die einwandfreie Diagnose einer Brucelloseerkrankung ist der bakteriologische Nachweis unerläßlich. E. Wiesner. 9908.

4-64/09-0662 Groß, Rolf und Groß, Werner. **Medizinische und juristische Aspekte des Morbus Bang als typischer Berufserkrankung.** Schlacht- u. Viehhof-Ztg. **63** (1963) Nr. 10. S. 400. 402.

Sogenannte Berufskrankheiten werfen nicht nur für den medizinischen Sachverständigen, sondern auch für den Verwaltungsbeamten oder Richter Zweifelsfragen auf. Am Beispiel des Morbus Bang, dessen klinische Symptomatik beschrieben wird, werden die Gesetze und Rechtsverordnungen angeführt, die eine Anerkennung als Berufskrankheit bewirken. Dem Sozialversicherungspflichtigen stehen die gleichen Ansprüche zu, als wenn er einen Berufsunfall erlitten hätte. Eine ähnliche Rechtslage ergibt sich in der BRD für den Beamten. Danach ist eine Brucellose als Erkrankung anzusehen, die einem Dienstunfall gleichkommt. L. Stoll. 9908.

4-64/09-0663 Germer, W. D.; Berlin-Tempelhof, Städt. Wenckebach-Krankenhaus. **Klinik und Behandlung der Salmonellosen.** Internist **4** (1963) Nr. 10. S. 441. 9910.

4-64/09-0664 Sivan, J.; Marseille, Serv. Pasteur. Les vaccinations antirabiques au Centre Pasteur de Marseille en 1962. **(Die Tollwutschutzimpfungen in Marseille [Centre Pasteur] im Jahre 1962.)** Ann. Inst. Pasteur **105** (1963) Nr. 6. S. 1060-1062.

Es kamen 115 Personen zur Konsultation, von denen 106 einer Impfbehandlung unterzogen wurden. Seit dem Berichtsjahre wird die Phenolvaccine nach Fermi des Inst. Pasteur in Paris verwendet. Die bisherige Originalmethode nach Pasteur, die seit Gründung des Wutschutzdienstes in Marseille im Jahre 1894 Anwendung fand, wurde damit verlassen. Es wird ausdrücklich daraufhingewiesen, daß in dem langen Zeitraum von 1894-1962 sich nicht ein paralytischer Zwischenfall bei der Impfung von insgesamt 22083 Personen ereignet hat. Die Fermi-Vaccine wird örtlich nicht so gut vertragen wie die Pasteur-Vaccine; zahlreiche Patienten zeigten an der Impfstelle Reaktionen allergischer Art, die schmerzhaft und sehr ausgedehnt waren. Aus Frankreich kamen 90, aus Algier und Elfenbeinküste je 5, aus Tunis 4 und aus Marokko 2 Personen zur Behandlung; 27mal handelte es sich dabei um Bißverletzungen durch Hunde bekannter Besitzer und 55mal durch umherstreunende Hunde, analog 10mal bzw. 12mal durch Katzen und 2 mal durch Ratten. Man beobachtetet 3 tiefe und 103 oberflächliche Wunden, die je 2mal Kopf und Körper, 56mal die Schulter- und 46mal die Beckengliedmaßen betrafen. Innerhalb der ersten 4 Tage nach der Verletzung kamen 45 Personen zur Behandlung, zwischen dem 5. und 7. Tage 46, innerhalb der 2. Woche 10 und in der 3. Woche noch 5 Personen. In 16 Fällen wurde bei dem die Bißverletzung verursachenden Tier durch tierärztliche Untersuchung die Tollwut klinisch festgestellt; in 90 Fällen bestand Tollwutverdacht. Paralytische Zwischenfälle und Todesfälle ereigneten sich nicht.

K. Reinhardt. 9917.

4-64/09-0665 Popa, M., Iftimovici, R., Dohotaru, V., Lupaşcu, L., Florea, A. und Anastasiu, I. Frecvenţa anticorpilor neutralizanţi specifici în sîngele unor persoane care au venit în contact cu virusul febrei aftoase. **(Das Vorkommen von spezifisch neutralisierenden Antikörpern im Blute von Personen, die mit dem MKS-Virus in Berührung kamen.)** Lucrările ştiinţ. Inst. Seruri Vaccinuri Pasteur-Bucureşti **7** (1962) S. 79-86.--9 Lit.

Das Vorkommen spezifisch neutralisierender Antikörper im Blut von Menschen, die mit dem Virus der MKS in Berührung kamen, wurde an 38 Serumproben entsprechender Personen serologisch geprüft. 28 Proben stammten von Personen, die mit dem MKS-Virus in Berührung kamen, und 10 Proben von Personen, die mit diesem Virus nicht in Berührung kamen. Die Anwesenheit von neutralisierenden Antikörpern wurde mittels des Serumneutralisationstestes bei Säuglingsmäusen im Alter von 6-8 Tagen bestimmt. Es wurde festgestellt, daß im Blutserum von Personen, die mit dem MKS-Virus in Berührung kamen, spezifische neutralisierende Antikörper auftreten. Der Prozentsatz von positiven Reagenten, die im infektiösen Medium arbeiteten, erreicht 54,5% im Unterschied zur völligen Abwesenheit von neutralisierenden Antikörpern im Blutserum von Personen, die niemals mit dem Virus der MKS in Berührung kamen. Die Krankheit ging symptomlos vorüber, und jene Fälle von bläschenförmiger Stomatitis bei 3 Personen können nicht der MKS zugeschrieben werden, da die Lymphe dieser Bläschen virusfrei war.

F. Luntz. 9920.

4-64/09-0666 Berdau, W.; Greifswald, Med. Univ.-Klin. **Ornithose im Kreise Greifswald.** Arch. exp. Veterinärmed. **18** (1964) Nr. 1. S. 211-217.

9922.

4-64/09-0667 Staib, F.; Würzburg, Univ., Inst. für Hyg. und Mikrobiol. **Zur Cryptococcose bei Mensch und Tier unter besonderer Berücksichtigung des Vorkommens von Cr. neoformans im Vogelmist.** Tierärztl. Umschau **19** (1964) Nr. 2. S. 69-72.

Die Cryptococcose, früher Torulose oder Europäische Blastomykose genannt, wird durch den hefeähnlichen Pilz *Cryptococcus neoformans* hervorgerufen, der in die Familie der anascosporogenen Hefen gehört. Diese Krankheit ist für den Menschen sehr gefährlich und meist tödlich. Sie tritt bei Rind, Pferd, Katze, Hund, Schwein, Nerz, Murmeltier, Meerschweinchen und Frettchen auf. Außerdem ist der Erreger in Kotproben von Tauben nachgewiesen worden. Vf. untersucht 651 Kotproben von 201 verschiedenen Vogelarten aus zoologischen Gärten und Vogelhandlungen Süddeutschlands. *Cr. neoformans* wird dabei 12mal ermittelt, und zwar 11mal in Kotproben von Stubenvögeln. Die Vögel erkranken nicht daran. Mit Hilfe der auxanographischen Assimilations-Prüfmethode von Beijerinck wird festgestellt, daß Harnsäure und weitere Purine von *Cr.* assimiliert werden. Im angetrockneten Kot vermehrt sich *Cr.* noch, ist darin nach einem Jahr bei Zimmertemperatur noch wachstumsfähig und behält seine volle Virulenz. Im angetrockneten Sand weist er eine hohe Hitzetoleranz auf. Im feuchten Sand ist *Cr. neoformans* nach 24stündiger Erhitzung auf 50 °C nicht mehr wachstumsfähig. Trotzdem Vogelkäfige oft mit *Cr. neoformans* behaftet sind, erkrankt der Besitzer der Vögel nicht. Der Erreger ist also nicht obligat pathogen. Vermutlich führen besondere Vorbedingungen im Wirtsorganismus dazu. Anschließend wird der klinische Verlauf der Cryptococcose beim Menschen geschildert. E. Tempel. 9930.

XXVII. BIENEN- UND SEIDENRAUPENKRANKHEITEN

4-64/09-0668 Ruttner, Friedrich; Lunz am See, Bundesanst. für Bienenkunde, Außenstelle. **Zur Technik und Anwendung der künstlichen Besamung der Bienenkönigin.** Z. Bienenforsch. 7 (1964) Nr. 2. S. 25-34. 9945.

4-64/09-0669 Bährmann, Rudolf; Tälermühle bei Stadtroda/Thür., Lehr- und Forsch.-Anst. für Bienenzucht. **Über eine Gehirnanomalie bei der Honigbiene (Apis-mellifica L.).** Z. Bienenforsch. 7 (1964) Nr. 2. S. 34-37. 9950.

Redaktionsschluß: 25. 6. 1964

Herausgeber: Deutsche Demokratische Republik · Deutsche Akademie der Landwirtschaftswissenschaften zu Berlin, Institut für Landwirtschaftliche Information und Dokumentation, Berlin W 8, Krausenstraße 38/39; Fernsprecher: 22 51 61. Chefredakteur: Dr. Werner Kleeberg, Berlin W 8, Krausenstraße 38/39; Fernsprecher: 22 51 61. Redaktion der Abteilung IV-Veterinärmedizin: Oberveterinärrat Dr. Kurt Reinhardt † und Prof. Dr. Ekkehard Wiesner, Berlin W 8, Krausenstraße 38/39; Fernsprecher 22 51 51. Verlag: Akademie-Verlag GmbH, Berlin W 8, Leipziger Straße 3–4; Fernsprecher· 22 04 41, Telex-Nr. 011773, Postscheckkonto: Berlin 350 21. Bestellnummer dieses Heftes: 1030 IV – IX/9. Das Landwirtschaftliche Zentralblatt, Abt. Veterinärmedizin, erscheint monatlich. Einzelheft MDN 20, – , einseitig bedruckte Ausgabe MDN 24, –. Jahresbezugspreis MDN 240, – ; einseitig bedruckte Ausgabe MDN 288, – einschl. Register, zuzüglich Porto- und Versandkosten. Gesamtherstellung: VEB Druckerei „Thomas Müntzer“ Bad Langensalza. Veröffentlicht unter der Lizenznummer 1292 des Presseamtes beim Vorsitzenden des Ministerrates der Deutschen Demokratischen Republik.

FSC
www.fsc.org
MIX
Papier | Fördert
gute Waldnutzung
FSC® C083411

Kolibri 360 GmbH
Ferdinand-Jühlke-Straße 7
99095 Erfurt, Deutschland
produktsicherheit@kolibri360.de